小儿神志病推拿及调护

主　编◎孟宪军　陈依平
副主编◎王文革　陈文婕　郝重耀　童　涛　曾庆煌

U0207244

中国健康传媒集团
中国医药科技出版社

内容提要

本书系统阐述了推拿疗法治疗小儿神志病的内涵。书中首先从小儿推拿的发展概况、治疗原理、诊断治则、注意事项等方面全面介绍小儿推拿；其次论述小儿推拿常用穴位及常用手法；然后分别从概述、病因、症状、西医诊断、中医辨证、推拿手法与穴位的选择、其他疗法、鉴别等方面详细介绍每一病症，所论疾病有小儿孤独症、小儿痴呆症、小儿精神分裂症、小儿双相情感障碍、小儿抑郁症等；最后总结了小儿神志病的预防与护理措施。书中还配有小儿穴位图、推拿操作视频，让家长和医师更加直观地学习穴位位置及推拿操作手法。本书适合临床儿科医师、年轻父母阅读使用。

图书在版编目（CIP）数据

小儿神志病推拿及调护 / 孟宪军，陈依平主编．—北京：中国医药科技出版社，2022.9

ISBN 978-7-5214-3431-6

Ⅰ.①小…　Ⅱ.①孟…②陈…　Ⅲ.①小儿疾病－心病（中医）－按摩疗法（中医）②小儿疾病－心病（中医）－护理　Ⅳ.① R244.15 ② R248.4

中国版本图书馆CIP数据核字（2022）第174937号

美术编辑　陈君杞
版式设计　南博文化

出版　**中国健康传媒集团**｜中国医药科技出版社
地址　北京市海淀区文慧园北路甲22号
邮编　100082
电话　发行：010-62227427　邮购：010-62236938
网址　www.cmstp.com
规格　710×1000mm $^{1}/_{16}$
印张　27 $^{1}/_{4}$
字数　488千字
版次　2022年9月第1版
印次　2022年9月第1次印刷
印刷　三河市万龙印装有限公司
经销　全国各地新华书店
书号　ISBN 978-7-5214-3431-6
定价　98.00 元

编 委 会

主　编　孟宪军（厦门大学）

陈依平（山西中医药大学）

副主编　王文革（空军特色医学中心儿科）

陈文婕（厦门大学）

郝重耀（山西中医药大学）

童　涛（山西中医药大学）

曾庆煌（莆田学院附属医院莆田市儿童医院）

编　委（按姓氏笔画排序）

吕小玲（厦门大学）

刘思宇（龙岩市中医院）

闫思敏（厦门大学）

李玉涵（大连医科大学附属第一医院）

李建国（山西中医药大学）

沈俊良（厦门大学）

林燕燕（厦门大学附属妇女儿童医院）

程文静（鄂州市中心医院）

赖龙胜（厦门市湖里区金山街道社区卫生服务中心）

序

小儿推拿是用医者之手在小儿穴位与部位上进行轻柔抚触。因此，小儿推拿纯粹是绿色自然疗法，且无药物毒副作用的弊端。笔者在临床也体会到，小儿推拿对儿科疾病常有奇效！考虑家长才是时刻陪伴在孩子身边的人，可以更加精心地照顾孩子的身心健康，故此，整理编纂《小儿神志病推拿及调护》一书，有助于家长们在家中就能学习和掌握小儿推拿方法。

本书主要针对儿童常见神志病进行条缕分析，帮助临床儿科医师与患儿家属熟悉儿童常见神志病的症状、相关评定量表、相应推拿方法、其他疗法和家庭护理等知识。本书还配有百余幅小儿穴位图和真人演示按摩手法的视频，让读者一看就懂，一学就会，引导读者用自己的双手和全部的爱为儿童缓解病痛。

本书力求科学实用，通俗易懂，适合临床儿科医师及年轻父母阅读。如果读者能够从中得到启发，对培育更加健康和智慧的下一代有所裨益，笔者将感到无比欣慰。希望本书能如一泓来自源头的清泉，注入家长们焦灼的心田，细细滋润他们的舐犊之情。

编者

2022年10月

编写说明

儿童处在生长发育时期，从胎儿到青春期神经系统不断发育成熟，一方面未成熟的大脑容易遭受各种环境因素的伤害；出生后由于机体功能不成熟，防御能力低下，常常发生各种意外窒息缺氧、感染、出血、创伤、中毒等脑损伤。各种脑损伤可导致儿童神经伤残，轻者影响儿童社会交往能力、适应能力、注意力和学习能力，重者导致语言障碍、智力障碍、精神障碍和心理障碍等，严重危害着儿童健康成长和人口素质。另一方面儿童的大脑又具有可塑性强的特点，损伤后如能得到及时合理的诊断和早期干预，往往能够获得比较好的康复效果。目前，痴呆症、孤独症、多动症等小儿神志病是长期以来亟待解决的医学难题。

小儿神志病除了给患儿本人带来痛苦，也会影响其家人、朋友。家长作为最关心患儿的人，当然很希望自己能够帮助患儿早日康复，但他们对于小儿神志病的认识、用药、调养、护理等多方面仍存在很大误解，故编者主要从小儿神志病的家庭养护方面着手，介绍了推拿、针灸、中药、心理疗法等方法，希望借本书来消除家长对小儿神志病的误解，以期更好地帮助患儿与家长重拾笑颜。

本书言辞质朴，通俗易懂，编写细致，尚有疏漏之处，敬请读者在使用过程中，及时提出宝贵意见，以便今后进一步修订提高。

《小儿神志病推拿及调护》编委会

2022年8月

目录

第一章
认识小儿推拿

第一节　小儿推拿发展概况

推拿，古称“按摩”“乔摩”“按跷”等，是一种古老的防病治病方法。推拿的产生，可能源于人类本能的自我防护。当人们感受病痛时，会不自觉地用手抚摸、拍打伤痛局部及其周围部位来减轻病痛，逐渐积累经验，由自发的本能行为发展成自觉的医疗行为，再经过不断地总结、提高，形成了古代的推拿医术。

在春秋战国时期，推拿被广泛应用于医疗实践。推拿具有无痛苦、无毒副作用的特点，其在小儿疾病的防治和保健方面也具有优势。汉朝的《五十二病方》里第一次提到了小儿推拿，并记载了十余种按摩手法；葛洪在《肘后备急方》中记载了最早的捏脊法；孙思邈尤推崇按摩疗法，并用于治疗“鼻塞不通有涕出”“夜啼”“腹胀满”“不能哺乳”等病证，也提出了运用膏摩避风寒的小儿保健护理法。明代出现了诸多用推拿方法防治小儿疾病的经验总结及专著，逐渐形成了推拿治疗小儿疾病的独立体系。我国现存最早的推拿专著《小儿按摩经》被收录于杨继洲的《针灸大成》（1601）一书中，该书从理论和实践两方面对小儿推拿进行了总结。明朝太医龚云林所著《小儿推拿方脉活婴秘旨全书》（1604）的内容除一部分取材于钱乙的《小儿药证直诀》外，其余都是作者的经验和见解的记录。周于蕃所撰的《小儿推拿秘诀》（1605），又名《推拿仙术》，详细介绍了“身中十二拿法”的穴位和功效，并绘有周身穴图，在治疗部分则介绍了用葱姜汤推、艾绒敷脐、葱捣细捏成饼敷穴位等疗法。清代是小儿推拿发展的鼎盛时期，主要表现在相关著作增多和诊疗水平日益提高，相继出现如熊应雄的《小儿推拿广意》、张振鋆的《厘正按摩要术》、骆如龙的《幼科推拿秘书》、钱櫰村的《小儿推拿直录》、夏云集的《保赤推拿法》等著作，都是小儿推拿实践和理论的总结。小儿推拿疗法在长期的发展过程中逐渐形成了诸多特色流派。

到了现代，中医逐渐受到国家重视，中医相关发展政策得以贯彻落实，中医小儿推拿也有了很大发展。随着临床实践经验的总结，小儿推拿的治疗范围不断扩大，包括初生儿疾病、传染病、内科、外科、五官科、骨伤科、杂病等近百种，且疗效显著。当前，应用现代科学手段研究小儿推拿的工作正在不断地开展和深入。通过科学研究，不仅证实了小儿推拿的防治效果，还对小儿推拿的原理进行了探索。有临床研究表明，小儿推拿通过穴位补泻及脘腹部的直接操作，能调节胃肠蠕动，改善胃肠道血液循环和淋巴回流，加速消化液分泌，促使炎症消散，利于组织恢复。有实验表明，捏脊能使大脑皮质自主神经活动得以改善，使消化液、消化酶分泌增加，血清蛋白存留率增高，活跃造血功能，并能调节机体酶活力，改善小肠吸收功能等。另有研究表明，推拿能够提高机体的抗炎能力和免疫功能。推拿治疗方法不使用药物就能治疗疾病，有时甚至比用药起效更快、疗效更佳，且没有药物的不良反应，还解决了小儿服药困难的问题。

当今，中医“治未病”的诊疗思想逐渐影响着人类的健康理念，人们的健康需求更注重生存质量。小儿保健已由单一保健转向保健与临床结合，由原来的单一躯体保健模式扩展为生物-心理-社会三维保健模式。中医学“以人为本”“天人相应”“形神统一”的健康观念以及“治未病”的主导思想和养生保健方法能够更好地适应这种健康需求的转变。随着“治未病”理念推广与普及，小儿保健推拿将会有更大的发展空间和潜力。

第二节　小儿推拿治疗原理

小儿推拿能取得较好疗效，取决于两方面的因素。一是小儿肌体稚嫩，对手法较为敏感，自身适合于运用推拿手法治疗；二是推拿手法对机体的调节作用。分析小儿推拿治疗原理也应从这两方面入手。

一、各年龄段小儿发育特点

小儿一直处于生长发育的过程中，无论在形体、生理还是其他方面，都与成人不同。因此，不能简单地将小儿看成是成人的缩影。了解小儿每个时期的生长发育规律，对疾病的防治有重要意义。

1. 胎儿期

胎儿期是指从母亲受孕到分娩共40周。胎儿完全依靠母体生存，胎儿的各个系统逐步分化形成，母亲的健康保健对胎儿的生长发育影响巨大。母亲的身体若受到物理或药理损伤、感染、营养缺乏、心理创伤、疾病等因素的影响，会直接影响胎儿发育，严重者可导致流产、死胎、先天性疾病或生理缺陷等。

2. 新生儿期

从出生到满28天期间称为新生儿期。新生儿的内外环境发生了很大变化，开始呼吸和调整血液循环，依靠自己的消化系统和泌尿系统，摄取营养和排泄代谢产物。形体上体重增长迅速，大脑皮质主要处于抑制状态，兴奋度低。新生儿患病率高，如畸形、窒息、胎黄、脐风、呼吸道感染、惊厥等，多与胎内、分娩以及护理不当有关系。

3. 婴儿期

从出生28天后到满1周岁称为婴儿期。婴儿生长发育极快，对营养的要求极高，多以母乳或牛乳喂养，辅助食品可适当增加。此时的婴儿脏腑娇嫩，形气未充，抗病能力较弱，易发生恶心、呕吐、腹泻、营养不良及感染性疾病。

4. 幼儿期

从1周岁到3周岁称为幼儿期。该时期小儿体格增长较前一段时间缓慢，生理功能日趋完善，乳牙逐渐出齐，语言能力发展迅速，可断奶喂养。饮食不当有可能会引起厌食、呕吐、腹泻以及营养不良等病症，也会使患急性传染病的概率增加。

5. 幼童期

从3周岁到7周岁称为幼童期。幼童体格生长减缓，而神经系统发育迅速，语言能力进一步提高，理解和模仿能力增强。此时的幼童活泼好动，但又对未知的危险没有防范能力，常易发生中毒、溺水、摔伤等意外事故。同时，幼童自身的抗病能力有所提高，脏腑疾病的患病率有所下降。

6. 儿童期

孩子一般从6~7周岁进入儿童期。儿童体重增长加快，开始更换乳牙。除生殖系统外，其他身体器官发育接近成人水平，身体营养需求旺盛。对疾病的抵抗能力进一步增强。学龄儿童的近视发病率大大增加，同时龋齿、肾病综合征、哮喘、过敏性紫癜、风湿等疾病的发病率升高。

7. 青春期

女孩一般从11~12周岁进入青春期，男孩则是从12~14周岁进入青春期。青春期的孩子生殖系统发育迅速，体格增长快，身高明显增长，第二性征显现，心理和生理变化明显，易发生痤疮、第二性征发育异常等疾病。青春期的少年表现出强烈的自立要求和好胜心，同时也表现出对异性的特殊兴趣。但常表现得很幼稚，行动上有时带有很大的盲目性。成人应给予孩子特别关心和正确引导，尊重他们的意见，既要鼓励他们的独创性和自觉性，又要恰当地克服他们的盲目性、冲动性和依赖性。

二、小儿生理病理特点

（一）小儿生理特点

1. 脏腑娇弱，形气不足

清代医家吴鞠通将小儿的生理特点概括为“稚阳未充，稚阴未长”。“阴”是指精、血、津液等物质，“阳”是指体内脏腑的各种生理功能。这一生理特点决定了他们体质幼弱，御邪能力不强，不仅容易被外感、内伤诸种病因伤害而致病，而且一旦发病之后，病情变化多而迅速。小儿脏腑的结构与功能表现为相对不足，其中以肺、脾、肾三脏尤为突出。

肺主气、司呼吸，主一身之表。肺为娇脏，易受外邪侵袭。小儿肺常不足，外邪犯人，不管从口鼻而入还是从皮毛进入，均先侵袭肺脏。因此，儿科感冒、咳嗽、肺炎喘嗽、哮喘等肺系疾病占儿科疾病发病率的前列。

脾主运化。小儿脾常不足，加之小儿饮食不知自调，家长喂养常有不当，常常因为暴饮暴食或过食生冷寒凉，损伤脾土，脾运化功能失常，则易发生呕吐、泄泻、腹痛、厌食、食积、疳证等脾系疾病。

肾为先天之本。小儿先天禀受父母之肾精，须赖后天脾胃摄入饮食生化之气血不断充养，才能逐步充盛；小儿未充之肾气又常与其迅速生长发育的需求不相适应，因而称“肾常虚”，肾虚则难以资助他脏，小儿生长发育将受到影响，易出现五迟、五软、解颅、遗尿、尿频、水肿等肾系疾病。

2. 生机蓬勃，发展迅速

小儿为“纯阳”之体，主要指小儿生机蓬勃、发育迅速的生理特点。小儿生长发育包括体格发育和功能发育等。小儿年龄越小，蓬勃的生机、迅速的发育就越明显。

（二）小儿的病理特点

小儿的病理特点为发病容易、传变迅速和脏气清灵、易趋康复两个方面。

1. 发病容易，传变迅速

明代儿科医学家万全系统提出小儿“阳常有余，阴常不足”“肝常有余，脾常不足……心常有余，肺常不足”。小儿脏腑娇嫩，形气未充，为“稚阴稚阳”之体，抵御疾病能力不强，容易被外邪侵袭。外邪从口鼻、肌肤进入，肺卫受邪，易发流行性感冒、咳嗽、哮喘、麻疹、水痘等疾病；饮食不洁，邪从口入，脾胃受邪，易发泄泻、呕吐、痢疾等脾胃病。时行疫病一旦发生，又易于在儿童中相互传染，造成流行。

小儿不仅易于发病，而发病后又易于传变，主要表现为寒热虚实的迅速转化，即易虚易实、易寒易热。小儿患病，病之初邪气易盛而表现为实证，但由于正气易伤而虚，可迅速出现正气被损的虚证或虚实并见之证。因正盛邪却或复感外邪又易于由虚转实，而虚实夹杂之证在临床也很常见。

小儿由于“稚阴未长”故易见阴虚阳盛，表现为热证；又由于“稚阳未充”，故易见阳气虚衰，表现为寒证。寒热和虚实之间也易于兼夹与转化。例如风寒外侵之外寒实证，可迅速入里化热，形成里热实证。

2. 脏气清灵，易趋康复

小儿患病之后，易于传变，但由于小儿生机蓬勃，机体发育迅速，生机旺盛，精力充沛，脏气清灵，修复再生能力强。故小儿患病之后，疾病恢复也常常比成人迅速。同时也需尽早预防和发现小儿心阳虚衰、阴伤液竭、惊风神昏、内闭外脱等危重证候，并及时抢救。

三、小儿推拿的优势

推拿是通过刺激体表或体表穴位，通过经络的作用，进而达到疏通气血、平衡阴阳、以外达内，起到调整机体、增强体质、防病养生的目的。

1. 促进儿童健康发育

适当的推拿可提高小儿机体的各项功能。大量的临床实践证明，小儿推拿确实具有增强免疫功能的作用，还可调节食欲，促进机体正常发育等。

2. 通过推拿了解小儿的健康状况

父母通过按压来刺激孩子的穴位及反射区，轻则出现酸、麻、胀的感觉，重则会出现疼痛的感觉（小儿啼哭）。这是通过按摩作用于经络、血管和神经所发生的综合反应。此外，穴位及反射区表皮的冷热粗细、硬块肿痛和色泽等，都可成为父母了解孩子脏腑健康的参考。

3. 小儿全身都有特效穴

小儿的穴位遍布全身，从头顶到脚尖都有治疗疾病的特效穴位，例如父母按压小儿中府穴对其长期郁闷不乐、心情烦躁、时时感到胸闷气短，有立竿见影的效果；久坐教室的学生们，常有肩膀酸痛、颈项僵硬的问题，特效穴不但可以针对单一疾病进行治疗，还可调理全身脏腑生理功能，强身健体。

4. 节省高昂的治疗费用

当下高昂的医疗费用已超出了普通人群常见病和多发病的治疗需要，但是如果父母掌握一些基本的推拿常识和刮痧知识，就可以治疗小儿日常生活中的一些小病，如此可以最大限度地避免在医疗上“过度消费”，用最少的投入获得最大的健康收益。

第三节　小儿推拿常用诊断方法

小儿推拿诊疗中对小儿疾病的诊查应当遵循中医诊断疾病的基本理论，运用望、闻、问、切四诊合参的方法来收集病情，辨证分析以作出正确的诊断。但由于小儿特殊的生理和病理特点，小儿四诊的运用与成人不同。

一、望

历代医家认为，在四诊合参过程中，“望”居其首，并且用之于儿科尤为重要。故在临床上诊查患儿时，要以望诊为主，结合其他三诊的情况，对病情作出正确诊断。

（一）望面色

望面色主要指望面部气色。正常面色为红黄隐隐，明润含蓄，即色微黄，透红润，显光泽。常用的面部望诊方法是五色主病，又称五色诊，即按青、赤、黄、白、黑5种不同的颜色表现来诊察疾病。古人从长期实践观察中定出五色分属五脏：面青为肝色、赤为心色、黄为脾色、白为肺色、黑为肾色。

1. 面色青

主寒证、惊风、痛证、血瘀证。

惊风常见眉间、鼻梁淡青，唇周、爪甲青紫。

色青常伴表情愁苦、皱眉甚或啼哭不宁，为腹中寒凝所致痛证。

色青见口唇青紫、呼吸急促，乃心阳不振，血脉瘀阻，常提示心肺系统疾病。

如小儿面呈青色，病情一般较重，应多加注意。

2. 面色赤

多为热证，又有实热、虚热之分。

面红目赤、恶寒发热、咽痛、脉浮等表现为外感风热。

午后颧红潮热，口唇红赤为阴虚内热。

两颧潮红如妆，面白肢厥，冷汗淋漓为虚阳上越，是阳气欲脱的危重证候。

新生儿面色红嫩，或小儿面色白里透红为正常肤色。

3. 面色黄

多为脾虚证或有湿浊，可见于疳积、黄疸、虫证等。

面色萎黄，形体消瘦为脾运功能失职，常见疳证。

面黄无华，脐周阵痛，夜间磨牙多为肠道虫证。

面黄浮肿为脾虚湿滞证。

黄疸属湿证，面目色黄而鲜明，为湿热内蕴之阳黄；面目色黄而晦暗，为寒湿阻滞之阴黄；初生儿出现的黄疸为胎黄，有生理性和病理性之分，有因过食胡萝卜、南瓜、西红柿等食物或某些药物而面黄者，当另作判断。

4. 面色白

多为虚证、寒证。

外感表证面白，常为外感风寒。

面白少华，唇色淡白，爪甲苍白，多为营血亏虚，常见于小儿贫血。

阵阵面白，啼哭不宁，常为中寒腹痛。

面白浮肿为阳虚水泛，常见于阴水。

面色惨白，四肢厥冷，出冷汗，多为滑泄吐利，阳气暴脱，可见于脱证。

5. 面色黑

主寒证、痛证、瘀证，或内有水湿停饮。

面色青黑，四肢手足厥冷多为阴寒内盛证。

色黑而晦暗，兼有腹痛、呕吐者，可为药物或食物中毒。

面唇黧黑，多为心阳久衰；阳气不能推动血液所致瘀血内停，血脉瘀滞，常伴唇指紫黑。

面黑浅淡虚浮，常为肾阳亏虚，水饮内停。

面色青黑晦暗，为肾气衰竭之证，不论新病旧病，皆属危重症。

小儿肤色红黑润泽，身体强健，为先天肾气充足之象。

（二）望形态

望形态主要是观察患儿的形体和姿态，根据患儿形体的强弱、肥瘦和活动状态来推测疾病的变化，从而辨别其病势的顺逆和病位的所在。

小儿形体的望诊，主要是观察头囟、躯体、四肢、肌肤、毛发、指（趾）甲和身体的强弱、肥瘦。正常小儿可见发育正常，筋骨强健，肌肤丰润，毛发黑泽，姿态活泼者，这是胎禀充足，营养较好，为体健无病的表现，即使生病，亦易痊愈。若筋骨软弱，肌肤干瘦，毛发萎黄，囟门逾期不合，姿态呆滞者，为形体虚弱，先天不足，多属病态。如头方发少，囟门迟闭，可见于五迟证。头大颈缩，前囟宽大，头缝开解，眼珠下垂，见于解颅。腹部膨大，肌肤干瘦、松弛，毛发稀少，且额上青筋显现，多为疳证。“发为血之余”，若毛发稀少枯黄，且易脱落，多为气血虚亏证。若见小儿颈项歪斜，头倾向患侧，颜面旋向健侧，大多属于伤筋（小儿肌性斜颈）。某些疾病的变化，也能反映在指（趾）甲上，若见指甲菲薄，苍白质脆，多为营血虚亏之重证；指甲青紫或呈杵状，为心阳不足，气血瘀滞。“鸡胸”“龟背”“罗圈腿”等畸形，多属先天禀赋不足，肾精亏损，或因后天失养，脾胃虚弱。前囟及眼眶凹陷，皮肤干燥缺乏弹性，可见于婴幼儿泄泻脱水。并应注意皮肤有无痘疹、丹痧、紫癜等。

望姿态主要是动态望诊，小儿的动静姿态往往与疾病有密切的关系。正常小儿应肢体活动自如，无痛苦貌。如小儿喜伏卧者，多为乳食内积；喜蜷卧者，多为腹痛；喜侧卧者，多为胸肋疼痛；若仰卧少动，双目无神，多为久病、重病体虚；若两手捧腹，呼叫哭闹，翻滚不安，多为急性腹痛；颈项强直，肢体抽搐，甚至角弓反张，为惊风；端坐气促，痰鸣哮吼，多为哮喘；咳嗽气逆，鼻翼煽动，胸肋凹陷，呼吸急促，常为肺炎咳嗽。

（三）察苗窍

苗窍是指口、舌、目、鼻、耳及前后二阴。苗窍与脏腑有着密切的关系，舌为心之苗，脾开窍于口，肝开窍于目，肺开窍于鼻，肾开窍于耳及前后二阴。

1. 察目

目为肝之窍。五脏之精华皆上注于目，小儿黑睛圆大，灵活有神，属先天充足，肝肾精血充沛，为健康之象。依此审察眼睛可以观察脏腑气血、寒热、虚实。眼睛除与肝关系密切外，与其他脏腑亦有较密切的关系。睑为肉轮属脾，两眦为血轮属心，白睛为气轮属肺，黑睛为风轮属肝，瞳孔为水轮属肾。故《河间六书》有“眼通五脏，气贯五轮”之说。眼球色赤为风热，色黄为湿热，色青为肝风内盛。白睛明亮肺气充盛，外邪难侵少生咳嗽。白睛色赤为风热，或肝火灼肺；若有出血，为热伤血络；若色黄为肝经湿热，常见黄疸；若有蓝斑，可为厌食虫生；两眼角赤烂是心火旺盛。瞳孔散大或缩小，多为肝肾衰竭，正气欲绝；黑珠下落，白睛显露，多为肾衰水阻，常兼解颅；黑睛白翳，为肝肾不足；目无光彩、闭目不视为病态；眼睑下垂，开合无力，或睡时露睛，眼睑半开半合，为脾气虚；眼睑水肿，为脾虚水湿上泛；眼眶凹陷，为津脱液亏，常见于脱水之证；眼结膜苍白，为气血不足，常为贫血之证；目泪汪汪，面白眼睛发红为麻疹之先兆；目瞪视呆、直视、窜视或斜视为惊风之证。

2. 察鼻

鼻为肺之窍，为呼吸通道之外端。邪气上受，首先犯鼻。鼻流清涕为肺经感受风寒之邪，流浊涕而黄为风热犯肺。壮热喘息而鼻翼煽动则为风火交炽，伤津阴亏气逆之重症，常见哮喘或肺炎；长期流浊涕多为鼻渊；鼻孔干燥，为肺经燥热；鼻衄为肺经郁热，迫血妄行；鼻内生疮糜烂，多为肺火上炎；麻疹患儿鼻准部位见疹点，为麻疹出齐，透发顺利之象。此外，婴儿时期常因鼻腔分泌物阻塞，也会出现鼻塞不通，应予以鉴别。

3. 察耳

耳为肾之窍，又为肝胆经脉所绕，所以耳窍的变化常与肝、胆、肾三脏的疾病有关。小儿耳壳丰厚，颜色红润是先天肾气充盈的健康表现。反之则是肾气不足及体质虚弱的表现。例如早产儿耳壳软而苍黄，紧贴颞部，为先天不足，肾气虚亏；耳内流脓疼痛，为肝胆风火上扰；耳背络脉隐现、耳尖发凉，兼身热多泪，常为麻疹先兆；若以耳垂部为中心漫肿红热，常为痄腮，即流行性腮腺炎。

4. 察口

口为脾之窍。除舌诊外，还须观察口唇、齿、龈、咽喉、腭等部位。

（1）察唇：口唇属脾。唇色淡白为脾气虚寒；唇色红赤为脾火上炎；唇干少津为脾阴受损；环唇色青，为肝木乘脾。

（2）察齿：齿为骨之余，齿龈属胃。齿燥而干，主胃热伤津；干燥而枯，主肾津耗竭；齿缝出血，多为胃热上攻，或为阴亏致虚火上炎；睡中龂齿，多属胃有积热，消化不良，或有虫积；齿龈红肿，多为胃火上炎；牙齿疼痛，多为龋齿所致。

（3）察咽喉、腭及口腔：咽喉是呼吸和饮食的共同通道，与肺、胃关系密切。咽喉疼痛、红肿为火热上炎或毒热外侵所致。喉核肿大如蛾则为乳蛾，若上面见有脓苔则为烂乳蛾，兼见皮肤丹痧为烂喉丹痧；若上面覆盖有灰白色假膜，剔之难去，蔓延迅速则为白喉。上腭红肿，见有点状溃疡为疱疹性咽炎；唇内及颊黏膜见有溃疡为口疮；口吻生疮且色白为燕口疮；满口白屑为鹅口疮；两颊黏膜近臼齿处见有白点，周围红晕为麻疹黏膜斑；口角流涎，浸渍两颐为滞颐。

5. 察舌

小儿察舌要掌握正确的观察方法，要注意小儿伸舌的姿势，舌尖上翘、舌体收缩或舌体只伸一半等，均影响舌体的观察。此外察舌须在自然光线下进行。

舌为心之苗，心的功能正常，则舌体淡红润泽，伸缩活动灵活自如。若心有病变，则可从舌上反映出来。如心火上炎则舌红，甚至生疮；心血瘀阻，则舌质暗紫或有瘀斑；心阳不足，则舌质淡白胖大；心阴血不足，则舌红瘦小等。观察小儿舌象时，应注意舌体、舌质、舌苔的变化。

（1）舌体：舌体嫩胖，舌边齿痕显著，多为脾肾阳虚，或有水饮痰湿内停；舌体肿大，色泽青紫，可见于中毒；舌体胖淡，有裂纹，多为气血两虚；舌体强硬，大多为热盛伤津；急性热病中出现舌体短缩，舌干燥者，则为热病伤津，经脉失养而挛缩。

（2）舌质：正常舌质淡红，若舌质淡白为气血虚亏；舌质绛红，舌有红刺，为温热病邪入营血；舌红少苔，甚则无苔而干者，则为阴虚火旺；舌质紫暗或紫红，为气血瘀滞；舌起粗大红刺，状如杨梅者，常为烂喉痧。

（3）舌苔：舌苔色白为寒，色黄为热；舌苔白腻为寒湿内滞，或寒痰与积食所致；舌苔黄腻为湿热内蕴，或乳食内停；热性病后而见剥苔，多为阴伤津亏等。

（4）小儿特殊舌象：小儿患病时，舌象的变化与成人基本相似，但也有一些特殊舌象，如霉酱苔、花剥苔、木舌、重舌等。

1）霉酱苔：舌苔厚腻不化，整个舌面十分垢浊，属于宿食内滞的表现，常见于消化障碍及粪便性部分肠梗阻。

2）花剥苔：即“地图舌”，舌体局部剥蚀无苔，可剥去一处，也可剥去数处，剥蚀边缘有白色隆起，一般开始均在出生6个月以后，这种舌象多不易消失，平时身体健康时没有任何不适，但在热病之后，剥蚀范围增大，舌质变红，从而引起舌炎而疼痛，尤其吃热、咸、酸的东西时，疼痛加重，常造成拒食。花剥苔的形成，是由舌表面丝状乳头剥脱所致，但舌表面上皮组织未受影响。中医认为“舌为脾胃之外候”，多为胃之气阴不足所致。

3）木舌：舌体肿大，板硬麻木，转动不灵，甚则肿塞满口，称为木舌。因心脾热炽，火热循经上行，致使舌体肿胀而板硬，还常引起口腔难以开合、啼声霆涩、吮乳困难等。如舌下海绵状淋巴管瘤，就属于中医木舌中的一种。

4）重舌：在舌下连根处红肿胀突，形如小舌，即为重舌。重舌是由心脾火炽，循经上冲舌本，血脉肿胀所致。轻症不感疼痛，但可影响吮乳；重症则感疼痛，甚或溃烂。如舌下囊肿，就属于中医重舌中的一种。

5）连舌：亦称绊舌，是舌下系带把舌端牵连，以致舌体转动伸缩不灵，令言语发音不够正确。

6）吐舌、弄舌：小儿时期也很常见，证属脾胃虚热或脾胃津亏，也可以是惊风的先兆。有些智力发育低下的小儿，如先天愚型和大脑发育不全，也常有吐舌、弄舌的表现。

7）染苔：因为吃了某些食物和药物，染上颜色，如吃红色糖果可呈红苔，吃橄榄、杨梅、茶叶可呈黑色，吃复合维生素B、橘子、蛋黄等可呈黄色。此种颜色比较鲜艳而浮浅，与因疾病造成的舌苔变化不同，应注意询问患者近期的饮食及服药情况。

6. 察二阴

二阴指前后二阴，前阴为生殖器和尿道口，后阴为肛门。二阴属肾，为肾之窍。

男孩阴囊不紧不弛，稍有色素沉着为正常状态。若阴囊松弛，多为体虚或发热之象；睾丸肿大透光多为睾丸鞘膜积液；阴囊时肿大，时复原，哭闹时肿大加重，多为疝气；阴囊水肿晶莹透明，多为肾病水肿较重之象。女孩前阴红赤而湿，多为湿热下注，亦可为蛲虫所致；新生女婴阴道流少量血性物多为正常生理现象。肛门见裂纹，大便时疼痛下血多为肛裂，直肠脱出的称脱肛。

（四）辨斑疹

斑和疹是见于皮肤黏膜的小儿常见病症。按其形态，有细疹、疱疹、斑疹、风团等不同名称。

1. 细疹

细小状如麻粒，如麻疹、风疹、幼儿急疹等。麻疹在前驱期，一般都可在口腔颊黏膜处见有麻疹黏膜斑。发热3~4天后，皮肤可见玫瑰色针尖大小皮疹。风疹的皮疹较细小，呈浅红色，分布均匀，常有耳后及枕部淋巴结肿大。幼儿急疹多见于乳幼儿，称为“奶麻”，热退疹出，皮疹细小呈玫瑰色。而丹痧的皮疹则以颈、胸、背为多，红色点状密集成片，按压可以暂时褪色。

2. 疱疹

形态大小不一，高出皮面，色白如晶为水痘，结痂脱落后不留疤痕。水痘周围色泽发红，称之为“水赤痘”，是热毒较重的表现。若见疱疹内有脓液，多属脓疱疮等皮肤病。

3. 斑疹

斑疹色红较艳，摸之不碍手，压之不褪色，多为热毒炽盛，病在营血，属阳斑；若斑疹欲出不出，隐隐不显，或斑色紫暗，面色苍白，肢冷脉细，为气不摄血，血溢脉外，属阴斑，其病情更重。

4. 风团

皮疹出现多为局限性水肿，如云团样，抓痒明显，此起彼落。反复发生，见于荨麻疹，由风客肌，血分有热所致。

（五）察二便

观察小儿大小便的变化，对疾病的辨证有重要意义。

1. 正常粪便

新生儿最初3日内排出胎便，胎便性质黏稠，色深绿或黑绿，无臭。未加辅食的人乳喂养婴儿大便呈黄或金黄色，稠度均匀呈膏状，或有种子样的颗粒，偶或稀薄而微带绿色，有酸味，但不臭，一般大便每日2~4次。以牛、羊乳喂养的婴儿，大便色淡黄或呈土灰色，质较硬，有明显的臭味，大便每日1~2次。混合喂养儿则大便量增加，硬度比单纯牛乳喂养的稍减，呈轻度暗褐色，臭味增加。若增加蔬菜、水果等辅食，则大便与成人相似。初加菜泥时，有少量绿色菜泥常从大便排出，为更换食物所致。

2. 病态粪便

如大便颜色和形状有明显变化时，则为病态。大便燥结，或如球状则为便秘，多为阳明热盛；大便绿色，多为消化不良；大便灰白，多由胆道梗阻；大便黑色，多由胃肠道上部出血，或服铁剂等药物所致；大便中带血丝，多由肛裂或直肠息肉所致；若除血液外同时含大量黏液，而粪质极少，结合阵发性腹痛，应考虑肠套叠；脓血便多为痢疾；大便中见有“奶瓣”或见有不消化食物残渣的不成形便，多为消化不良；泡沫样便多为风寒所致；黏腻不爽，多为湿热所致；完谷不化为脾肾两虚；赤豆汤样便，多为出血性小肠炎；海水样便，多为金黄色葡萄球菌肠炎；豆腐渣样便，多为霉菌性肠炎。

3. 小便

正常小儿小便为淡黄色。婴儿由于浓缩功能差，小便多较清淡，无臊味。若小便黄赤、短少混浊而刺痛，为湿热下注；小便如洗肉水样多为肾炎；小便如浓茶可能为肝炎；小便色清而量多，伴口渴多饮，常见于消渴和夏季热；小便清长为下元虚寒；小便量少，小儿时期每小时尿量少于10ml，或24小时尿量少于400ml，称为少尿，见于肾功能不全。

（六）辨指纹

察看指纹，是儿科独有的一种诊断方法，主要用于3岁以内小儿。《幼幼集成》指出："三岁以内小儿看指纹。"看指纹又称看虎口三关，即观察3岁以下小儿食指掌面靠拇指一侧的浅表静脉。虎口三关部位：风关为食指的第一节，气关为食指的第二节，命关为食指的第三节。

1. 正常指纹

正常小儿指纹应红黄相兼，隐隐可见。

2. 病理指纹

临床上根据指纹的变化来诊断小儿疾病的轻重安危。指纹的变化，可用"浮沉分表里，红紫辨寒热，淡滞定虚实，三关测轻重"这4句话来概括。

（1）浮沉分表里：浮主表，沉主里。疾病在表，则指纹浮越；久病或病邪在里，则指纹沉伏。

（2）红紫辨寒热：红主寒，紫主热。指纹色泽淡红为寒邪所伤，色紫为邪热内盛，色紫暗则为气滞血瘀之象。

（3）淡滞定虚实：淡主虚，滞为实（滞即推之不畅）。色淡是气血不足，淡红是体虚有寒，淡紫是体虚有热。指纹郁滞是邪实内郁，营卫阻遏，常因痰湿、食滞、邪热郁结所致。

（4）三关测轻重：即以风、气、命三关部位，来推测疾病之深浅轻重。当指纹现于风关，是病邪初入，证属轻浅；若达于气关，为病情进一步加重，是邪盛病重之表现；若达于命关，表示邪盛正虚，疾病危重；如果透关射甲，则提示疾病到了十分危险的阶段。

对于辨指纹诊断疾病，必须和其他诊断方法结合起来使用，不能据此作为唯一的诊断依据。

二、闻

（一）听声音

啼哭是婴儿的语言，是新生儿表达要求的方法，是一种本能。若初生不啼，则气逆不能通畅，便属病态，需紧急抢救。健康小儿的哭声，应以哭声响亮，节奏感强，同时伴有眼泪为正常表现。婴幼儿有各种不适时，也常以啼哭表示，如衣着过暖、口渴、饥饿或过饱、犯困、尿布潮湿等不适引起的啼哭常哭闹不止，但消除原因后小儿的啼哭就会停止。

1. 若小儿由于饮食不节、乳食无度而患有积滞，这时小儿就会出现明显的烦躁不安，啼哭不止，哭声气粗高亢。

2. 吮乳进食时啼哭拒进，注意是否有口腔溃破、口腔炎、喉头水肿等。

3. 心肝经有热可表现为白天如常，夜间啼哭不安，边哭边闹，睡卧不宁，为小儿夜啼。

4. 脾系疾病的孩子哭声可表现为细声绵绵，哭声无力，啼哭声嘶哑伴呼吸不利，谨防咽喉急症。

（二）嗅气味

患儿的呼吸气息，以及排泄物如鼻涕、大小便等所发出的异常气味，对诊断某些疾病，有很大帮助。正常小儿口中无臭气。

1. 口气臭秽，多属脾胃积热，或肺胃之热上蒸；口气酸腐，多属饮食内停；口气腥臭，有血腥味，常见于齿衄，牙龈出血；口气臭腐，牙龈溃烂肿胀，为肺热肉腐，常见于牙疳。

2. 鼻流浊涕，有腥臭的，为鼻渊；无腥臭的，为外感风寒。

3. 大便臭秽为大肠湿热积滞；大便酸臭为伤食积滞；便稀无臭，下利清谷为虚寒泄泻，常提示脾肾两虚。

4. 小便臊臭、短赤多为湿热下注膀胱；小便清长、无臭多为脾肾寒证。

三、问

儿科古代称为“哑科”，其问诊不仅困难，而且也不准确，故主要是问小儿亲属或看护人员，借以了解疾病的发病原因和演变情况，以及患儿的生活习惯和居住环境，从而为认识疾病提供更多的资料，但对较大儿童能自述者，亦可问之，以相互补充。

（一）问年龄

年龄一般反映小儿身体的生长发育情况，许多儿科病证往往与年龄有密切的关系，所以年龄对于诊断疾病和治疗用药都具有重要意义。新生儿应问明出生天数。两岁以下应问明实足年月龄。临床上一些疾病的发病年龄有以下特点：脐风、胎黄、脐湿、脐疮、脐血等，见于出生一周内；鹅口疮、脐突、夜啼等，多见于新生儿和乳婴儿；腹泻多发生于婴幼儿；肾炎则多见于幼童和儿童；某些传染病也与年龄有关，如幼儿急疹、麻疹多见于出生6个月以后，水痘、百日咳、白喉等多见于学龄前儿童，十二岁以后小儿所患疾病基本接近于成人。

（二）问病情

1. 问寒热

寒热即指发热和怕冷。小儿是否发热可通过体温计测量，或通过接触皮肤的感觉来测知。如手足心发热、头额热、哺乳时口热等。小儿怕冷时，常依偎母怀，蜷缩而卧，发热怕冷无汗，为外感风寒；发热怕风而有汗，为外感风热；持续发热不怕冷，为邪热入里；寒热往来，为邪在半表半里；热势鸱张，舌苔厚腻，为湿热内蕴；头部炽热，而神志昏沉，为热邪炽盛，须防抽搐；傍晚或午后低热，称为“潮热”，或仅手足心灼热，多属虚热证；怕冷，纳呆神疲，多为寒伤脾胃或阳虚之证。

2. 问汗

询问出汗情况，应注意有汗、无汗、汗量的多少、出汗的时间、出汗部位、性质和颜色等。发热畏寒无汗，多属表实，有汗多属表虚；汗出而热不退者，为热病邪气由表入里；白天不活动或稍动即汗出，为自汗，是气虚所致；入睡后汗出，醒后汗止为盗汗，是阴虚或气阴两虚；汗色黄为湿热；汗出如油，四肢厥冷，多为危重之象。

3. 问头身

头为诸阳之会，无论外感内伤，都可引起头部病证。小儿哭闹不休，眉头紧皱，发热而喜俯卧者，多属头痛；头痛发热恶寒，为外感风寒；头痛呕吐，高热抽搐，为邪热入营分；头痛神疲，似搐非搐，为正虚邪盛，如慢惊风；发热而四肢屈伸，烦躁不宁，或呻吟，多为肢体疼痛，常为外感或风湿病的表现。

4. 问饮食

询问饮食而知脾胃的盛衰。饮食包括纳食和饮水两方面。小儿能按时乳食，食量正常，是无病的表现。若不思乳食，所食不多，为脾胃薄弱的表现；

脘腹胀满，嗳腐吞酸，不思乳食，为伤食积滞；虽能食但大便多而不化，形体消瘦，多见于疳证；嗜食生米、泥土，兼见消瘦，腹痛腹胀，脐周有包块，按之可移者，属虫积。在饮水方面，口渴喜冷饮，兼见壮热，烦躁多汗，多属实热证；渴而不思饮，多为寒证；渴不多饮，常为中焦有湿；频频引饮，唇干口燥，为胃阴不足，津液亏虚。

5. 问胸腹

对于年龄偏大的儿童，询问其胸腹的疼痛与胀满等，在诊断上有一定的意义。前胸胀满而频咳，为风寒束肺，肺气失宣；胸痛伴发热咳嗽、气促，可见于肺炎喘咳；胸痛伴潮热盗汗，属肺阴虚；胸胁胀痛，身目发黄，为肝胆湿热蕴结所致的黄疸；脘腹胀满，嗳腐吞酸，多为伤食积滞；脐周隐隐腹痛，多为蛔虫病；腹痛，得热则痛减，多属寒证；腹痛徐缓，喜按，得食痛减，多属虚证；腹痛拒按，得食痛剧，多属实证；痛而喜冷饮者，多属热证。此外，对于小儿急性腹痛，痛势剧烈，须注意鉴别外科急腹症。

6. 问二便

询问大、小便的次数、节律和伴随症状。形、色、质、味可参考望二便和闻诊，新生儿大便一天3~5次是正常的。若大便次数明显增多，质地稀薄，食后即泻，为脾不健运；大便秘结，排出困难，多属实热证；大便清稀腥臭多泡，伴四肢不温，多属风寒证；色紫如果酱，暴注下迫，多属大肠湿热；便前啼哭是腹痛，便后痛减，属伤食泄泻；小便时有少量大便排出，或稍用力即有少量大便排出，是肾虚不能固摄；排便后仍感里急后重是痢疾。

小便黄赤多属热，色清而长多为寒；小便如米泔水样是湿热；尿清频数，或夜间遗尿，为肾阳虚亏，下元不固；发热而尿清长，是邪未入里；热病如见小便逐渐清长，多属病渐趋愈；小便刺痛，滴而不尽，或排出砂石，为淋证。

7. 问睡眠

正常小儿睡眠以安静为佳。年龄越小，睡眠时间越长。小儿睡中惊叫，多因惊吓所致；睡中蹬被，烦躁不安，翻来覆去，多属热邪内蕴或积滞内停；睡中咬牙，多为蛔虫症；夜间睡眠不宁，肛门瘙痒，多为蛲虫病；烦躁少睡，伴有低热、盗汗、头发稀少，多见佝偻病。

（三）问既往史

既往史一般不需要对各系统疾病进行回顾，只需询问一般健康情况和有关疾病史。既往健康还是多病，患过哪些疾病，患病的年龄，诊断肯定者可用病名，诊断不肯定者则简述其症状。有无患过小儿常见的传染病（如麻疹、水痘、流行性腮腺炎、细菌性痢疾、手足口病等）。过去疾病的治疗和手术情况，是否有后遗症，有无食物或药物过敏史。

（四）问家族及个人史

询问父母年龄、职业和健康状况，是否近亲结婚；母亲历次妊娠及分娩情况；家庭其他成员的健康状况；家庭中有无其他人员患有类似疾病；有无家族性和遗传性疾病；其他密切接触者的健康状况。

四、切

小儿切诊包括切脉和按诊两方面。切诊是施术者用手或手指在患儿身体的某些部位或按或触，通过手或指下的感觉，结合患儿表情，从而了解病情，帮助诊断。

（一）切脉

小儿的脉较成人为快，大体如下：初生婴儿120~140次/分，1岁110~120次/分，4~6岁110次/分，8岁为90次/分，14岁与成人相同（75~80次/分）。小儿脉搏次数，每因哺乳、啼哭、走动等而激增，故睡眠安静时诊察最为准确。

小儿患病后脉象较成人简单。一般用浮、沉、迟、数、无力、有力这6种脉代表小儿基本脉象，分别表示疾病的表、里、寒、热、虚、实。临床上除了这6种基本脉象外，滑脉主痰、主食积，弦脉主惊风、主腹痛及高血压，濡脉主气血不足或湿困，结代脉主心气不足，芤脉主失血等。

（二）按诊

按诊就是用手直接触摸或按压患儿的某些部位，以了解局部变化，从而推断疾病部位、性质和病情轻重的一种诊疗方法。它包括按压和触摸皮肤、头颈、胸胁、腹部、四肢等。

1. 头颈

正常小儿前囟门在18个月左右闭合，若逾期不闭，多为先天肾气不足，或因多病、泻痢等阳气不足所致；若见囟门高胀凸起，多因火热内盛；囟门凹陷，可见于泻甚失水；囟门宽大，头缝开解，则为解颅。颈部触诊主要是观察颈项两侧的淋巴结，正常的淋巴结为质软、活动而不粘连。若结节肿大、压痛，伴有发热，则为痰毒；病程日久，结节大小不等，连珠成串，质硬，推之不动，则为瘰疬。

2. 皮肤

轻抚皮肤，以知寒、热、汗出等。肢冷汗多，为阳气不足；肤热无汗，多因高热所致；皮肤干燥而松弛，多见吐、泻失水之后；皮肤按之凹陷，不能即起者，为水肿之证。

3. 胸胁

胸骨高突为“鸡胸”；脊柱高突，按之不痛为“龟背”；胸胁触及串珠，双肋外翻，为佝偻病；左胁肋下按之有痞块，属脾肿大；右胁肋下按之有肿块，且明显增大，则属肝肿大。

4. 腹部

腹痛喜按，按之痛减，为虚痛、寒痛；腹痛拒按，按之疼痛加剧，则为实痛、虫病、便秘等；脐周腹痛，按之有条索或包块，疼痛减轻，多为蛔虫病；腹胀形瘦，青筋显露，多为疳证；腹部胀满，叩之如鼓，多为气滞腹胀；腹部胀满，推之有波动感，多为腹内有积水；小腹胀满痛拒按，又见小便不通，多为膀胱病证。

5. 四肢

手背热和脊背热多为外感新病；手足心灼热为阴虚内热；指尖冷主惊厥；四肢厥冷多属阳虚；四肢挛急抽动，为惊风之证；一侧或两侧肢体细弱，不能活动，可见于小儿麻痹后遗症。

第四节　小儿推拿治则治法

一、小儿推拿治疗原则

治则，即治疗疾病的根本原则。它是在整体观念和辨证论治原则的指导下制订，是对临床治疗、立法、处方、施术等具有普遍指导意义的治疗原则。

治则不同于具体的治疗方法，而是用于指导订立治疗方法的总则。任何治疗方法都是从属于或体现出一定的治疗法则。如发散风寒、疏风清热或调和营卫法都为汗法的具体治法，它们都体现了逐邪外出这一指导思想，故从属于扶正祛邪这一治疗总则。

中医的治疗原则主要有：治病求本，扶正祛邪，调整阴阳以及天地人合一（即因人、因时、因地制宜）。这些治疗原则对处方用药具有指导作用，小儿推拿也绝对遵从于该治疗原则。

二、小儿推拿治疗八法

治法即治疗疾病的具体方法。小儿常用的脏腑辨证中，每一证都有相应的治法和方药，可见具体的治法是复杂繁多的。清朝程钟龄在研究各种具体治法的基础上，在其代表作《医学心悟》中提出了治疗八法，即汗、吐、下、和、温、清、消、补。根据临床运用，该总结较为提纲挈领，有一定指导意义，正如其所云："八法之中，百法备焉"。现论述如下：

（一）推拿汗法

【原理】"其在皮者，汗而发之"。出汗，表现为向上、向外、宣泄的趋势，故汗法中，出汗为现象，宣散、逐邪、透达为其本质。

【主要适应范围】

1. 外邪侵袭，如外感六淫、空气污染等。
2. 高热无汗。
3. 皮肤病，如荨麻疹等。
4. 阳虚气陷之证取其升散之性，可助阳升提。

【代表手法】点法、按法、揉法、一指禅推法、头面四大手法。

【代表穴位】风池、风府、肩井、二扇门、一窝风。

【注意事项】

1. 手法宜重，小儿常因之而哭闹，此有助汗出。
2. 治前可适当饮水，以滋汗源。
3. 发汗不宜太过，一般见汗则止。有时操作中不能见汗，亦不宜强求。
4. 汗法能使腠理开，易招邪侵，故治疗期间宜避风寒。

（二）推拿吐法

【原理】“其高者，因而越之”。吐者，涌吐也。呕吐这一现象为肺胃之气上涌，属升提之性。

【主要适应范围】

1. 邪气经口鼻而入，病位较高，一般停留于中（中脘以上）上二焦。如气机格拒，肺痈脓血，痰涎壅盛，宿食停滞等。

2. 食物中毒，异物梗阻或锁喉之证。此时吐法为急救之主要方法。

3. 肺气郁闭，小便不通。吐法取宣肺、提壶揭盖之意。

4. 气机下陷之证，如久泄、头昏，取其升提之性。

【代表手法】手指或器械（如牙刷、鹅毛等）探法、逆（向上）推法、挤压法。

【代表穴位】天突、膻中、鸠尾、中脘、胃脘、内八卦。

【注意事项】

1. 手法宜重，探法宜深入咽喉深部。

2. 吐法不宜太过，一般以患儿有恶心感即可。但确属邪毒内聚，则以邪毒排出为度，有时可反复刺激，反复饮水，反复涌吐，直至邪去毒解。但此种用法要顾及患儿体质并防止呕吐物进入气道。

3. 邪在中脘以下者禁用。

4. 过度虚弱者慎用。

（三）推拿下法

【原理】大凡下者，从上至下也，其趋势为向下，能泻实。下法最直接的征象为大便排出或小便通利。二便既利，腑气得通，气血调和，积去新生，阴平阳秘，病乃康复。

【主要适应范围】

1. 有形邪气停积体内，尤以中下二焦之邪为宜，如宿食、燥粪、瘀血、水饮、痰浊、虫积等。

2. 无形邪气弥散体内，如火热、气滞、阳亢、湿浊等。

3. 气机上逆之证，如呕吐、呃逆、咳喘、眩晕等。

4. 腑病，如胆绞痛、肠痈、胃脘痛、癃闭等。

总之，凡热证、实证多用下法。

【代表手法】推法、运法、搓揉法、摩法、开璇玑、苍龙摆尾。

【代表穴位】腹、六腑、胃、板门、下七节骨、桥弓、肺、膊阳池。

【注意事项】

1. 操作时，力度宜强，时间宜短，并注意操作方向。

2. 表证慎用，以免引邪内陷。

3. 虚证慎用，勿犯虚虚实实之戒。

4. 热邪传里，本属可下，但若“其人脐之上下左右或有动气，则不可以下。《经》云：动气在右，不可下，下之则津液内竭，咽燥鼻干，头眩心悸也。动气在左，不可下，下之则腹内拘急，食不下，动气更剧，虽有身热，卧则欲蜷。动气在上，不可下，下之则掌中烦热，身浮汗泄，欲得水自灌。动气在下，不可下，下之则腹满头眩，食则清谷，心下痞也”。可见即使当下之证，亦应充分考虑下法之伤津、耗气、沉降之性，权衡后正确用之。

（四）推拿和法

【原理】“凡阴阳之要，阳密乃固，两者不和，若春无秋，若冬无夏，因而和之，是谓圣度”。和者，调和、和解之意。柔以和之，和者冲和之象。

【主要适应范围】

1. 天人不和，如小儿夜啼、遗尿、易感冒；水土不适，如斑疹、吐泻等。

2. 脏腑气血阴阳失调，如肠实而胃虚、肾肺两伤、肝木克土、气滞血瘀等。

3. 邪在募原或半表半里之间，汗之不可，下之亦不能及时。

4. 久病、大病邪气始衰（但邪气仍存），而正气亦不强。

【代表手法】揉法、摩法、一指禅推法、合推法、平推法、运土入水、运水入土、二龙戏珠。

【代表穴位】手阴阳、腹阴阳、背阴阳、小天心、六腑、三关、内劳宫、外劳宫、百会、涌泉。

【注意事项】

1. 和法之操作应遵循不疾不徐、不轻不重、不深不浅之原则，使手下体现冲和之象。

2. 和法操作不应朝一个方向，在穴位上揉时应左转与右转交替；摩运时应顺时针与逆时针相互交换；推法应上推与下推或分推与合推交替，方体现出补泻不偏、平补平泻、调和阴阳的特色。

（五）推拿温法

【原理】“寒者热之”。温者，温里、温中也。温与火同性，“水火者，阴阳之征兆也”。温属阳，能散寒。

【主要适应范围】

1．外感寒邪，症见恶寒、头痛、身痛、无汗。

2．寒邪入里，症见呕吐、呃逆、心腹冷痛拘急、口不渴。

3．阳气不足，功能状态低下，如久泻、久喘、面白或青、小便清长或遗尿、倦怠等。

总之，只要无明显热象，均可推拿温之。

【代表手法】按法、点法、摩法、运法、摇法、抖法、黄蜂入洞等。

【代表穴位】中脘、命门、丹田、神阙、三关、外劳宫、肚角。

【注意事项】

1．临床应辨明外寒、内寒。内寒还应审其虚实。外寒宜配汗法、吐法以驱散寒邪。内寒属虚还应与补法（补气、补阳）同用。

2．力度宜轻，时间宜长，一定要深透入里方能有效。运用摩擦类手法宜使局部有温热感即可，不能太过，以免泄热。运用摇、抖等运动关节类手法，亦不能过之。

3．推拿时可配合温热类介质，如姜汁、冬青油、乌头膏等。

4．治疗各种痛证最为有效，可作治标之法。

5．治疗期间忌食生冷及受凉。

（六）推拿清法

【原理】“热者寒之”，寒同水性，能除热泻火。“大热遍身，狂而妄见、妄闻、妄言，视足阳明及大络取之……因其偃卧，居其头前，以两手四指挟持颈动脉，久持之，卷而切推，下至缺盆中，而复止如前，热去乃止，此所谓推而散之者也”。

【主要适应范围】

1．时行热病，热在卫分、气分及初入营分。

2．脏腑热盛，如肠热、胃热、心火、肝火、肺热等。

3．阴虚内热，脏腑失津液所养。

4．食积化热。

【代表手法】擦法、拧法、捏法、揪法、刮法、推法、水底捞明月、打马过天河等。

【代表穴位】印堂、人迎、喉结、膻中、夹脊、肘弯、腘窝、天柱骨、胃、板门。

【注意事项】

1. 热在卫分与汗法同用，热在气分、营分应注意保津安神，防止惊风和闭脱；热入营血，病情危重，非推拿所宜，应综合抢救；脏腑热盛可与下法合用，使热不上炎，釜底抽薪；阴虚内热应与养阴法同用，以滋生津液、阴血，又以药食为佳；食积化热，只用清法为治标之策，应配伍消法，方治其本也。

2. 手法从重从快，以皮肤潮红、微有瘀斑为度，以取红汗，应衄则愈也。故民间多谓之“取痧”。

3. 推拿时，最好配合凉水、冰块、鸡蛋清、葱汁等凉性介质，以提高疗效。

（七）推拿消法

【原理】“坚者削之”。消者，消散，去其积聚也。脏腑、经络、肌肉之间，本无此物而忽有之，必为消散，乃得平也。

【主要适应范围】

1. 饮食积滞，如厌食、腹胀、胃痛、食积发热、疳证。

2. 气滞成聚，气机不运，腑气不降。

3. 瘀血内停。

4. 痰饮停蓄。

5. 虫证、梗阻等。

6. 脏腑癥瘕、包块。

7. 疮疡初起、肿胀疼痛。

【代表手法】一指禅推法、分推法、摩法、振颤法、颤法、拿捏法、运法。

【代表穴位】八卦、四横纹、板门、脊、腹、胁肋、肝、胃。

【注意事项】

1. 手法宜轻，时间宜久，疗程宜长。不可贪功、重揉、重按，以免损伤元气。

2. 包块、积聚是标，病因是本。故用消法时，应寻其本，求其因而治之。

3. 宜空腹操作。食后推拿，恐伤气机。

4. 消法常与补法或下法同用。消能去积，消而不下，积滞复生，闭门揖盗也。消而下之积聚难留，给邪以出路矣，此消下同用。但消法本身，实为通也、散也，能耗伤正气。故本虚标实之证候，又常兼补法，扶正祛邪，标本兼顾，为消补同用。

（八）推拿补法

【原理】“虚则补之”，补者补其虚也。

【主要适应范围】

1. 先天不足、发育欠佳、五迟五软等。

2. 后天不足，营养吸收欠佳，影响生长发育。

3. 脏腑虚弱或患儿整体功能状态低下，如声低气怯，反复感冒（肺）；面色苍白、自汗（心）；食少消瘦、便溏（脾）；腹大青筋、虚风内动（肝）；遗尿，脱发或灵机、记性不如同龄儿童（肾）等。

【代表手法】摩法、运法、揉法、推法。

【代表穴位】五经穴、三关、二人上马、神阙、丹田、关元、命门、肾俞、脾俞等。

【注意事项】

1. 补法宜详分阴阳气血之不足而分别采用滋阴、温阳、益气、补血等方法治之。

2. 肺、脾、肾气血不足为虚证之根。其中肺虚清气摄入不足、脾虚饮食水谷消化不良、肾虚精气亏损皆易导致全身虚损，故补法应以肺、脾、肾三脏为重点。

3. 操作时间宜长，力度宜轻，并运用正确的方向。

4. 应结合食补、药补，以提高疗效。因为推拿重在改变功能状态，不能直接输入气血阴阳等物质，尤其是不能代替血肉有情之品，所以临床多在内服药的同时，运用推拿，以促使机体对补益药的消化、吸收和利用。

三、小儿脏腑辨证及治法

脏腑辨证源于《灵枢》，其《邪气脏腑病形》《本脏》等均有记载，后经华佗整理成五脏六腑病变，但过于简略。孙思邈著《备急千金要方》，类列脏腑寒热虚实病症数十条，是脏腑辨证之雏形。后经宋代钱乙发挥，在《小儿药证直诀》中对脏腑特性、病理、证候和治疗条分缕析，论述完备，形成了系统的脏腑辨证，并使之成了认识小儿疾病的重要纲领。脏腑辨证是在汲取八纲、卫气营血和经络辨证精华的基础上，从脏腑的生理特性和功能出发，参考脏腑所属经络、所联五体、所开窍道等，具体分析并归纳其证候特征及病理表现，以辨明病变所在的脏腑部位、性质、病势等，最终得出确切的治疗方法。它是各种辨证方法的基础，是推拿处方的立足点。中医之所以能同病异治，异病同治，以基本理论之不变应错综复杂的临床之万变，其根本原因也在于此。所以，脏腑辨证是小儿推拿认识疾病的重要方法论和认识论，必须重点掌握，熟练运用。传统脏腑辨证是以五脏病变为中心，六腑为辅佐，并涉及脏与腑之间的病理关系。后人大多将某证型与方药相结合，从而形成了脏腑治法。本书在脏腑辨证的基础上，列出每一证型的治法和小儿推拿方法，使中医的理、法、方、推有机地融合于一体，便于读者在临床中灵活运用。

（一）心与小肠证治

“心者，君主之官，神明出焉”。心居于胸中，为神气之所寓，乃生命活动之总体现，是五脏六腑之大主。心还主血脉、主汗，其经脉挟舌本，开窍于舌。心与小肠相表里，小肠分清泌浊，化物传物。心者火也，其色赤，心火宜下行，温养肾水。临床上患儿主要表现为神志、血脉、汗液的异常，以及诸痛痒疮、泄泻、小便不调等，应考虑心与小肠的病变。如高热、惊风、昏迷、心悸、脉结代、癫狂、脑瘫、口舌生疮、汗证等，均应从心与小肠论治。

1．心气虚　心阳虚

病因：多为先天禀赋异常或后天失调，脾肾阳虚，命门火衰，心之阳气无以温煦、充实而成。

主症：喘喝，气短（小儿不会叙述心悸），自汗，语言哭声低微，脉结代。如兼畏寒肢冷，面青或暗滞，舌淡、紫暗而胖嫩，则为心阳虚。若见大汗淋漓，四肢厥冷，口唇青紫，脉微欲绝甚至昏迷者，多是心阳虚脱之危候。

治法：补益心气，温阳固脱。

处方：补心经，推上三关，揉心俞，揉乳旁、乳根，补膻中，按揉擦擦脊柱胸段，或用柔和之力搓揉或挤压胸廓（前后左右均可操作），在四肢可循经推揉或拿之。阳虚加揉一窝风、外劳宫，推上七节骨；心阳暴脱除点按人中、百会、内关、关元外，应立即送医院抢救。

2. 心血虚　心阴虚

病因：多为先天禀赋异常，素体阴亏或见于大病、久病、各种失血之后，尤其是热病后期。

主症：喘咳，不胜劳力和剧烈活动，夜啼，面色、爪甲无华，唇舌色淡，脉细弱。若见五心烦热，颧红，盗汗，口燥咽干，舌红少津，脉细数，则为心阴虚。

治法：补养心血，滋阴安神。

处方：补心、补肾，揉二人上马，清天河水或引水上天河，揉心俞、内关，水底捞明月，擦涌泉，搓揉心胸部，擦乳旁、乳根，推膻中。

3. 心火亢盛

病因：暑热外侵或过食辛辣，化火化燥；或小儿遭打骂，情志不遂，火热扰心。

主症：夜卧不安或夜啼，磨齿，躁扰不宁，注意力不集中，溲赤，唇红，口舌生疮，口腔溃疡或有白膜，舌红，脉数，或小便赤涩，疼痛，尿血等。

治法：清心泻火，导热下行。

处方：清心、小肠，揉二人上马，清天河水，揉小天心，推下七节骨，推天柱，揉心俞。

4. 痰迷心窍

病因：母腹中卒受惊恐，或遗传致痰湿体质，或出生后长期受惊吓、虐待、打骂，精神受抑。

主症：发育不良，反应迟钝，表情淡漠，神志痴呆，目无光泽，举止不协调，哭笑无常，或狂，或癫，或痫，舌苔白腻或黄腻，脉濡或滑。

治法：豁痰开窍，清心宁神。

处方：摩揉或震囟门、百会（时间应长），点按四神聪，开天门，推坎宫，调脊，理脊，清心，捣小天心，掐精宁，运内八卦，揉丰隆、天突、大椎、乳旁、乳根。

5. 心血瘀阻

病因：先天因素或后天心脑受损，如车祸、跌仆等；或心阳气不足，推动无力致心血瘀阻；或痰阻经络，痰瘀互结而成。

主症：心律不齐，唇绀，舌有瘀斑、瘀点，脉细涩或结代。该证型多见于先天性心脏病患儿。

治法：活血化瘀，温阳通痹。

处方：理脊、整脊，拍背，分推胸八道，点揉心俞、厥阴俞，拿血海，揉小天心，沿经络走向推擦四肢内外侧，点膻中，摩心前区。

6. 小肠气痛

病因：可由饮食失调或活动姿势不当及先天发育不良等因素致小肠阻塞不通，或疝，或套叠，或扭转，或燥粪、肿块压迫而致。

主症：小儿哭闹不已，或少气懒动，小腹拘急疼痛，痛连腰背，下控睾丸，检查见肠形凸出，变幻无常，面青，肢冷，恶心，呕吐，苔白，脉沉弦。

治法：行气散寒止痛。

处方：拿肚角，摩腹，拿腹，颠腹，推揉腹部，揉丹田，推七节骨，揉板门，揉一窝风，补小肠、脾，运内八卦。

（二）肝与胆证治

肝在胁下，归位下焦，属木应春，为刚脏，体阴而用阳。其性升发，主疏泄、藏血，在体为筋，开窍于目，其华在爪，其色青而应风。肝之疏泄，能助脾胃。木以疏土，土能涵木，二者协调，土木繁荣。胆附于肝，主贮藏、排泄胆汁，亦主决断。临床上，凡小儿情志不调，阴阳节律紊乱，消化不良，有黄疸，筋脉拘急或迟缓，或疼痛，咳嗽、呕吐急迫，目疾均应考虑肝胆病变。如高热、惊风、阵咳、眩晕、黄疸、积聚、痿证、厥证、入睡困难、夜啼、近视眼、弱视、斜视、臂丛神经损伤、耳鸣耳聋、疝气等，一般都从肝而治。

1. 肝郁气滞

病因：教育不当，常遭打骂，或所求不能满足，或师长强制不遂其愿致气滞郁结；或饮食积滞，脾胃不和，土反侮木致肝气郁滞。

主症：患儿急躁、不驯，不思饮食，腹胀、腹痛，胃痛，胁痛，口苦，大便不调，苔薄，脉弦。

治法：疏肝解郁，理气和中。

处方：清肝、胃，运内八卦，点新设，摩腹，搓摩胁肋，开璇玑。配合情志调节，正确开导与安抚。

2. 肝火上炎

病因：多由肝郁气滞、郁久化火而成，或情志直接动火，或中焦之火，或心火盛转化而成。亦有少儿饮酒而成肝火。

主症：面红目赤，衄血，头痛头晕，胁肋灼痛，带状疱疹，口干、口苦，呕吐黄苦水，急躁易怒，夜啼，惊风，大便秘结，小便短赤，或耳内流脓、疼痛，舌红苔黄，脉数。

治法：清肝泻火。

处方：清肝、心，退六腑，推下七节骨，水底捞明月，揉五指节，搓摩胁肋，揉摩胁下，分推腹阴阳。

3. 肝经风热

病因：多由风热直中肝经经脉，循经上目所致。

主症：目赤肿痛，迎风流泪，眵多而黄，兼发热，恶风，汗出，口渴，舌红，脉浮数。

治法：疏散肝经风热。

处方：清肝、平肝，掐食指背，揉太阳，推坎宫，揉攒竹，按揉目上眶，掐四白、小天心、解溪。

4. 肝风内动

病因：肝气化火，火灼津枯，阴不制阳，风阳妄动，或外感高热，热极生风。

主症：起病突然，昏厥，抽搐，痉挛，或肌肉瞤动，四肢麻木，眩晕，头痛，呕吐，吐物多为痰涎、黏液，或见高热，舌红少苔，脉细。经抢救后，个别患儿常造成偏瘫、痿证或痴呆。

治法：平肝、息风、潜阳。

处方：清肝、心、天河水，揉外劳宫，擦涌泉，推桥弓，下推天柱骨，掐精宁、威灵、五指节、合谷，拿委中、承山。

5. 肝血不足

病因：先天肾虚，精髓不足，精不化血而致肝血亏虚；或后天失养，脾胃生化不足，肝血无源生成而致肝血不足；或病后，特别是大病、重病或热病失血外伤，使营血耗损致肝无血可藏而血虚。

主症：面色、爪甲无华，眼睛干涩，或视物昏花、模糊，或雀盲，夜卧不安，肢体麻木，肌肉瞤动，骨节时有疼痛，舌淡，脉细。

治法：滋补肝血。

处方：补肾、脾、肝，揉二人上马、肾俞，拿血海，揉阳陵泉、足三里，擦骶尾，捏脊。

6. 寒滞肝脉

病因：外感寒邪直中肝脉，致少腹拘急寒凝；或先天阳虚，下元虚冷，肝经失于温煦；也有哭闹过度，耗伤阳气，虚寒内生。

主症：少腹积滞、拘急，小儿因痛而哭闹，少腹拒按，痛连睾丸，或阴囊收缩，得热则舒，受寒更甚。兼见形寒肢冷，舌苔白滑，脉沉或迟等。

治法：暖肝散寒。

处方：补肾、肝，揉一窝风、外劳宫，运外八卦，分合腹阴阳、丹田、关元，擦腰骶，轻揉外肾。

7. 肝胆湿热

病因：饮食不慎，过食肥甘，酿成湿热；或脾胃运化失常，寒湿困脾，日久化热，湿热上蒙，蕴结肝胆；或长夏之时，湿热直中。

主症：面黄、目黄、小便黄，黄色鲜明，倦怠乏力，食少，脘腹痞满胀闷或痛，大便稀黄，苔黄腻，脉滑数。或皮肤出现瘙痒、水疱、流黄水。

治法：清热利湿，疏肝利胆。

处方：清肝、胃，揉板门，清大肠、膀胱，运内八卦，清天河水，揉二人上马。

8. 胆郁痰扰

病因：卒暴惊恐，胆气不伸；或湿热成痰，痰阻经脉；或素体胆弱，易受痰蒙。

主症：表情淡漠，缺乏生机，耳目欠聪，时有躁动，惊恐不宁，呕恶，苔黄腻，脉濡。

治法：清热疏胆，豁痰开窍。

处方：开天门，揉风池、风府，轻揉天突，点百会，摩囟门，搓摩胁肋，清肝，理脊，点丰隆。

（三）脾与胃证治

脾胃同属中焦，乃气机变化之枢纽，是人体气血的主要来源，被誉为“后天之本”。其中，胃主受纳、腐熟水谷，脾主健运、化生气血，一纳一运，纳运结合。胃主降，胃降则六腑皆降、皆通，胃滞则六腑皆滞；脾主升，脾升则清气、清阳、相火皆升，脾气不升则五脏之气皆陷，一降一升，升降相因；胃喜润恶燥，脾喜燥恶湿，一润一燥，刚柔相济。此外，中医的脾与消化有关，包括了现代小肠、大肠、胰、肝、胆等的部分功能，诚如《内经》所言：“脾、胃、大肠、小肠、三焦、膀胱者，仓廪之本，营之居也，名曰器，能化糟粕，转味而入出者也，其华在唇四白，其充在肌，其味甘，其色黄，此至阴之类，通于土气。”脾土者大地万物之根基也，脾还统血，主润宗筋，又主肌肉四肢，可见脾胃之重要。临床凡患儿饮食摄入、消化、吸收与转输各环节失调，或水湿肿满，或内燥干枯，或气机当升不升、当降不降，或血虚日久，以及肌肉、四肢病变，均应从脾胃论治。其主要病变有厌食、溢乳、腹胀、胃痛、泄泻、便秘、痿证、贫血、积聚、疳证、水肿等。

1. 脾胃气虚

病因：饮食不节或不洁，损伤脾胃；劳倦过度，如久卧伤气、久坐伤肉致脾气耗伤；先天不足，先天不生后天，致脾胃虚弱；他脏所伤，子病及母，尤见久咳久喘，肺脾气虚。

主症：食少，脘腹胀满、食后尤甚，大便溏薄，汗多，倦怠少神，肌肉瘦削，面色萎黄，舌淡苔白，脉弱。

治法：益气健脾。

处方：补脾，运水入土，推上三关，捏脊，推上七节，揉脾俞、胃俞、足三里，摩中脘。

2. 脾阳虚

病因：可由脾气虚，气损及阳而致；亦有过食生冷，暴伤脾阳；或由肾阳虚，命门火衰，火不暖土所致。

主症：形寒肢冷，大便清稀或完谷不化，脘腹冷痛、喜按喜热，纳差，反酸吐清口水，或肢体水肿，小便不利、清冷，舌质淡，苔白滑，脉沉细或迟弱。

治法：温脾（中）散寒。

处方：补脾，运内八卦，摩腹，揉丹田、关元，推上七节骨，擦腰骶，揉一窝风，揉外劳宫。

3. 脾气下陷

病因：多由脾气虚、脾阳虚转化而成；或暴饮暴食，损伤脾胃，致气陷而不升；或肝肾不足，筋脉失养，筋弛而不约，致脾胃下陷；或大病、久病之后，脾胃失养，中气下陷。

主症：头昏，目眩，语言低怯，气短乏力，少食自汗，食后则胀，脘闷腹坠如鼓，大便稀溏而频，或脱肛，或肢软，或肌无力，舌淡，苔白，脉弱无力。

治法：补益中气。

处方：托胃法，托肛法，补脾、大肠、肝，推上三关，推上七节骨，摩腹、上推腹，揉外劳宫、龟尾，按百会，点刺天突穴，使患儿阵性咳嗽。

4. 脾不统血

病因：多由脾气虚、脾气下陷转化而成；或大病、久病损伤脾气，致脾不统血；或邪热、外伤出血日久转化而成。

主症：肌衄、鼻衄、便血、尿血，或其他部位出血，病程长，血色淡，无热象，或兼脾气不足之证，舌淡，或有齿痕、瘀点。

治法：益气摄血。

处方：补脾、胃，按揉脾俞、胃俞、足三里，拿血海，摩揉或按压相应出血部位，如皮下、鼻部、肾区、腹。

5. 寒湿困脾

病因：过食生冷之物，寒困脾阳；或涉水淋雨、坐卧湿地、寒湿侵袭；或脾虚运化失司，寒湿内生，中阳被遏。

主症：脘痞腹胀，头身困重，食欲不振，溢乳或呕吐，泄泻，或面色晦黄，舌胖，苔厚腻，脉濡缓或沉迟有力。

治法：温化寒湿，健运脾阳。

处方：补脾，推上三关，退六腑，推下七节骨，运内八卦，拿肚角，揉一窝风、外劳宫，摩腹，揉龟尾，掐揉四横纹，运板门。

6. 脾胃湿热

病因：饮食失调，过食肥甘，酿成湿热；或寒湿蕴积日久化热或直接感受湿热，如长夏之时久卧湿地、汗出涉水等；或肝胆湿热转化而致；或肺热痰盛，上焦不宣，中焦闭郁，水湿不化而成湿热内停。

主症：脘腹胀满，不思饮食，溢乳呕吐，泻痢腹痛，身热不扬，汗出热不解，皮肤疹块、痒痛、渗出液较多，或见小便黄、身黄，舌苔黄腻，脉濡数。

治法：清热利湿。

处方：清胃、大肠、板门，运内八卦，推下七节骨，摩腹，拿腹，分推腹阴阳，退六腑。

7. 胃寒证

病因：过食生冷之物，胃阳被遏，寒凉冰伏；或环境骤变，暴露于相对寒冷气温之中，寒邪直中；或阳虚生内寒、胃失温养所致，多因脾阳、肾阳亏虚。

主症：面青、唇舌青，四肢冷，呃逆，吐清水，胃痛遇寒则甚，得热则减，舌淡，苔白，脉迟。

治法：温胃散寒。

处方：补脾、胃，运板门，推四横纹，擦脊柱，推上七节骨，点按胃俞、脾俞，拿一窝风，揉上脘、中脘。

8. 胃火证

病因：过食辛辣燥热之品，而成火热之证；或肝火炽盛熏灼胃脘而成；或胃津不足，水亏而火旺。

主症：胃脘疼痛，口渴喜冷，呃逆，口臭，牙龈肿痛，口腔白斑，大便秘结，齿衄、鼻衄，舌红，苔黄，脉滑数。

治法：清胃泻火。

处方：清胃、板门、天河水，捏挤天突穴，退六腑，运水入土，水底捞明月，揉五指节。

9. 食滞胃脘

病因：主要有喂养失调，饮食过多、过杂，宿食不化，停滞胃脘；亦有因脾虚不运，饮食不化而滞胃脘者。

主症：脘腹胀满，厌食、嗳气，溢乳或呕吐，吐物酸臭，腹泻、泻物如败卵，吐泻后反安静，苔厚腻，脉滑。

治法：消食化积。

处方：揉板门，掐揉四横纹，运内八卦，摩腹，拿腹，振腹，揉天枢，捏脊，推下七节骨，清补大肠，或天突重按以催吐。

10. **胃阴不足**

病因：多因热病后期，余热未尽，热灼津枯，损伤胃阴所致；或因燥邪、暑热之邪侵犯阳明；亦有因肾阴亏耗，土缺水润而成。若脾气虚，气不布水、化津，多属气阴两伤之证。

主症：口燥咽干，渴欲饮水，大便干结，小便黄少，舌光红少苔，或见地图舌（舌苔剥落），脉细数。

治法：滋养胃阴。

处方：补胃，清板门，引水上天河，运水入土，运土入水，水底捞明月，揉二人上马，拿人迎，摩中脘，清大肠。

（四）肺与大肠证治

肺位于上焦，主气，司呼吸，主宣发肃降，通调水道，外合皮毛，开窍于鼻，其色白，其应秋，其性清肃，其经络与大肠相通，互为表里。临床上因肺之窍为鼻，肺之外应为皮毛，而皮毛与鼻皆天人之交界。人赖鼻以吐故纳新；赖皮毛而存五脏、固筋骨、坚气血，独立于天地之间，并御外邪、适寒温。故天地之变，邪气之至，莫不由皮毛和鼻而入，肺先感之也。诚如叶天士所说："温邪上受，首先犯肺"。所以，大凡外感时行疫病，或疮疡肿毒，或皮疹斑块，或环境污染与不适等均与肺有关。肺为邪干，失去清肃，气不能自主，呼吸不能调匀，便见咳嗽、痰涎、哮喘，此外水肿、饮证、失声等病变亦多与肺有关。肺合大肠，凡肠道之疾如便秘、泄泻、脱肛等，亦有治肺，取其宣上通下之意，不可不知。

1. **肺气虚**

病因：素体不足，或脾气虚，或大病之后形气两伤，土不生金，致肺气不足；久咳、久喘，耗伤肺气致肺气不足；反复感冒，肺卫受损，卫外不固易招邪侵，反复正邪相争而致肺气耗，终成肺气虚、卫外不固之证。

主症：反复感冒，或久咳、久喘，气短声低，动则汗出，面白肢冷，舌淡，脉濡。

治法：补益肺气。

处方：补肺、脾，揉肺俞，按揉胸廓，拍背，拿肩井，点膻中。

2. **肺阴虚**

病因：热病后期，热灼津枯；或痨虫为病，耗伤阴津；或肝肾阴虚，虚火灼肺，而成肺阴不足之候；或久咳、久喘或哮喘不能缓解，阴津丧失致肺阴虚。

主症：干咳或喘，无痰或痰中带血，口燥咽干，声音嘶哑，形体消瘦，潮热盗汗，颧红，舌光红，脉细数。

治法：滋养肺阴。

处方：补肺、肾，揉二人上马，清天河水，水底捞明月，揉肺俞，轻揉天突，一指禅推咽喉两旁，拿喉结。

3. 风寒犯肺

病因：外寒经鼻或皮毛侵袭，肺气被郁。

主症：恶寒，发热，无汗，头身疼痛，或咳嗽气喘，痰白清稀，或鼻塞流清涕，喷嚏，苔白，脉浮紧。

治法：散寒解表，宣肺止咳。

处方：清肺平肝，头面四大手法，凤凰展翅，揉小天心，掐揉二扇门，点按风池、风府，黄蜂入洞，揉迎香，分推肩胛骨。

4. 风热犯肺

病因：外感风寒不解，化热而成；或风与热合直伤肺卫。

主症：恶风，发热，汗出，口渴，头身酸痛，或见咽喉肿痛，声嘶，咳嗽，气喘，痰少而黏，舌尖红，脉浮数。

治法：疏风清热，宣肺止咳。

处方：清肺平肝，头面四大手法，清天河水，推天柱骨，拿肩井，揉乳旁、乳根，分推肩胛。

5. 燥邪伤肺

病因：燥为秋季主气，最易从皮毛或口鼻而入，成燥邪伤肺证。

主症：口干、鼻干或痒，咽干、唇干、耳干，兼干咳无痰，或恶风发热，舌干，脉涩而细。

治法：肃肺润燥。

处方：清肺平肝，揉二人上马，清天河水，水底捞明月，揉天突，点揉廉泉，拿肩井，拍打胸廓，搓揉胸部。

6. 痰湿阻肺

病因：感受寒湿之邪，或久咳、久喘之人，邪虽去但肺气伤，肺不布津，津反成痰而成痰湿阻肺之证；亦有因脾虚，运化失司，痰浊上犯而贮于肺者。

主症：咳嗽，气急，喉间痰鸣，咳甚则吐，吐物为痰涎黏液，或便溏，口不渴，舌淡，苔白腻，脉滑。

治法：燥湿化痰。

处方：清肺平肝，开璇玑，运内八卦，揉掌小横纹，揉天突，推膻中，分推肩胛骨，揉丰隆、中脘。

7. 热邪壅肺

病因：热邪直中入里；或外感不愈，邪气郁久化热入里而成；或痰浊中阻，寒湿犯肺，气机郁闭，郁而化热，痰与热结，形成热邪壅肺之证候。

主症：咳喘气急，喉间痰鸣，面红唇红，汗出身热，或咳吐脓血，便秘，尿赤，舌红，苔黄，脉滑数。

治法：清热泻火肃肺。

处方：取痧，或开璇玑，退六腑，清天河水，水底捞明月，揉掌小横纹，运内八卦，清肺平肝，分推肩胛骨，揉丰隆，降肺。

8. 大肠湿热

病因：夏秋之际，湿热直中；或饮食不慎、不洁致湿热内侵流注大肠；或湿热内生，或肝胆、脾胃湿热移于大肠。

主症：腹痛，下痢脓血，里急后重，或暴注下迫，肛门红赤、灼热，小便短赤，舌红，苔腻，脉数。

治法：清利湿热。

处方：清大肠、板门、小肠，分手、腹阴阳，摩腹，揉天枢、小天心，推下七节骨，揉脐、龟尾。

9. 津枯肠燥

病因：胃阴不足转化而来；或饮食不节，过食炙烤之品；或用药过于辛热；或大病、久病尤以高热、失血、亡液、汗大出之后，致大肠液亏，燥屎内结之候。

主症：大便燥结难解，或大便带血，伴腹胀，舌干红，脉细涩，一般无明显热象。

治法：润肠通便。

处方：清补大肠，运内八卦，开璇玑，掐五指节，按膊阳池，清天河水，摩腹，揉龟尾，擦腰骶，推腹，振腹，分推腹阴阳。

（五）肾与膀胱证治

肾居于腰部，主骨、生髓，藏有先后天之精。精为人体生长、发育、生殖的基本物质，也是人体活力的总体现，故中医认为肾为生命之本。肾还主水液代谢，主纳气，开窍于耳和前后二阴，其华在发和齿，齿为骨之余。凡小儿生长发育迟缓和异常，特别是五迟五软或身材矮小，以及水液代谢失常，脑、髓、骨或某些呼吸、听觉、大小便的病变常从肾论治。由于肾之所藏为元精、元气，均为基本的生命物质，这些物质禀受于先天父母，与生俱来，赖后天水谷精气滋养，只宜固秘，不能耗泄和被邪气所干，一旦耗伤，诸证由生，故钱乙提出了“肾无实证”之说，无非是强调在治肾的时候，当以精气固秘为首要。传统中医受此影响极深，如水肿、喘证、痰饮等，本为水患，是实实在在的邪气，但在肾的辨证中，均认为是本虚标实，责之肾虚水泛或水气凌心射肺。在治疗中，前人有小儿肾水（经）无泻法之说，欲泻肾，则以清小肠或清膀胱代之。病有新旧、缓急之分。一般而言，患病之初，人体正气尚存，正能胜邪，正邪相争，表现为起病急，实证居多。而大病、久病之后，正气已伤，精血不足，正不能胜邪，表现为反复发病，病势较缓，虚实夹杂或虚证为多。正气建立在五脏气血之上，而五脏气血非肾中精气不能滋生、温养，肾诚为五脏之本，故古人又有五脏之伤穷必及肾，以及久病伤肾、大病耗元之说。在小儿推拿中，对许多慢性疾患，尤应从肾论治。此外，对于肾系疾患，尽管治疗及时，方法正确，但因为先天元气的滋生绝非一蹴而就。因此，补肾、养肾常常是一个长期的过程，医者必须明了，并告之家长，医患合作，方能奏效。根据临床观察，如要促进小儿的生长发育，医治诸如脑瘫、久喘、久咳、痿证、久泄等疾患，一般都需坚持治疗数月乃至逾年。

1. 肾阳虚

病因：素体阳虚；或由脾阳不足、肺气耗散发展而成；或大病、久病伤阳，日久穷而及肾。

主症：面色㿠白，神疲气怯，嗜睡，形寒肢冷，完谷不化，腰膝无力，行迟、立迟，遗尿，舌淡苔白，脉细无力，两尺尤甚。

治法：温补肾阳。

处方：补肾，揉外劳宫，运土入水，振脊，摩丹田、神阙，揉龟尾，拿跟腱，揉外肾。

2. 肾虚水泛

病因：肾阳虚或脾阳虚经久不愈，脾阳影响肾阳，气化不行，阳不制水，水湿流注，浸渍肌肤而成。

主症：尿少身肿，小便清冷，畏寒，腹胀或心律不齐，痰喘频发，舌淡胖嫩有齿痕，脉沉弱。

治法：温化寒水。

处方：补肾，揉二人上马、外劳宫，推箕门，清天河水，揉小天心，清小肠，摩腹，直擦腰骶，揉关元、气海，开璇玑。

3. 肾阴虚

病因：素体阴亏；或大病热病之后耗伤津液，津伤日久，致真阴亏竭；或肺脾亏损，后天无源，加之呼吸耗散，致真阴不足。

主症：形体消瘦，午后潮热，颧红盗汗，耳聋耳鸣，口燥咽干，夜啼，易惊，舌干红，少苔，脉细数。

治法：滋补肾阴。

处方：补肾平肝，揉二人上马，引水上天河，水底捞明月，运土入水，擦涌泉，揉三阴交。

4. 肾气不固

病因：形数惊恐，肾气受伤而不固；或素体元气不充，肾失固秘；或大病、久病肾气耗伤而不固。

主症：神疲气短，久喘、久咳，二便失禁，小便清冷，大便水样，舌淡，脉虚。

处方：补肾，揉百会、会阴、龟尾、关元，擦腰骶、脊柱、外肾。

5. 肾精不足

病因：素体亏虚，先天肾精不足，加之后天失养，精气不能滋生而成；或娇惯过度，缺少锻炼，缺乏清新空气及日光照射等；年长儿多因过用目力，耗精伤神而致（多见于长期坐卧看电视、玩电脑者）。

主症：五迟、五软，头颅、形体发育差，身材矮小，智力、动作均低于同龄小儿，视力下降，近视。

治法：补益肾精。

处方：补肾，揉二人上马，推肾顶，推上三关，擦揉腰部，擦脊，摩丹田、关元，并对局部畸形肢体加以矫正。

6. 膀胱湿热

病因：饮食不节，过食辛燥之品，酿成湿热且下注；或外感湿热，经肺卫或口鼻而入，流注下焦；或湿热之邪经尿路逆行感染而成；或先天尿路畸形，生长砂石，阻滞气机，湿热内生。

主症：尿频、尿急、尿痛（啼哭），尿黄赤或浓浊，或有恶寒发热，舌红，苔黄，脉数。

治法：清热利湿，缓急止痛。

处方：清天河水、小肠、膀胱，揉小天心、二人上马，摩腹，推下七节骨、箕门。

第五节　小儿推拿注意事项

一、操作注意事项

小儿稚阴稚阳之体，发病及传变都很迅速，治疗时应尽早明确诊断，及时治疗，避免延误，造成病情加重或传变。推拿手法要稳，取穴要准确，用力要均匀，不可忽快忽慢，切不可用力过度，以免损伤婴儿皮肤。术者可根据患儿体质的强弱以及病症的寒、热、虚、实，选取相应的补泻手法进行操作。在进行小儿推拿治疗时应注意以下几点。

1. 术者的指甲须修剪圆滑，长短适宜，双手保持无饰物，避免伤及小儿肌肤。

2. 天气寒冷时，术者先将手搓热，待其手暖时方可操作，以防刺激患儿，让施术过程更加顺利，同时推拿前最好让小儿自己双手搓热，以提高疗效。

3. 室内保持一定温度，不宜过冷过热，避免风吹着凉。

4. 术者态度和蔼，细心耐心，充分考虑小儿感受，不能强行操作。

5. 小儿应尽量采取最舒适的姿势，可减少因姿势不良引起的酸麻反应。

6. 治疗时应配合推拿介质，如爽身粉、自制中药剂等，其目的是润滑皮肤，防止擦破皮肤，又可提高治疗效果。

7. 推拿顺序在临床上一般有两种方法，可根据情况灵活应用：①一般先推上肢部穴位，依次推头面、胸腹、腰背、下肢部穴位。②先推主穴，后推配穴。不管采用哪种方法，无论主穴、配穴，运用掐、拿、捏等强刺激手法时应最后操作，以免引起患儿哭闹，影响后续的操作和治疗效果。

8．推拿的时间，应根据患儿年龄大小、病情轻重、体质强弱及手法的特性而定，治疗1次约10分钟，一般不超过20分钟，亦可根据病情灵活掌握，通常每日治疗1次，高热等急性病可每日治疗2次，慢性病可隔日治疗1次，7~10次为1个疗程。

9．上肢部穴位，习惯只推左侧，无男女之分。其他部位的双侧穴位，两侧均可治疗。家庭保健时，穴位可化整为零，随时操作。

10．推拿完毕后可让小儿饮适量温开水，以提高新陈代谢。

11．推拿后注意保暖，不可立刻用冷水给小儿洗手、洗脚，一定要用温水将手脚洗净，且双脚要注意保暖。

二、小儿推拿的适应证

小儿推拿的适应证较广，适用于0~14岁的儿童，涉及呼吸（小儿感冒、咳嗽、支气管哮喘等）、消化（婴幼儿腹泻、小儿腹痛、小儿呕吐、小儿疳积等）、泌尿（小儿遗尿、膀胱湿热等）、运动（小儿面瘫、小儿畸形、斜颈等）、神经（夜啼、盗汗、癫痫等）等系统疾病，对于惊风、多动症、生长痛、脑瘫等疑难杂症也显良效。在有些疾病治疗的初期阶段，小儿推拿是西医所不能取代的一种很好的治疗方法。如小儿肌性斜颈、面部畸形、脊柱侧弯，若在新生儿期进行治疗就可避免日后不必要的手术治疗。

推拿疗法是一种纯物理疗法，没有药物治疗所带来的一切毒副反应，又能够起到治疗作用，还可免除患儿打针服药之痛苦。正因如此也日益受到家长们的欢迎。

小儿推拿疗法不但可以治病，还可起到预防和保健的作用。临床实践表明，小儿推拿可以预防疾病，还可以促进小儿生长发育、健脑益智。

三、小儿推拿的禁忌证

1．疮疡部位、烧烫伤部位、肌肤破损或正在出血的部位。

2. 结核病及其他急性传染病的传染期等。
3. 肿瘤等需作特殊治疗的疾病。
4. 骨折、脱位及扭伤等急性期（24小时之内）。
5. 脓毒血症等感染性疾病。
6. 严重的皮肤病。
7. 危重病症，一定在抢救脱离危险期后，方可配合推拿治疗。

第六节　小儿推拿取穴技巧

一、小儿穴位疗法与成人不同

小儿穴位疗法与成年人不同，由于小儿容易哭闹、反抗，而且在带病状况下更容易情绪不稳定，若强行脱衣刺激经络容易加重小儿的病情。因此，古人在长期的医疗实践中，探索和总结出小儿穴位刺激以头部和四肢为主的特定方法。

小儿穴位疗法的特定穴位，大都分布在“肌肉纹理、节解缝会、宛陷”部位，有着各种各样的形态，如孔穴点状：小天心、一窝风、二扇门、精宁穴等；从点到点的线状：三关、天河水、六腑、坎宫等；人体的某一部位呈面状：腹部、胁肋、五经等。

小儿穴位疗法的命名特点有3类，一是根据经络脏腑的名称命名，如心经、脾经、大肠经、肾经等；二是根据解剖部位命名，如四横纹、掌小横纹、天柱骨等；三是根据人体部位命名，如五指节、脐、腹、脊等。了解这些穴位命名的依据，有助于家长掌握这些特定穴位。

施行小儿穴位疗法，每次穴位刺激的时间和次数，一般要根据小儿的具体情况如年龄、体质、病情等，因人而异，因病而异，酌情增减。

二、小儿推拿取穴基本技巧

小儿推拿因幼儿形体娇嫩且不易配合，一般以手和前臂等远离躯干部位的穴位为主，配合少量躯干部穴位进行治疗；术者操作时取患者一侧手臂即可，选取时以施术方便为原则。

小儿推拿取穴准确与否直接影响推拿的治疗效果，以下主要介绍一些简单的取穴技巧。

1. 手指度量法

手指度量法，即“手指同身寸法”，是常用的、较为简便的取穴方法。手指同身寸与日常生活中所用的长度单位“寸”不是同一概念，须以患者的手指为标准划定分寸，作为量取穴位的长度单位来定取穴位，如中指同身寸、拇指同身寸、横指同身寸等。

（1）1寸

中指同身寸：以患者的中指中节（第二节）屈曲时，手指内侧两端横纹头之间的距离作为1寸，可用于四肢部取穴的直寸和背部取穴的横寸。

拇指同身寸：以患者的拇指指关节的宽度作为1寸，主要适用于四肢部的直寸取穴。

（2）1.5寸

横指同身寸：让患者将食指、中指两指并拢，以中指中节（第二节）横纹处为准，两指横量为1.5寸。

（3）2寸

横指同身寸：将食指、中指、无名指三指并拢，以中指第一节横纹处为准，三指横量为2寸。

（4）3寸

横指同身寸：将食指、中指、无名指和小指四指并拢，以中指中节（第二节）横纹处为准，四指横量作为3寸。

手指的长度和宽度与人体其他部位有一定的比例，要用患者自己的手指来测量定穴。“同身寸”中的“1寸”在不同人的身体上是不同长短的，较高的人“1寸”要比较矮的人的“1寸”要长，这是由身体比例来决定的。因此，“同身寸”只适用于患者自身，不能用施术者的“同身寸”在患者身上寻找穴位。

2. 身体度量法

利用身体及线条的部位作为简单的参考度量，如眉间到前发际正中为3寸。

3. 标志参照法

固定标志：常见的标志有眉毛、乳头、指甲、趾甲、脚踝等。如：神阙位于腹部脐中央；膻中位于两乳头中间。

动作标志：需要做出相应的动作姿势才能显现的标志，如张口取耳屏前凹陷处即为听宫穴。

4. 感知找穴法

身体感到异常，用手指压、捏、摸，如果有痛感、硬结、痒等感觉，或和周围皮肤有温度差如发凉、发烫，或皮肤出现黑痣、斑点，那么这个地方就是所要寻找的穴位。感觉疼痛的部位，或者按压时有酸、麻、胀、痛等感觉的部位，可以作为阿是穴治疗。阿是穴一般在病变部位附近，也可在距离病变部位较远的地方。

第七节　小儿推拿操作要求

小儿推拿手法的基本要求是轻快柔和、平稳着实，从而深透以调节脏腑、气血、阴阳，使之复归于平衡。

一、轻快柔和

轻快："轻"指手法力度，"快"指手法频率。小儿肌肤柔弱，脏腑娇嫩，不耐重力，必须轻。因为轻，要在有限时间内达到有效刺激，就要做到快。成人推拿要求蓄力于掌、指、肘等部位，甚至借助体重，频率多为120次/分，小儿推法要求轻而不浮，频率多在200次/分。轻手法虽然刺激弱，但频率快，连续作用于经穴，使轻手法由量变到质变，最终达到治的疗刺激量。

柔和："柔和"是一种境界，更是一种状态。这种境界和状态寓于各种手法之中，只有当熟练掌握了某种手法，并长期运用之后才会在不自觉间流露出来。柔和与力度轻有关，但柔和不等于轻手法。重手法同样可以柔和。小儿最喜柔和，手法柔和是小儿推拿得以进行的基本保证，是在反复演练、理解、感悟及长期功法训练中逐步获得的。

二、平稳着实

平稳：其一，指单一手法操作时，力度、频率、幅度基本保持一致；其二，指手法和手法之间转换不能太突然。机体的反应性常随刺激形式和数量的变化而变化。平稳是保证某种刺激尽快达到并恒定在某一阈上值水平的基本要求。传统小儿推拿常常运用揉三按（点、掐）一、振按法、捏脊法等。不同形式的手法及力度固定组合，柔中有刚，刚中有柔，形成较为复杂的定式，它们比单一手法刺激机体所传达的信息量更大，但整体上仍然是平稳的。

着实："着"为吸附，"实"即实在。着实才能有效激活经络与穴位。具体要求为轻而不浮，重而不滞。手法是否着实，可以根据推拿时局部皮肤温度、皮肤柔软度、皮肤色泽及指下感觉等综合判断。

第八节　小儿推拿常用介质

在进行小儿推拿操作时，为了减轻皮肤损伤，或为了借助某些药物的辅助作用，提高治疗效果，可在推拿部位的皮肤上涂些液体、膏剂或撒些粉末，这些物质称为推拿介质。

推拿时使用介质操作，在我国有悠久的历史。《圣济总录》云："按止以手，摩或兼以药。"以药物为介质在人体体表的一定部位、穴位、痛点施以手法，药物借助手法以提高疗效的推拿方法称为膏摩，也称为"药摩法"。临床运用中，除摩法以外，还可运用其他手法，如揉法、擦法、推法、点法等，也可结合药物操作。因为介质推拿对皮肤的刺激性较小，而且毒副作用较小，所以在小儿推拿中应用尤为广泛。

当然，小儿推拿中对介质的使用，也应针对病因作出相应选择。常用儿科推拿介质有以下几种。

一、水剂

用温热清水浸泡某些药物的水溶液（浸泡时应不断搅动）称为水剂。根据不同的药物，确定浸泡时间。一般来说，花、草、叶类药物，浸泡时间较短，一般为20~30分钟，如麻黄、菊花、金银花、荆芥、防风、淡竹叶等；木质类药物浸泡时间较长，约1小时或更长时间。

常用水剂有麻黄浸液、桂枝浸液、菊花浸液等。

1. **麻黄浸液**

麻黄，辛、温，可发汗、解表、平喘，作为介质可应用于运内八卦、推三关、推天柱骨等手法，可加强推拿发汗解表的功效，治疗小儿风寒感冒表实证之发热、恶寒、无汗、头身疼痛等症状。配揉天突、揉肺俞、分推膻中，可增其平喘止咳之功。

2. **桂枝浸液**

桂枝，辛、甘、温，可解肌、温阳，作为介质应用于清肺经、推三关等手法，可增强解肌散寒的功效。配合揉百会、风府、风池，可治疗小儿风寒感冒，头痛发热；摩揉小腹，可助通利小便之功，治疗小儿脾肾阳虚，小便不利之证。

3. **金银花浸液**

金银花，甘、寒，有清热解毒、凉血止痢之功。蘸此液清肺经、清大肠、运八卦、清天河、退六腑、推天柱骨，治疗小儿风热感冒高热；清大肠、清小肠、清肺经、运八卦、揉板门、退六腑，治疗小儿湿热泄泻、痢疾等。

4. **荆防浸液**

取荆芥、防风各半浸泡取液而成。防风，辛、温，能解表祛风、化湿止痛。蘸此液开天门、推坎宫、运太阳、揉耳后高骨，可治疗小儿风寒感冒头痛。

5. **菊花浸液**

菊花，甘、苦、平，可散风清热、明目。蘸此液开天门、推坎宫、运太阳、推揉涌泉、揉耳后高骨，可治疗小儿感冒、头痛发热、目赤肿痛、眩晕等。

6. **竹叶浸液**

竹叶，甘、淡、寒，可清心除烦、利尿解渴。蘸此液清肺经、清大肠、清天河、退六腑、揉小天心等，以增其清热退烧、除烦定惊之功，用于治疗小儿发热、烦躁不安。

7. **茶水**

茶，苦、甘、微寒，可醒神明目、清热止渴、消食利尿。蘸茶水清天河、清五经、运八卦、推脊，可治疗小儿高热。

8. **凉水**

取泉水或自来水。蘸凉水清五经、运八卦、水底捞明月、打马过天河，可治疗小儿发热。

二、汁剂

以新鲜药物汁水为介质，常用有鲜生姜汁、鲜葱白汁、大蒜汁、薄荷汁等汁剂。

1. 鲜生姜汁

取鲜生姜适量，切碎、捣烂，取汁应用，或以鲜生姜汁加清水搅匀作为介质。鲜姜，辛、温，可解表、散寒、止呕，作为介质应用于推天柱骨、捏脊、点风池等手法，可解表、散寒，治疗风寒感冒引起的头痛、项强；应用于揉板门、运内八卦等手法，可温中止呕，治疗胃寒导致的呕吐、脘腹冷痛。

2. 鲜葱白汁

取葱白适量，切碎、捣烂，取汁应用，或以鲜葱白汁加清水为介质。葱白，辛、温，可解表、发汗、通阳、利水，作为介质应用于推三关、拿风池、揉大椎等手法，可解表、发汗，治疗外感风寒引起的恶寒发热、头痛、鼻塞、流清涕。

3. 大蒜汁

将大蒜剥皮洗净，捣烂取汁，加少量清水。大蒜性辛、温，有温中健脾之功，并能杀虫止痒。蘸其汁揉膻中、脾俞，清肺经可治疗小儿感冒顿咳；涂此汁擦揉癣、疹处，可消肿、解毒止痒。

4. 薄荷汁

取鲜薄荷叶适量，切碎、捣烂，取汁应用。或以鲜薄荷茎叶汁加清水为介质。薄荷，辛、凉，可散风、清热、透表，作为介质应用于清天河水、推天柱骨、水底捞明月等手法，可清热解表，治疗外感风热导致的头痛、鼻塞、汗出恶风。

5. 荸荠汁

取鲜荸荠洗净、捣烂取汁。荸荠性甘、微寒，可清热明目、消积化痰。蘸其汁补脾经、揉板门、运八卦、分阴阳、清天河、推脊、揉中脘、揉肚脐可治疗小儿脾虚发热、疳积等。

6. 藿香汁

将鲜藿香叶、茎捣烂取汁。藿香性辛、微温，可解暑化浊、理气和中。涂其汁开天门、推坎宫、运太阳、拿风池、揉风府、摩百会，可治疗小儿伤暑头痛、恶心等。

7. 荷叶汁

取鲜荷叶捣烂取汁。荷叶性苦、涩、平，可升发清阳、清热解暑、散瘀止血。蘸其汁开天门、推坎宫、运太阳、推大椎可治疗小儿夏季中暑、头痛头胀、不思乳食；涂敷于扭挫伤处，轻轻摩之有散瘀止痛之效，治疗小儿跌打扭伤。

8. 瓜蒌汁

取鲜瓜蒌去皮、仁，取其汁。瓜蒌性甘、寒，有润肺化痰、润肠散结、润泽肌肤之效。蘸此汁清肺经、清大肠、清天河、退六腑、分推膻中、摩揉乳根等，可治疗小儿痰热咳嗽、发热、便秘等。

9. 嫩藕汁

取藕之嫩厚根茎绞汁。藕性甘、寒，可清热生津、凉血散瘀。蘸其汁补脾土、揉板门、运八卦、清天河、摩中脘、摩腹、推脊可治疗小儿疳积；涂敷肌肤上可治小儿肌肤瘙痒、痘疹肿疖。

10. 猪胆汁

取新鲜猪苦胆一只，取其胆汁。苦胆性苦、寒，可清热通便、消肿散结。蘸其汁清肺经、清大肠、清天河水、退六腑、揉肚脐、推下七节骨，可治疗小儿高热、大便秘结不下、腹胀、腹痛等症。

11. 鸡蛋清

用新鲜鸡蛋取其清。鸡蛋清性甘、咸、平，可补益脾胃、润泽肌肤、消肿止痛。敷擦面颊腮部及颈侧，可治疗牙龈肿痛、腮腺炎、瘰疬、咽痛等。若与仙人掌汁配用，疗效更佳。蘸之清肺经、清大肠、运八卦、清天河、分推膻中、摩腹、揉肺俞等，可治疗小儿发热、咳嗽、疳积等病症。

三、油剂

油剂以融入药性成分的油为介质，常用油剂有芝麻油和清凉油等。

1. 芝麻油

芝麻油即食用麻油，甘、淡、微温，可健脾、润燥、补虚。作为介质应用于摩腹、捏脊等手法，可健脾补虚，治疗因脾胃虚弱导致的食积。另外，芝麻油可起到润滑作用，适用于肌肤干燥的患儿。此外，芝麻油也可在刮痧疗法中使用。

2. 清凉油

清凉油可疏风、醒神、止痒、消肿。作为介质应用于开天门、运太阳、揉耳后高骨等手法，可清热、醒神，治疗中暑导致的头晕、呕吐，亦可涂抹于病变部位治疗蚊虫叮咬。

四、乳剂

母乳

取健康哺乳期妇女之乳汁，亦可用鲜牛奶代替。其性甘、咸、平，有补虚益气、清热润燥、补五脏、滋阴血、益心气、和肠胃的功能。涂敷乳汁开天门、推坎宫、运太阳、揉睛明、揉攒竹、拿风池，可治疗小儿目赤流泪、风疾抽搐；揉摩中脘、肚脐、关元等穴，可治疗小儿疳积、腹痛腹胀、腹泻等。

五、膏剂

膏剂是以药油与凡士林按一定比例混合而成的介质，常用膏剂如冬青膏、红花鸡油膏、甘草摩青方。

1. 冬青膏

由水杨酸甲酯、凡士林、薄荷脑及少量麝香配制而成，可清热散邪、活血通络。作为介质应用于清肺经、清天河水等手法，可清热、散邪，治疗外感风热引起的感冒、发热；应用于局部点揉可治疗因跌打损伤导致的瘀血、疼痛、肿胀。

2. 红花鸡油膏

取少许红花于鸡黄油中，搅拌熬开，冷却成膏。有活血散瘀、润滑肌肤之效，涂此膏摩擦、揉局部可治疗小儿跌打扭挫损伤、局部瘀血肿胀疼痛。

3. 甘草摩青方

甘草（炙）、防风（去叉）各1两，白术、桔梗各3分，雷丸2两半。上五味，捣罗为粗末，用不入水猪脂1斤，锅内火上先炼过，去滓入诸药末，更煎令成膏。新绵滤去滓，入瓷合内贮之。每用特取少许，炙手以膏摩之百度，效。小儿无病，每日以膏摩囟上及手足心良，辟风寒也（《圣济总录》。

六、粉剂

粉剂是以药物研磨成极细的粉末作为介质，常用粉剂如滑石粉、爽身粉、痱子粉，可清热、祛湿、止痒，可以作为皮肤润滑剂应用于绝大多数儿科手法，以避免皮肤损伤。

1. 滑石粉

医用滑石粉可润滑皮肤，减少皮肤摩擦，保护小儿皮肤。一年四季均可使用，是小儿推拿临床最常用的一种介质。

2. 爽身粉

爽身粉可润滑皮肤，有吸水性强的特点，质量较好的爽身粉可替代滑石粉。

3. 痱子粉

痱子粉在具备粉剂诸多优点的同时，还具有散风祛湿、清凉止痒的作用。常用于汗疹、痱毒、湿疮痛痒。

七、酒剂

酒剂是刺激性稍强的一种介质，常用的酒剂有白酒、外用药酒等。

1. 白酒

普通白酒即可，用于肌肤麻木不仁、手足拘挛、局部瘀血等病症。

2. 外用药酒

根据病情要求，拟定不同的中药方，将中药浸泡于高度白酒中，数日之后使用。

八、注意事项

在使用介质上，需要注意以下几点。

1. 介质为外用药，应叮嘱小儿，禁止内服。

2. 切勿接触眼睛、口腔等黏膜处，皮肤破溃处禁用。

3. 对介质有过敏反应的小儿慎用。

4. 用药过程如出现皮肤发红、瘙痒等不良反应时应立即停用，并进行局部洗净，使用抗过敏药。

5. 介质性状发生改变时禁止使用。

第二章 小儿推拿常用穴位

小儿推拿穴位与针灸经穴略有不同，除包含常见十四经穴、经外奇穴、阿是穴之外，还有相当部分的特定穴。这些穴位不仅有“点”状，还有“线”状及“面”状，甚至是一个部位。这些特定穴位以两手居多，正所谓“小儿百脉汇于两掌”。在小儿推拿中，特定穴还往往与手法合称，如推坎宫、拿肚角、掐十宣、揉脐等。

本章主要介绍小儿推拿常用穴的定位、操作手法、功效及主治。在手法中提到的操作次数，仅作为6~12个月患儿临床应用时参考（第四章小儿推拿常用手法中提到的次数同理）。在实际操作时，可根据小儿年龄的大小、体质的强弱、病情的轻重适当增减。另外，在定位里提到的分寸是按照小儿的“中指同身寸”取穴的。

第一节 头颈部穴位

一、坎宫

【定位】自眉心起沿眉毛至眉梢呈一横线。

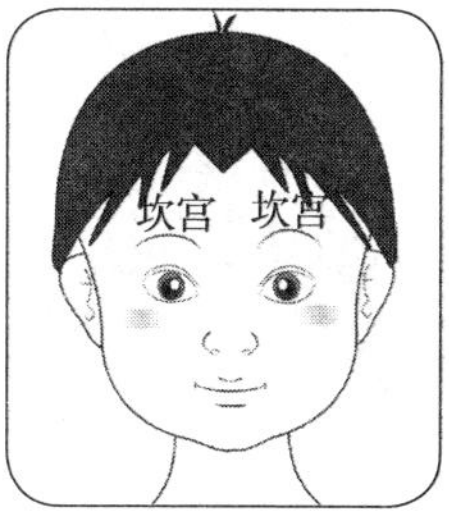

【操作】术者两拇指自眉心向两侧眉梢分推，连续分推20~30次，称推坎宫，亦称分头阴阳。

【功效】推坎宫可疏风解表，醒脑明目。

【主治】感冒、发热、头痛、目痛等。临床上，开天门、推坎宫、揉太阳、揉耳后高骨为治疗感冒常用的四大手法。

二、天门

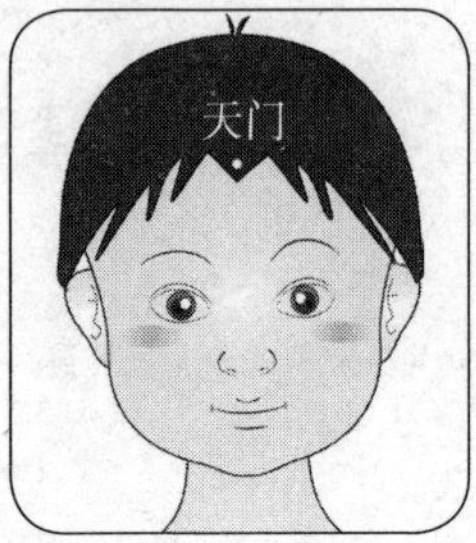

又名神庭、天庭、上天心。

【定位】头部前正中线，两眉中间至前发际，入前发际正中0.5寸。

【操作】术者两拇指自下而上交替直推，推30~50次，称开天门。若自眉心推至囟门，推30~50次，则称为“大开天门”。

【功效】开天门可发汗解表，醒脑开窍，镇惊安神。

【主治】感冒、发热、头痛、目上视、风痫、惊风、惊悸等。对于体弱汗多、佝偻病患儿应慎用。

三、眉心

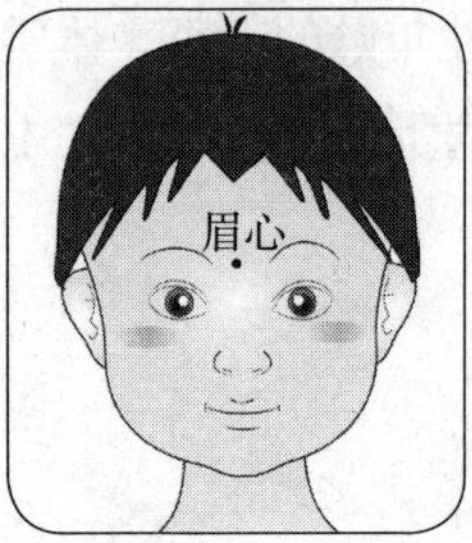

又名印堂、二门。

【定位】两眉之中心。

【操作】患儿取坐位或仰卧位，术者左手扶患儿头部，右手拇指掐之，称“掐眉心”，掐5~10次；以右手拇指推之，称“推眉心”，推20~30次；以拇指或中指端揉之，称“揉眉心”，揉30~50次。

【功效】掐揉眉心可开窍醒神，除昏迷，止抽搐。

【主治】惊风、惊痫、目斜眼翻、鼻塞流涕等。本穴为治疗惊风常用穴，宜配合掐山根、清肝经、捣揉小天心、按揉百会等；治疗鼻塞流涕常与黄蜂入洞法、按揉迎香等相配合；治疗惊痫常与按揉丰隆、揉肝俞、清肝经、捣揉小天心等相配合。本穴亦常用于望诊，眉心色青，主惊。

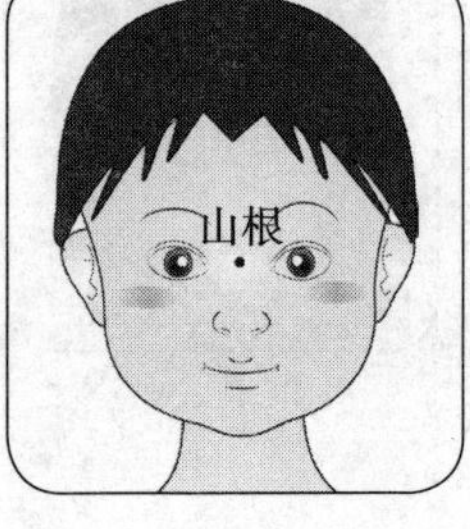

四、山根

【定位】眉心穴直下，两目内眦中间。

【操作】患儿取坐位或仰卧位，术者左手扶住患儿头部，令其头勿转动，以右拇指甲掐之，称“掐山根”，掐5~7次。

【功效】掐山根可醒目定神，退热止痉，通关开窍。

【主治】惊风、抽搐。该穴只掐不推。治疗惊风、抽搐常与揉百会、掐揉小天心、清肝经等相配合。该穴常用于望诊，山根青黑，主惊风或乳食损伤脾胃。

五、年寿

【定位】在山根穴下，准头穴上，鼻上高骨处。

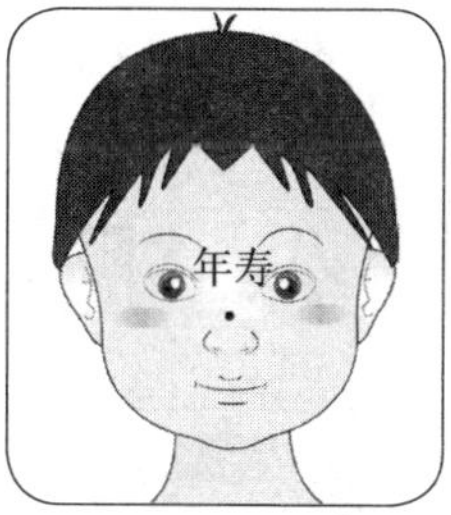

【操作】患儿取坐位或仰卧位，术者左手固定患儿头部，以右手拇指甲掐之，称“掐年寿”，掐3~5次；或以两手四指固定患儿头部，以拇指罗纹面自年寿向两鼻翼分推30~50次，称“分推年寿”。

【功效】掐年寿可定惊安神，分推年寿可通鼻窍。

【主治】伤风感冒、鼻塞不通，或鼻干不适、慢惊风。掐年寿常用于治疗慢惊风，多与补脾经、揉小天心等配合；分推年寿常用于治疗小儿鼻塞、鼻干，多与按揉迎香、黄蜂入洞法、清肺经等相配合。本穴可作为望诊用，年寿微黄为常色，若年寿凹陷、色黑则为危症。

六、准头

【定位】鼻尖端。

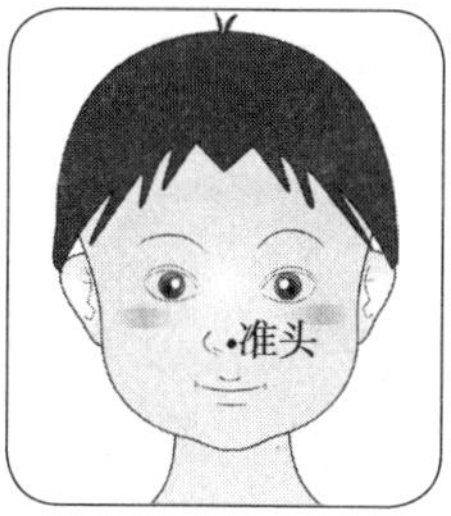

【操作】患儿取坐位或仰卧位，术者左手扶患儿头部以固定之，右手以拇指或食指指甲掐3~5次，称“掐准头”，继以中指罗纹面揉10~20次，称“揉准头”。

【功效】掐揉准头可健脾定喘，清热祛风。

【主治】脾胃虚弱、鼻中息肉、喘急、衄血等。本穴一般掐后揉之。治疗鼻中息肉常配合分推年寿、掐山根、按揉迎香、清肺经等；治疗鼻衄常与清胃经、掐揉端正穴相配合。本穴可作为望诊用穴，准头微黄为常色，深黄为内热便结。

七、牙关（颊车）

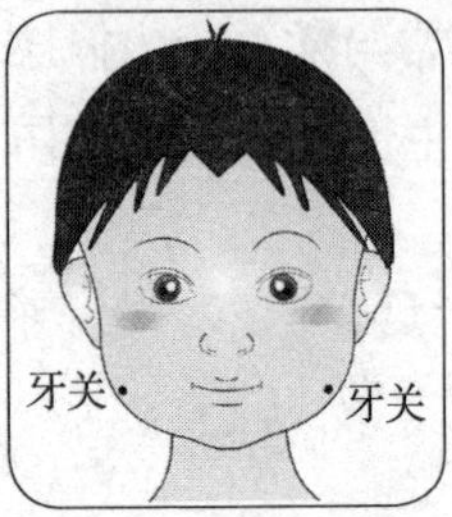

【定位】下颌角前上方1寸，用力咬牙时，咬肌隆起高点处。

【操作】术者以食、中二指按揉15~30次。

【功效】利牙关，解痉挛，止流涎。

【主治】牙痛，牙关紧闭，口眼㖞斜等。点或掐法用于牙关紧闭、抽动、闭证、痉证。按揉法用于夜磨牙、流涎不止、抽动秽语综合征。亦可用于牙周疾病，如牙龈出血、牙痛、牙齿松动，有健齿之功。

八、太阳

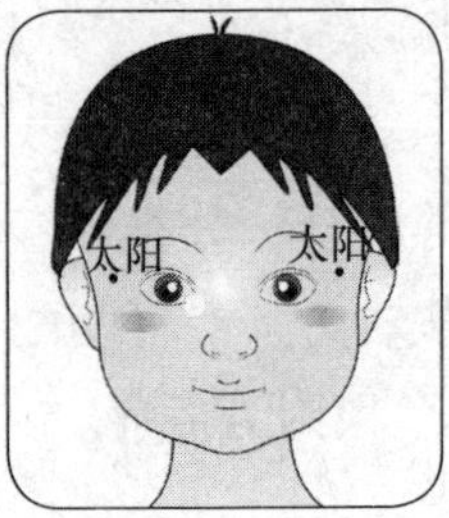

【定位】在两眉后凹陷中。

【操作】术者用拇指或中指端揉该穴，称“揉太阳”或“运太阳”，逆时针揉或运为补，顺时针揉或运为泻。一般揉或运30~50次。

【功效】揉太阳可疏风解表，清热明目，止头痛。

【主治】感冒、头痛、发热、急慢惊风、心热、烦躁等。

九、囟门

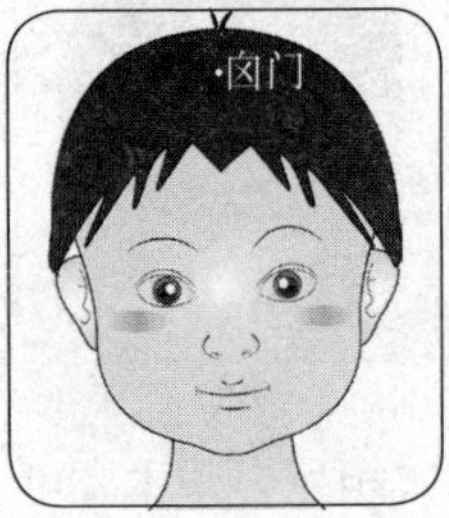

又名信风、囟会。

【定位】百会前3寸，属督脉。从前发际正中引直线上至百会，百会前凹陷处。

【操作】术者以全手掌或拇指腹面轻揉或轻摩（未闭合者，不宜用该法）；或术者双手扶患儿头侧，两拇指自前发际向该穴交替推之，称“推囟门”，揉或推50~100次。

【功效】揉、摩或推囟门可温通阳气，镇惊安神。

【主治】头痛、鼻塞、惊风等。

十、耳门

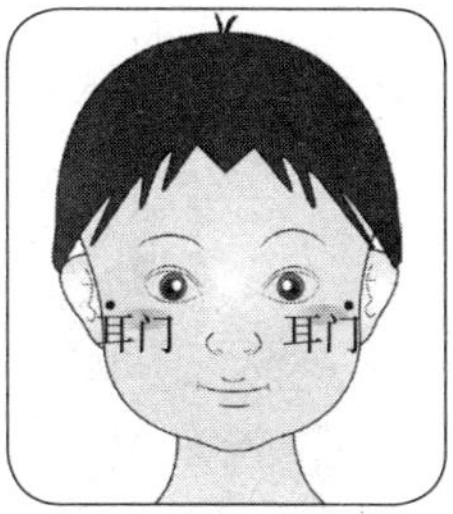

又名耳风门。

【定位】在耳屏上切迹前方凹陷处。

【操作】患儿侧卧或仰卧，用两手食指或中指指腹运之，向前运为补，反之为泻，称“运耳门”，运20~30次。

【功效】运耳门可安神镇惊，聪耳。

【主治】惊风、耳鸣、耳聋。治疗惊风常配合摩囟门，掐山根，掐人中，捣、揉小天心，清肝经等；治疗耳鸣、耳聋常与揉翳风、补肾经、清肝经等相配伍。本穴亦可作为望诊用穴。

十一、耳后高骨

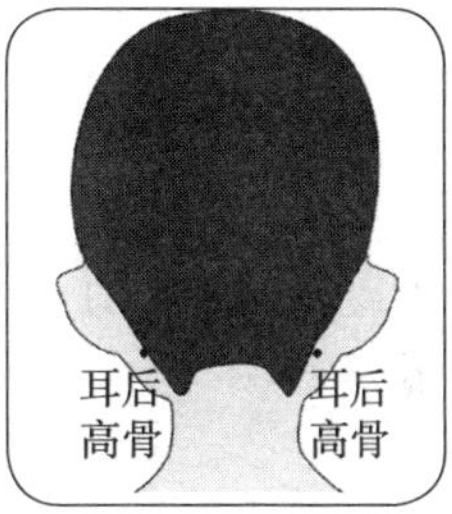

【定位】耳后乳突下方凹陷处。

【操作】术者用拇指或中指揉耳后乳突下方凹陷中，称“揉耳后高骨”，揉50~100次。

【功效】揉耳后高骨可疏风解表，安神除烦，镇惊。

【主治】感冒、头痛、烦躁不安、神昏、惊风等。若治感冒头痛，多与开天门、推坎宫、运太阳等合用。若治疗神昏烦躁等病症，多与清肝经、清心经、掐小天心、清天河水合用。

十二、天柱骨

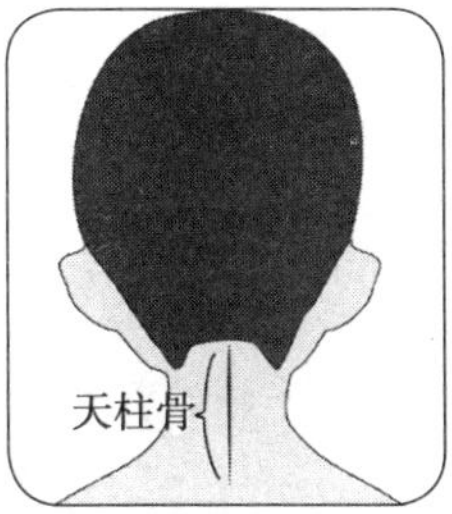

【定位】从后发际到大椎呈一直线。

【操作】术者用拇指或食、中二指并拢，用指面自上向下直推，称“推天柱骨”，推250次。

【功效】推天柱骨可降逆止呕，祛风散寒，清热。

【主治】外感发热、颈项强痛等病症多与拿风池、掐揉二扇门等配合使用；治疗呕恶多与横纹推向板门、揉中脘、揉足三里等合用；治疗中暑，可用刮痧板蘸清水自上向下刮至局部皮下有轻度瘀血。

十三、桥弓

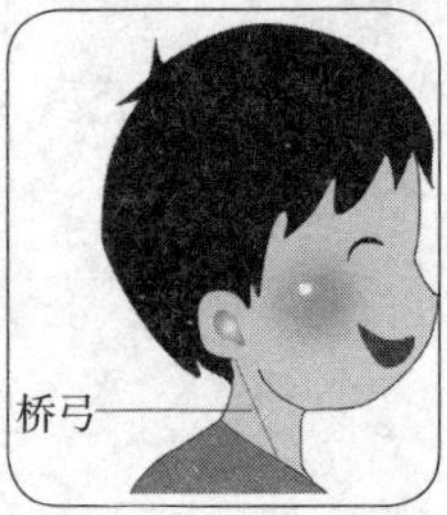

【定位】在颈部，沿胸锁乳突肌呈一直线。

【操作】术者用拇指或食、中二指揉，或用拇、食两指拿。一般揉200~300次，拿5~10次。

【功效】拿或揉桥弓可舒筋活血，通经活络。

【主治】主要用于治疗斜颈、项强等。

第二节　胸腹部穴位

一、乳旁

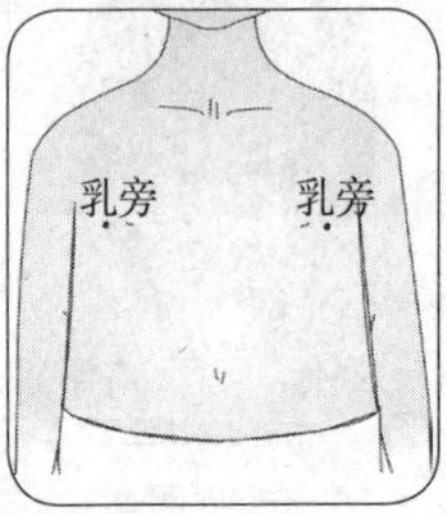

【定位】乳头外侧0.2寸。

【操作】患儿坐位或仰卧位，术者以两手四指扶患儿之两胁，以两拇指分别轻轻掐之，称“掐乳旁”，掐3~5次；继以拇指端揉之，称“揉乳旁”，揉20~30次；或以拇指及食、中二指拿之，称“拿乳旁”，拿3~5次。

【功效】揉乳旁可宽胸理气，降逆止呕。

【主治】胸闷、咳嗽、痰喘、呕吐。治疗胸闷、咳喘常与分推膻中、揉乳根、揉肺俞、清肺经等相配合；治疗呕吐常与按揉天突、揉乳根、推天柱骨、横纹推向板门等相配合。

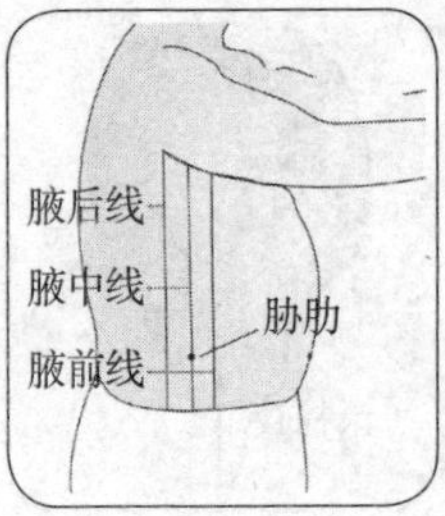

二、胁肋

【定位】在腋中线上，自腋窝正中向下，平肚脐。

【操作】陪同者将患儿抱于怀中，并将其两上肢抬起，较大的患儿，则令其两手交叉搭在两肩上。术者两手五指并拢，由上而下自患儿两胁来回搓摩至肚角处。手掌要贴紧皮肤如按弦状。搓摩50~100次。

【功效】搓摩胁肋可顺气化痰，除胸闷，开积聚。

【主治】胸闷、痰喘气急、疳积、肝脾肿大等。本法具有理气化痰、消积散结之功。配合按揉肺俞、分推膻中、清肺经、运八卦、清天河水等，治疗小儿痰多咳嗽、胸闷憋气等；配摩腹、分腹阴阳、推脾经、揉板门、运八卦、捏脊等，治疗小儿疳积及肝脾肿大等病症。

三、腹阴阳

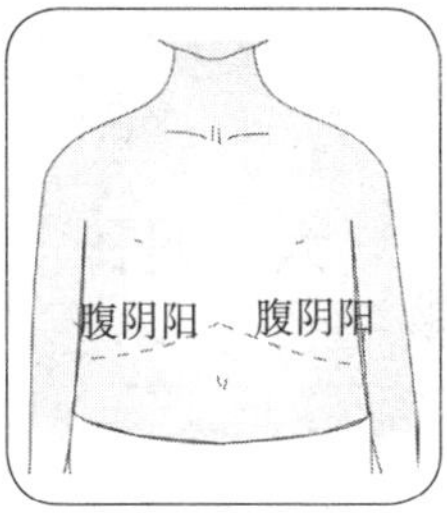

【定位】在中脘穴与两肋之软肉处。

【操作】术者用双手拇指从剑突起沿游离肋斜下分推至腹两侧，称“分腹阴阳”。

【功效】分腹阴阳可降气，理气，消食。

【主治】分腹阴阳治乳食停滞、胃气上逆引起的恶心、呕吐、腹胀、腹痛等病症，临床上多与顺运内八卦、推脾经、清胃经、按揉足三里、揉中脘等合用；治小儿厌食症多与推板门、顺运内八卦、摩腹、捏脊及四缝放血等合用。

四、腹

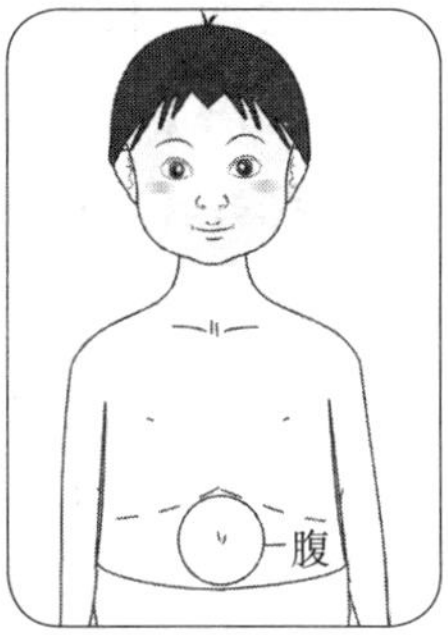

【定位】腹部。

【操作】术者用全手掌腹面或四指腹面轻贴腹部，以脐为中心，做环形运动，称为“摩腹”，逆时针为补，顺时针为泻，逆顺交替为平补平泻。

【功效】摩腹可健脾和胃，理气消食，通便。

【主治】摩腹补法能健脾止泻，用于脾胃虚弱、寒湿凝滞型腹泻；泻法能理气消食导滞、通便，用于治疗便秘、腹胀、厌食、伤食泄泻等，多与分腹阴阳同用；平补平泻则能和胃，以助消化，久摩之有强壮身体的作用，常与补脾经、捏脊、按揉足三里、按揉中脘合用，为小儿保健常用法。

五、神阙

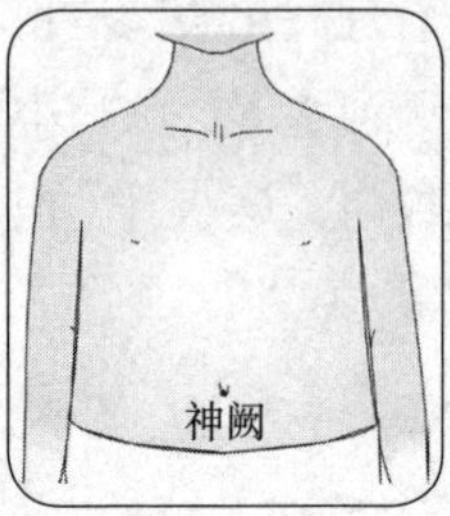

又名脐。

【定位】肚脐正中。

【操作】术者用掌根揉150~300次，称为“揉神阙”。用掌面或四指指面摩之，称“摩神阙”。

【功效】揉神阙可温阳散寒，补益脾胃，消食导滞。

【主治】常用于治疗小儿腹泻、便秘、腹痛、疳积等病症，多与摩腹、推上七节骨、揉龟尾合用。

六、丹田

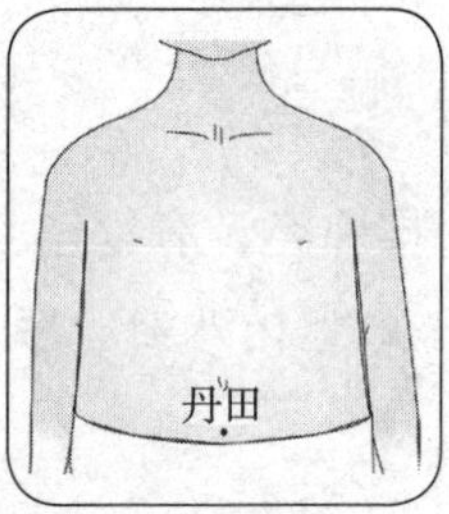

【定位】肚脐下小腹中部。

【操作】患儿仰卧，术者以食、中、环三指指腹，揉或摩之，称“揉丹田”或“摩丹田”，揉30~50次，摩3~5分钟；以拇指罗纹面或掌根部自脐向下直推30~50次，称“推丹田”；以拇指罗纹面或掌根部按于丹田部，呼气时轻轻按压，吸气时略随腹壁而抬，称“按丹田”，操作20~30次。

【功效】按揉丹田可温下元，止腹痛，利小便。

【主治】小腹痛、腹泻、遗尿、脱肛、疝气、尿潴留、小便短赤等。本穴为补益要穴，治疗小儿先天不足、寒凝少腹及腹痛、疝气、遗尿、脱肛等症，常与补肾经、推三关、揉外劳宫等合用；治疗尿潴留常与推箕门、清小肠等合用。

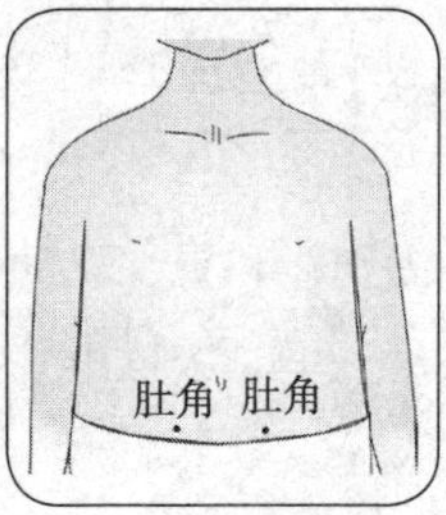

七、肚角

【定位】腹部，位于肚脐下2寸与脐外2寸的交接点处。

【操作】术者用双手拇指与食指、中指相对，向深处拿捏、上提后放松，称“拿肚角”，拿3~5次。拿肚角是止腹痛的要穴，可治疗各种原因引起的腹痛。

【功效】拿肚角可健脾和胃，理气消滞，止痛。

【主治】脾胃不和引起的腹痛、便秘、腹胀、痢疾、夜啼等。若配合揉一窝风可加强止痛效果。

八、膀胱

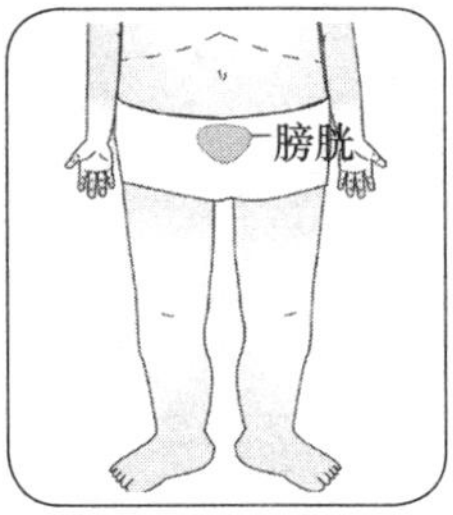

【定位】当小儿尿潴留时，小腹高起处。

【操作】患儿仰卧，两腿伸直，术者坐于患儿左侧，以左手扶患儿膝部，右手食、中、环三指指端轻按于穴上，缓缓地顺时针揉、运各200~300次，称“揉运膀胱”。

【功效】揉运膀胱可通利小便。

【主治】尿潴留、小便不利。本穴揉运时手法宜轻、宜缓，以患儿能忍受为度。治疗小儿尿闭或小儿麻痹症尿闭等，常与推箕门配合，有良好效果。

第三节　腰背部穴位

一、七节骨

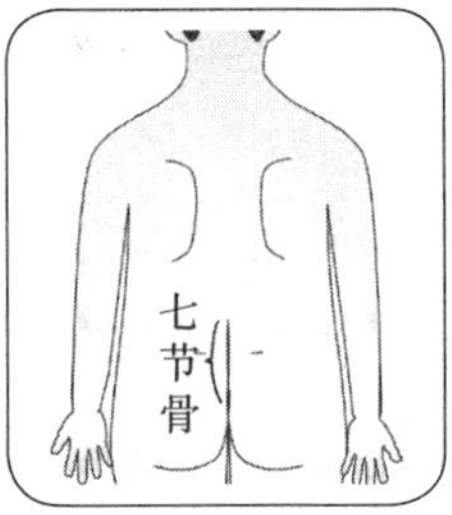

【定位】第4腰椎至尾椎骨端呈一直线。

【操作】术者用拇指罗纹面着力，自下向上做直推法，称“推上七节骨”；自上向下做直推法，称“推下七节骨”，推100次。

【功效】推上七节骨可温阳止泻，推下七节骨可泻热通便。

【主治】泄泻、便秘、脱肛等。

二、龟尾

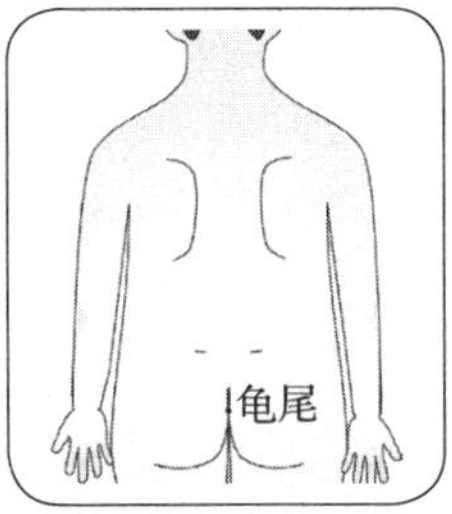

【定位】在尾椎骨端。

【操作】术者以食指或中指端揉100次，称“揉龟尾”。

【功效】揉龟尾可调节大肠，通调督脉之气。

【主治】泄泻、便秘、脱肛、遗尿等。临床上揉龟尾多与揉脐、摩腹、推七节骨等相配合，是治疗腹泻、便秘等病症的四大手法，使用时尤其要注意手法的补泻。

三、脊

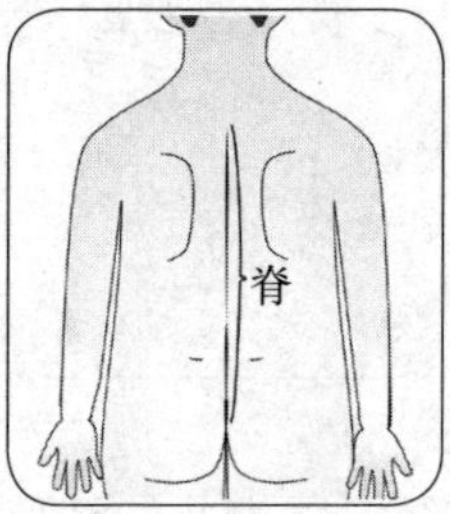

【定位】自大椎至长强呈一直线。

【操作】患儿俯卧，术者以拇指与食、中两指呈对称着力，自龟尾开始，双手一紧一松交替向上挤捏推进至大椎穴处，反复操作3~5遍，称“捏脊”；或术者以食、中两指罗纹面着力，自上而下在脊柱上直推100~200次，称“推脊”。

【功效】捏脊可调阴阳，理气血，和脏腑，通经络，退热；推脊可清热泻火。

【主治】捏脊自下而上，可治疗发热、惊风、夜啼、疳积、腹泻、腹痛、呕吐、便秘以及五脏六腑虚弱性疾病。推脊柱自上而下，有清热泻火的作用，多与清天河水、退六腑等相配合，用于治疗发热、惊风、抽搐、夜啼等病症。

第四节　手臂部穴位

一、脾经

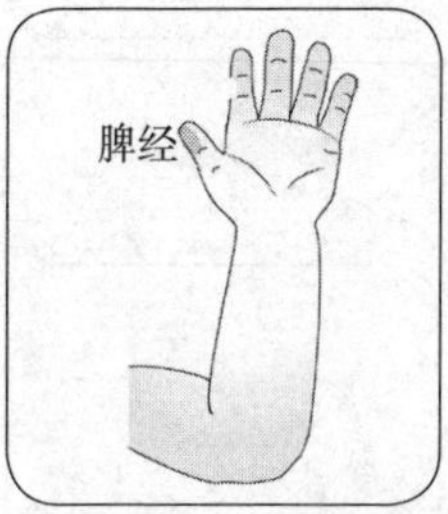

【定位】拇指末节桡侧缘。

【操作】屈指向心推之为补（不屈亦可），直指离心推之为清，来回推之为清补。

【功效】补脾经可健脾胃，补气血；清脾经可清热利湿，化痰止呕；清补脾经（平补平泻）可调和脾胃，活血顺气。

【主治】积滞、腹泻、便秘、虚劳喘嗽、口舌生疮等。

二、肾经

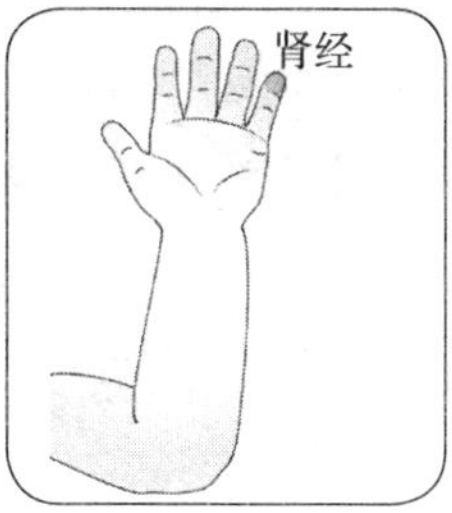

【定位】小指掌面，指尖到指根呈一直线。

【操作】从小指指尖推到指根，称为“补肾经”，一般不用清法。

【功效】补肾经可补肾益脑，益气固脱，纳气定喘。

【主治】遗尿、脱肛、五更泄、肾虚咳喘、骨软无力、先天不足等。

三、肝经

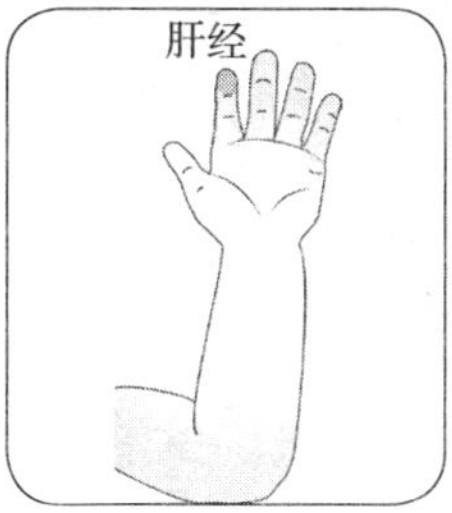

【定位】食指掌面，指尖到指根呈一直线。

【操作】一般用清法，不用补法。其清法是从食指根起一直推到指端，称“清肝经”或“平肝”。

【功效】平肝可疏理肝气，发散外邪，平肝镇惊。

【主治】急慢惊风、小儿夜啼、伤风感冒、斑疹、头晕头痛、耳鸣等。

四、心经

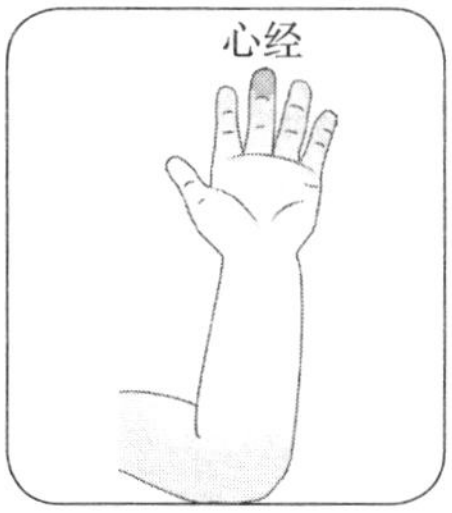

【定位】中指掌面，指尖到指根呈一直线。

【操作】由指根推向指尖称“清心经”。从指端到指根来回推之，称为“清补心经”。心经一般用清法，不用补法。

【功效】清心经可清心安神，镇惊益智。

【主治】身热无汗、高热神昏、烦躁、夜啼等。

五、肺经

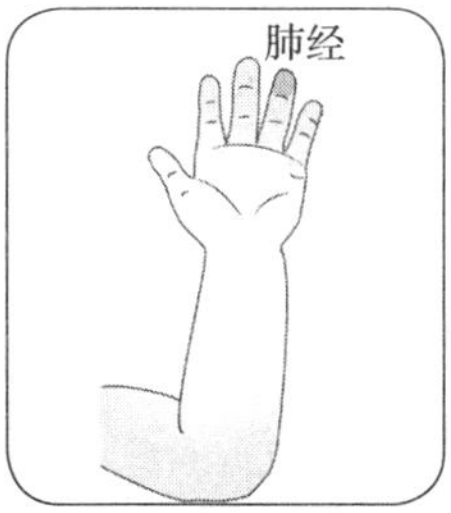

【定位】无名指掌面，自指尖到指根呈一直线。

【操作】从无名指指根推到指端，称“清肺经”；从无名指指端推到指根，称“补肺经”，但补法少用。同时清肝经、肺经，称“平肝清肺”。

【功效】补肺经可补益肺气；清肺经可宣肺清热，疏风解表，止咳化痰。

【主治】感冒咳嗽、气喘痰鸣、自汗、盗汗、便秘等。

六、胃经

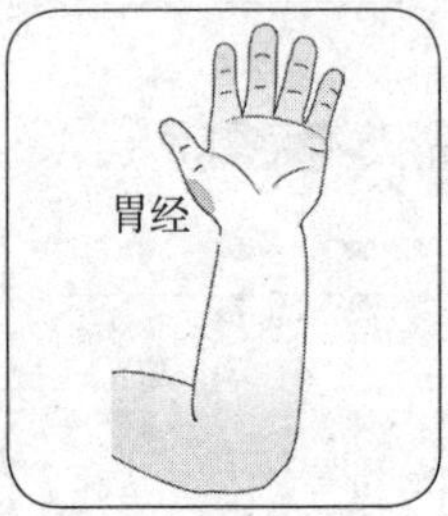

【定位】大指掌面第二节，第1掌骨赤白肉际处。

【操作】自腕部掌边离心方向推至大指根，称“清胃经”；反之则为补法，临床一般用清法。

【功效】清胃经可清脾胃积热，降气和胃，消导助运化。

【主治】脘腹胀满、积滞腹痛、恶心呕吐、纳呆、便秘等。

七、大肠

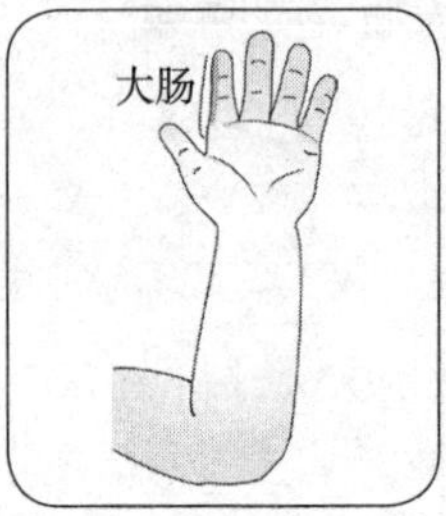

【定位】食指桡侧缘，自指尖到指根呈一直线。

【操作】由食指指根推向指尖为“清大肠”，由指尖推向指根为“补大肠”，来回推为“清补大肠”。一般不专用补法。

【功效】清大肠可清利肠腑，补大肠可固肠涩便。

【主治】清大肠主治腹泻、便秘、积滞等；补大肠常用于治疗脾虚泄泻。

八、三焦

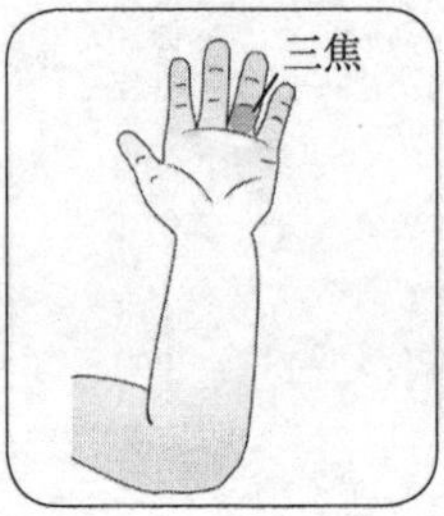

【定位】位于无名指掌面近掌节。

【操作】术者以左手握患儿之左手，使其掌心朝上，以右手拇指甲掐之10~20次，称“掐三焦”；以拇指指端罗纹面向心方向推100~200次，称“推三焦”；以拇指端揉100~200次，称“揉三焦”。

【功效】推三焦可清三焦之火。

【主治】食积内热、腹胀哭闹、遍体壮热、小便黄、大便硬。治疗小儿食积发热或新生儿胎热，常与推三关、退六腑、分阴阳、清天河、运八卦等相配合。

九、小肠

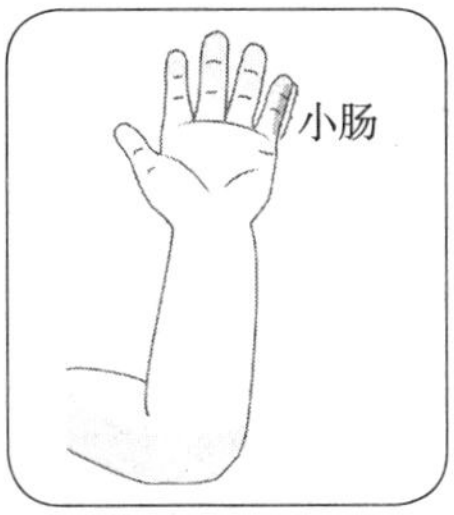

【定位】小指尺侧边缘（肾经穴尺侧），自指尖到指根呈一直线。

【操作】术者左手握住患儿左手掌，使其小指侧面向上，右手拇指罗纹面或桡侧面推之，自小指端推至指根100~300次，称“补小肠”；反之从小指根推至指尖，称“清小肠”。

【功效】清小肠可清热利尿，实大便。

【主治】遗尿、尿赤、尿闭、口舌生疮、水泄等。小肠穴以清法为主，少用补法。清小肠能清利下焦湿热、泌别清浊，治疗心经有热，下移小肠之口舌生疮、小便赤热等，常配合清天河水、推三焦等；治疗水泻常与补大肠、分阴阳等相配合；补小肠配合补肾经、揉肾顶、摩丹田等，治疗下焦虚寒之多尿、遗尿等症。

十、五经

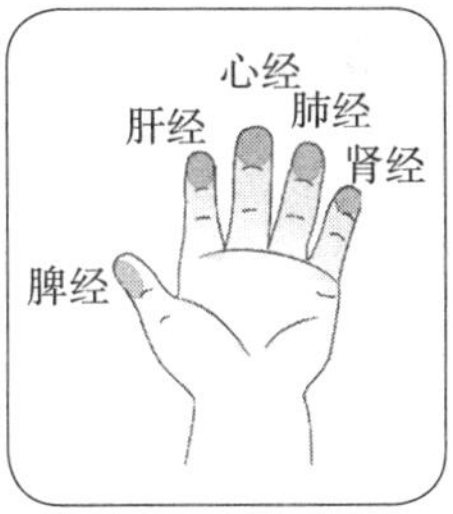

【定位】五指末节罗纹面，即脾、肝、心、肺、肾经。

【操作】术者左手持患儿之左手，使其掌心朝上，手指朝外，以右手拇指端自患儿大指端至小指端分别运之，各50~100次，称“运五经”，以拇指端自患儿大指端至小指端分别直推之，各50~100次，称“推五经”；以拇指甲自患儿拇指至小指分别掐揉之，各10~20次，称“掐揉五经”。

【功效】推揉五经可健脾利湿，消食导滞；掐五经可清热镇惊。

【主治】发热、胸闷腹胀、泄泻、四肢抽搐等症。治疗小儿发热，常以推五经配合清天河水、揉大椎等；治疗小儿食积、腹痛、腹胀，常以运五经配合分阴阳、分推膻中、分腹阴阳、揉板门等；治疗小儿惊风抽搐，常以掐揉五经配合掐揉小天心、清肝经等。

十一、指三关

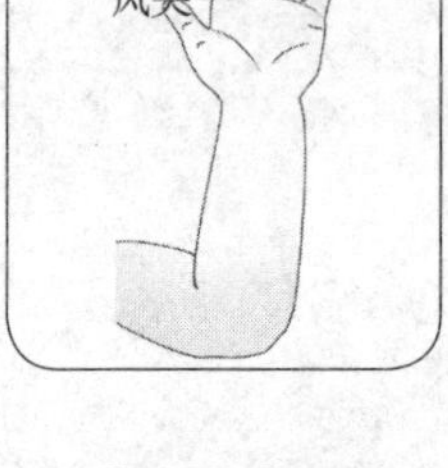

【定位】在食指掌面的上、中、下三节，即风、气、命三关。

【操作】患儿取坐位或仰卧位，术者以左手托握患儿之左手，并以拇、食指夹持固定患儿之食指，以右手食、中二指夹持患儿拇指根部，以拇指桡侧自指端向指根推100~300次，称“推指三关”。

【功效】推指三关可和血利关，平肝胆火，除大肠热。

【主治】发热、恶寒、腹泻下痢、急慢惊风。指三关主要用于观察小儿指纹情况。治疗腹泻痢疾常与推大肠、推上七节骨等相配合；治疗发热恶寒，常与揉外劳宫、分阴阳、掐揉二扇门等相配合；治疗急惊风常与掐揉小天心、清肝经、拿后承山等相配合；治疗慢惊风，常与补脾经、补肾经相配合。

十二、肾顶

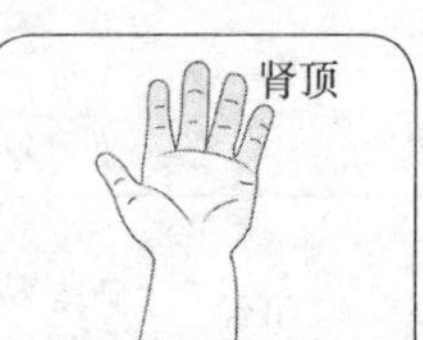

【定位】位于小指顶端。

【操作】术者以左手食、中二指夹持患儿之左腕部，以右手食、中二指夹持固定患儿之小指，以拇指端按揉100~300次，称“揉肾顶”。

【功效】揉肾顶可固表止汗。

【主治】自汗、盗汗、解颅等。揉肾顶可收敛元气，固表止汗，对自汗、盗汗或大汗淋漓等均有一定疗效。治疗自汗常与补肺经、补脾经、揉二人上马等合用；治疗盗汗常与补肾经、揉二人上马、水底捞明月法等相配合。

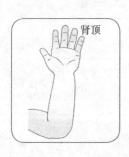

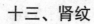

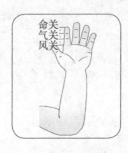

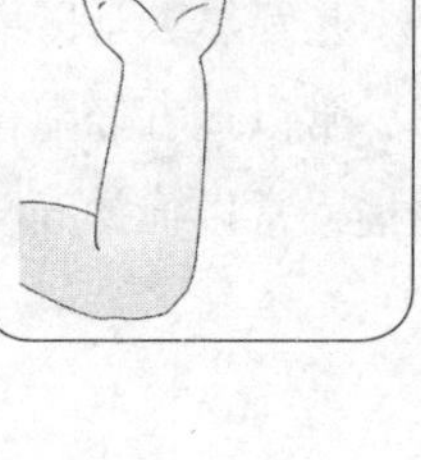

十三、肾纹

【定位】位于小指掌面末节横纹处。

【操作】术者以左手握住患儿之左手，使手掌向上，以右手中指端按揉100~300次，称“揉肾纹”。

【功效】揉肾纹可祛风明目，散瘀清热。

【主治】目赤肿痛、鹅口疮、内热不散等。揉肾纹配合清肝经、退六腑、清心经、清天河水等，治疗小儿目赤肿痛；治疗鹅口疮常与清胃经、清天河水等相配合；治疗热毒内陷、瘀结不散所致高热、手足逆冷等常配合掐十王、推脊、掐揉内劳宫等。

十四、四横纹

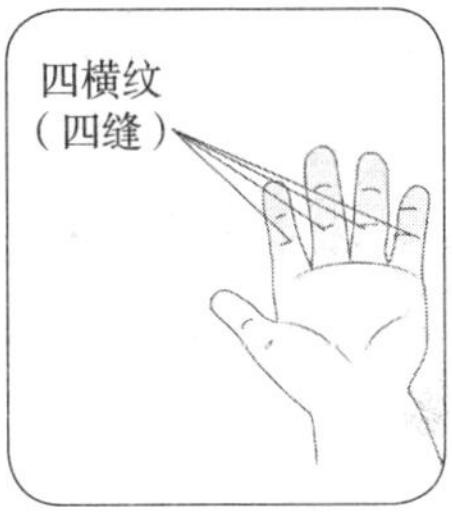

【定位】掌面食指、中指、无名指、小指第1指间关节横纹处。

【操作】术者一手持患儿四指指尖固定，另一手拇指甲自食指至小指依次掐揉，掐5次，称“掐四横纹”；术者一手将患儿四指并拢，用另一手大指罗纹面从患儿食指横纹处至小指横纹处来回推，推300次，称“推四横纹”。

【功效】掐四横纹可清热除烦，消瘀散结；推四横纹可行气和中，调气血，除胀满。

【主治】临床上常用于治疗腹胀、腹痛、干咳少痰、积滞、纳呆、便秘、泄泻等。

十五、小横纹

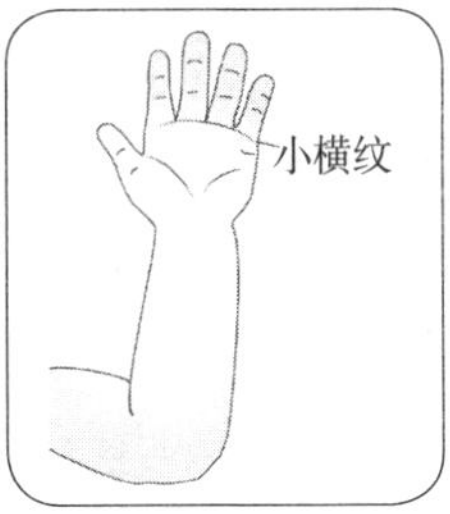

【定位】在掌面小指根横纹下，纹中偏外处。

【操作】术者一手持患儿的手背，另一手中指或拇指端按揉患儿掌小横纹处，揉100~500次，称“揉小横纹”。

【功效】揉小横纹可化痰止咳，宽胸散结，清利湿热。

【主治】咳嗽、顿咳、肺炎、喘息、积滞、口疮等。该穴是治小儿百日咳、肺炎的要穴，可治疗肺部湿性啰音。揉掌小横纹常用于治疗喘咳、口舌生疮等。治喘咳常与清肺经、退六腑同用；治疗口舌生疮常与揉小天心、清胃经、清心经、清天河水等同用。揉小横纹还有宽胸理气散结之效，小横纹配小天心多揉，可用于缓解肝区疼痛。

十六、掌小横纹

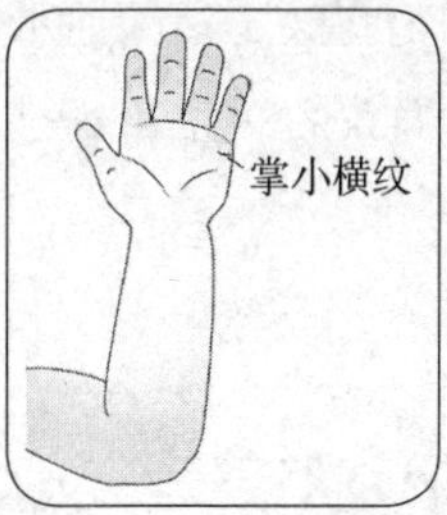

【定位】位于掌面小指根下，尺侧掌纹头。

【操作】术者以左手握患儿之左手，使其掌心向上，以右手拇指或中指端按揉之，称“揉掌小横纹”，按揉100~300次；若以拇指桡侧往返推之，称“推掌小横纹”，推100~300次。

【功效】揉掌小横纹能清热散结，宽胸化痰，宣肺止咳。

【主治】痰热咳喘、口舌生疮、顿咳、流涎等。本穴为治疗百日咳、肺炎的要穴，常与清肺经、推小横纹、揉肺俞等相配合。本穴对治疗肺部湿性啰音，有一定疗效。

十七、小天心

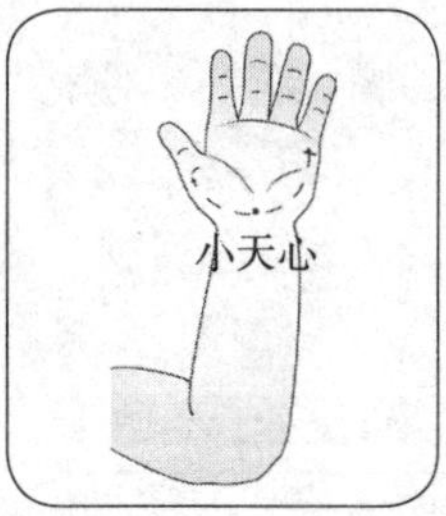

【定位】大小鱼际交接处凹陷中。

【操作】术者一手持患儿四指以固定，掌心向上，另一手中指端揉100次，称“揉小天心”；用中指尖或屈曲的指间关节捣30次，称“捣小天心”。

【功效】揉小天心可镇惊，清热，明目，利尿。捣小天心可镇惊安神。

【主治】临床上主要用于治疗感冒、发热、目赤肿痛、口舌生疮、斜视、夜啼、惊证、慢惊风等。眼睛向上下左右翻或向两边斜，治疗时向相反方向捣小天心，如左斜向右捣，上翻向下捣，纠正即止。

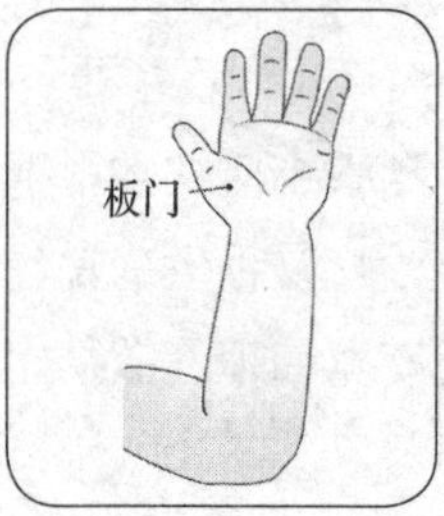

十八、板门

【定位】手掌大鱼际部。

【操作】术者用拇指罗纹面揉按手掌大鱼际平面，称“揉板门”。

【功效】揉板门可清热凉膈，消食化积。

【主治】食积、食滞、腹胀、腹泻、嗳气、呕吐等。常与推小横纹、按揉足三里、按揉中脘等合用。

十九、内劳宫

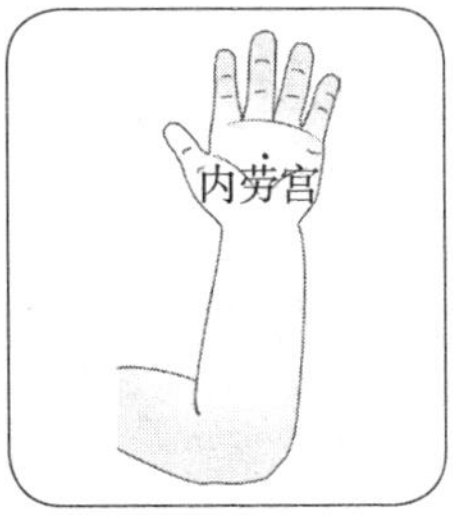

【定位】掌心中，第2、第3掌骨之间，握拳屈指时中指指尖处。

【操作】术者一手将患儿手固定，另一手以拇指端或中指端揉，揉100次，称“揉内劳宫”。

【功效】揉内劳宫可清热除烦。

【主治】临床主要用于治疗口舌生疮、身热烦渴、小便短赤等病症，常与清小肠、清心经、掐揉小天心等同用。

二十、内八卦

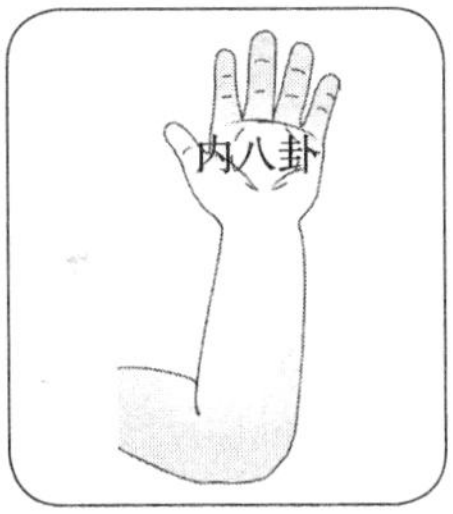

【定位】手掌面，以内劳宫为圆心，从圆心至中指根横纹的2/3处为半径画圆，八卦穴即在此圆周上。

【操作】术者一手持患儿四指，掌心向上，用拇指罗纹面做运法，运50次，称“运八卦”，顺时针为“顺运内八卦”，逆时针为“逆运内八卦”。运至离宫时宜轻按。

【功效】顺运内八卦可宽胸理气，止咳化痰，行滞消食。

【主治】常用于治疗胸腹胀痛、咳嗽气喘、百日咳、积滞、纳呆、泄泻等。逆运内八卦可降气平喘、和中健胃，常用于治疗呕吐、食欲不振等。

二十一、总筋

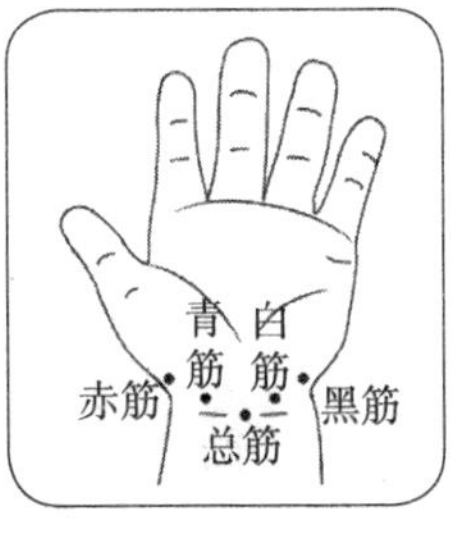

【定位】在手腕掌侧横纹中部。

【操作】术者一手持患儿四指以固定，另一手拇指或中指端按揉总筋穴50次，称“揉总筋”；或者用拇指甲掐5次，称“掐总筋”。

【功效】揉总筋可通调全身气机；掐总筋能清热散结，镇惊止痉。

【主治】常用于治疗心经实热证，以及口舌生疮、潮热、肠鸣吐泻、夜啼、惊风抽搐、小便短赤等。临床上，掐总筋治疗惊风抽搐，常与掐人中、掐老龙等同用；治疗口舌生疮、夜啼等实热证，常与清天河水、清心经、清肝经等合用。

二十二、青筋

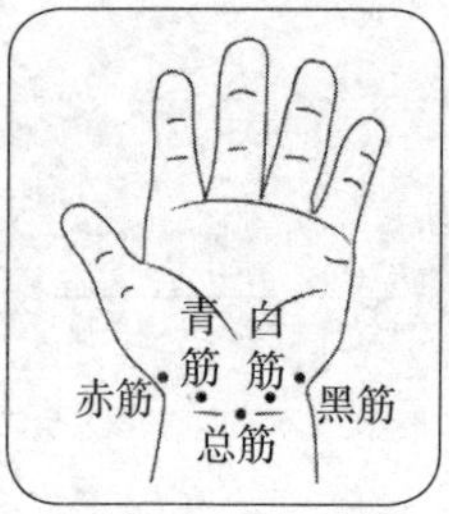

【定位】位于总筋与阳池（太渊与赤筋）连线的中点。

【操作】术者左手持患儿之左手，使其掌心向上，以右拇指甲掐之，称“掐青筋”，掐3~5次；以拇指端揉之，称“揉青筋”，揉30~50次。

【功效】掐揉青筋可清心明目。

【主治】目赤、多眵。本穴常常掐后即揉，治疗目赤、多眵常与清肝经、清心经、清小肠、推坎宫、运太阳等合用。

二十三、白筋

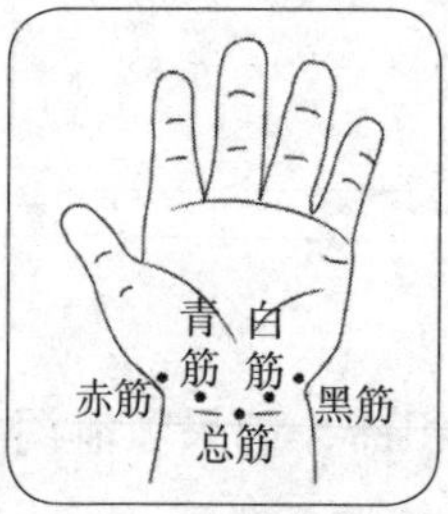

【定位】位于总筋与阴池连线的中点。

【操作】术者以左手持患儿之左手，使其掌心朝上，以右拇指甲掐之，称“掐白筋”，掐3~5次；以拇指或中指端揉之，称“揉白筋”，揉30~50次。

【功效】掐揉白筋可顺气化痰，开胸利膈。

【主治】胸闷、痰喘。本穴宜先掐后揉。治疗胸闷、痰喘常与清肺经、揉掌小横纹、揉肺俞、分推膻中等相配合。

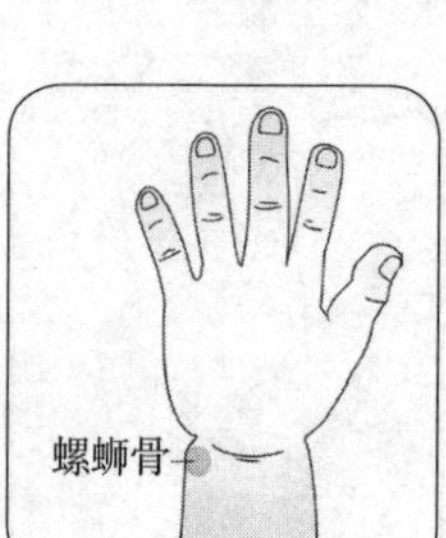

二十四、螺蛳骨

【定位】屈肘，掌心对胸，当尺骨小头桡侧缘骨缝中。

【操作】术者以一手握患儿之手，另一手以拇、食二指提捏该处皮肤10~20次，称“提捏螺蛳骨”。

【功效】提捏螺蛳骨可健脾，镇惊，退热。

【主治】消化不良、惊悸、潮热。提捏螺蛳骨治疗小儿消化不良，常与捏脊、摩腹等相配合；治疗小儿惊惕不安，常与揉神门、掐揉小天心等相配合。

二十五、膊阳池

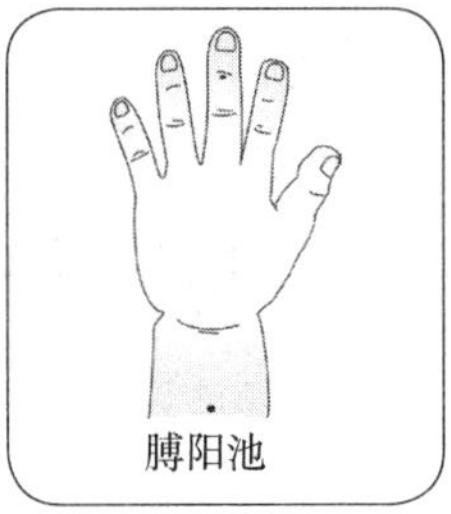

【定位】一窝风穴上3寸处，亦称外间使。

【操作】术者一手托住患儿之手，使其掌心向下，以另一手拇指甲掐3~5次，称“掐膊阳池”；以拇指或中指端揉之，称“揉膊阳池”，揉100~220次。

【功效】掐揉膊阳池可通大便，利小便，止头痛。

【主治】便秘、尿赤、头痛、惊风、癫痫。本穴治疗小儿便秘，多揉之有显效，大便滑泻者禁用；治疗小便赤涩常与清小肠、推箕门、推涌泉等相配合；治疗小儿感冒头痛，常与“四大手法”相配合。

二十六、十王

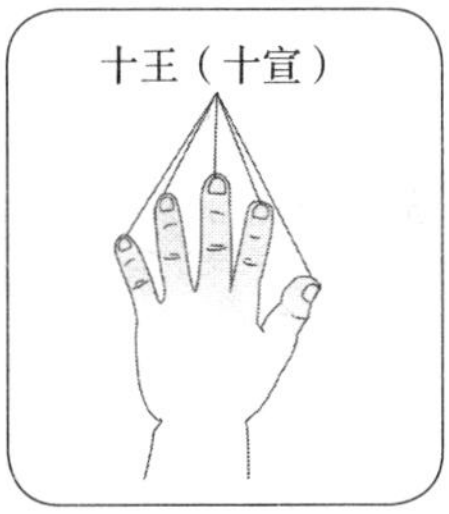

又名十宣。

【定位】在两手十指指尖，近甲缘处。

【操作】术者一手握患儿之手，使手掌向外，手指向上，以另一手拇指甲逐指掐之，各掐3~5次，或醒后即止，称“掐十宣”。

【功效】掐十宣可清热醒神开窍。

【主治】高热惊风、抽搐、烦躁不安、精神恍惚、昏厥、两目上视。多与掐人中、掐老龙、掐少商、捣小天心等合用。

二十七、内间使

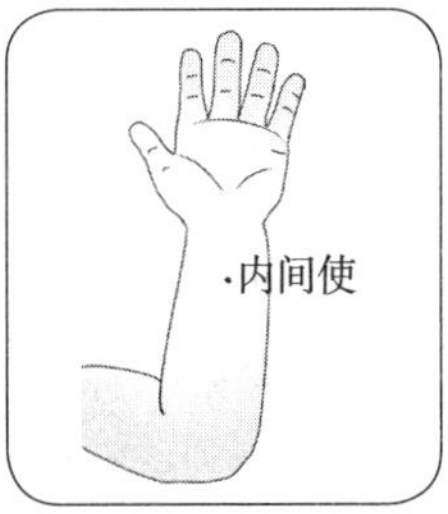

【定位】总筋穴上3寸。

【操作】术者左手握患儿左手掌，使其掌心向上，右手以拇指甲掐3~5次，称“掐内间使”；若以拇指或中指端揉之，称“揉内间使”，揉100~200次。

【功效】掐揉内间使可止呕止泻，解表理气。

【主治】吐泻、胸闷、头痛、感冒等。本穴常先掐后揉。治疗小儿呕吐常与横纹推向板门、推天柱骨、揉天突等相配合；治疗泄泻，常与板门推向横纹、补脾经、补大肠、推上七节骨等相配合；治疗感冒、头痛等，常配合“四大手法”。

二十八、斛肘

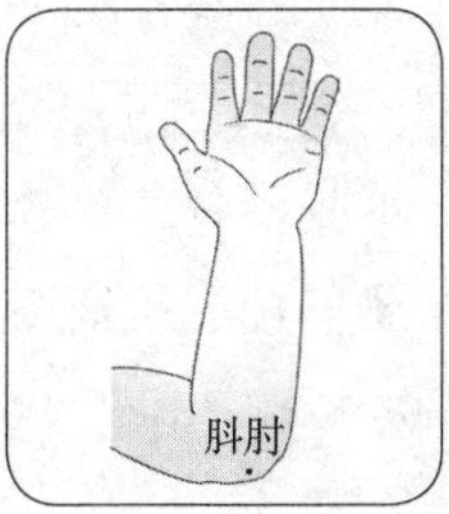

【定位】屈肘，位于肘横纹尺侧端与肱骨内上髁之间凹陷处。

【操作】摇斛肘法。术者右手握患儿左手，以左手拇指或中指端揉之，称“揉斛肘”，揉30~50次；以拇、中二指拿之，称“拿斛肘”，拿3~5次。

【功效】拿揉斛肘可顺气活血。

【主治】痞证、急惊风。揉、拿斛肘，多用于治疗小儿急惊风，常与掐揉总筋、小天心、十王等相配合。

二十九、六腑

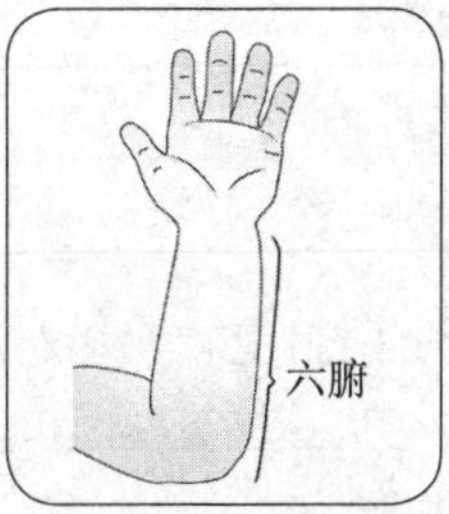

【定位】前臂尺侧，从腕横纹至肘横纹呈一直线。

【操作】术者一手固定患儿腕部，另一手拇指或食指、中指指腹自肘横纹推向腕横纹，推300次，称“推六腑”或“退六腑”。

【功效】退六腑可清脏腑之实热，消积导滞。

【主治】感冒发热、壮热不退、便秘、积滞、腹泻等。本穴与三关为大寒大热要穴，可两穴配用，也可单用。若气虚体弱、畏寒怕冷，可单用推三关；如高热烦渴、发斑等可单用退六腑。两穴合用能平衡阴阳。如寒热夹杂，以热为主，则可以退六腑与推三关之比3∶1推之，如退六腑300次，推三关100次；若以寒为重，则可以退六腑与推三关之比1∶3推之。

三十、天河水

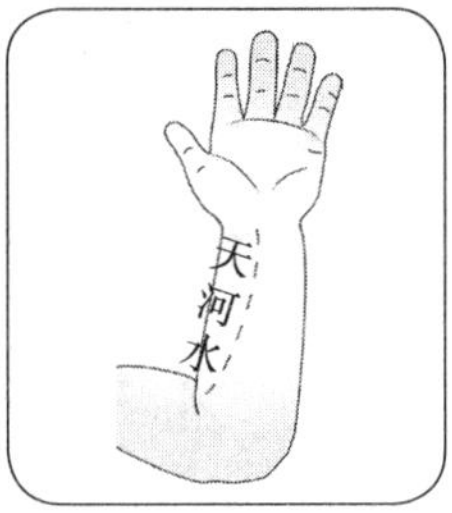

【定位】前臂掌侧正中从腕横纹至肘横纹呈一直线。

【操作】术者一手持患儿手，另一手食指、中指指腹自腕横纹推向肘横纹300次，称“清天河水”。

【功效】清天河水可清热解表，镇惊安神，泻火除烦。打马过天河清热之力大于清天河水，多用于高热实证。

【主治】感冒发热、惊悸、口舌生疮、烦躁不寐、小便短赤等。心经有热诸证皆可用之。

三十一、三关

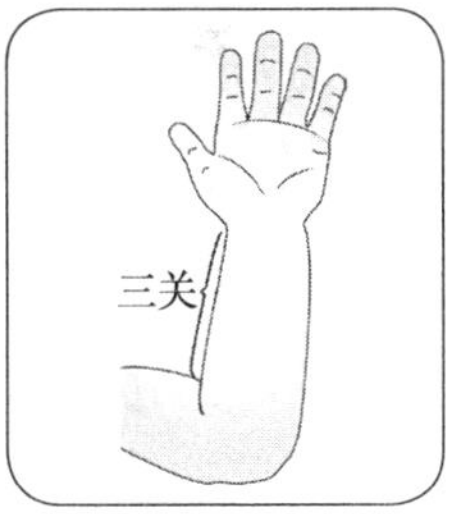

【定位】前臂桡侧，从腕横纹至肘横纹呈一直线。

【操作】术者一手握持患儿手，另一手以拇指桡侧面或食指、中指指腹自腕横纹推向肘横纹，推300次，称“推三关”。

【功效】推三关可温阳散寒，培补元气，发汗解表。

【主治】四肢厥冷、食欲不振、面色无华、疳积、呕吐、泄泻等病症，多与补脾经、补肾经、揉命门等合用。还可治疗风寒感冒，多与清肺经等合用。

三十二、洪池

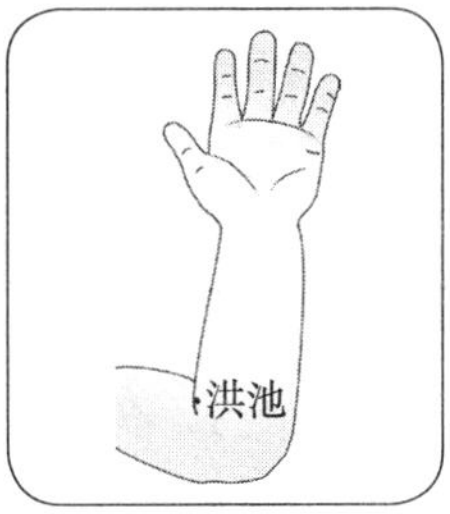

【定位】肘关节内侧，肘横纹中点。

【操作】术者一手握住患儿之手，另一手拇指按揉该穴30~50次，称“揉洪池”；以拇指与其他四指拿该穴3~5次，称“拿洪池”；以拇指甲掐该穴3~5次，称“掐洪池”。

【功效】掐揉洪池可镇惊定惊，清心包之火。

【主治】惊风、上肢抽搐。治疗小儿惊风，常与清心经、清肝经、掐揉小天心等相配合；治疗上肢抽搐，常与掐揉总筋配合。

三十三、少商

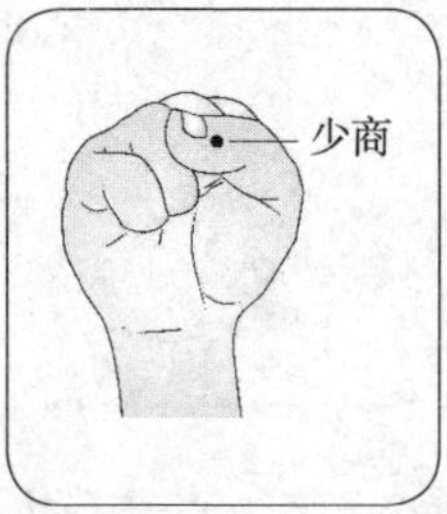

【定位】拇指末节桡侧距指甲角约0.1寸处。

【操作】术者一手持患儿拇指以固定，另一手以拇指甲掐穴位处，掐3~5次，称“掐少商”。

【功效】掐少商可清热利咽，开窍醒神。

【主治】常用于治疗感冒发热、咽喉肿痛、心烦、口渴、昏迷、癫狂、窒息等病症，其中治疗昏迷、癫狂、窒息可与掐人中同用。

三十四、皮罢

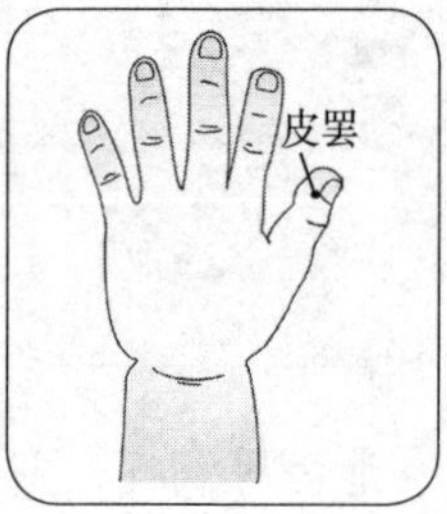

【定位】位于拇指甲尺侧爪甲内。

【操作】术者以左手拿患儿之手，使其掌面向下，以右手拇指甲掐3~5次，称“掐皮罢”。

【功效】掐皮罢可镇惊祛痰。

【主治】惊风、痰喘。掐皮罢治疗小儿惊风常与掐揉小天心、掐人中等相配合；治疗痰喘常与揉肺俞、揉膻中等相配合。

三十五、母腮

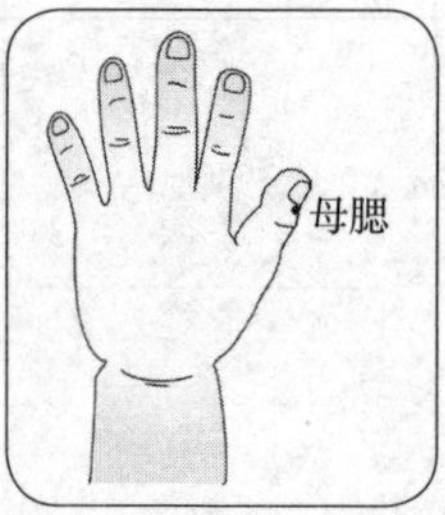

【定位】位于距拇指甲根正中0.1寸处。

【操作】术者以左手握患儿之手，使其掌心向下，以右手拇指甲掐3~5次，称“掐母腮”。

【功效】掐母腮可止血止吐。

【主治】吐血、呕吐、恶心。掐母腮治疗小儿吐血，常与清胃经相配合；治疗恶心、呕吐等常与横纹推向板门、推天柱骨相配合。

三十六、端正

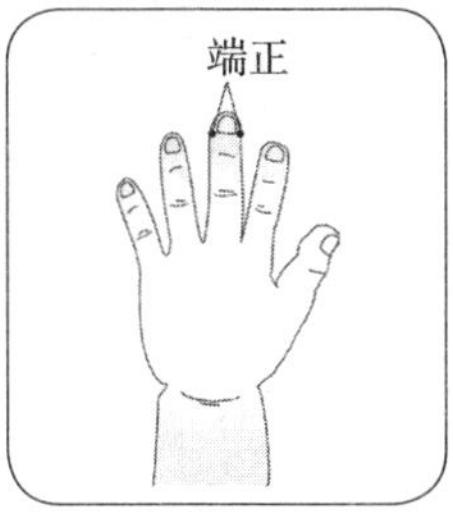

【定位】在中指末节两侧，指甲根旁0.1寸处，桡侧称左端正，尺侧称右端正。

【操作】术者一手固定患儿中指掌面，另一手拇指、食指指甲对掐，掐5次，称“掐端正”；或用拇指、食指罗纹面对揉，揉50次，称“揉端正”。

【功效】掐端正可定惊；揉端正可升提止泻，降逆止呕。

【主治】掐端正多用于治疗小儿惊风，常与掐老龙、清肝经等配合；揉右端正能降逆止呕，主要用于胃气上逆引起的恶心呕吐等病症；揉左端正有升提作用，主要用于泄泻、痢疾等病症。用于止泻多与补脾、揉外劳宫等合用；治疗呕吐多与逆运内八卦、清补脾、揉板门合用。

三十七、老龙

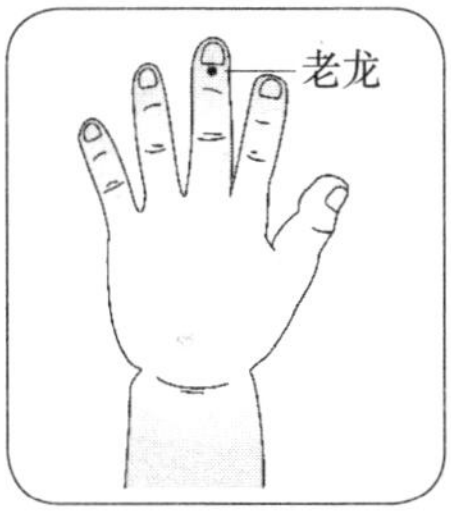

【定位】在中指背部，第1节指甲根正中，离甲根0.1寸处。

【操作】术者一手握持患儿之手，另一手以拇指甲掐，掐3~5次，称“掐老龙”。

【功效】掐老龙可醒神开窍，镇惊止痉。

【主治】主要用于治疗急性暴死、昏迷不醒、高热抽搐、烦躁不安等。用于急救，掐之知痛有声有泪者易治，不知痛而无声者，一般难治。

三十八、中冲

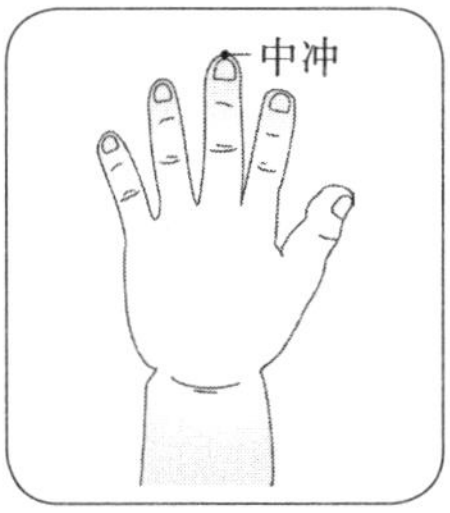

【定位】位于中指尖端。

【操作】术者以左手握住患儿之手，使其掌心向外，中指向上，再以右手拇指甲重掐3~5次，称“掐中冲”。

【功效】掐中冲可清热除烦。

【主治】身热烦闷、恶寒无汗、五心烦热、口疮、木舌、重舌等。治疗小儿身热、恶寒、无汗等常配清心经、清天河水、清小肠等；治疗小儿五心烦热、口疮、木舌等，常配合掐揉小天心、清心经、揉内劳宫等。

三十九、关冲

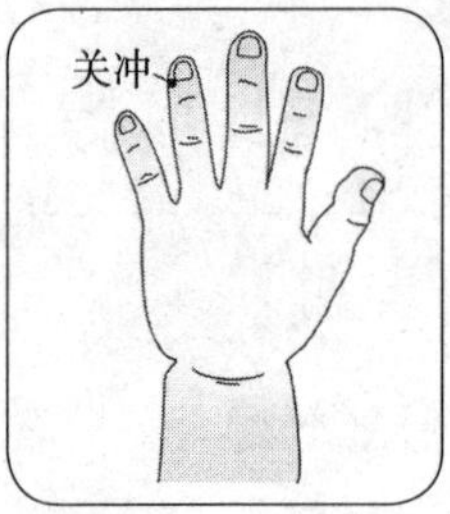

【定位】位于无名指指甲角尺侧约0.1寸处。

【操作】术者以左手握住患儿之手，使其掌心向下，再以右手拇指甲重掐3~5次，称“掐关冲”。

【功效】掐关冲可利咽，止痛，明目。

【主治】头痛、口干、喉痛、嗳气、目翳、食少、神呆。治疗小儿外感头痛，常与四大手法配合；治疗小儿咽喉肿痛、口干多与掐少商、清胃经、退六腑等配合；治疗目翳常与清肝经、运太阳等配合。

四十、少泽

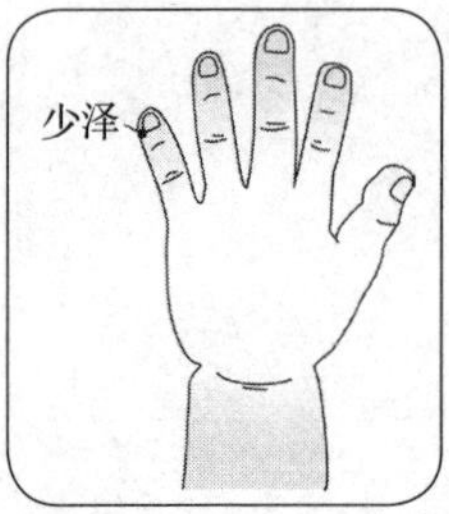

【定位】位于小指指甲角尺侧约0.1寸处。

【操作】术者一手握住患儿之手，使其掌心向下，另一手以拇指甲重掐3~5次，称“掐少泽”。

【功效】掐少泽可清热定搐，利咽止痛。

【主治】身热无汗、手足瘈疭、咳嗽、头痛、喉痹、重舌、木舌、口疮。治疗小儿身热无汗、手足瘈疭，多与掐揉小天心、清天河水、清肝经等相配合；治疗头痛、喉痹、口疮等，多与四大手法、掐少商、清心经等相配合。

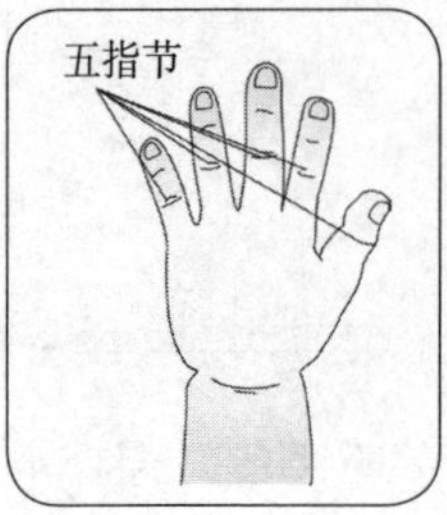

四十一、五指节

【定位】在手背，五指第1指间关节处。

【操作】术者一手握患儿之手，使掌面向下，另一手拇指甲从患儿小指至拇指依次掐之，各掐3~5次，称“掐五指节”；或以拇指、食指揉搓之，揉搓30~50次，称“揉五指节”。

【功效】掐五指节可镇惊安神，祛风通窍。

【主治】掐五指节主要用于惊惕不安、惊风抽搐等病症，多与清肝经、清心经、掐老龙、掐十宣等合用；揉五指节可祛风痰，主要用于痰喘、胸闷、咳嗽等病症，多与推揉膻中、补脾经、顺运内八卦等合用。

四十二、威灵

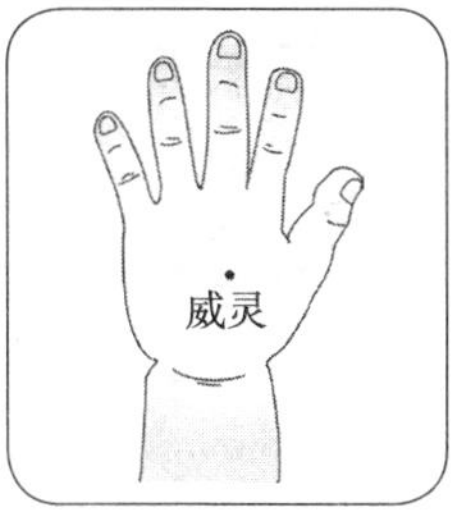

【定位】在手背外劳宫旁，第2、3掌骨交缝处。

【操作】术者一手持患儿四指，令掌背向上，另一手拇指或中指甲掐穴处，掐5次，或醒后即止，称“掐威灵”。

【功效】掐威灵可开窍醒神。

【主治】耳鸣、头痛、急惊暴死、昏迷不醒。临床上，主要用于急救，掐之有声可治，掐之无声难治。常与掐精宁、掐老龙、掐十王同用，加强开窍醒神作用。

四十三、精宁

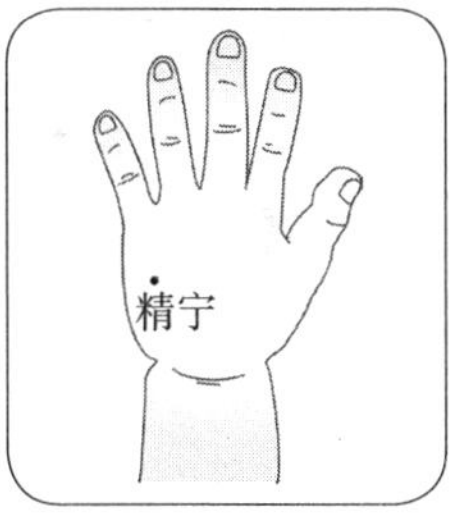

又名精灵。

【定位】在手背，外劳宫旁，当无名指与小指掌指关节后，第4、5掌骨之间。

【操作】术者一手持患儿四指，令掌背向上，另一手拇指或中指甲掐穴处，掐5次，称“掐精宁”。

【功效】掐精宁可行气破积，化痰消痞。

【主治】痰喘、气急、干呕、痞积等。还可用于急救，治疗急惊昏厥，多与掐威灵合用，以加强开窍醒神的作用。

四十四、二人上马

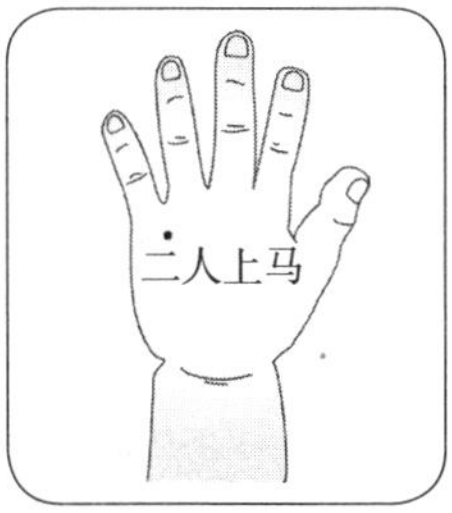

又名二马。

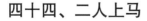

【定位】在掌背第4、5掌骨中间，由指根至腕横纹

之掌骨二分点偏下，取凹陷处。

【操作】术者一手握住患儿之手，使手心向下，再以另一手拇指或中指指面揉之，称“揉二人上马”。

【功效】掐揉二人上马可温肾阳，清虚热。

【主治】腰膝酸软、虚劳发热、久泻不止、夜啼、遗尿、淋证。二人上马有补肾的作用，配合补肾、补脾使用，能补虚扶正，常用于腰膝酸软、久病体虚等。

四十五、一窝风

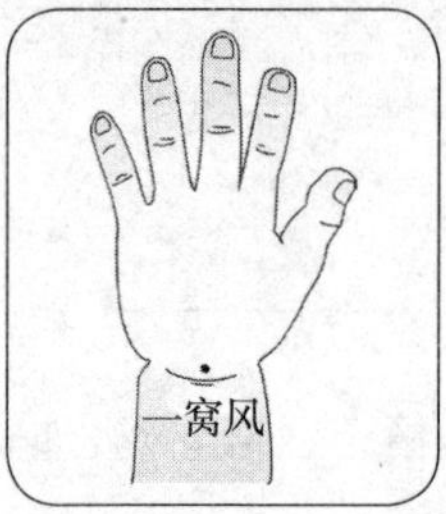

【定位】在手背，腕横纹中央凹陷中。

【操作】术者一手握住患儿之手，另一手以中指或拇指端按揉穴处，揉100次，称“揉一窝风”。

【功效】揉一窝风可发散风寒，温中行气，通络止痛。

【主治】伤风感冒、一切腹痛、痹痛、急慢惊风等。临床上，用于治疗腹痛时，多与拿肚角、推三关、揉中脘、摩腹、揉脐等合用。

四十六、二扇门

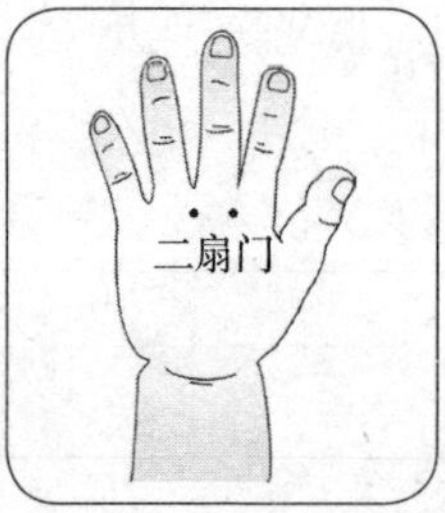

【定位】在手背中指本节（掌指关节）两旁凹陷中。

【操作】令患儿手掌向下，术者先以两手托住患儿手掌，然后以两拇指指甲于本穴同时掐之，掐3~5次，称“掐二扇门”；用食指、中指指端揉之，称“揉二扇门”。

【功效】掐二扇门可发汗解热，安神止痉。

【主治】伤风、感冒、发热无汗、急惊、抽搐、口眼㖞斜等。因该穴性温，发散之力强，易耗伤阳气，故对体虚患儿慎用。

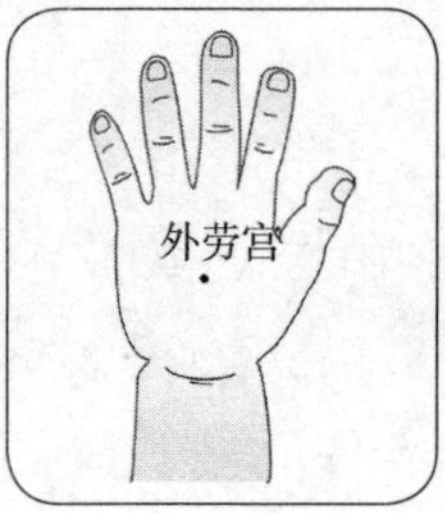

四十七、外劳宫

【定位】在手背中央，与内劳宫相对处。

【操作】术者一手持患儿四指令掌背向上，另一手以拇指或中指指端揉之，揉100次，称“揉外劳宫”。

【功效】掐揉外劳宫可温阳散寒，升阳举陷，发汗解表。

【主治】本穴性温热，可用于一切寒证，不论外感、内伤皆宜。临床常用于治疗外感风寒、鼻塞流涕、完谷不化、腹痛肠鸣、泄泻、痢疾、疝气、脱肛等病症。该穴有升阳举陷之功，亦可用于治疗气虚下陷之脱肛、遗尿，常与补脾经、补肾经、揉关元等合用。

四十八、外八卦

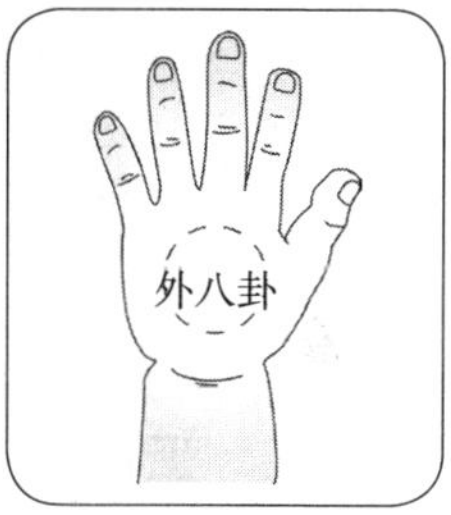

【定位】在掌背，与内八卦相对处。

【操作】术者一手持患儿四指令掌背向上，另一手拇指顺（逆）时针方向运外八卦，运100次，称“顺（逆）运外八卦”。

【功效】运外八卦可理气宽胸，散结消滞。

【主治】气滞胸闷、腹胀、便秘等。临床上，多与摩腹、揉脐、揉中脘、揉膻中等合用。

四十九、合谷

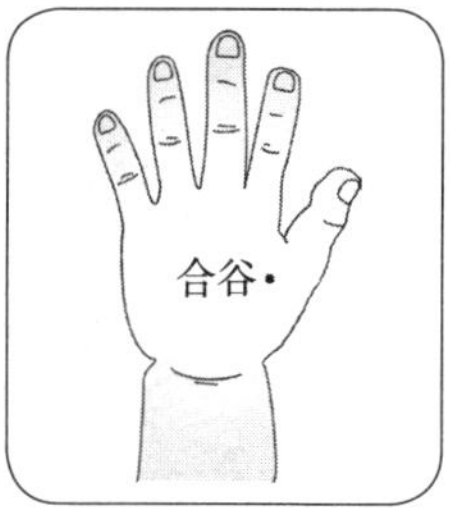

【定位】位于虎口部第1、2掌骨间凹陷中。

【操作】术者以左手握患儿之手，使其手掌侧置，桡侧在上，以右手食、中二指固定患儿之腕部，然后以拇指甲重掐3~5次，继以拇指端揉之，称“掐揉合谷”。

【功效】掐揉合谷可疏风解表。

【主治】头痛、项强、身热无汗、鼻衄、喉痛、口噤不开、积食不化、口疮、面肿等。本穴刺激性较强，有较强的发汗作用。治疗感冒、头痛、项强，常与四大手法、拿风池等合用；治疗喉痛、积食不化、口疮、面肿等，常与退六腑、揉板门、分阴阳等相配合。

五十、甘载

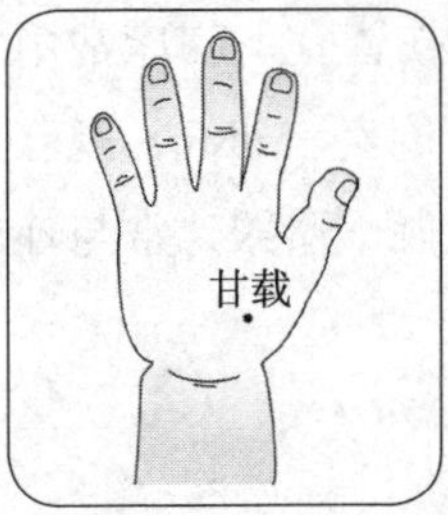

【定位】位于手背合谷穴后，第1、2掌骨交接处凹陷中。

【操作】术者一手握患儿之手，使其掌心向下，以另一手拇指甲重掐3~5次，继以揉之，称“掐揉甘载”。

【功效】掐揉甘载可复苏回阳。

【主治】惊风、暴厥。掐揉甘载治疗惊风、暴厥，常与掐揉小天心、掐老龙、掐人中等相配合。

第五节　下肢部穴位

一、箕门

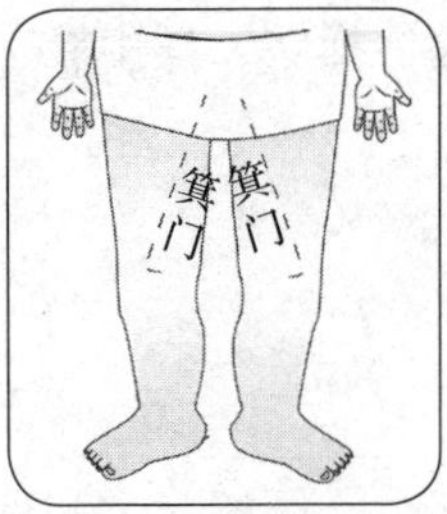

【定位】在大腿内侧，膝盖上缘至腹股沟部呈一直线。

【操作】令患儿仰卧，术者一手扶患儿膝部，另一手食指、中指并拢，自膝关节内侧向上推至腹股沟，推200~500次，称“推箕门”。

【功效】推箕门可健脾渗湿，清热利尿。

【主治】小便不利、小便短赤、尿潴留等。若治尿潴留，可用推箕门加按关元穴，可先推箕门300~500次，再按关元，即可排尿。

二、百虫

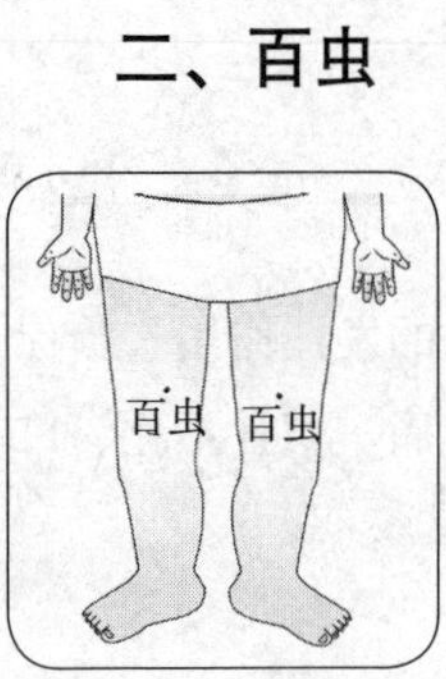

【定位】髌骨内上缘上约3寸处。

【操作】患儿取仰卧位或坐位，术者以两手拇指及其余四指（拇指放在穴位上）相对用力按拿患儿之左右两穴，称“拿百虫”，拿5~7次。

【功效】拿百虫可镇惊解痉，通关开窍，通经络。

【主治】惊风、抽搐、昏迷、不省人事、下肢瘫痪等。拿百虫治疗小儿惊风、抽搐，手法宜重，常与掐揉小天心、掐揉总筋等配合；治疗下肢瘫痪、痹痛等，常与拿委中、按揉足三里等合用。

三、膝眼

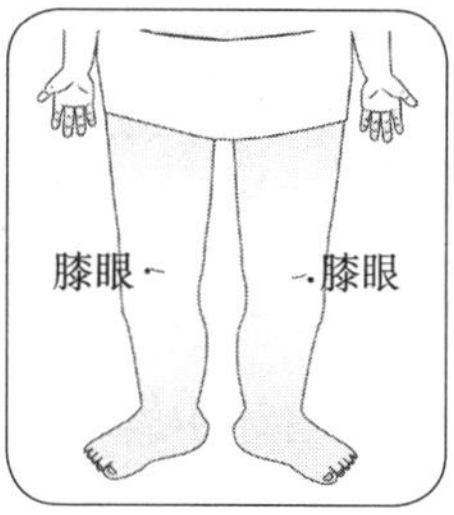

【定位】位于髌骨下两旁凹陷中。

【操作】患儿仰卧，两腿伸直。术者以右手拇、食二指拿穴5~7次，继以揉之，称“拿膝眼”。

【功效】拿膝眼可镇惊定搐。

【主治】急慢惊风、抽搐等。治疗惊风、抽搐等，常与清肝经、拿总筋等相配合；治疗膝痛、屈伸不利等，多配合拿委中、按揉膝关节等。

四、足三里

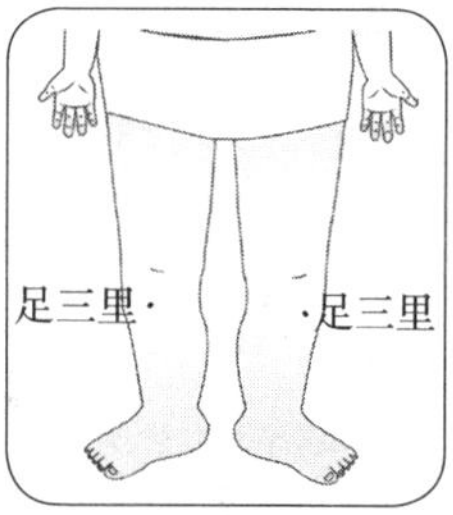

【定位】外膝眼下3寸，胫骨外侧约一横指处。

【操作】术者以拇指罗纹面按揉，揉50次，称“按揉足三里”。

【功效】揉足三里能健脾和胃，强身健体。

【主治】腹胀、腹痛、泄泻、呕吐、下肢痿软等。足三里是常用的保健穴位。

五、前承山

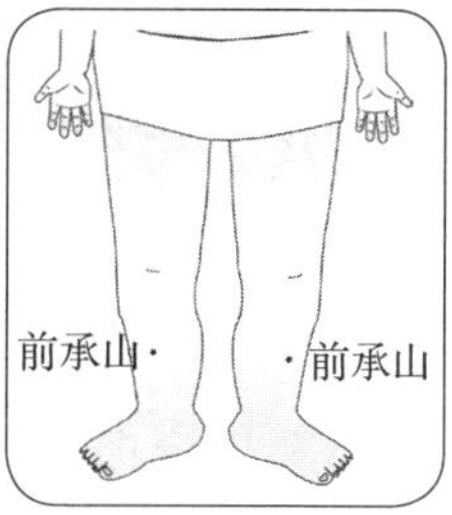

【定位】位于小腿胫骨前，与后承山穴相对。

【操作】患儿仰卧，下肢屈曲。术者以右手拇指与食、中二指相对拿之，拿3~5次，继以揉之，称“拿揉前承山”。

【功效】拿揉前承山可镇惊息风。

【主治】急惊抽搐、角弓反张。治疗急惊抽搐、角弓反张者，宜先拿精宁、威灵二穴，然后再拿此穴。仍不止者，再拿委中、按百虫、掐解溪。

六、委中

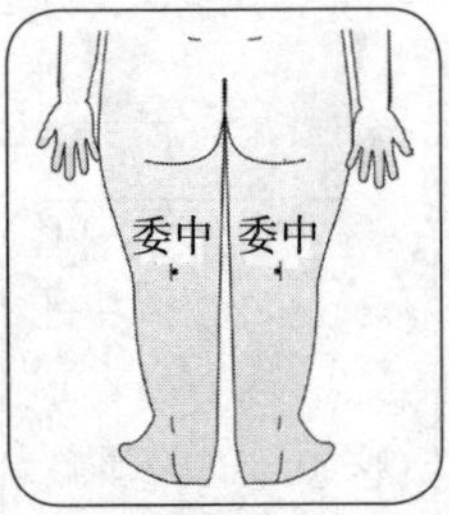

【定位】位于腘窝中，腘横纹中间凹陷处。

【操作】患儿俯卧，两腿伸直。术者以右手拇指与其他四指（四指置于膝盖上）相对用力拿3~5次，称“拿委中”。

【功效】拿委中可镇惊，舒筋，通络。

【主治】惊风、腹痛、吐泻、腰痛、麻痹、腘筋挛急等。治疗中暑、惊风等，常与掐人中、拿总筋等相配合；治疗下肢痿痹、腘筋挛急等，常与掐揉足三里、掐揉解溪、拿承山等相配合。

七、后承山

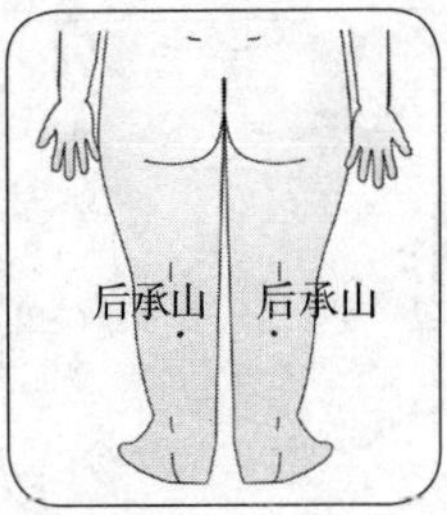

【定位】位于小腿肚人字纹处，腓肠肌两肌腹间凹陷中。

【操作】患儿俯卧，两腿伸开。术者以拇指与其余四指相对用力拿3~5次，称“拿后承山”。

【功效】拿后承山可镇惊定搐，舒筋，通便，止泻。

【主治】惊风抽搐、腿痛转筋、痿软、泄泻、脱肛、便秘，重拿之则能发汗。治疗惊风、抽搐多与清肝经、拿总筋等合用；治疗腿痛痿软，多与拿委中、掐揉足三里、掐揉解溪等合用；治疗泄泻、脱肛常与推上七节骨、补脾经等合用；治疗便秘，多与推下七节骨、掐揉膊阳池等合用。

八、丰隆

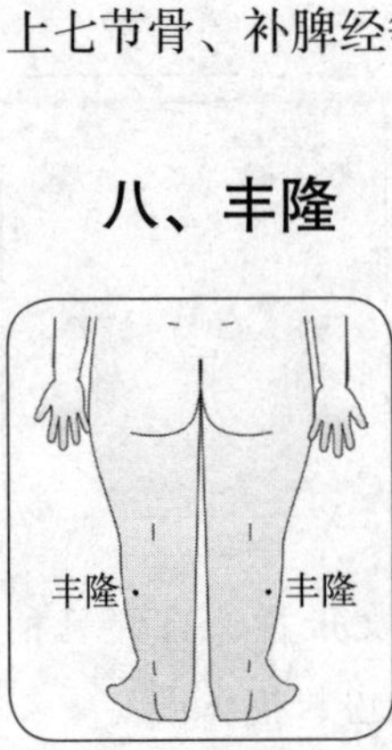

【定位】外踝尖上8寸，胫骨前嵴外两横指。

【操作】术者用拇指或中指端揉30~50次，称“揉丰隆”。

【功效】揉丰隆可化痰平喘。

【主治】痰鸣气喘、咳嗽痰多，常与合阴阳、推四横纹、清肺、清补脾合用。

九、三阴交

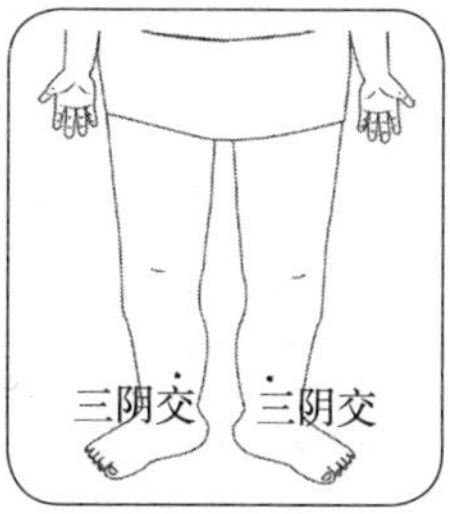

【定位】位于内踝上3寸处。

【操作】患儿仰卧，下肢伸直。术者以右手拇指向上或向下推20~30次，然后运50~100次，称“推运三阴交”。

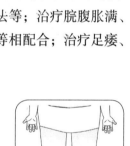

【功效】推运三阴交可健脾利水，利尿止泻。

【主治】脘腹胀满、肠鸣腹泻、小便不利、遗尿、水肿、消化不良、惊风、足痿、痹痛等。本穴是治疗泌尿系统疾病的要穴。治疗水肿、小便不利等，常配合补肾经、补脾经、运水入土法等；治疗脘腹胀满、肠鸣腹泻等，常与分腹阴阳、运八卦、补脾经、补大肠等相配合；治疗足痿、痹痛等常与拿膝、摇踝、掐揉解溪、拿昆仑等相配合。

十、解溪

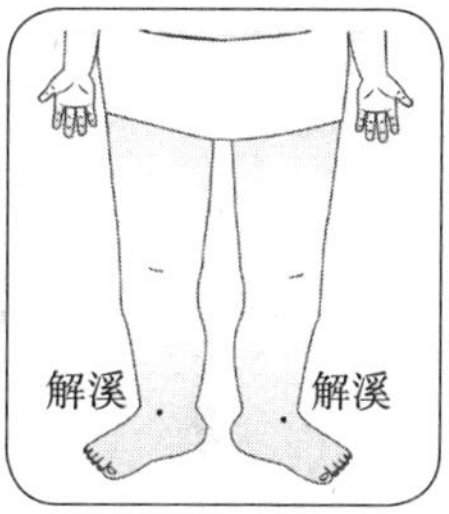

【定位】位于踝关节前横纹中点，两筋之间凹陷处。

【操作】患儿仰卧，两腿伸开。术者以右手拇指甲掐3~5次，继以拇指端揉之，称“掐揉解溪”。

【功效】掐揉解溪可镇惊定搐，止呕止泻。

【主治】小儿惊风、角弓反张、头痛、腹胀、呕吐、泄泻等。治疗小儿惊风、角弓反张，多与掐人中、掐揉总筋、拿昆仑等相配合；治疗腹胀泄泻，多与分腹阴阳、运八卦、补脾经等相配合；治疗恶心、呕吐多与横纹推向板门、推天柱骨、揉天突等相配合。

十一、昆仑

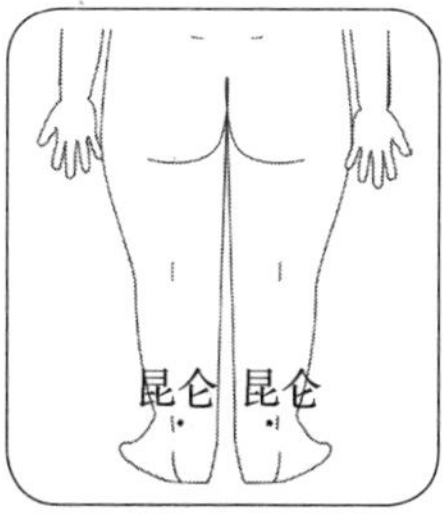

【定位】位于外踝与跟腱之间凹陷处。

【操作】患儿俯卧，两腿伸开。术者以右手拇、中二指拿3~5次，继以揉之，称“拿昆仑”。

【功效】拿昆仑可镇惊定痫。

【主治】小儿惊风、痰痫、瘈疭、项强抽搐等。治疗小儿惊风、痰痫，常与揉丰隆、拿后承山、掐揉小天心等合用；治疗项强抽搐多与掐揉五指节、掐揉解溪等合用。

十二、仆参

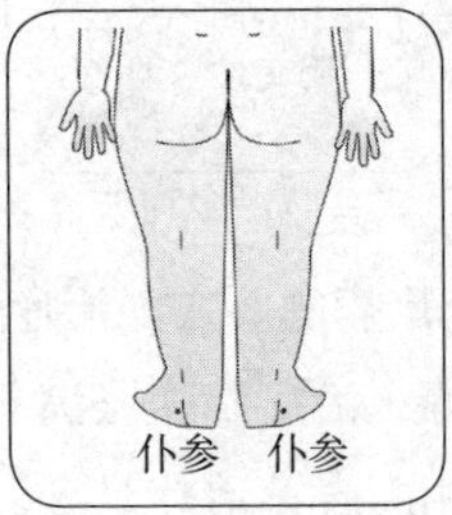

【定位】位于足跟部外踝下稍后，昆仑穴下凹陷处。

【操作】患儿俯卧，下肢伸开。术者以右手拇、中二指相对拿3~5次，继以揉之，称“拿仆参”。

【功效】拿仆参可镇惊复苏。

【主治】小儿惊风、厥逆、昏迷、不省人事等。拿仆参主要用于小儿急救，治疗小儿惊风、昏迷、不省人事等，多配合掐人中、掐十王等。

十三、涌泉

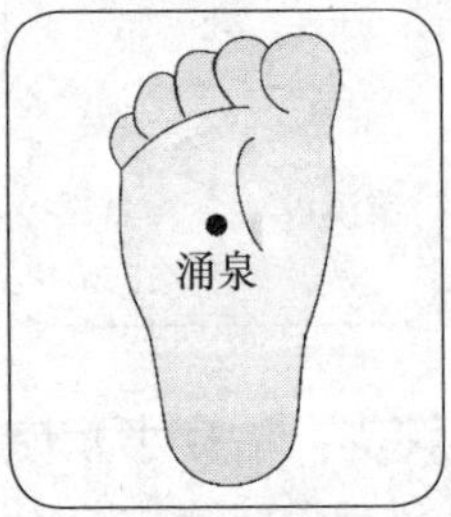

【定位】在足底，屈足蜷趾时足心最凹陷中。

【操作】术者以左手托住患儿足跟，再以右手拇指揉之，称“揉涌泉”；以拇指向足趾方向推之，称“推涌泉”。

【功效】揉涌泉能引火归原，引热下行，退虚热。

【主治】头痛、惊风、吐泻、小便不利、面赤、五心烦热、夜啼等。治疗实热证，可与清天河水、退六腑合用；治疗阴虚火旺证，可配伍揉内劳宫、补肾经等。揉涌泉还能止吐泻，左揉止吐，右揉止泻。

第三章
十四经脉、奇穴相关穴位

小儿身上也有十四经穴，定位同成人一样，本章采用手指同身寸法。

第一节　手太阴肺经

一、少商

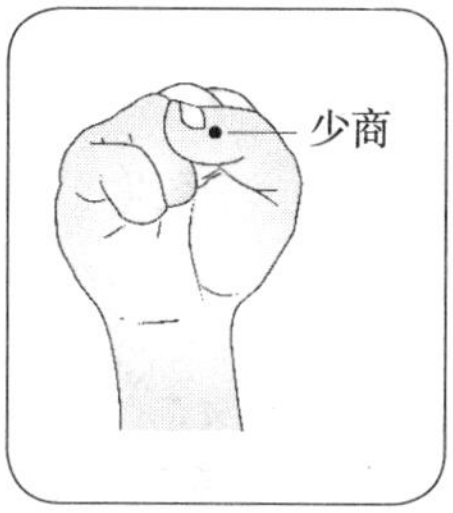

【定位】拇指桡侧指甲根角0.1寸。

【操作】掐或针刺少商穴，病情严重时可放血。

【次数】3~5次。

【功效】清肺利咽，开窍醒神。

【主治】咽喉肿痛，咳嗽，气喘，鼻衄；发热，中暑呕吐，心下满。

二、板门

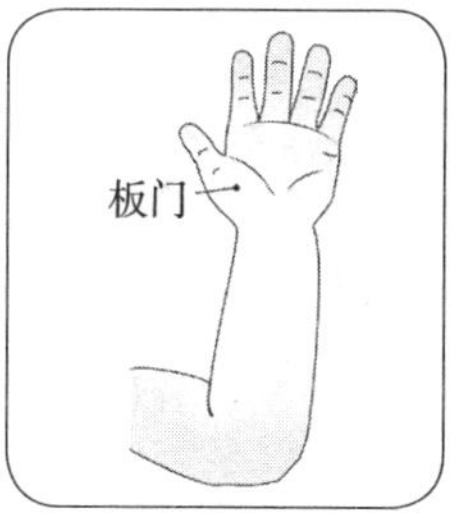

又称鱼际。

【定位】手掌大鱼际处。

【操作】揉板门：一手固定小儿的手掌，用另一手的拇指或食指在大鱼际平面中点做揉法。

推板门：用推法自拇指指根推向腕横纹，称板门推向横纹，反之称横纹推向板门。

【次数】推100~300次，揉30~50次。

【功效】消食化滞，健脾和胃，除胀止吐。

【主治】食欲不振，伤乳食，呕吐，泄泻，腹胀，气喘，嗳气。

三、太渊

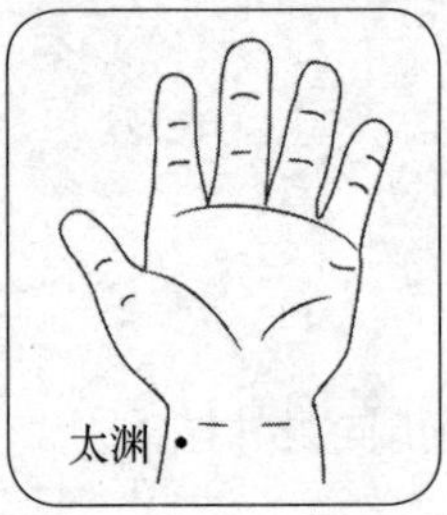

【定位】掌后腕横纹桡侧端，桡动脉桡侧凹陷中。

【操作】食指按揉。

【次数】揉约30次。

【功效】宣肺止咳。

【主治】咳嗽，咽痛，哮喘，百日咳。

四、列缺（仙手）

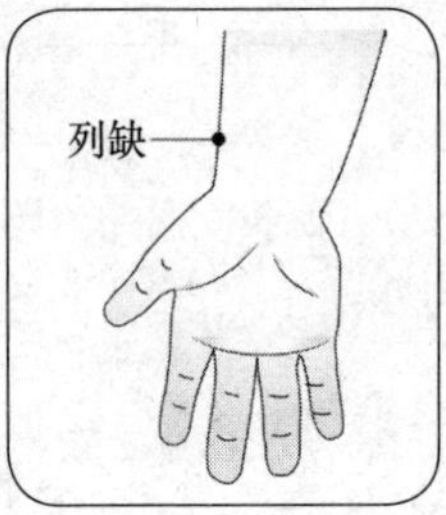

【定位】1.桡骨茎突上方，两虎口交叉，食指指端下取穴。2.手腕两侧凹陷中。

【操作】掐或拿列缺。

【功效】发汗解表，镇痛开窍。

【主治】感冒无汗，昏不知人，牙痛头痛，咽喉肿痛，咳嗽痰多。

第二节　手阳明大肠经

一、迎香

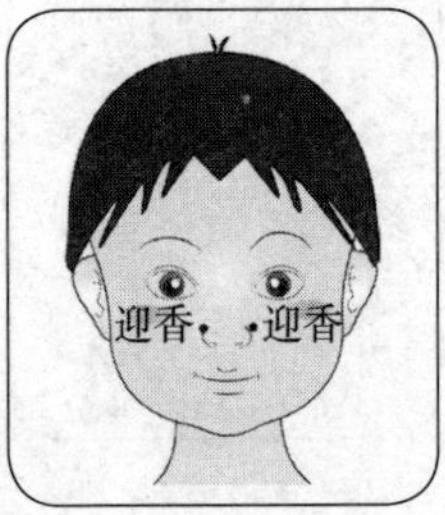

【定位】鼻翼旁0.5寸，鼻唇沟中。

【操作】用食、中二指按揉迎香穴。

【次数】按3~5次，揉20~30次。

【功效】宣通鼻窍。

【主治】鼻塞流涕，口眼㖞斜，急、慢性鼻炎。

二、合谷

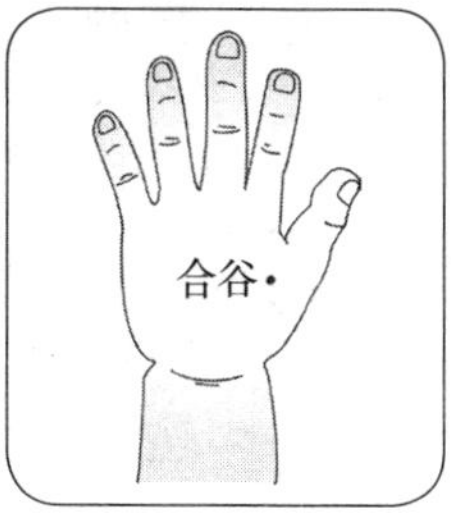

【定位】手背第1、2掌骨之中点，稍偏食指处。

【操作】顺时针揉或上下揉合谷穴，或者用食指和拇指拿住合谷穴，提起放下。

【次数】揉2~10分钟，拿5~8次。

【功效】祛风解表，通络镇痛。

【主治】感冒，牙疼。

三、靠山

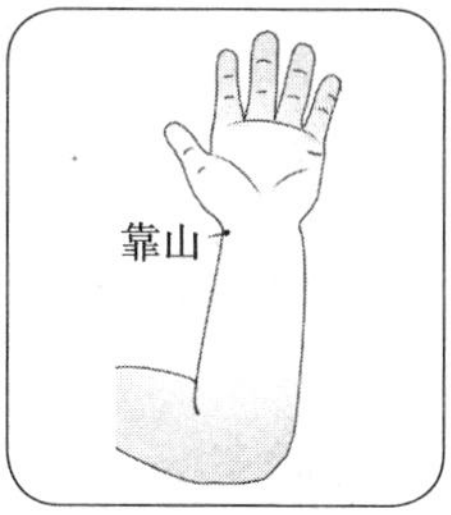

【定位】位于腕横纹桡侧端，在腕横纹稍前方下掌根尽处，即太渊穴稍下方。

【操作】直刺0.3~0.5寸，局部有疼痛酸胀感；灸3~7壮。

【功效】除痰截疟。

【主治】疟疾，咳嗽痰多，支气管炎，扁桃腺炎，牙痛，腹泻，手指麻木等。

四、曲池

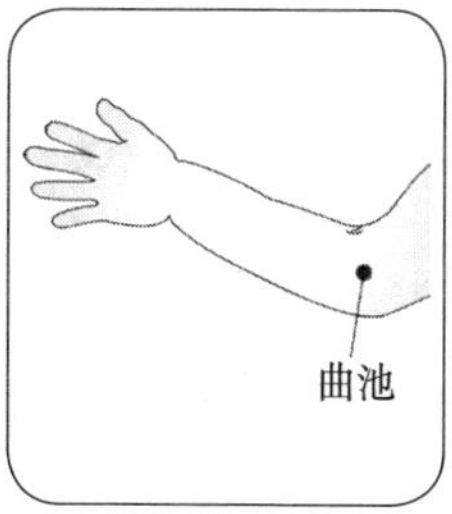

【定位】屈肘，在肘窝桡侧横纹头至肱骨外上髁中点。

【操作】用一手或两手拿住曲池穴，向上提起，随后又放下，或按揉该处。

【次数】拿3~5次，按揉约30次。

【功效】通肺腑，止咳平喘。

【主治】上肢痿软，抽搐，咳喘。

五、大肠

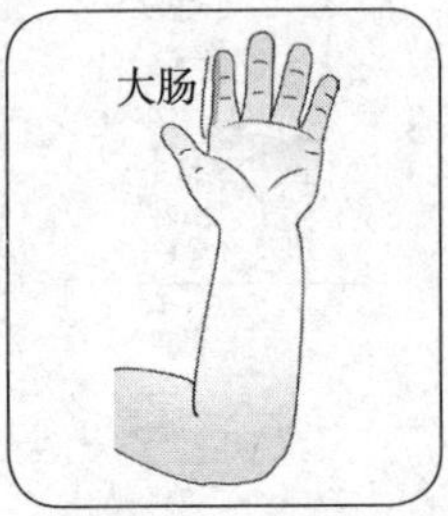

【定位】在食指桡侧缘，由指尖至虎口呈一直线。

【操作】推大肠，分补大肠、清大肠、清补大肠3法。用右手拇指桡侧面，自指尖直推至虎口为补，称“补大肠”，亦称“侧推大肠”；反之为清，称“清大肠”；来回推为调，名“清补大肠”。

【次数】100~500次。

【功效】调理肠道，止寒热泻痢，退肝胆之火，通便。

【主治】泄泻，痢疾，便秘，腹痛，脱肛，肛门红肿。

第三节　足阳明胃经

一、牙关

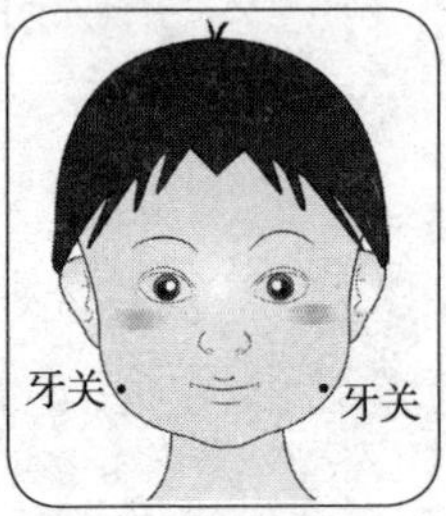

【定位】耳垂下1寸，下颌骨陷中。

【操作】术者以拇指按或中指揉，亦称“按牙关”或“揉牙关”。

【次数】按10~20次，揉约30次。

【功效】开窍，疏风，止痛。

【主治】牙关紧闭，口眼㖞斜，牙痛。

二、乳根

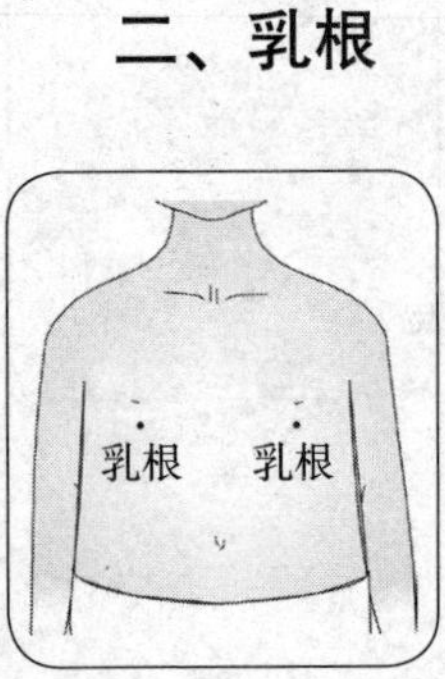

【定位】第5肋间隙，乳头直下0.2寸。

【操作】术者用食指或中指端揉，称“揉乳根”。

【次数】揉50~100次。

【功效】化痰止咳，消食化滞。

【主治】胸闷，胸痛，咳嗽气喘。

三、天枢

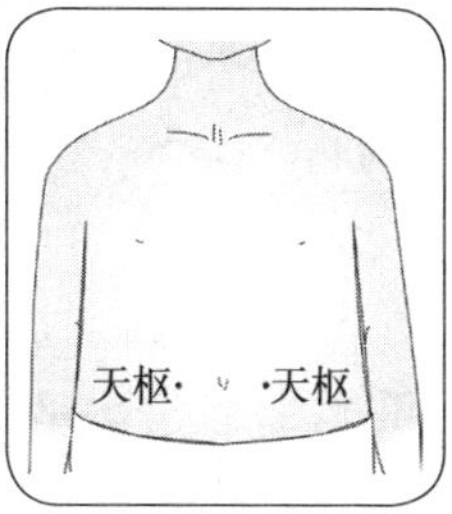

【定位】脐旁2寸，左右各一。

【操作】术者以食指或中指揉天枢；以两手拇、食指捏挤至皮下轻度瘀血为止，称“捏挤天枢”。

【次数】揉100~200次。

【功效】理气消滞，通调大肠。

【主治】腹胀，腹痛，腹泻，痢疾，便秘，食积不化。

四、膝眼

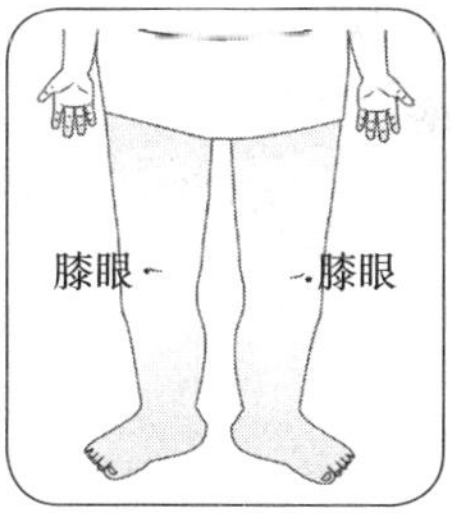

【定位】膝盖两旁的凹陷中。

【操作】用拇、食二指分别揉按两侧膝眼，称揉按膝眼。

【次数】按10~20次，揉50~100次，掐3~5次。

【功效】通经活络。

【主治】下肢痿软无力，膝伤痹痛，惊风抽搐等。

五、足三里

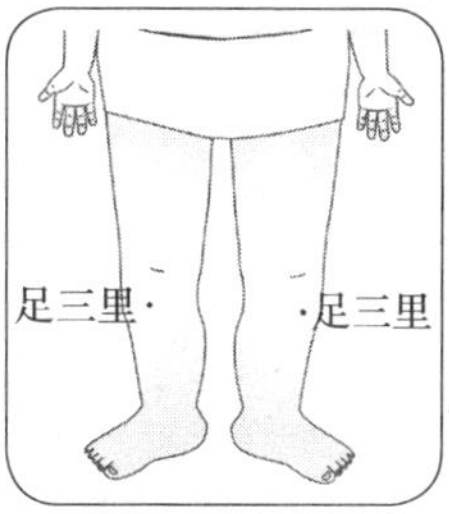

【定位】外侧膝眼下3寸，胫骨外侧约一横指处。

【操作】用拇指端按揉足三里。

【次数】20~30次。

【功效】健脾和胃，强身健体。

【主治】腹胀，腹痛，呕吐，泄泻，下肢痿软等。

六、前承山

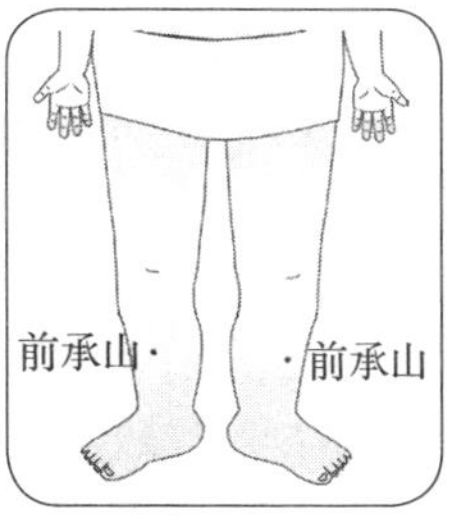

【定位】前腿胫骨旁，与后承山相对处。

【操作】掐或揉本穴，称“掐前承山”或“揉前承山”。

【次数】掐5次，揉30次。

【功效】息风定惊，行气通络。

【主治】惊风，下肢抽搐。

七、解溪

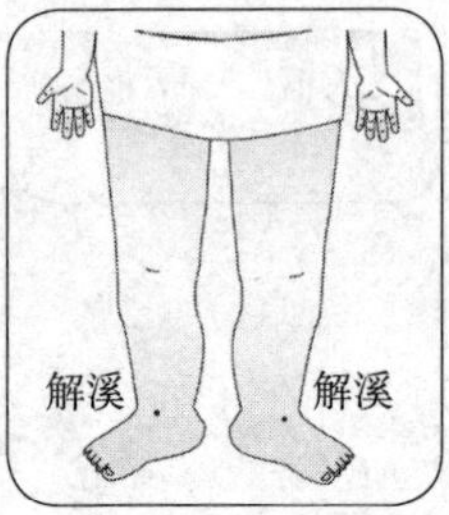

【定位】踝关节前横纹中点，两筋之间的凹陷处。

【操作】用拇指甲掐或用指端揉，称掐解溪或揉解溪。

【次数】掐3~5次，揉约20次。

【功效】解痉，止吐泻。

【主治】惊风，吐泻，踝关节屈伸不利。

八、内庭

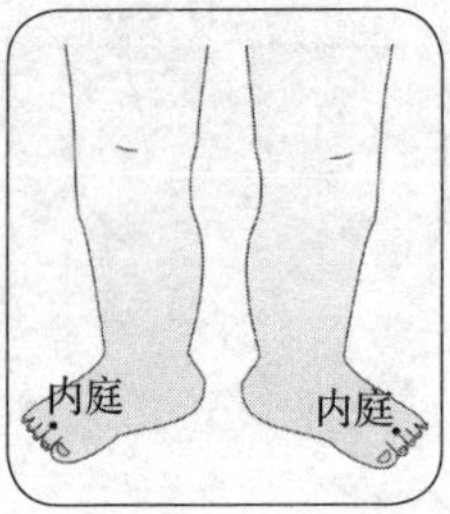

【定位】在第2、3趾间，趾蹼缘后方赤白肉际处。

【操作】用拇指甲掐之，称掐内庭。

【次数】掐3~5次。

【功效】清热泻火。

【主治】惊风。

第四节　足太阴脾经

一、箕门

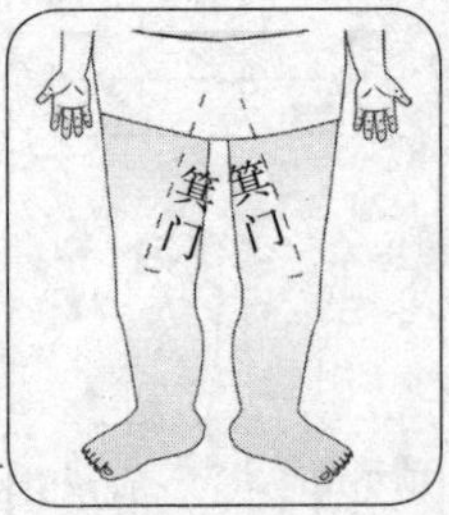

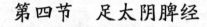

【定位】大腿内侧，膝盖上缘至腹股沟呈一直线。

【操作】用食、中二指自膝盖内侧上缘至腹股沟作直推法，称推箕门。

【次数】100~300次。

【功效】利尿，清热。

【主治】小便赤涩不利，尿闭，泄泻等。

二、三阴交

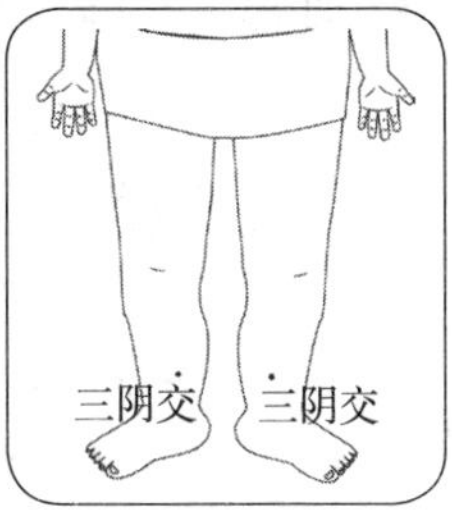

【定位】内踝尖直上3寸处。

【操作】用拇指或中指端按而揉之，称按揉三阴交。

【次数】按3~5次，揉20~30次。

【功效】通经脉，活血络，清利下焦湿热。

【主治】遗尿，癃闭，小便频数，涩痛不利，下肢痹痛，惊风，消化不良。

第五节　手少阴心经

一、肾经

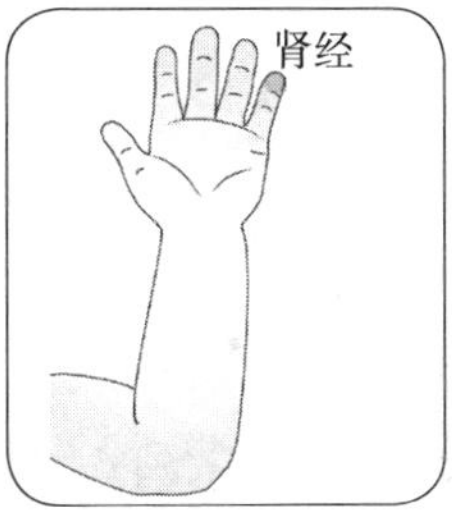

【定位】在小指掌面稍偏尺侧，自小指尖直至掌根（或在小指掌面末节）。

【操作】推肾经，分补肾经、清肾经两法。用推法，自掌根推至小指尖（或旋推罗纹面）为补，称“补肾经”；反之，自指端向指根方向直推为清，称“清肾经”。

【次数】100~500次。

【功效】滋肾壮阳，强筋健骨，温养下元，清热利尿。

【主治】先天不足，久病体虚，五更泄泻，遗尿，咳嗽，喘息，癫痫，目赤，膀胱湿热，小便淋浊刺痛。

二、阴池

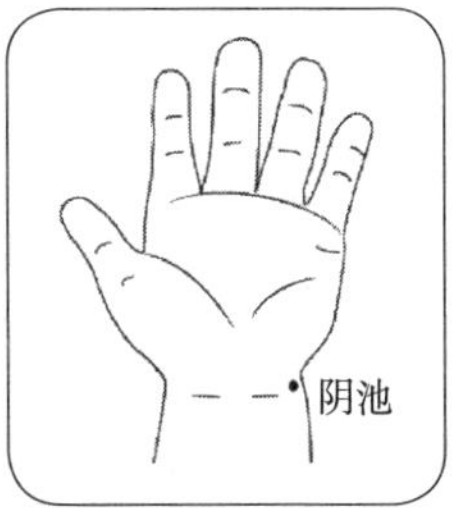

【定位】大横纹尺侧端。

【操作】与其他穴位配伍，可治头痛。用两手拇指自掌后横纹中（总筋）向两旁（阴池、阳池）分推称“分阴阳”；自两旁向总筋推，称“合阴阳”。

【功效】平衡阴阳，调和气血，消食积，化痰散结。

【主治】寒热往来，腹泻，呕吐，痢疾，食积，身热不退，烦躁不安，惊风，抽搐，痰涎壅盛等。

三、㪷肘

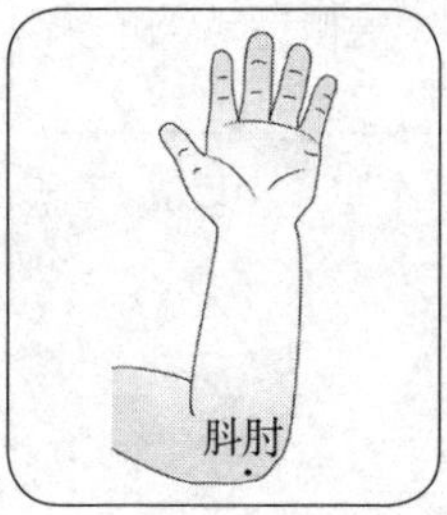

【定位】在肘关节，鹰嘴突处。

【操作】术者以左手拇指、食、中三指托患儿㪷肘，以右手拇指、食指二指叉入虎口，同时用中指按定天门穴（小鱼际中点），然后屈患儿之手，上下摇之，称摇㪷肘。

【次数】20~30次。

【功效】通经活血，顺气生血，化痰。

【主治】气血不和，痹痛，痞块，咳嗽、急惊等。

第六节　手太阳小肠经

一、后溪

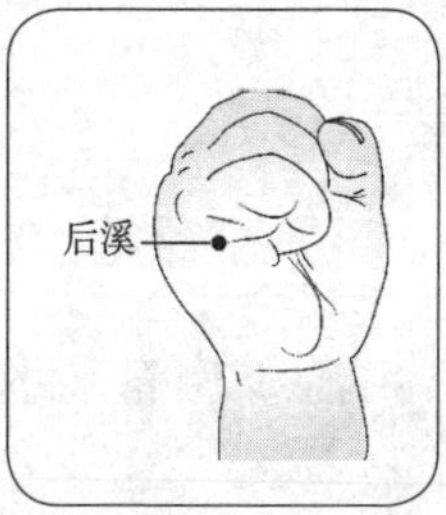

【定位】轻握拳，第5指掌关节后外侧横纹尽头。

【操作】掐后溪，拇指垂直掐按此穴；推后溪，上下直推该穴。

【次数】掐5~8次，直推约60次。

【功效】通经活络，清心宁神。

【主治】小便赤涩不利。

二、螺蛳骨

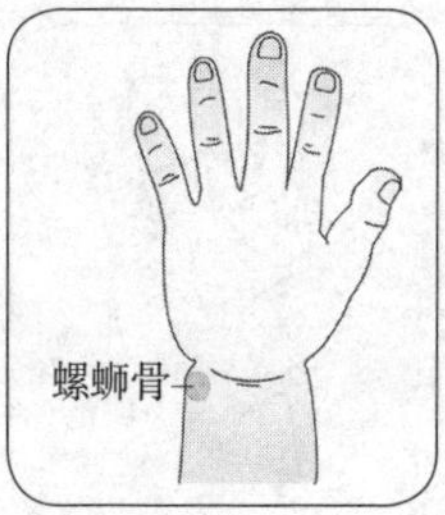

【定位】屈肘，掌心对胸，尺骨小头桡侧缘上方缝隙处，相当于“养老穴”。

【操作】两手捏患儿螺蛳骨上皮。

【次数】扯该处皮肤，约10次。

【功效】健脾镇惊。

【主治】消化不良，潮热，惊悸。

第七节　足太阳膀胱经

一、风门

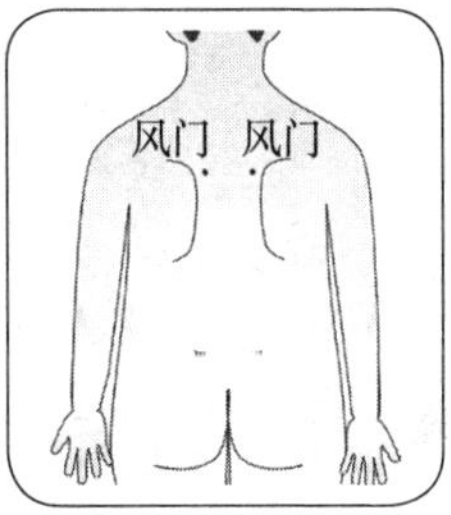

【定位】第2胸椎棘突下，旁开1.5寸。

【操作】术者用食、中指端揉，称“揉风门”。

【次数】20~30次。

【功效】解表通络。

【主治】感冒，咳嗽，气喘，鼻塞，骨蒸潮热，盗汗及腰背部病症。

二、肺俞

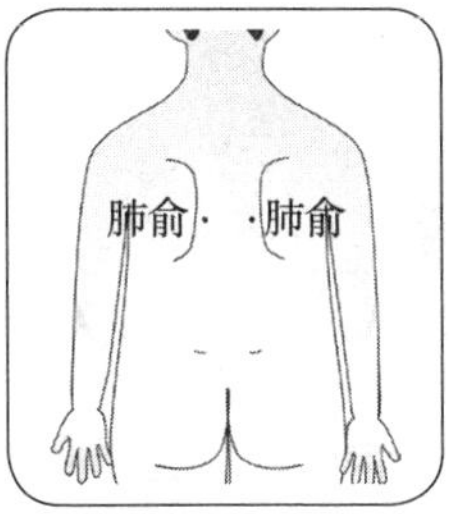

【定位】在第3胸椎棘突下，旁开1.5寸。

【操作】术者用两拇指或食、中二指端揉，称“揉肺俞”；术者用两拇指分别自肩胛骨内缘以上向下推动，称“推肺俞”或“分推肩胛骨”。

【次数】揉50~100次，推100~200次。

【功效】止咳化痰，益气补肺。

【主治】咳嗽，痰鸣，胸闷，胸痛，发热等。

三、委中

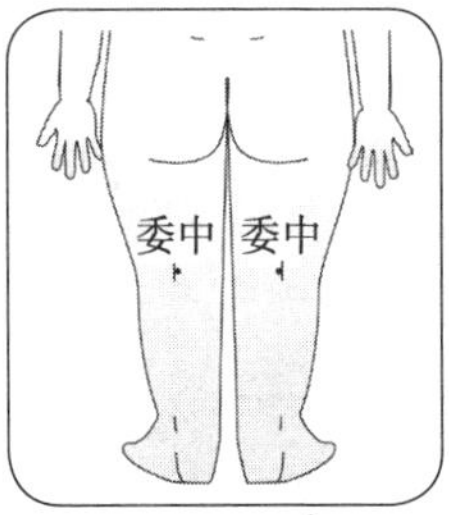

【定位】腘窝中央，两大筋间。

【操作】术者用食、中指端拿腘窝肌腱，称“拿委中”。

【次数】5次。

【功效】疏经通络，息风止痉。

【主治】惊风抽搐，下肢痿软无力等。

四、后承山

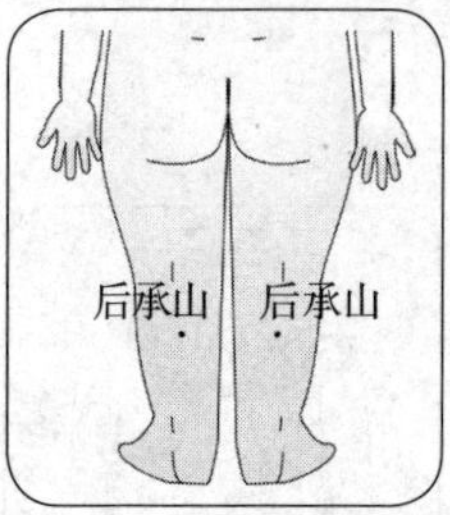

【定位】腓肠肌腹下凹陷中。

【操作】用拿法，称“拿承山”。

【次数】5次。

【功效】通经活络，息风止痉。

【主治】腿痛转筋，下肢痿软。

五、仆参

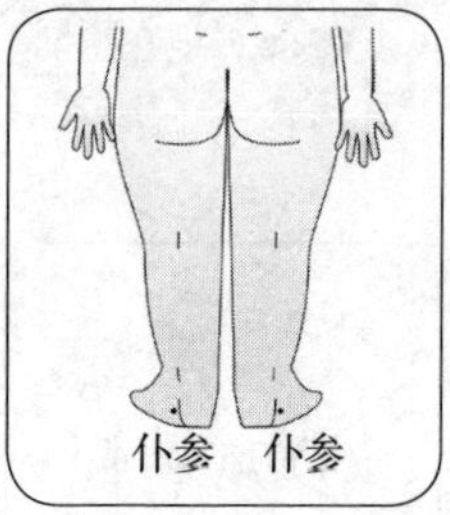

【定位】足跟外踝下凹陷中。

【操作】用拿法，称“拿仆参”；用掐法，称“掐仆参”。

【次数】5次。

【功效】益肾健骨，舒筋活络，安神定志。

【主治】腰痛，脚跟痛，霍乱转筋，癫狂痫，晕厥，足痿不收。

六、昆仑

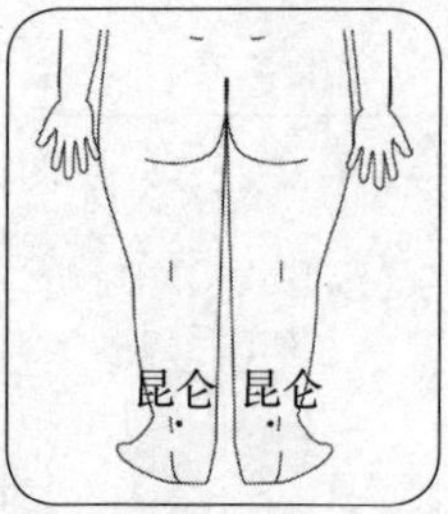

【定位】外踝与跟腱之间的凹陷中。

【操作】掐此穴称“掐昆仑”。

【次数】5次。

【功效】解肌通络，强腰补肾。

【主治】头痛，惊风，腰痛，足内翻，足跟痛。

第八节　足少阴肾经

一、耳后高骨

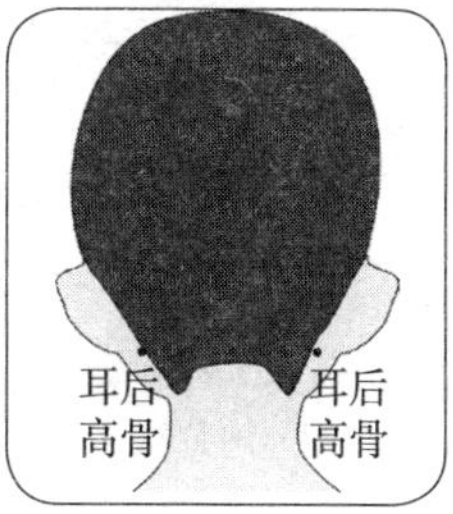

【定位】耳后入发际，乳突后缘下凹陷中。

【操作】术者用两手中指、无名指揉患儿耳后高骨，或掐此穴。

【次数】掐3~5次，揉约30次。

【功效】息风止痛。

【主治】头痛，惊风。

二、涌泉

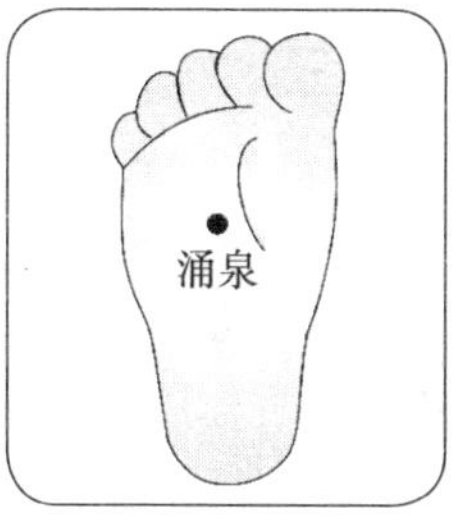

【定位】足掌心前1/3处。

【操作】术者用两拇指面轮流自足跟推向足尖，称“推涌泉”；术者用拇指端按在穴位上揉之，称“揉涌泉”。

【次数】推100~400次，揉约30次。

【功效】滋阴，退热。

【主治】发热，呕吐，腹泻，五心烦热。

第九节　手厥阴心包经

一、心经

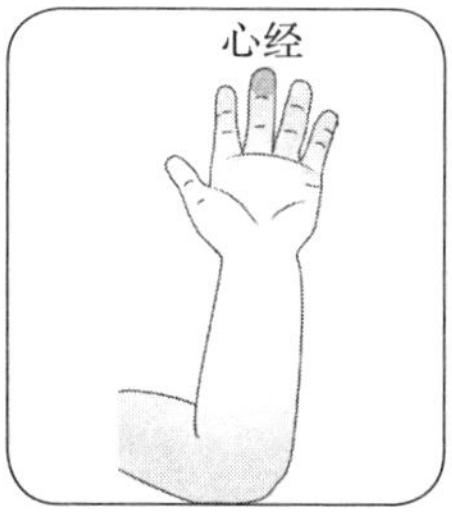

【定位】在手中指掌面末节。

【操作】推心经，分清心经、补心经两法。用推法自中指掌面末节指纹起推向指尖（或自指端向指根方向直推）为清，称“清心经”；反之（或旋推罗纹面）为补，称“补心经”。

【次数】100~500次。

【功效】清热退心火，补益心血，养心安神。

【主治】五心烦热，口舌生疮，小便赤涩，惊惕不安，心血不足，汗出无神，目眦红赤等。

二、内劳宫

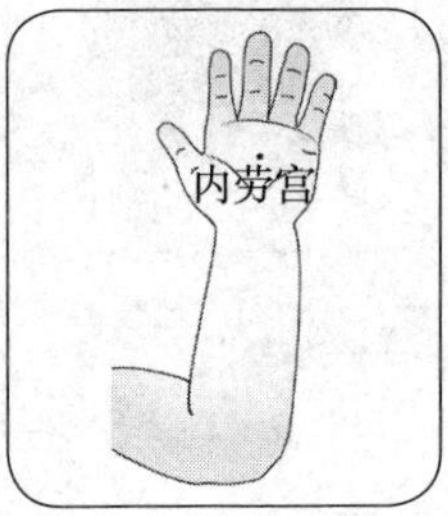

【定位】掌心中，屈指当中指指尖下。

【操作】以拇指甲掐揉之，称“掐揉内劳宫”；以中指端作运法，称“运内劳宫”。

【次数】揉运100~300次，掐3~5次。

【功效】清热除烦，息风凉血。

【主治】发热，烦渴，口疮，便血，齿龈糜烂，虚烦内热。

三、总筋

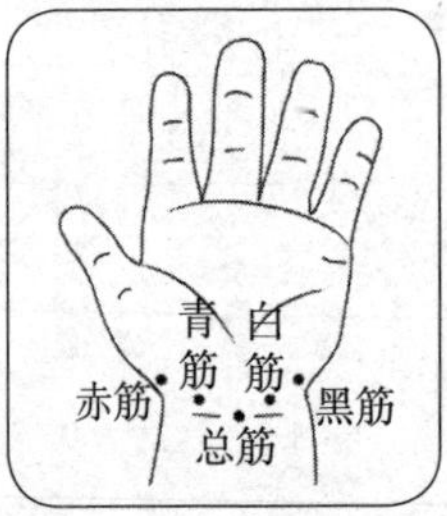

【定位】在手腕掌后横纹中点。

【操作】揉总筋，以拇指或中指按揉之；拿总筋，术者拇指按穴位上，以食指按手腕背部对合拿之，另一手握其余四指摆动。

【次数】揉100~300次，掐3~5次。

【功效】清心热，退潮热，通调周身气机。

【主治】心经热，口舌生疮，潮热，牙痛，肠鸣吐泻，惊风抽搐。

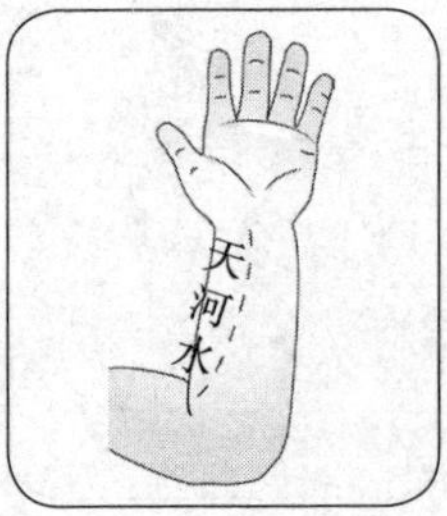

四、天河水

【定位】在前臂内侧正中，自腕横纹至肘横纹呈一直线。

【操作】清天河水，用食、中二指指腹，从腕横纹起，推至肘横纹；大推天河水，用食、中二指指腹，自内劳宫推至肘横纹；引水上天河，以凉水滴于大横纹上，用食、中二指指腹慢慢推至洪池，继以四指掐之，并用口吹气于天河穴透之。

【次数】100~500次。

【功效】清热解表，泻心火，除烦躁。

【主治】一切热证，内热，潮热，外感发热，烦躁不安，口渴，弄舌，惊风，痰喘，咳嗽等。

五、洪池

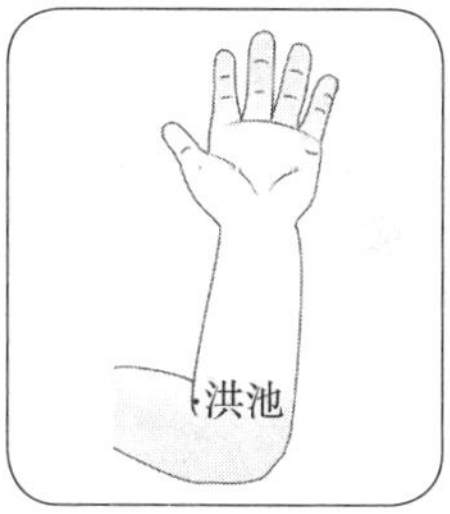

【定位】肘关节内侧，肘横纹中点。

【操作】术者以一手拇指按穴位上，一手拿患儿四指摇之，称“按摇洪池”。

【次数】5~10次。

【功效】调和气血，疏通经络。

【主治】气血不和，关节痹痛等。

第十节　手少阳三焦经

一、耳门

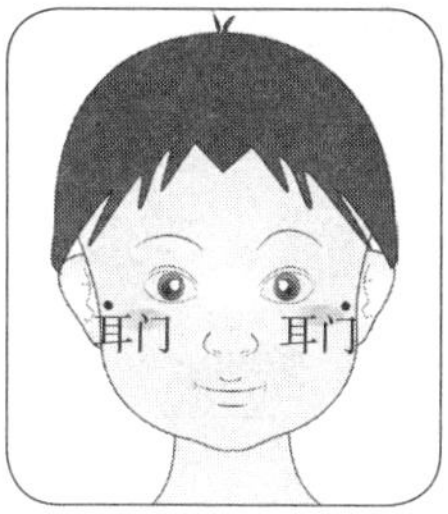

【定位】在耳屏上切迹的前方，张口凹陷处。

【操作】术者以中指指端按揉该穴，称“按揉耳门”。

【次数】按或揉，约30次。

【功效】镇惊止痛，聪耳安神。

【主治】惊风，耳鸣。

二、二人上马

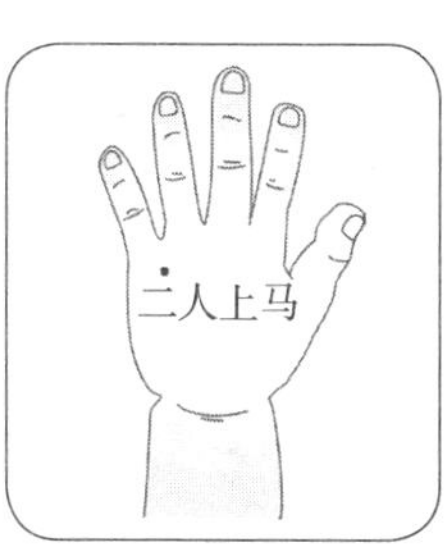

【定位】手掌背面，第4、5掌骨小头后凹陷中。

【操作】掐二人上马，以拇指甲掐之，继以揉；揉二人上马，以拇指或中指揉之。

【次数】100~500次。

【功效】补肾滋阴，顺气散结，利水通淋。

【主治】小便短赤，腹痛，体虚，淋证，脱肛，遗尿，消化不良，牙痛，咬牙，喘促。

三、精宁

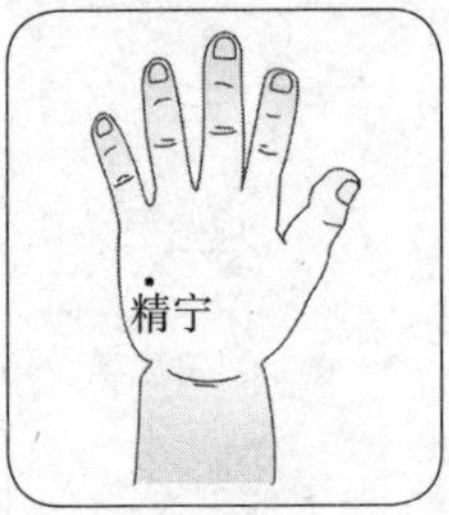

【定位】在手背，无名指与小指本节后第4、5掌骨之间。

【操作】掐揉精宁，以拇指甲掐之，或以中指揉之。

【次数】揉100~500次，掐3~5次。

【功效】行气，破结，化痰。

【主治】痰喘，气吼，干呕，眼内胬肉。

四、膊阳池

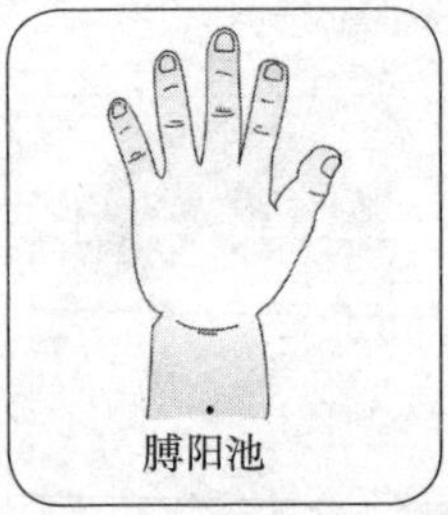

【定位】手背一窝风穴后3寸处。

【操作】掐膊阳池，以拇指甲掐之，继以揉之；揉膊阳池，用拇指或中指端作揉法。

【次数】掐3~5次，揉100~500次。

【功效】疏风，解表，通利二便。

【主治】感冒头痛，大便秘结，小便赤涩。

五、外关

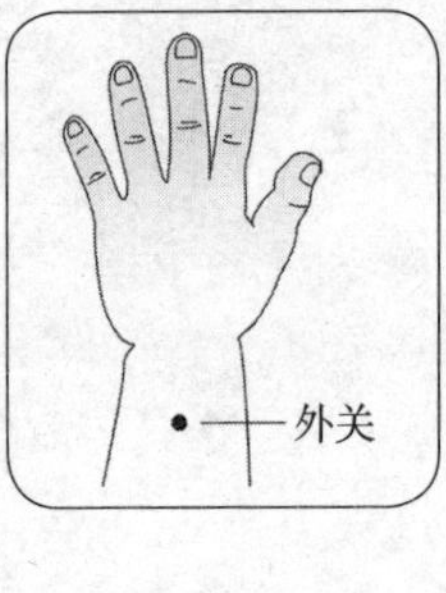

【定位】掌背腕后2寸。

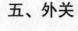

【操作】推外关，向上直推此穴；掐外关，以拇指甲掐之。

【次数】推约60次，掐3~5次。

【功效】止泻止痛。

【主治】腹泻，腰背疼痛。

第十一节　足少阳胆经

一、瞳子髎

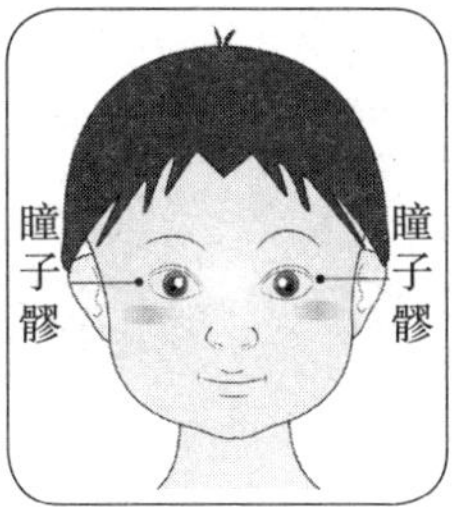

【定位】目外眦外侧约0.5寸。

【操作】用拇指掐或按揉之。

【次数】掐5~8次，揉约30次。

【功效】镇惊。

【主治】惊风。

二、脑空

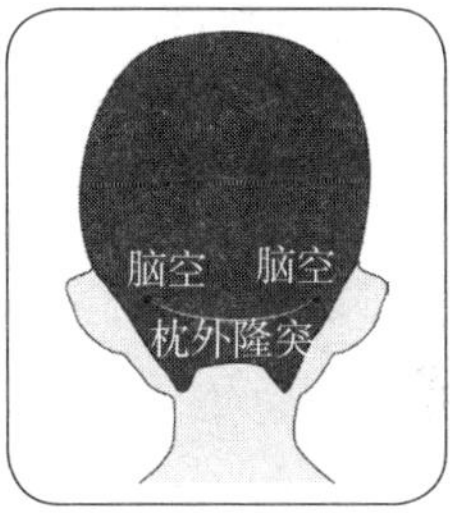

【定位】风府穴直上1.5寸为脑户，此穴平脑户旁开2.25寸。

【操作】用拇指或中指端揉或掐之。

【次数】揉约80次，掐3~5次。

【功效】镇惊止痛。

【主治】头痛，癫痫。

三、肩井

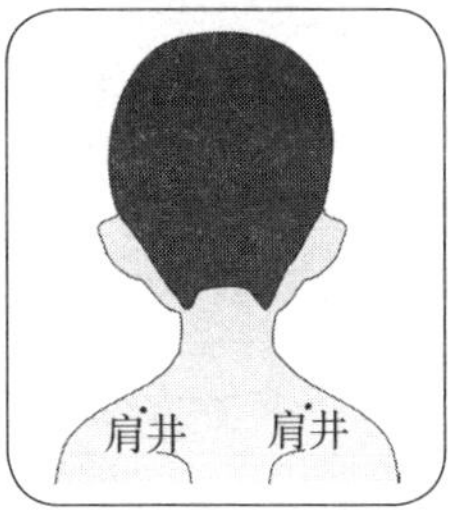

【定位】在大椎与肩峰连线的中点。

【操作】用拇指与食、中二指对称用力提拿肩井，称“拿肩井”；用指端按此穴，称“按肩井”。

【次数】拿3~5次，按揉10~30次。

【功效】解表发汗，通窍行气。

【主治】感冒，惊厥，上肢屈伸不利。

第十二节　足厥阴肝经

一、大敦

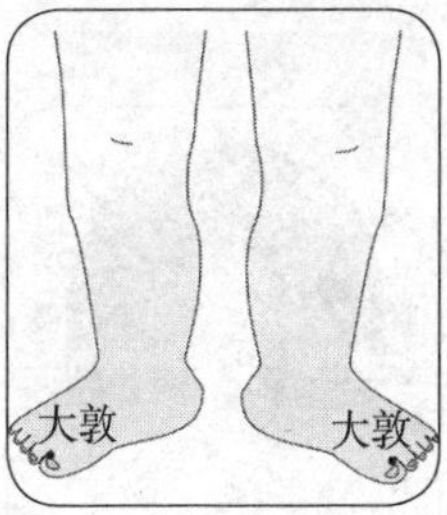

【定位】足大趾外侧，距趾甲角旁约0.1寸。

【操作】以拇指甲掐此穴，称“掐大敦”。

【次数】掐5~10次，揉30~50次。

【功效】解痉息风。

【主治】惊风，四肢抽搐等。

二、太冲

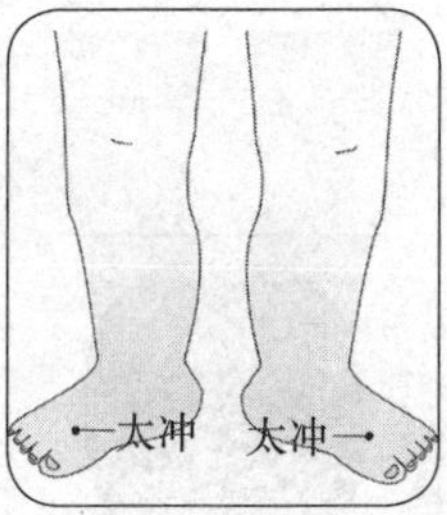

【定位】第1、2趾缝上1.5寸。

【操作】以拇指甲掐此穴。

【次数】掐3~5次。

【功效】解痉息风。

【主治】惊风。

第十三节　督脉

一、天门

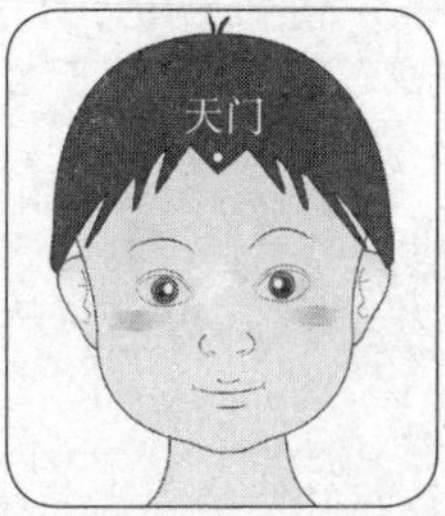

【定位】头部正中线，入前发际0.5寸。此穴通常又指上额部，又可作望诊。

【操作】用掐法或捣法自天门掐（捣）至承浆；或揉之。

【次数】揉约80次。

【功效】清利头目，宁心安神。

【主治】眼病，口眼㖞斜。

二、准头

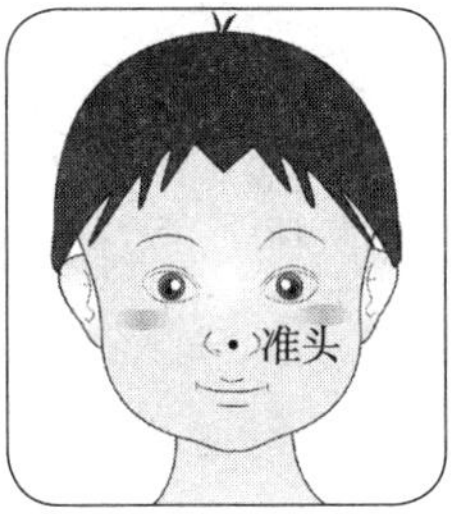

【定位】鼻尖端。另有准头为鼻之说，此穴可作望诊用，若见深黄色为内热便结。

【操作】术者用拇指甲掐，称“掐准头”。

【次数】掐3~5次。

【功效】祛风镇惊。

【主治】外感，慢惊风。

三、囟会

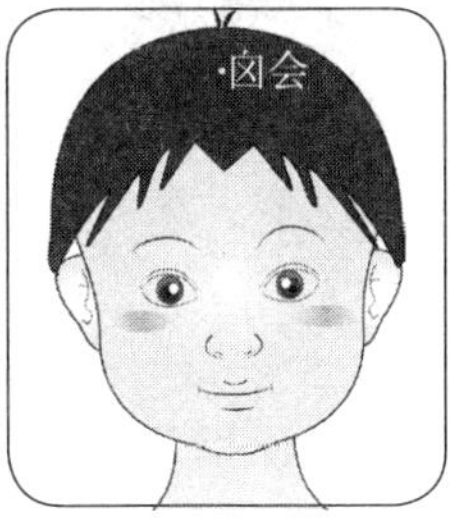

【定位】前发际正中上2寸，百会前骨凹陷中。

【操作】术者两手四指扶儿头，两拇指自前发际向该穴轮换推之（囟门未合时，仅推至边缘），称“推囟门”；拇指端轻揉本穴，称“揉囟门”。

【次数】摩、推或揉50~100次。

【功效】祛风，定惊，开窍醒神。

【主治】头痛，惊风，鼻塞，衄血，解颅，神昏烦躁等。

四、水沟

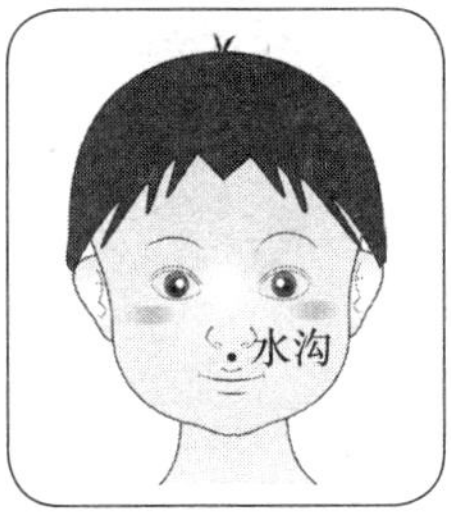

【定位】人中沟上1/3与下2/3交界处。

【操作】术者用拇指甲掐，称“掐水沟”。

【次数】掐3~5次或醒后即止。

【功效】开窍醒脑。

【主治】惊风，昏厥，抽搐，瞤动。

五、前顶

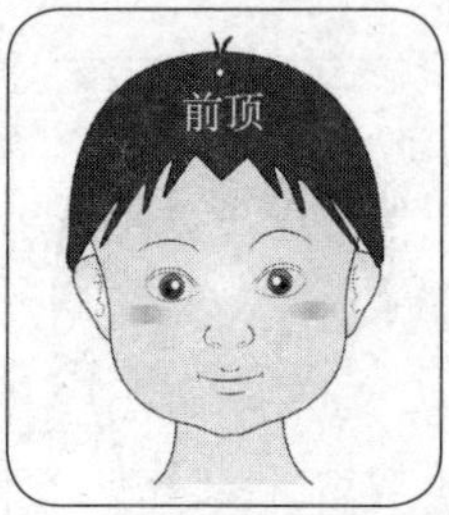

【定位】百会前1.5寸。

【操作】术者用拇指掐或揉之。

【次数】掐3~5次，揉约30次。

【功效】息风止痛。

【主治】头痛，惊风。

六、百会

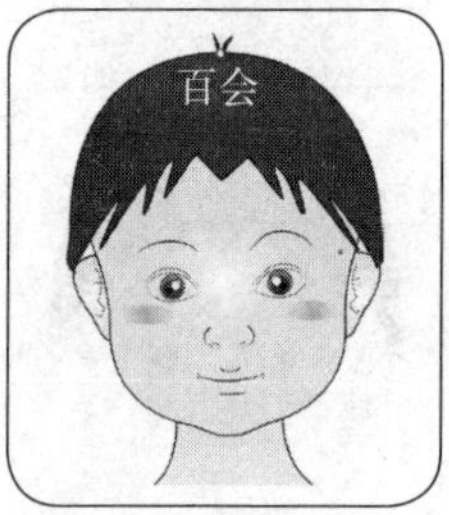

【定位】头顶正中线与两耳尖连线的交点。

【操作】术者用指端按或揉，称“按百会”或“揉百会”。

【次数】按30~50次，揉100~200次。

【功效】升阳举陷，安神镇惊，开窍明目。

【主治】头痛，惊风，目眩，惊痫，脱肛，遗尿，慢性腹泻，痢疾。

七、大椎

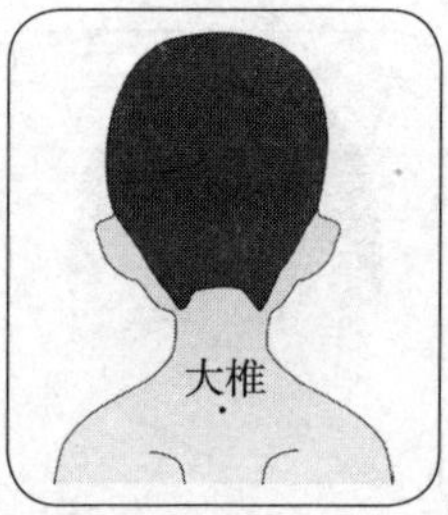

【定位】第7颈椎与第1胸椎棘突之间。

【操作】术者用中指端按或揉，称“按大椎”和“揉大椎”；用双手拇指、食指将其周围的皮肤捏起，向其穴挤去，称“捏挤大椎”；或用屈曲的食、中两指蘸水，在穴位上提拧，称“拧大椎”。

【次数】按揉30~50次，捏挤以局部皮肤紫红瘀斑为度。

【功效】清热解表，通经活络。

【主治】发热，项强，咳嗽，感冒，百日咳。

八、龟尾

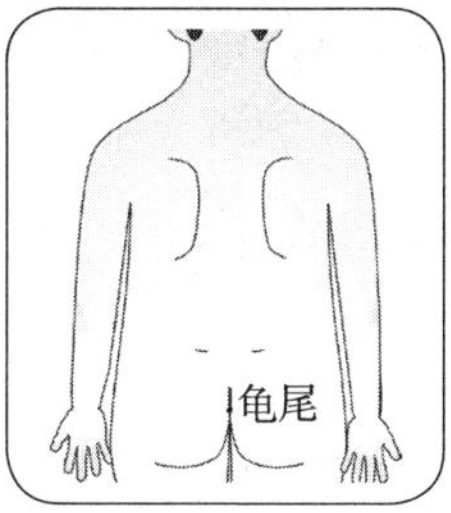

【定位】尾椎骨端。

【操作】用拇指端或中指端揉，称“揉龟尾”。

【次数】100~300次。

【功效】通调大肠。

【主治】泄泻，便秘，脱肛，遗尿。

九、印堂

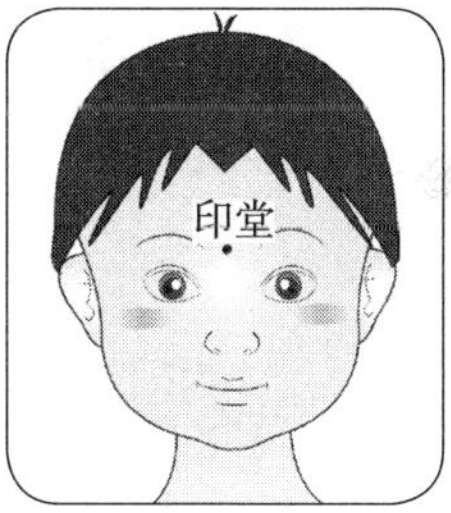

【定位】两眉连线的中点。

【操作】术者用拇指甲掐或用指端作揉法。

【次数】掐3~5次，揉20~30次。

【功效】醒脑，提神，祛风通窍。

【主治】昏厥，抽搐，慢惊风，感冒，头痛。

第十四节　任脉

一、天突

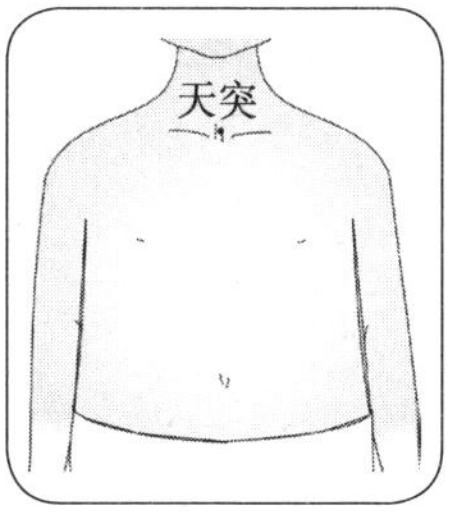

【定位】在胸骨切迹上缘，凹陷正中。

【操作】按揉天突，用中指端按或揉该穴；点天突，以食指或中指端微屈，向下用力点之；捏挤天突，用两手拇、食指捏挤天突穴，以皮下瘀血呈红紫色为止。

【次数】按揉约30次，点3~5次。

【功效】理气化痰，降逆止呕，止咳平喘。

【主治】痰壅气急，咳喘胸闷，咳痰不爽，恶心呕吐，咽痛。

二、璇玑

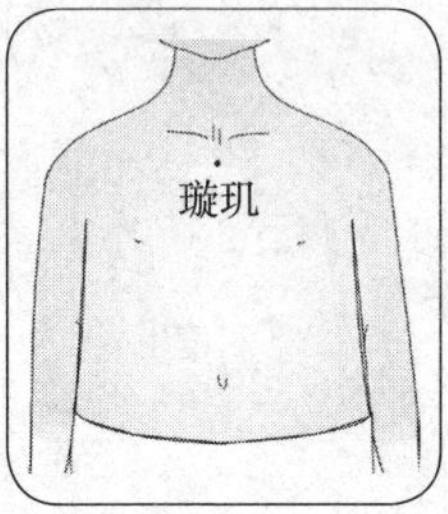

【定位】在天突下1寸，胸骨柄中央。

【操作】沿胸肋自上而下向左右两旁分推，称“开胸”；若沿胸肋分推后，再自鸠尾处向脐上直推，最后摩腹部，称为“开璇玑”。

【次数】开胸3~5次，开璇玑50~100次。

【功效】理气化痰，降逆止呕。

【主治】发热，气急，痰喘，胸闷，呕吐，厌食，腹泻。

三、膻中

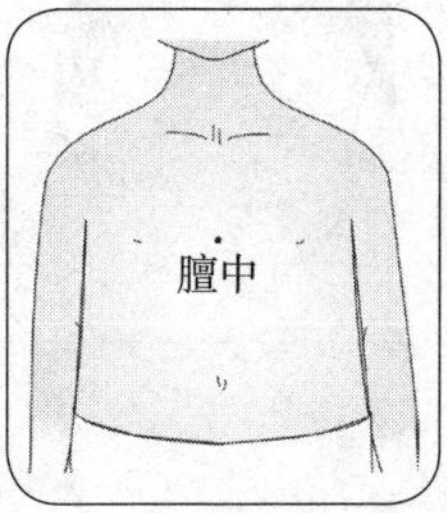

【定位】在胸骨上，平第4肋间隙处，前正中线上。

【操作】术者用中指端揉，称“揉膻中”；两拇指自穴中向两旁分推至乳头，称“分推膻中”；用食指、中指自胸骨切迹向下推至剑突，称“推膻中”。

【次数】100~300次。

【功效】宽胸理气，宣肺止咳。

【主治】胸闷，喉鸣，气喘，咳嗽，恶心，呕吐，呃逆，嗳气。

四、中脘

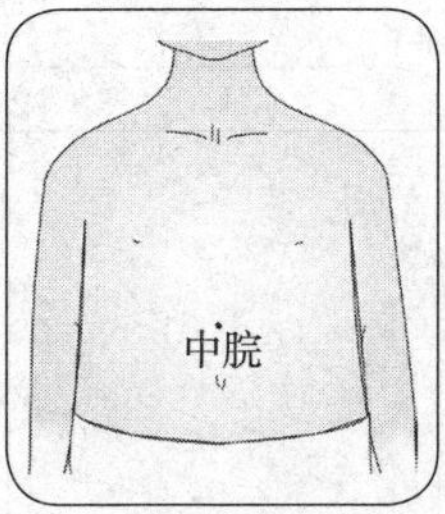

【定位】脐上4寸，胸骨下端剑突至脐连线的中点。

【操作】术者用拇指、食指或中指端或掌根按揉，称“揉中脘”；用掌心或四指摩，称“摩中脘”；自中脘向上直推至喉下或自喉往下推至中脘，称“推中脘”，又称“推胃脘”；自中脘推向鸠尾处，称“推三焦”；若沿季肋处作分推法，称“分推腹阴阳”。

【次数】揉或推100~300次，摩5分钟。

【功效】健脾和胃，消食和中。

【主治】胃脘痛，腹痛，腹胀，食积，呕吐，泄泻，食欲不振，嗳气等。

五、神阙

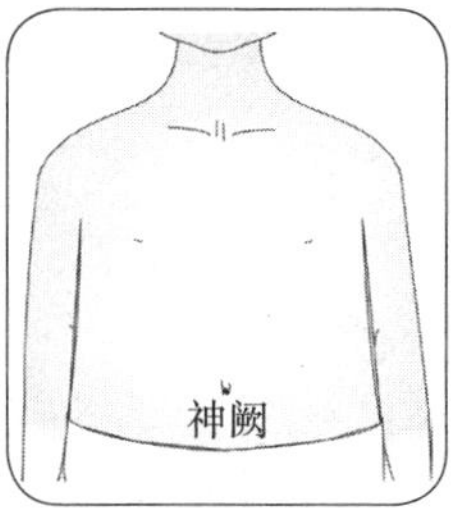

【定位】在肚脐中，又指脐周腹部。

【操作】术者用中指端或掌根揉，称“揉脐”；以食、中、无名指三指指面或手掌面摩，称“摩脐”；用拇指和食、中指抓住肚脐抖揉，亦称“揉脐”，逆时针方向揉为补，顺时针方向揉为泻，往返揉之为平补平泻；捏挤肚脐，以拇、食指捏挤四周，以轻度瘀血为止。

【次数】100~300次。

【功效】温阳散寒，补益气血，健脾和胃，消食导滞。

【主治】泄泻，呕吐，腹胀，腹痛，消化不良，厌食，暗积，肠鸣，痢疾，便结，脱肛。

第十五节　奇穴

一、山根

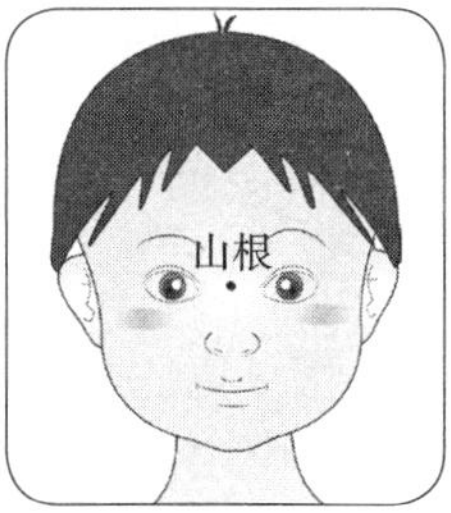

【定位】两目内眦之中，鼻梁上低洼处。

【操作】术者用拇指甲掐，称“掐山根”。

【次数】掐3~5次。

【功效】开窍，醒脑。

【主治】慢惊风，抽搐。

二、太阳

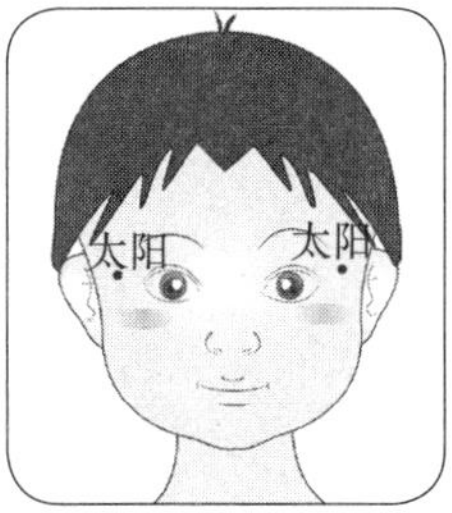

【定位】眉后凹陷处。

【操作】术者用两拇指桡侧自眼向耳直推，称“推太阳”。用中指端揉或运，称“揉太阳”或“运太阳”。向眼方向揉运为补，向耳方向揉运为泻。

【次数】直推约30次，揉30~50次，运约30次。

【功效】祛风散寒，明目。

【主治】感冒，发热，有汗无汗，头痛，目赤痛等。

三、十王

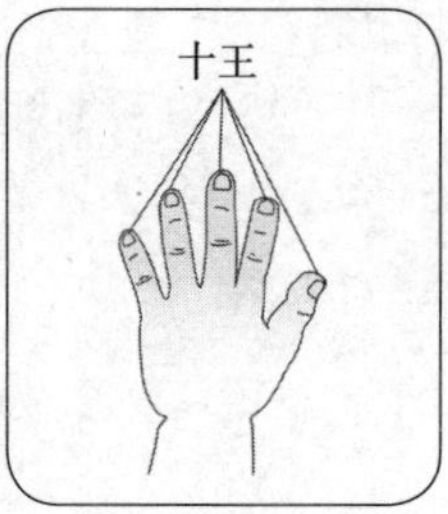

【定位】在两手十指尖，靠近指甲处。

【操作】掐十王，以拇指甲依次掐之。

【次数】3~5次。

【功效】清热，醒神，开窍。

【主治】急热惊风，抽搐，心热，烦躁不安，神呆，精神恍惚。

四、百虫

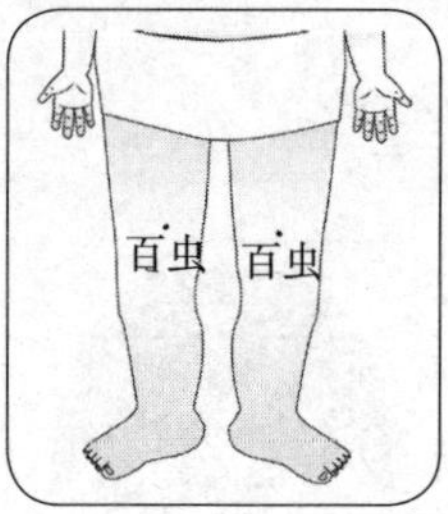

【定位】膝上内侧肌肉丰厚处。

【操作】用拇指和食、中二指对称提拿，称“拿百虫”；用拇指指端按揉，称“按揉百虫”。

【次数】拿3~5次，按揉10~20次。

【功效】通经活络，平肝息风。

【主治】四肢抽搐，下肢痿痹不用。

第十六节　其他具有特殊属性的穴位

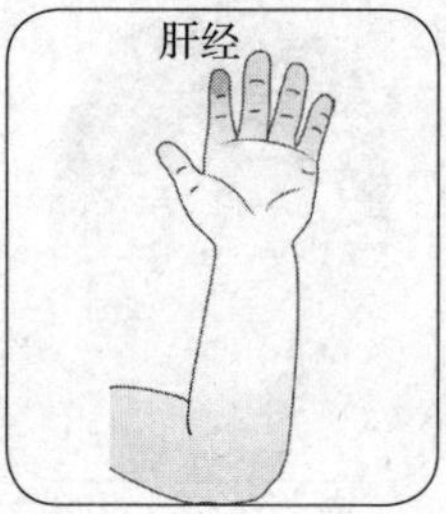

一、肝经

【定位】在食指掌面末节。

【操作】推肝经分为清肝经、补肝经两法，用推法自食指掌面末节指纹起向指尖推（或自指端向指根方向推）

称“清肝经”，亦称“平肝”；反之（或旋推罗纹面）为补，称“补肝经”。

【次数】100~500次。

【功效】平肝泻火，解郁除烦，养阴平肝，和气生血。

【主治】惊风，目赤，烦躁不安，五心烦热，口苦咽干，头晕头痛，耳鸣等。

二、琵琶

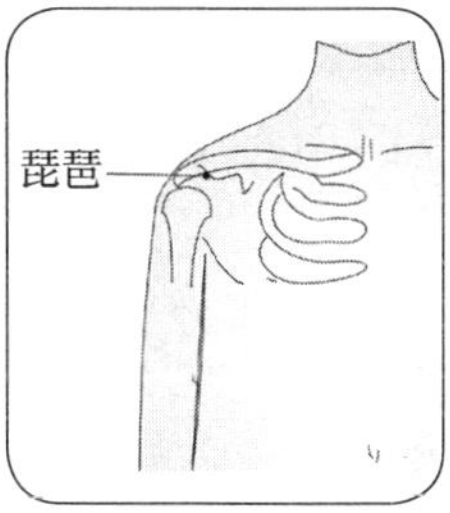

【定位】位于肩部锁骨外侧端的前缘，喙突上缘凹陷处。

【操作】用大拇指拿住琵琶穴，向上提起，随后又放下，或按揉该处。

【次数】拿3~5次，按揉10~20次。

【功效】益精清神。

【主治】发热、惊风。

三、皮罢

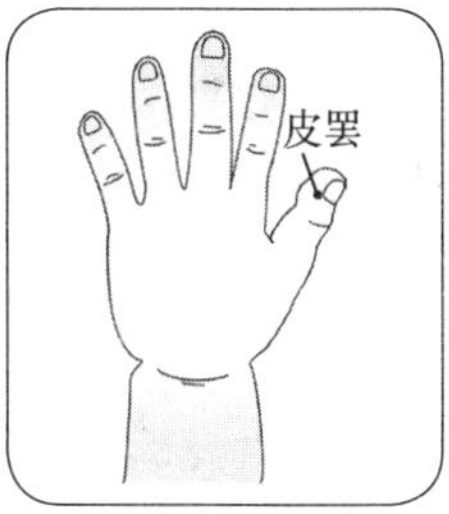

【定位】拇指尺侧，指甲根旁约1分许。

【操作】掐皮罢，以拇指甲重掐之，继以揉之。

【次数】掐3~5次。

【功效】降气平喘，醒神。

【主治】哮喘，昏迷。

四、五指节

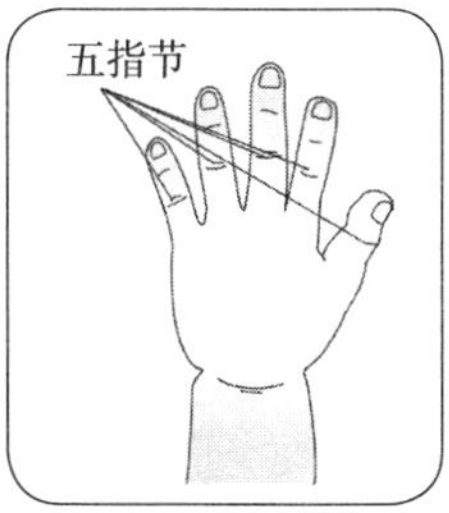

【定位】掌背五指第一指间关节。

【操作】拇指甲掐，称“掐五指节”；用拇、食指揉搓，称“揉五指节”。

【次数】掐3~5次，揉搓20~50次。

【功效】安神镇惊，祛痰，通窍。

【主治】惊风，吐涎，惊惕不安，咳嗽痰盛等。

五、威灵

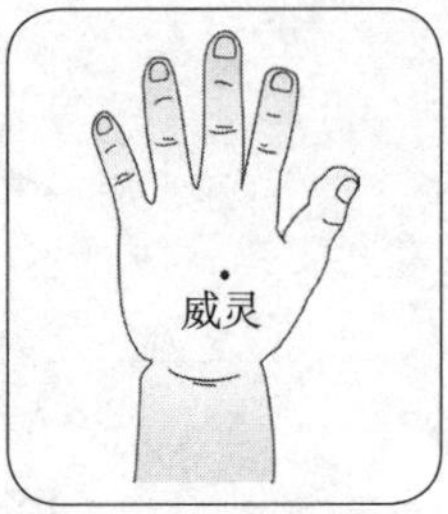

【定位】在手背，外劳宫旁，第2、3掌骨交缝处。

【操作】掐威灵，以拇指甲掐之，继以揉之。

【次数】掐5~10次。

【功效】开窍，醒神，镇惊。

【主治】急惊暴死，昏迷不醒，头痛，耳鸣。

六、脾经

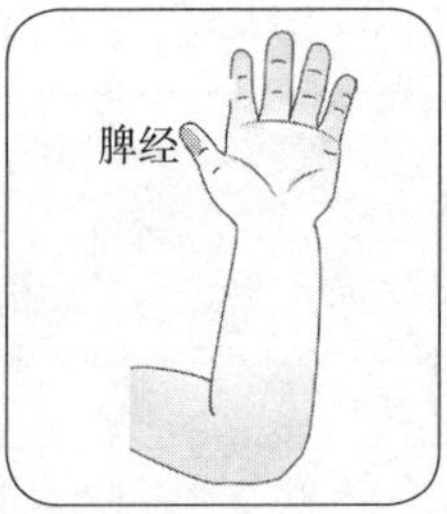

【定位】在拇指桡侧自指尖至指根处（或在拇指末节罗纹面）。

【操作】推脾经分为补脾经、清脾经、清补脾经3法。患儿微屈拇指，术者自指尖推向指根（或旋推罗纹面）称“补脾经”；若患儿拇指伸直，术者自指根推向指尖，称“清脾经”；来回推为平补平泻，称“清补脾经”。

【次数】100~500次。

【功效】健脾胃，补气血，清湿热，消食积，化痰涎。

【主治】体质虚弱，食欲不振，肌肉消瘦，精神萎靡，呕吐，泄泻，伤乳食，便秘，痢疾，黄疸，湿痰，咳嗽，便血及斑、疹，痧隐而不透等症。

七、大指

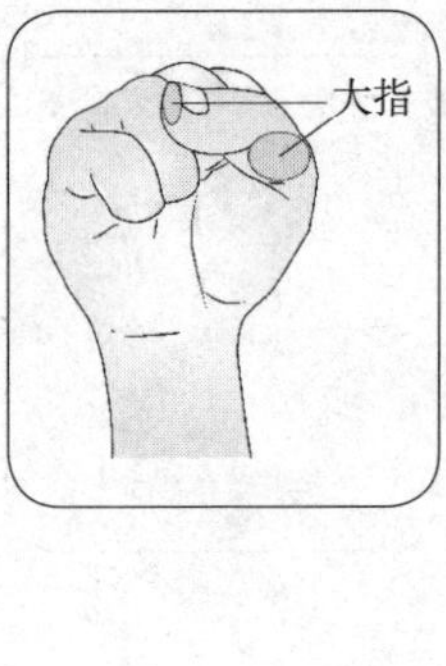

【定位】大拇指。

【操作】掐大指第二节；揉大指头顶。

【次数】掐5~10次，揉30~40次。

【功效】醒脾消食。

【主治】喉中气响。

八、大指甲

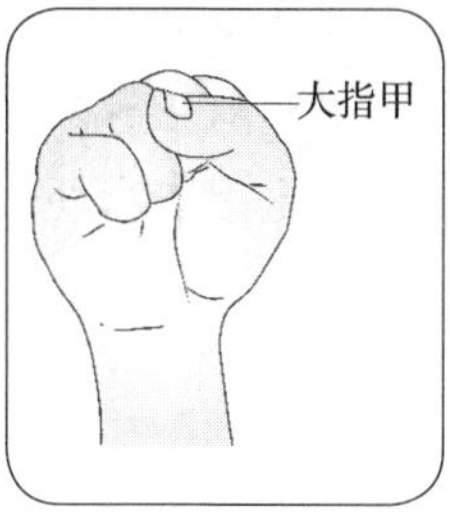

【定位】大拇指甲。

【操作】揉大指甲。

【次数】揉30~40次。

【功效】补脾止泻。

【主治】泄泻，消化不良。

九、乳旁

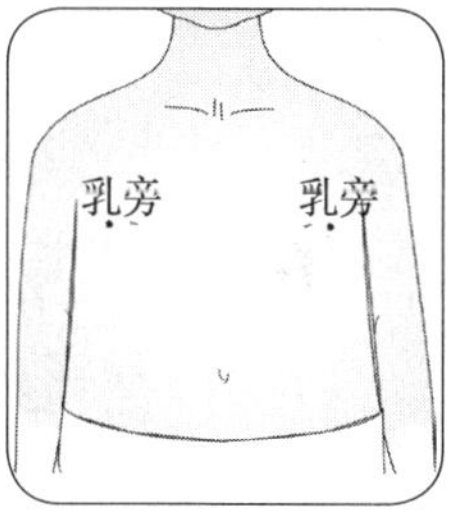

【定位】第5肋间隙，乳头旁开0.2寸。

【操作】术者用食指或中指端揉，称“揉乳旁”。

【次数】揉50~100次。

【功效】化痰止咳，消食化滞。

【主治】胸闷，胸痛，咳嗽，气喘。

十、肺经

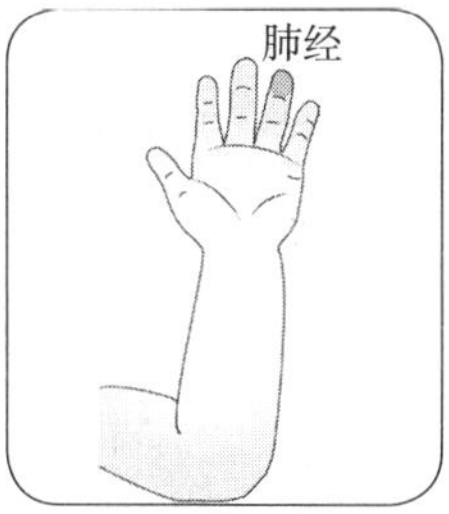

【定位】无名指罗纹面。

【操作】推肺经，分补肺经、清肺经两法。用推法，自无名指掌面末节指纹起推至指尖为清，称“清肺经”；反之（或旋推罗纹面）为补，称“补肺经”。

【次数】100~500次。

【功效】补益肺气，清肺泄热，止咳化痰。

【主治】感冒，咳嗽，气喘，呕吐，痰鸣，面白，自汗，盗汗，脱肛，遗尿，大便秘结，麻疹不透。

十一、小肠

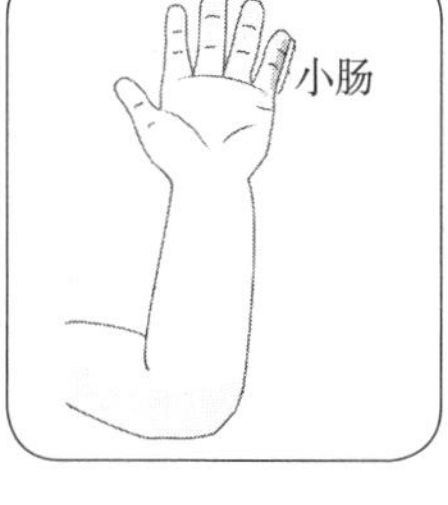

【定位】在小指尺侧边缘，自指尖至指根。

【操作】推小肠，分清小肠、补小肠两法，用推法，自指尖向指根直推为补，称“推补小肠”；反之为清，称“清小肠”。

【次数】100~500次。

【功效】滋阴补虚，清热利尿，泌别清浊。

【主治】小便赤涩，腹泻，午后潮热，口舌糜烂等。

十二、肚角

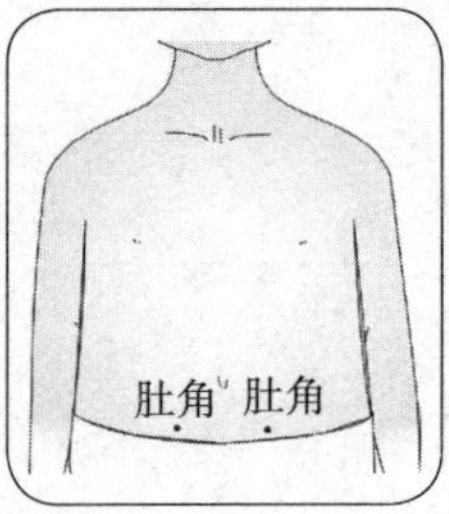

【定位】脐下2寸，旁开2寸两大筋。

【操作】术者用拇、食、中三指向深处拿之，为“拿肚角”，一拿一松为1次；用中指端或掌心按之，为“按肚角”。

【次数】按、拿各3~5次。

【功效】健脾和胃，理气消滞。

【主治】腹痛，腹泻，腹胀，痢疾，便秘。

十三、内八卦

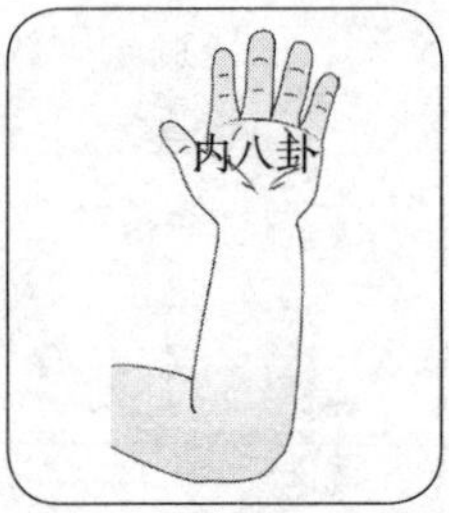

【定位】以手掌中心（内劳宫）为圆心，以圆心至中指根横纹约2/3为半径所形成的圆圈。对小天心为坎，对中指为离，离坎中线靠拇指侧中点为震，靠小指侧中点为兑，共8个方位。

【操作】顺运八卦为拇指或中指自乾经坎运至兑为1遍。由兑起经坤至乾为逆运。临床顺运与逆运都有离位不运之说，即用左拇指盖住离位，以免动心火。

【次数】顺逆运300~500次，分运7~14次。

【功效】宽胸和胃，调理升降，平衡阴阳。

【主治】胸闷，咳嗽，气喘，厌食，腹胀，呕吐。

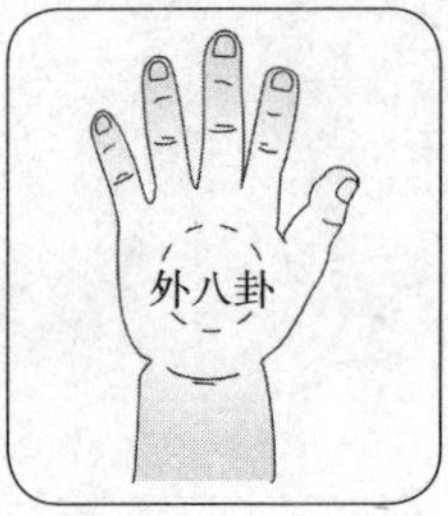

十四、外八卦

【定位】掌背外劳宫周围圆形，与内八卦相对。

【操作】使小儿的掌心向下，用拇指指尖做顺时针方向掐运，称“顺运外八卦”；用拇指指尖做逆时针方向掐运，则称“逆运外八卦”。

【次数】100~300次。

【功效】宽胸，理气，散结。

【主治】胸闷，腹胀，大便秘结。

十五、青筋

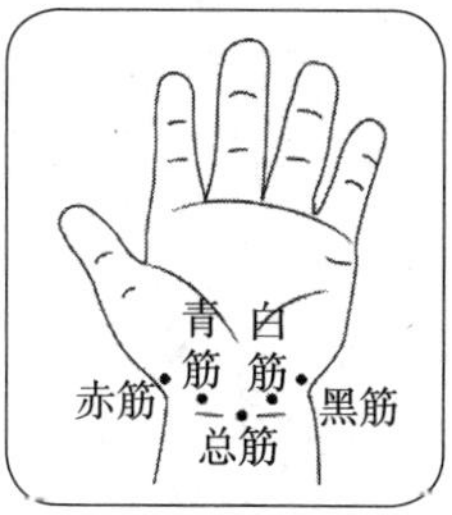

【定位】位于总筋与阳池（太渊与赤筋）连线的中点。属木，纯阳，应肝与胆。

【操作】小儿掌心向上，拇指甲掐之，为“掐青筋”；拇指端揉之，为“揉青筋”。

【次数】掐3~5次，揉30~50次。

【功效】清肝明目。

【主治】目糊，目赤。

十六、赤筋

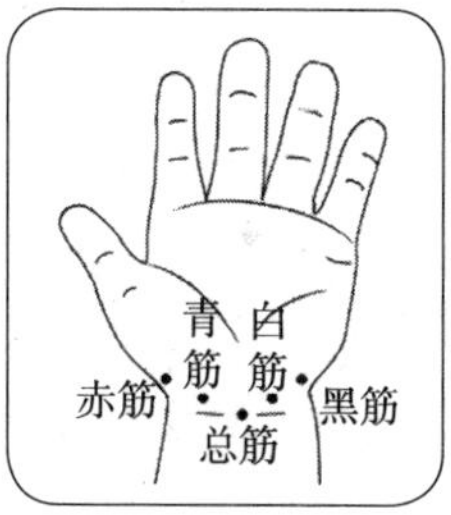

【定位】位于腕部掌侧横纹，阳穴内侧，近桡动脉处。属火，浮阳，应心与小肠。

【操作】术者拇指甲掐之或揉之。

【次数】掐3~5次，揉30~50次。

【功效】清热醒神。

【主治】恶寒，发热，内热外寒，霍乱。

十七、总筋

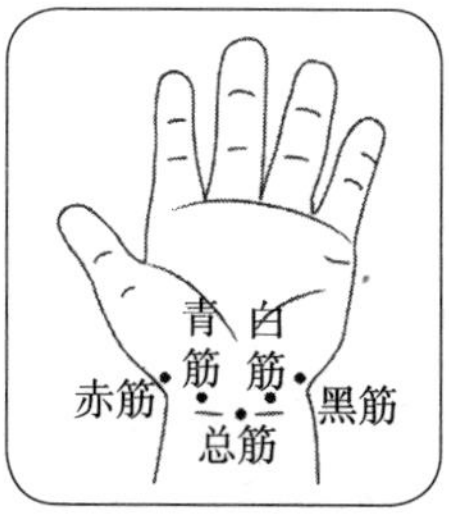

【定位】位于手腕掌后横纹中点。属土，应脾与胃，总五行，通十二经。

【操作】揉总筋，以拇指或中指按揉之；拿总筋，术者拇指按穴位上，以食指按手腕背部对合拿之，另一手握其余四指摆动。

【次数】揉100~300次，掐3~5次。

【功效】清心热，退潮热，通调周身气机。

【主治】心经热，口舌生疮，潮热，牙痛，肠鸣，吐泻，惊风，抽搐。

十八、白筋

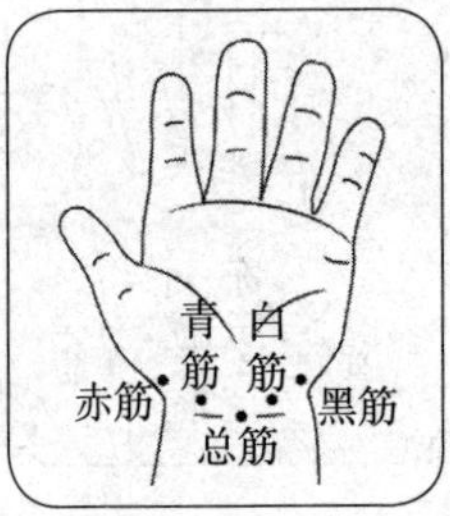

【定位】位于腕部掌侧横纹，总筋与阴池连线之中，正对无名指处。属金，浊阴，应肺与大肠。

【操作】术者拇指甲掐之或揉之。

【次数】掐3~5次，揉30~50次。

【功效】退热通窍。

【主治】胸闷，痰喘。

十九、黑筋

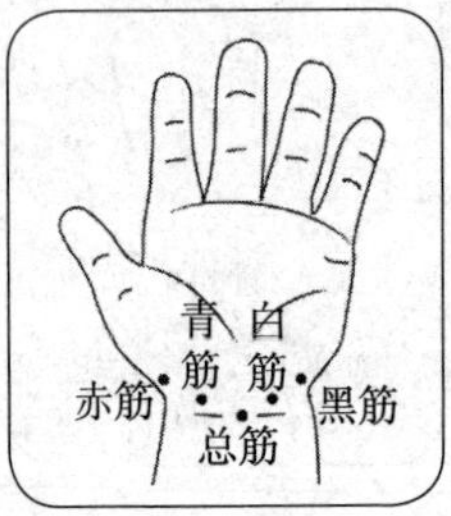

【定位】位于腕部掌侧横纹，腕横纹上阴穴外侧，正对小指处。属水，乃重浊纯阴外通两耳，应肾与膀胱。

【操作】术者拇指甲掐之或揉之。

【次数】掐3~5次，揉30~50次。

【功效】醒神开窍。

【主治】小便不利，昏迷。

二十、三关

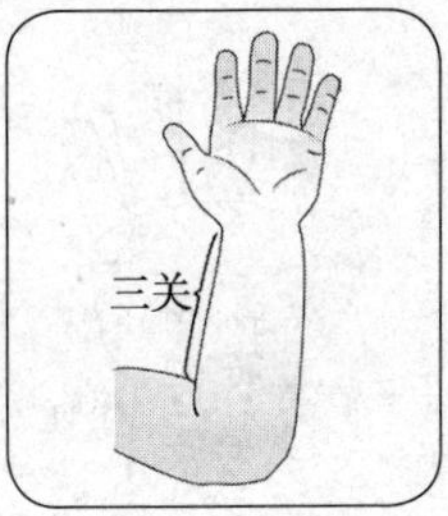

【定位】前臂桡侧，腕横纹至肘横纹呈一直线。属热，属气分。

【操作】推三关，食、中二指并拢，自桡侧腕横纹起推至肘横纹处。

【次数】100~500次。

【功效】温阳散寒，益气活血。

【主治】一切虚寒证，腹痛，腹泻，畏冷，四肢无力，病后虚弱，斑疹，白瘖，疹出不透及小儿肢体瘫痪。

二十一、六腑

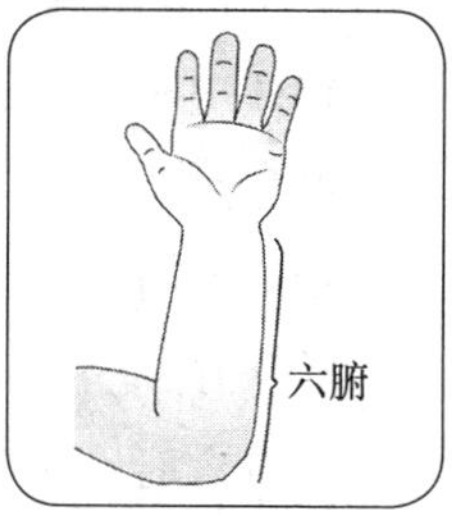

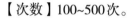

【定位】在前臂尺侧自肘关节至掌根呈一直线。属凉，属血分。

【操作】推六腑，以食、中二指指腹，自肘关节推至掌根。

【次数】100~500次。

【功效】清热，凉血，解毒。

【主治】一切实热证，高热，烦躁，口渴饮水，惊风，鹅口疮，重舌，木舌，咽痛，腮腺炎，肿毒，热痢，大便干燥。

二十二、二扇门

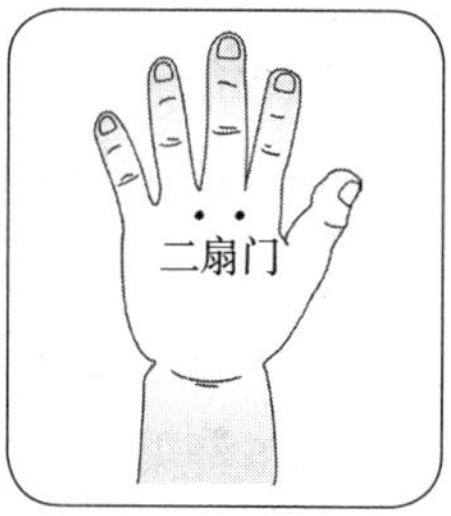

【定位】在手背中指本节两旁凹陷中。属火。

【操作】掐揉二扇门，以两手拇指或食指掐揉之。

【次数】100~500次。

【功效】发汗透表，退热平喘。

【主治】伤风，感冒，痰喘气粗，呼吸不畅，急惊风，口眼㖞斜，发热无汗。

二十三、外劳宫

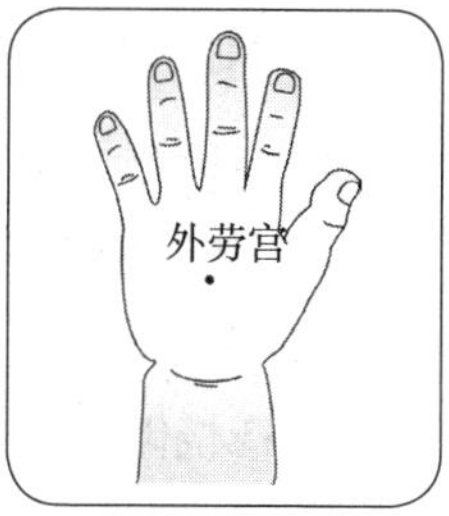

【定位】在手背，中指与无名指掌骨中间，与内劳宫相对。属暖，属热。

【操作】用拇指甲掐揉或中指尖揉，称“掐揉外劳宫”；用食指或中指揉，称“揉外劳宫”。

【次数】100~500次。

【功效】温阳散寒，升阳举陷。

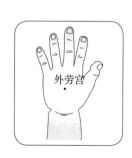

【主治】腹痛，肠鸣，泄泻，消化不良，脱肛，遗尿，咳嗽，气喘，疝气等。

附：十四经脉所有穴位及定位

1. 手太阴肺经穴（Lung Meridian，LU；共11穴）

LU1中府

胸前壁外上方，前正中线旁开6寸，平第1肋间隙。

LU2云门

前正中线旁开6寸，锁骨下缘。

LU3天府

腋前皱襞上端向外的水平线下3寸，肱二头肌外缘。

LU4侠白

天府穴下1寸，肘横纹上5寸。

LU5尺泽

肘横纹中，肱二头肌腱桡侧。

LU6孔最

在尺泽穴与太渊穴的连线上，腕横纹上7寸。

LU7列缺

桡骨茎突上方，腕横纹上1.5寸。

LU8经渠

桡骨茎突内缘，腕横纹上1寸。

LU9太渊

掌后腕横纹桡侧端，桡动脉桡侧凹陷中。

LU10鱼际

第1掌骨中点赤白肉际处。

LU11少商

拇指桡侧指甲角旁0.1寸。

2. 手阳明大肠经穴（Large Intestine Meridian，LI；共20穴）

LI1商阳

食指桡侧指甲角旁约0.1寸。

LI2二间

握拳，当食指桡侧掌指关节前凹陷中。

LI3 三间

握拳，当第2掌骨小头桡侧后凹陷中。

LI4 合谷

手背第1、2掌骨之间，约平第2掌骨中点处。

LI5 阳溪

腕背横纹桡侧端，拇短伸肌腱与拇长伸肌腱之间的凹陷中。

LI6 偏历

在阳溪穴与曲池穴的连线上，阳溪穴上3寸处。

LI7 温溜

在阳溪穴与曲池穴的连线上，阳溪穴上5寸处。

LI8 下廉

在阳溪穴与曲池穴的连线上，曲池穴下4寸处。

LI9 上廉

在阳溪穴与曲池穴的连线上，曲池穴下3寸处。

LI10 手三里

在阳溪穴与曲池穴的连线上，曲池穴下2寸处。

LI11 曲池

屈肘，当肘横纹外端凹陷中。

LI12 肘髎

屈肘，曲池穴外上方1寸，肱骨边缘。

LI13 手五里

在曲池穴与肩髃穴的连线上，曲池穴上3寸处。

LI14 臂臑

在曲池穴与肩髃穴的连线上，曲池穴上7寸，三角肌下端。

LI15 肩髃

三角肌上部，肩峰与肱骨大结节之间，上臂外展平举时肩前呈现凹陷处。

LI16 巨骨

锁骨肩峰端与肩胛冈之间的凹陷中。

LI17 天鼎

扶突穴下1寸，胸锁乳突肌后缘。

LI18 扶突

喉结旁开3寸。

LI19口禾髎

水沟穴旁开0.5寸。

LI20迎香

鼻翼旁0.5寸，鼻唇沟中。

3. 足阳明胃经穴（Stomach Meridian，ST；共45穴）

ST1承泣

目正视，瞳孔直下，当眶下缘与眼球之间。

ST2四白

目正视，瞳孔直下，当眶下孔凹陷中。

ST3巨髎

目正视，瞳孔直下，平鼻翼下缘处。

ST4地仓

口角旁0.4寸处。

ST5大迎

下颌角前1.3寸骨陷中。

ST6颊车

下颌角前上方一横指凹陷中。咀嚼时咬肌隆起处。

ST7下关

颧弓与下颌切迹之间的凹陷中，合口有孔，张口即闭。

ST8头维

额角发际直上0.5寸。

ST9人迎

喉结旁开1.5寸。

ST10水突

人迎穴至气舍穴连线的中点。

ST11气舍

人迎穴直下，锁骨上缘。

ST12缺盆

锁骨上窝中央，前正中线旁开4寸。

ST13气户

锁骨下缘，前正中线旁开4寸。

ST14库房

第1肋间隙，前正中线旁开4寸。

ST15屋翳

第2肋间隙，前正中线旁开4寸。

ST16膺窗

第3肋间隙，前正中线旁开4寸。

ST17乳中

乳头中央。

ST18乳根

第5肋间隙，乳头直下。

ST19不容

脐上6寸，旁开2寸。

ST20承满

脐上5寸，旁开2寸。

ST21梁门

脐上4寸，旁开2寸。

ST22关门

脐上3寸，旁开2寸。

ST23太乙

脐上2寸，旁开2寸。

ST24滑肉门

脐上1寸，旁开2寸。

ST25天枢

脐旁2寸。

ST26外陵

脐下1寸，旁开2寸。

ST27大巨

脐下2寸，旁开2寸。

ST28水道

脐下3寸，旁开2寸。

ST29归来

脐下4寸，旁开2寸。

ST30气冲

耻骨联合上缘，旁开2寸。

ST31髀关

髂前上棘与髌骨外缘的连线上，平臀沟处。

ST32伏兔

髂前上棘与髌骨外缘的连线上，髌底上6寸处。

ST33阴市

髌底上3寸处。

ST34梁丘

髌底上2寸处。

ST35犊鼻

髌骨下缘，髌韧带外侧凹陷中。

ST36足三里

犊鼻穴下3寸，胫骨前嵴外一横指处。

ST37上巨虚

足三里穴下3寸。

ST38条口

上巨虚穴下2寸。

ST39下巨虚

上巨虚穴下3寸。

ST40丰隆

外踝上8寸，条口穴外1寸。

ST41解溪

足背踝关节横纹的中央，踇长伸肌腱与趾长伸肌腱之间。

ST42冲阳

内庭穴上5寸。

ST43陷谷

内庭穴上2寸。

ST44内庭

足背第2、3趾间的缝纹端。

ST45 厉兑

第2趾外侧趾甲角旁约0.1寸。

4. 足太阴脾经穴（Spleen Meridian，SP；共21穴）

SP1 隐白

踇趾内侧趾甲旁约0.1寸。

SP2 大都

踇趾内侧，第1跖趾关节前缘，赤白肉际处。

SP3 太白

第1跖骨小头后缘，赤白肉际处。

SP4 公孙

第1跖骨底的前缘，赤白肉际处。

SP5 商丘

内踝前下方凹陷中。

SP6 三阴交

内踝上3寸，胫骨内侧面后缘。

SP7 漏谷

三阴交穴上3寸。

SP8 地机

阴陵泉穴下3寸。

SP9 阴陵泉

胫骨内侧髁下缘凹陷中。

SP10 血海

髌骨内上缘上2寸处。

SP11 箕门

血海穴上10寸。

SP12 冲门

曲骨穴旁开3.5寸。

SP13 府舍

冲门穴外上方0.7寸，前正中线旁开4寸。

SP14 腹结

大横穴下1.3寸。

SP15大横

脐中旁开4寸。

SP16腹哀

脐上3寸，旁开4寸。

SP17食窦

第5肋间隙中，前正中线旁开6寸。

SP18天溪

第4肋间隙中，前正中线旁开6寸。

SP19胸乡

第3肋间隙中，前正中线旁开6寸。

SP20周荣

第2肋间隙中，前正中线旁开6寸。

SP21大包

腋中线上，第6肋间隙中。

5. 手少阴心经穴（Heart Meridian，HT；共9穴）

HT1极泉

腋窝正中。

HT2青灵

少海穴上3寸。

HT3少海

屈肘，当肘横纹尺侧端凹陷中。

HT4灵道

神门穴上1.5寸。

HT5通里

神门穴上1寸。

HT6阴郄

神门穴上0.5寸。

HT7神门

腕横纹尺侧端，尺侧腕屈肌的桡侧凹陷中。

HT8少府

手掌第4、5掌骨之间，平劳宫穴。

HT9少冲

小指桡侧指甲角旁约0.1寸。

6. 手太阳小肠经穴（Small Intestine Meridian，SI；共19穴）

SI1少泽

小指尺侧指甲角旁约0.1寸。

SI2前谷

握拳，第5掌指关节前尺侧，横纹头赤白肉际处。

SI3后溪

握拳，第5掌指关节后尺侧，横纹头赤白肉际处。

SI4腕骨

手背尺侧，豌豆骨前凹陷中。

SI5阳谷

腕背横纹尺侧端，尺骨小头前凹陷中。

SI6养老

以掌朝胸，当尺骨小头桡侧凹陷中。

SI7支正

阳谷穴与小海穴的连线上，阳谷穴上5寸。

SI8小海

屈肘，当尺骨鹰嘴与肱骨内上髁之间凹陷中。

SI9肩贞

腋后皱襞上1寸。

SI10臑俞

腋后皱襞直上，肩胛冈下缘凹陷中。

SI11天宗

肩胛骨冈下窝的中央。

SI12秉风

肩胛骨冈上窝中，天宗穴直上。

SI13曲垣

肩胛骨冈上窝内侧凹陷中。

SI14肩外俞

第1胸椎棘突下旁开3寸。

SI15 肩中俞

大椎穴旁开2寸。

SI16 天窗

喉结旁开3.5寸，即扶突穴后0.5寸处。

SI17 天容

下颌角后，胸锁乳突肌前缘凹陷中。

SI18 颧髎

目外眦直下，颧骨下缘凹陷中。

SI19 听宫

耳屏前，下颌骨髁状突的后缘，张口呈凹陷处。

7. 足太阳膀胱经穴（Bladder Meridian，BL；共67穴）

BL1 睛明

目内眦旁0.1寸。

BL2 攒竹

眉头凹陷中。

BL3 眉冲

眉头直上，神庭穴旁。

BL4 曲差

神庭穴旁开1.5寸。

BL5 五处

上星穴旁开1.5寸。

BL6 承光

五处穴后1.5寸。

BL7 通天

承光穴后1.5寸。

BL8 络却

通天穴后1.5寸。

BL9 玉枕

脑户穴旁开1.3寸。

BL10 天柱

哑门穴旁开1.3寸，当斜方肌外缘凹陷中。

BL11 大杼

第1胸椎棘突下，旁开1.5寸。

BL12 风门

第2胸椎棘突下，旁开1.5寸。

BL13 肺俞

第3胸椎棘突下，旁开1.5寸。

BL14 厥阴俞

第4胸椎棘突下，旁开1.5寸。

BL15 心俞

第5胸椎棘突下，旁开1.5寸。

BL16 督俞

第6胸椎棘突下，旁开1.5寸。

BL17 膈俞

第7胸椎棘突下，旁开1.5寸。

BL18 肝俞

第9胸椎棘突下，旁开1.5寸。

BL19 胆俞

第10胸椎棘突下，旁开1.5寸。

BL20 脾俞

第11胸椎棘突下，旁开1.5寸。

BL21 胃俞

第12胸椎棘突下，旁开1.5寸。

BL22 三焦俞

第1腰椎棘突下，旁开1.5寸。

BL23 肾俞

第2腰椎棘突下，旁开1.5寸。

BL24 气海俞

第3腰椎棘突下，旁开1.5寸。

BL25 大肠俞

第4腰椎棘突下，旁开1.5寸。

BL26关元俞

第5腰椎棘突下，旁开1.5寸。

BL27小肠俞

第1骶椎棘突下，旁开1.5寸。

BL28膀胱俞

第2骶椎棘突下，旁开1.5寸。

BL29中膂俞

第3骶椎棘突下，旁开1.5寸。

BL30白环俞

第4骶椎棘突下，旁开1.5寸。

BL31上髎

第1骶后孔中。

BL32次髎

第2骶后孔中。

BL33中髎

第3骶后孔中。

BL34下髎

第4骶后孔中。

BL35会阳

尾骨尖旁开0.5寸。

BL36承扶

臀沟中央。

BL37殷门

承扶穴下6寸。

BL38浮郄

委阳穴上1寸。

BL39委阳

腘横纹外端，股二头肌腱内缘。

BL40委中

腘窝横纹中央。

BL41附分

第2胸椎棘突下，旁开3寸。

BL42魄户

第3胸椎棘突下，旁开3寸。

BL43膏肓

第4胸椎棘突下，旁开3寸。

BL44神堂

第5胸椎棘突下，旁开3寸。

BL45谚语

第6胸椎棘突下，旁开3寸。

BL46膈关

第7胸椎棘突下，旁开3寸。

BL47魂门

第9胸椎棘突下，旁开3寸。

BL48阳纲

第10胸椎棘突下，旁开3寸。

BL49意舍

第11胸椎棘突下，旁开3寸。

BL50胃仓

第12胸椎棘突下，旁开3寸。

BL51肓门

第1腰椎棘突下，旁开3寸。

BL52志室

第2腰椎棘突下，旁开3寸。

BL53胞肓

平第2骶后孔，旁开3寸。

BL54秩边

平第4骶后孔，旁开3寸。

BL55合阳

委中穴下2寸。

BL56 承筋

合阳穴与承山穴连线的中点。

BL57 承山

腓肠肌两肌腹之间凹陷的顶端。

BL58 飞扬

昆仑穴直上7寸。

BL59 跗阳

昆仑穴直上3寸。

BL60 昆仑

外踝与跟腱之间的凹陷中。

BL61 仆参

昆仑穴直下，赤白肉际处。

BL62 申脉

外踝下缘凹陷中。

BL63 金门

申脉穴前下方，当骰骨外侧凹陷中。

BL64 京骨

第5跖骨粗隆下，赤白肉际处。

BL65 束骨

第5跖骨小头后缘，赤白肉际处。

BL66 足通谷

第5跖趾关节前缘，赤白肉际处。

BL67 至阴

足小趾外侧趾甲角旁约0.1寸。

8. 足少阴肾经穴（Kidney Meridian，KI；共27穴）

KI1 涌泉

足底中，足趾跖屈时呈凹陷处。

KI2 然谷

足舟骨粗隆前下缘凹陷中。

KI3 太溪

内踝与跟腱之间的凹陷中。

KI4大钟

太溪穴下0.5寸稍后，跟腱内缘。

KI5水泉

太溪穴下1寸。

KI6照海

内踝下缘凹陷中。

KI7复溜

太溪穴上2寸。

KI8交信

复溜穴前约0.5寸。

KI9筑宾

太溪穴直上5寸。

KI10阴谷

屈膝，腘窝内侧，当半腱肌与半膜肌之间。

KI11横骨

脐下5寸，旁开0.5寸。

KI12大赫

脐下4寸，旁开0.5寸。

KI13气穴

脐下3寸，旁开0.5寸。

KI14四满

脐下2寸，旁开0.5寸。

KI15中注

脐下1寸，旁开0.5寸。

KI16肓俞

脐旁0.5寸。

KI17商曲

脐上2寸，旁开0.5寸。

KI18石关

脐上3寸，旁开0.5寸。

KI19 阴都

脐上4寸，旁开0.5寸。

KI20 腹通谷

脐上5寸，旁开0.5寸。

KI21 幽门

脐上6寸，旁开0.5寸。

KI22 步廊

第5肋间隙，前正中线旁开2寸。

KI23 神封

第4肋间隙，前正中线旁开2寸。

KI24 灵墟

第3肋间隙，前正中线旁开2寸。

KI25 神藏

第2肋间隙，前正中线旁开2寸。

KI26 彧中

第1肋间隙，前正中线旁开2寸。

KI27 俞府

锁骨下缘，前正中线旁开2寸。

9. 手厥阴心包经穴（Pericardium Meridian，PC；共9穴）

PC1 天池

第4肋间隙，乳头外侧1寸。

PC2 天泉

上臂掌侧，腋前皱襞顶端水平线下2寸，肱二头肌长、短头之间。

PC3 曲泽

肘横纹中，肱二头肌腱尺侧缘。

PC4 郄门

腕横纹上5寸，掌长肌腱与桡侧腕屈肌腱之间。

PC5 间使

腕横纹上3寸，掌长肌腱与桡侧腕屈肌腱之间。

PC6 内关

腕横纹上2寸，掌长肌腱与桡侧腕屈肌腱之间。

PC7大陵

腕横纹中央，掌长肌腱与桡侧腕屈肌腱之间。

PC8劳宫

手掌心横纹中，第3、4掌骨之间。

PC9中冲

中指尖端的中央。

10. 手少阳三焦经穴（Sanjiao Meridian，SJ；共23穴）

SJ1关冲

第4指末节尺侧指甲角旁约0.1寸。

SJ2液门

握拳，第4、5指之间，掌指关节前凹陷中。

SJ3中渚

握拳，第4、5掌骨小头后缘之间凹陷中，液门穴后1寸。

SJ4阳池

腕背横纹中，指总伸肌腱尺侧缘凹陷中。

SJ5外关

腕背横纹上2寸，桡骨与尺骨之间。

SJ6支沟

腕背横纹上3寸，桡骨与尺骨之间。

SJ7会宗

支沟穴尺侧1寸。

SJ8三阳络

支沟穴上1寸。

SJ9四渎

前臂背侧，肘尖下5寸，尺、桡骨之间。

SJ10天井

屈肘，尺骨鹰嘴上1寸凹陷中。

SJ11清冷渊

尺骨鹰嘴上2寸。

SJ12消泺

清冷渊上3寸。

SJ13臑会

肩髎穴下3寸，三角肌后缘。

SJ14肩髎

肩峰外下方，肩髃穴后寸许凹陷中。

SJ15天髎

肩井穴下1寸。

SJ16天牖

乳突后下方，胸锁乳突肌后缘，约平下颌角处。

SJ17翳风

乳突前下方，平耳垂下缘的凹陷中。

SJ18瘈脉

乳突中央，当翳风穴与角孙穴沿耳轮连线的下1/3与上2/3交点处。

SJ19颅息

耳后，当翳风穴与角孙穴沿耳轮连线的上1/3与下2/3交点处。

SJ20角孙

当耳尖直上入发际处。

SJ21耳门

耳屏上切迹前，下颌骨髁状突后缘凹陷中。

SJ22耳和髎

鬓发后缘，平目外眦，颞浅动脉后缘。

SJ23丝竹空

眉梢凹陷处。

11．足少阳胆经穴（Gallbladder Meridian，GB；共44穴）

GB1瞳子髎

目外眦旁开0.5寸。

GB2听会

耳屏间切迹前，下颌骨髁状突的后缘，张口有孔。

GB3上关

颧弓上缘，下关穴直上。

GB4颔厌

头维穴至曲鬓穴弧形连线的上1/4与下3/4交点处。

GB5悬颅

头维穴至曲鬓穴弧形连线的中点处。

GB6悬厘

头维穴至曲鬓穴弧形连线的下1/4与上3/4交点处。

GB7曲鬓

耳前鬓发后缘直上，平角孙穴处。

GB8率谷

耳尖直上，入发际1.5寸。

GB9天冲

耳根后缘直上，入发际2寸。

GB10浮白

耳根上缘向后入发际横量1寸。

GB11头窍阴

浮白穴下，乳突根部。

GB12完骨

乳突后下方凹陷中。

GB13本神

神庭穴旁开3寸。

GB14阳白

目正视，瞳孔直上，眉上1寸。

GB15头临泣

阳白穴直上，入发际0.5寸。

GB16目窗

头临泣穴后1寸。

GB17正营

目窗穴后1寸。

GB18承灵

正营穴后1.5寸。

GB19脑空

风池穴直上1.5寸。

GB20风池

胸锁乳突肌与斜方肌之间，平风府穴处。

GB21肩井

大椎穴与肩峰连线的中点。

GB22渊腋

举臂，腋中线上，第4肋间隙。

GB23辄筋

渊腋穴前1寸，第4肋间隙。

GB24日月

期门穴直下1肋。

GB25京门

第12肋游离端的下际。

GB26带脉

章门穴直下平脐处。

GB27五枢

带脉穴前下3寸，平关元穴。

GB28维道

五枢穴前下0.5寸。

GB29居髎

髂前上棘与股骨大转子连线的中点。

GB30环跳

股骨大转子与骶管裂孔连线的外1/3与内2/3交点。

GB31风市

大腿外侧中间，腘横纹上7寸。

GB32中渎

风市穴下2寸。

GB33膝阳关

阳陵泉穴上3寸，股骨外上髁上方凹陷中。

GB34阳陵泉

腓骨小头前下方凹陷中。

GB35阳交

外丘穴后1寸。

GB36外丘

外踝上7寸，腓骨前缘。

GB37光明

外踝上5寸，腓骨前缘。

GB38阳辅

外踝上4寸，腓骨前缘稍前处。

GB39悬钟

外踝上3寸，腓骨前缘。

GB40丘墟

外踝前下方，趾长伸肌腱外侧凹陷中。

GB41足临泣

第4、5跖骨间，侠溪穴上1.5寸。

GB42地五会

第4、5跖骨间，侠溪穴上1寸。

GB43侠溪

足背，第4、5趾间的缝纹端。

GB44足窍阴

第4趾外侧趾甲角旁约0.1寸。

12. 足厥阴肝经穴（Liver Meridian，LR；共14穴）

LR1大敦

足大趾外侧趾甲角旁约0.1寸。

LR2行间

足背，第1、2趾间的缝纹端。

LR3太冲

足背，第1、2跖骨底之间的凹陷中。

LR4中封

内踝前1寸，胫骨前肌腱内缘。

LR5蠡沟

内踝上5寸，胫骨内侧面中央。

LR6中都

内踝上7寸，胫骨内侧面中央。

LR7膝关

阴陵泉穴后1寸。

LR8曲泉

屈膝，当膝内侧横纹头上方凹陷中。

LR9阴包

髌底上4寸，缝匠肌后缘。

LR10足五里

曲骨穴旁开2寸，直下3寸。

LR11阴廉

曲骨穴旁开2寸，直下2寸。

LR12急脉

耻骨联合下旁开2.5寸，在阴毛中。

LR13章门

第11肋游离端的下际。

LR14期门

乳头直下，第6肋间隙中。

13. 督脉穴（Governor Vessel，GV；共28穴）

GV1长强

尾骨尖下0.5寸。

GV2腰俞

当骶管裂孔处。

GV3腰阳关

第4腰椎棘突下。

GV4命门

第2腰椎棘突下。

GV5悬枢

第1腰椎棘突下。

GV6脊中

第11胸椎棘突下。

GV7中枢

第10胸椎棘突下。

GV8筋缩

第9胸椎棘突下。

GV9至阳

第7胸椎棘突下。

GV10灵台

第6胸椎棘突下。

GV11神道

第5胸椎棘突下。

GV12身柱

第3胸椎棘突下。

GV13陶道

第1胸椎棘突下。

GV14大椎

第7颈椎棘突下。

GV15哑门

后发际正中直上0.5寸。

GV16风府

后发际正中直上1寸。

GV17脑户

后发际正中直上1.5寸。

GV18强间

脑户穴直上1.5寸。

GV19后顶

强间穴直上1.5寸。

GV20百会

后发际直上7寸。

GV21前顶

百会穴前1.5寸。

GV22囟会

前发际正中直上2寸。

GV23 上星

前发际正中直上1寸。

GV24 神庭

前发际正中直上0.5寸。

GV24⁺印堂

两眉毛内侧端中间的凹陷中。

GV25 素髎

鼻尖正中。

GV26 水沟

人中沟上1/3与下2/3交界处。

GV27 兑端

上唇尖端，红唇与皮肤相接处。

GV28 龈交

上唇系带与齿龈相接处。

14. 任脉穴（Conception Vessel，CV；共24穴）

CV1 会阴

男性在阴囊根部与肛门的中间，女性在大阴唇后联合与肛门的中间。

CV2 曲骨

耻骨联合上缘的中点。

CV3 中极

脐下4寸。

CV4 关元

脐下3寸。

CV5 石门

脐下2寸。

CV6 气海

脐下1.5寸。

CV7 阴交

脐下1寸。

CV8 神阙

肚脐正中。

CV9水分
脐上1寸。
CV10下脘
脐上2寸。
CV11建里
脐上3寸。
CV12中脘
脐上4寸。
CV13上脘
脐上5寸。
CV14巨阙
脐上6寸。
CV15鸠尾
脐上7寸。
CV16中庭
胸剑联合的中点。
CV17膻中
前正中线，平第4肋间隙处。
CV18玉堂
前正中线，平第3肋间隙处。
CV19紫宫
前正中线，平第2肋间隙处。
CV20华盖
前正中线，胸骨角的中点。
CV21璇玑
前正中线，胸骨柄中央。
CV22天突
胸骨上窝正中。
CV23廉泉
舌骨体上缘的中点处。
CV24承浆
颏唇沟的中点。

第四章
小儿推拿常用手法

第一节　常用基本手法

一、推法

1. 操作

用拇指或食、中二指指面沿同一个方向运动称推法。在临床常合用直推法、旋推法、分推法和合推法。

（1）直推法：以拇指桡侧或指面，或食、中二指指面在穴位上作直线推动。

（2）旋推法：以拇指指面在穴位上作顺时针方向的旋转推法。

（3）分推法：又称分法。用两手拇指指面或桡侧，或食、中指指面，自穴位向两旁作分向推动，或作“八”形推动。

（4）合推法：又称合法。用两拇指罗纹面自穴位两旁向穴中推动合拢，此法动作方向与分法相反。

2. 动作要领

推法操作时上肢放松，肘关节自然屈曲，直推时拇指或食、中指指间各关节要自然伸直，不要有意屈曲，指下要实而不浮，力度要均匀一致，起时可就势一拂而起。旋推时拇指接触面要紧贴穴位，不要左右偏颇。总之，肩、肘、腕关节的放松和协调，指下的实而不浮、不滞是推法操作的关键。

直推主要用于线性穴位，路径一定要直；分推、合推可在同一穴位上反复运用，也可在某一部位从上至下反复操作，如分推坎宫、腹阴阳、肺俞等；旋推时，着力面呈螺旋形。

推法运用时，动作应有节律性，用力均匀柔和，动作协调深透。

频率一般为120~240次/分。

3. 临床应用

直推法临床运用相当普遍，凡“线”性穴位以及面状穴位都可运用直推法，具有舒筋通络祛邪的功效。旋推法是小儿推拿的特有手法，多用于五经穴，是补脏腑气血的重要手法，古人有“旋推为补”之说。分推能分阴阳，合推能合阴阳，故临床热证、实证多分之，虚证、寒证多合之。用于调节阴阳时，大多分合并用，临床最为常见。

操作上，一般要辅以葱姜汁、滑石粉、酒精等介质，以防推拿时小儿皮肤破损，并能加强疗效。

根据病情需要，结合推拿的作用原理，选取方向、轻重、快慢，以求手法的补泻、升降与温清之效，从而达到预期疗效。

二、摩法

1. 操作

将食、中、无名、小指指面或掌面紧贴穴位上，以腕关节连同前臂作顺时针或逆时针方向的环形摩擦移动，称摩法。以指面着力称指摩法，以掌面着力称掌摩法。

2. 动作要领

肩臂放松，肘关节微屈，指掌着力部分随腕关节运动而旋转，动作要协调。

摩法是“皮动肉不动”，故在环旋抚摩时，不得带动皮下组织。

根据病情和体质，注意摩的顺时针或逆时针方向，以达到预期的补泻效果。

摩的时间应稍长，频率稍缓，120~160次/分。正如《医宗金鉴》所言：“摩者，谓徐徐揉摩之也。”

3. 临床应用

摩法轻柔、舒适，最易为患儿接受，是临床最常运用的手法之一，具有理气活血、健脾温中、消积导滞、消肿镇痛之功。

掌摩法适用于胸、腹、胁肋等部位，摩时宜缓，对脾胃疾病最为有效。指摩法多用于患儿头面等部位，摩时稍急，能安神镇惊、升提气机，如摩囟门、摩百会、摩印堂等。

在使用摩法时，常配合药膏运用，临床称之为膏摩。

三、揉法

1. 操作

以中指或拇指指端，或掌根，或大、小鱼际吸定于穴位，以腕关节和掌指关节的屈伸旋转为主动，或以腕关节回旋运动为主动，带动吸定部位作顺时针或逆时针方向旋转运动，称揉法。以指端吸定于穴位称指揉，大鱼际吸定于穴位为鱼际揉，掌根吸定于穴位称掌根揉。

2. 动作要领

操作时，压力要均匀着实，动作柔和而有节奏。

肩、肘放松。依靠前臂的摆动和腕关节的回旋运动为主动运动，带动掌指或鱼际，而作用部位始终吸定，如连轴般运动。

揉法的特点是“肉动皮不动”。因此，用力宜重些，要带动深层组织运动，但不要在皮肤上摩擦。

操作频率为160~200次/分。

3. 临床应用

“揉以和之”，揉法是和法的代表手法，可以和气血、和经络、和阴阳。寒热无偏，具有消肿止痛、祛风散热、理气消积的作用。

鱼际揉法和掌揉法用于面状穴，指揉法常用于点状穴，可一指揉（常用中指或拇指），对多个穴位亦可用二指（多用拇、食指或食、中指）或三指（拇、食、中或食、中、无名指）同揉。

揉法比较和缓、舒适，小儿最易接受，是临床最常用的方法之一。揉法的时间宜长，力度适中，结合方向、频率，可补可泻。

四、按法

1. 操作

以拇指、中指指端，或指面，或手掌在选定的穴位或部位上用力向下按压，称按法。

2. 动作要领

按压时，肩、肘均应放松，蓄力于掌（掌按法）或指（指按法），逐渐用力，向下按压，得气为度。

点按时，力的作用方向有3种：单纯作用于穴位时，应垂直用力；顺经络按法为斜向45°，与经气流行相同；逆经络按法为斜向45°，与经气循行方向相反，顺经为补，逆经为泻。就升降而言，点按方向朝上为升，朝下为降。可持续点按，亦可一压一放间断用力，反复进行。

3. 临床应用

"按之则热气至，热气至则痛止"，故按法是温法的代表手法。

指按又叫"杵针"，以指代针是也。故凡可针刺之处，均可用按法代之。故其适用范围相当广泛。

指按法接触面积较掌按为小，作用力度较掌按为强，重在经穴，能通经活络、开通闭塞，而掌按法重在温经散寒、温中止痛。

按法常与其他手法配合应用，如按揉合用、按与振颤合用等。

五、拿法

1. 操作

捏而提起谓之拿。用拇指与食、中指相对捏住某一部位或穴位，相对用力提捏或用拇指与其余四指相对捏而上提，称拿法。

2. 动作要领

操作时，肩臂要放松，腕掌自然蓄力，拇指指面一定要同其余两指（食、中指指面）或其余四指正面相对。

提起时，不要扯动。捏而提起应自然。

补泻的关键在力度，力度的关键在接触面积，如用指端、指腹、指面，甚至整个指掌作接触面积，其效力显然是不同的。

除捏而提起外，有时用食指或中指指端在肌腱上弹拨，即弹筋拨络，亦称为拿法，如拿极泉、拿委中等。

3. 临床应用

外感证不论风寒、风热，凡头痛、颈强、发热、无汗，均可拿之以祛邪外出、活络止痛。

阳虚内寒，气机下陷，萎靡不振，少气懒言，均可轻拿之以振奋精神，助阳气之升。

寒湿困阻，饮食所伤，患儿腹痛夜啼，烦躁不安，宜重拿之，以导滞行气、散结通络。如拿肚角，其止痛效果较为肯定。

拿肩井可作为总收法，在各种推拿治疗完毕之后施用之，以调和气血。如《幼科铁镜》说："肩井穴是大关津，掐此开通血气行，各处推完将此掐，不愁气血不周身。"

六、摇法

1. 操作

用一手托扶关节近端，另一手握住关节远端，作一定幅度的环转运动，称摇法。

2. 动作要领

操作时，患儿应放松，肢体自然下垂，操作动作要缓和稳定，频率适宜。

摇动的方向和幅度须在生理许可范围内。

3. 临床应用

摇法主要用于人体关节，具有疏通经络、活血化瘀、解除粘连、恢复关节功能的作用，常用于小儿脑瘫、痿证、肥胖、伤筋等病证的治疗。

临床常用的小儿推拿手法有掐（摇）总筋、摇抖肘等，本为摇法，但也归于运法范畴。文献中有寒证往里摇、热证往外摇的记载。如《厘正按摩要术》云："寒证往里摇，热证往外摇。是法也，摇动宜轻，可以活经络，可以和气血，亦摩法中之变化而出者。"

七、擦法

1. 操作

用手掌面、大鱼际或小鱼际着力于选定部位，进行直线来回摩擦，称擦法。

2. 动作要领

沿直线往返，不可歪斜。

着力部位紧贴皮肤，力度适中，不要擦破皮肤。

频率较推、摩法快，160~240次/分，动作要均匀连续，节奏感强，以透热为度。

3. 临床应用

擦能生热，擦法具有柔和的温热刺激，能温经通络、温中散寒、解痉镇痛。广泛用于风寒外束，肌腠闭郁，正邪相争之外感寒证，同时又用于脾胃虚寒之胃痛、腹痛、消化不良等，能温中而散内寒；对肢体麻木、痹痛不止等经脉客寒也能逐之。

擦法渗透力强，产热较多，故许多医家凡推拿结束，在损伤局部都喜欢用擦法，使热力透下，以加强疗效。

重擦又能散热，扩张血管，甚至使局部红紫，所以，热证、实证及急危重症，也常用擦法。

八、运法

1. 操作

用拇指或食、中指指端在穴位上作由此及彼的弧形或环形运动，称运法。

2. 动作要领

操作时，指面一定要贴紧施术部位，不能左右偏颇。

运的路径或弧或圆，不能随意乱运。

操作频率为120~200次/分。

摩法、运法、旋推法有类似之处，即运动轨迹都可以是圆形，都常用于面状穴位，但摩法是皮动肉不动，宜轻宜缓；旋推乃推法之一，推则渗透性强，宜重宜急；运介于二者之间。另从三者的接触面积分析，摩法可适用于大范围的操作，如摩腹、摩囟门等，而旋推则只适用于小范围的操作。因此，一旦需大范围又要有一定的力度，甚至带动皮下组织运动时，就只好以运法代之。所以摩法最轻，运法稍重，旋推最重，临床不可不辨。

3. 临床应用

运则行之，可行气、行血、行津液、化饮食。由于体内静是相对的，动是绝对的，行则动之，故运法能使气血流动，经络疏通，气机冲和，对各种瘀、滞、积、肿疗效均佳。如瘀血阻络、头痛、胸痛、牙痛可运百会、运太阳、运膻中；气机阻滞、胃痛、腹痛，可运内八卦、运外八卦；饮食积滞、厌食、呕吐、腹泻，可运中脘、运丹田；因水液内停、肿胀咳喘，宜运土入水，或运水入土。

八卦是同一个平面上的八个不同的方位，共同构成等距离圆周，故运时有方向性，具体使用，应视病情而定。

九、捣法

1．操作

用中指指端或食、中指屈曲的指间关节，有节奏地快速敲打穴位，称捣法。前者相当于“指击法”，后者称为“笃”法。

2．动作要领

肩肘放松，指间关节屈曲，以腕关节的屈伸为主动运动，带动指间关节敲击穴位。

捣法要求穴位准确，接触时间短，用力富有弹性。

3．临床应用

以指代针，点捣是也。轻点、久点，久留针也，似补。捣，快进快出，谓泻也。

捣的方向与疾病趋势方向相反，如口眼㖞斜，向右斜，朝左捣；向左斜，朝右捣；眼上视，朝下捣；眼下翻，朝上捣。

捣法的主要临床功效为安神定志、化痰镇惊、疏通经络，用于惊风、眼上下翻、左右斜及口眼㖞斜等。近来，用该法治目疾、鼻疾取得了较好疗效。

十、掐法

1．操作

用拇指垂直用力，或用指甲垂直切入穴位或皮肤，称掐法。

2．动作要领

手握空拳，伸直拇指，指腹紧贴于食指桡侧。垂直向下用力，得气而止。

用拇指指甲垂直向下切入穴位皮肤，动作要快、狠，但时间短暂，且不破皮。

3. 临床应用

掐法属强刺激手法，有痛感，常引起患儿啼哭，正如《厘正按摩要术》所说："掐由甲入，用以代针，掐之则生痛，而气血一止。"说明该法渗透力最强，甚至可闭经络，止气血。所以，非急救重症，一般不乱用该法。

掐法运用于高热惊风。患儿高热、无汗而烦，继之可发展为惊风，表现为眼目上翻，手脚抽搐，甚则神昏，此时常用掐法，可发汗、退热、定惊。如掐人中，掐二扇门，掐精灵、威宁等。

掐法亦可用于闭证、脱证，阴阳离决或气血逆乱，其他手法难以救逆。唯有掐法可使妄行逆乱之气突然闭止，正气或可康复，阴阳或可续接。如掐百会、阳陵泉、涌泉。

掐法还用于气机逆乱之证，如胃痛、腹痛可掐内关；呃逆可掐天突、中脘；夜啼可掐神阙，掐之则镇惊安神或通宫开窍。

十一、刮法

1. 操作

用瓷汤匙、钱币、玉环等刮器的光滑边缘，或用拇指的桡侧缘，紧贴皮肤，来回或单向刮动的方法为刮法。民间称为刮痧，近来有用牛骨或硬塑料做成专门的刮器，介质也进行了极大的改进，由此形成了流派。

2. 动作要领

所用器具，边缘必须光滑、整洁。

刮时要紧贴皮肤，用力适当而自然。

刮的路径应为直线，且与经脉方向平行。

刮时应用介质，刮至皮下充血，皮肤见紫红色为度。

3. 临床应用

轻刮者，搔也，快推也，有补有泻，视方向而定，当辨证运用。

重刮同扯法，刺激较重，能散发郁热，解暑透邪或定惊启闭。

十二、捻法

1. 操作

用拇、食指罗纹面捏住一定部位，作相对用力捻动，称为捻法。

2. 动作要领

肩肘放松，拇、食指罗纹面捏而揉动，故捏揉谓之捻。

频率稍快，160~220次/分。

动作要灵活，不可呆滞，边捻边移动。

3. 临床应用

一般用于四肢小关节，具有滑利关节、消肿止痛之功，如指（趾）间关节扭伤、手指功能障碍等。

上、下肢理筋，习惯上从肩（髋）起，从上至下，至指（趾）而止。故捻法常作为上下肢理筋的结束动作而广泛采用。

对于一些肌肉，在弹筋的同时，可配合捻法，能有效地伸展肌肉，加强疗效。如治肌性斜颈时，可对胸锁乳突肌施以捻法。

十三、拍法

1. 操作

术者五指并拢，用屈曲的掌面拍打体表，称为拍法。

2. 动作要领

肩、肘、腕关节放松，掌指关节微屈。

腕关节作轻微屈伸动作。

拍时须轻重适度，有节奏感。

3. 临床应用

拍法适用于肩、背、腰、臀及下肢部，对小儿烦躁不安，哭闹不休，具有调和气血的作用，对肩部知觉迟钝或肌肉痉挛等症，有促进血液循环、消除肌肉疲劳和缓解肌肉痉挛的作用。

十四、扯法

1. 操作

捏（挟）而揪提谓之扯，又称小拿。

2. 动作要领

可用拇、食指指端捏住皮肤，或用屈曲之食、中指中节挟住皮肤，适当用力揪提，放松；再揪提，再放松，反复进行。

动作有节奏，力度稍强。

可配合适当介质，以局部皮肤红紫为度。

3. 临床应用

中暑，症见无汗而烦，头昏头晕。此时内因暑热迫蒸、耗气耗液，外因湿蕴闭郁、腠理不通，急以扯法，能清暑透邪、畅达表里，用之立效。

外感高热无汗，此时，热度可高达39℃。无汗可出，邪不能解。运用扯法，使皮肤红紫，乃取“红汗”也，正所谓“衄则愈”。其法在民间广泛应用，取名为“痧”，疗效可靠。

惊风、闭证，用扯法，可定惊、开闭，有一定的疗效。

扯法的常用部位有印堂、天突、人迎、夹脊、肘窝、腘窝等处；与扯法类似的手法有刮法、挤挤法、重擦法等。

十五、挤挤法

1. 操作

以两手拇、食指在选定部位或穴位上，固定捏住一定的皮肤，然后四指同时用力向里挤，再放松，反复操作，以局部皮肤红紫为度，称挤挤法。

2. 动作要领

四指的着力点应呈正方形或长方形。

捏住的皮肤要着实，两手用力要同时向里挤，不能一手轻，一手重。

3. 临床应用

同扯法，广泛用于中暑、痧证、高热无汗及惊风、闭证的治疗。

挤挤法可消食化痰，用于小儿厌食、腹胀、呕吐等。对小儿饮食发热，既能退热，又能消积，标本同治，疗效尤佳，对痰涎壅盛、咳喘气急、喉间痰鸣、鼻翼煽动等，也有显著疗效。亦可清利咽喉，用于小儿乳蛾、喉闭、声嘶等。

第二节　常用复式手法

一、头面部四大手法

1. 开天门

【操作】术者用两拇指自眉心向额上交替直推至天庭，称开天门，此操作法又称推攒竹。

【次数】30~50次。

【功效】祛风散寒，醒脑，明目。

【主治】感冒发热，头痛，精神萎靡，惊惕不安等。

【临床应用】开天门能疏风解表、开窍醒脑、镇惊安神，外感内伤均宜。常用于外感发热、头痛等症，多与推太阳、推坎宫等合用；若惊惕不安，烦躁不宁，多与清肝经、按揉百会等配伍应用。对体质虚弱出汗较多、佝偻病患儿慎用。

2. 推坎宫

【操作】术者两拇指自眉心向两侧眉梢分推，称推坎宫或称分（头）阴阳。

【次数】30~60次。

【功效】醒脑，明目，散风寒，止头痛。

【主治】感冒发热，头痛，惊风，目赤痛。

【临床应用】推拿起式之一。推坎宫含分阴阳、开穴道之意，不论外感内伤均宜先推。治头部诸疾，如头痛、头昏、鼻塞等尤以治目疾见长，如目赤肿痛，常配清肝经、揉小天心、清天河水等；迎风流泪多与点上星、揉百会、推摩眼眶同用。治疗外感表证，如恶风（寒）发热，无汗、身痛、头痛等。

3. 揉太阳

【操作】术者用两拇指桡侧自眼向耳直推，称推太阳。用中指端揉或运，称揉太阳或运太阳。向眼方向揉运为补，向耳方向揉运为泻。

【次数】直推约30次，揉30~50次，运约30次。

【功效】祛风散寒，明目。

【主治】感冒发热，有汗无汗，头痛，目赤痛等。

【临床应用】推揉太阳能疏风解表、清热明目、止头痛。推太阳主要用于外感发热。若外感表实头痛用泻法；若外感表虚、内伤头痛用补法。

4. 揉耳后高骨

【操作】术者用两拇指或中指端揉，称揉耳后高骨，或用掐、拿、运法等。

【次数】揉约30次，运约30次，拿、掐各3~5次。

【功效】清热息风，镇惊安神。

【主治】感冒，头痛，惊风，痰涎，烦躁不安。

【临床应用】揉耳后高骨主要能疏风解表，治感冒头痛，多与推攒竹、推坎宫、揉太阳等合用；亦能安神除烦，治神昏烦躁等症。

二、凤凰展翅

【操作】按揉阴阳二穴：用双手握患儿腕部，双拇指分别按揉阴阳二穴。

摆腕：左手拿肘肘，右手握患儿腕部，牵拉时向下摆动几次，再向上向外摆动。

【次数】按30次，向下摆3~5次，向上摆1次，可反复数次。

【功效】温里散寒，降逆止呃。

【主治】寒证，寒喘，惊悸，噎膈，暴亡。

【临床应用】此操作手法能温中散寒，宣通气机，常用于寒喘、痰鸣，或呃逆频发。

三、推三关

【操作】拇指或食、中二指并拢，自下（阳池）向上（曲池）推称推三关或称推上三关。

【次数】100~500次。

【功效】温里散寒，温补气血。

【主治】一切虚寒证，腹痛，腹泻，畏冷，四肢无力，病后虚弱，斑疹白痦，疹出不透及小儿肢体瘫痪。

【临床应用】一切寒证，如头冷痛，流清涕，泪水清冷，形寒肢冷，阴疽，瘾疹不出，心腹冷痛等，其穴温热，有"代却麻黄、肉桂"之谓。

四、推三关退六腑

【操作】食、中二指并拢，自桡侧腕横纹起推至肘横纹处，再从前臂尺侧自肘关节推至掌根。

【次数】200~300次。

【功效】平衡阴阳。

【主治】寒热夹杂。

【临床应用】推三关可培补元气、温煦阳气，退六腑可退热解毒。两穴合用能平衡阴阳，防止大凉大热伤其正气。如寒热夹杂以热为主，则以退六腑三数，推三关一数之比推之；若以寒为主则以推三关三数，退六腑一数之比推之；推数相等有调和之意。

五、运八卦

【操作】此手法可分3种，分别为顺运八卦、逆运八卦和分运八卦。

顺运八卦，又称运八卦。用拇指面自乾向坎运至兑为1遍，在运至离时轻轻而过。

逆运八卦，能降气平喘，用于痰喘、呕吐等症，多与推天柱骨、推揉膻中合用。

分运八卦：乾震顺运：自乾经坎、艮掐运至震。

巽兑顺运：自巽经离、坤掐运至兑。

离乾顺运：自离经坤、兑掐运至乾。

坤坎顺运：自坤经兑、乾掐运至坎。

坎巽顺运：自坎经艮、震掐运至巽。

巽坎逆运：自巽经震、艮掐运至坎。

艮离顺运：自艮经震、巽掐运至离。

水火既济：自坎至离、自离至坎来回推运。

揉艮宫：用指腹在艮宫揉运。

【次数】顺逆运300~500次，分运7~14次。

【功效】宽胸和胃，调理升降，平衡阴阳。

【主治】胸闷，咳嗽，腹胀，呕吐等。

【临床应用】顺运性平和，能行能散，主升，善开胸理气、化痰化积，用于胸闷、咳嗽、气喘、厌食、腹胀；亦用于催吐及中气下陷之证。还能散热解肌。

逆运能降能平，主降，对呕吐、痰吼、头昏等症有效。总之，该穴是调气、调肺脾的要穴，临床为消法的代表穴位之　。

分运八卦多与顺运或逆运八卦合用。乾震顺运能安魂；巽兑顺运能定魄；离乾顺运能止咳；坤坎顺运能清热；坎巽顺运能止泻；巽兑逆运能止呕；艮离顺运能发汗；水火既济能调济水火、平衡阴阳；揉艮宫能健脾消食。

六、分阴阳

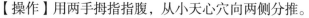

【操作】用两手拇指指腹，从小天心穴向两侧分推。

【次数】100~300次。

【功效】平衡阴阳，调和气血，消食积。

【主治】寒热往来，腹泻，呕吐，食积，身热不退，烦躁不安，惊风，抽搐。

【临床应用】分阴阳具有平衡阴阳、调和气血、消食积之效。用于阴阳不调、气血不和而致寒热往来、烦躁不安、腹胀、泄泻等症，均以分阴阳为主。实热证阴池重分，虚寒证阳池重分，以达阴阳平衡，气血和调。

七、推五经

【操作】术者用左手四指托儿手背，捏儿掌心，右手食指屈儿指尖下，逐指推脾经、推肝经、推心经、推肺经、推肾经，此为推五经。

【次数】100~500次。

【功效】调理脏腑。

【主治】积滞，纳呆，腹胀，便秘，夜啼，惊恐。

【临床应用】先直推，次看患儿寒热虚实。根据脏腑虚实灵活运用补、清之法。心肝肺经或泻或补；脾胃经宜多补，如热甚可略泻；肾经或补或泻，或往指根推之。

八、黄蜂入洞

【操作】术者用食、中两指指端在患儿两鼻孔作上下揉动。

【次数】20~50次。

【功效】发汗解表，通鼻窍。

【主治】鼻塞不通，发热无汗。

【临床应用】黄蜂入洞法具有开肺窍、通鼻息、发汗解表之效，临床上常用于外感风寒、发热无汗及急慢性鼻炎、鼻塞流涕、呼吸不畅等上呼吸道疾患。

九、苍龙摆尾

【操作】术者用右手拿患儿食、中、无名三指，左手自总筋至肘部来去搓揉，拿住肘处，右手持患儿三指摇动。

【次数】揉搓5~10次，摇10次。

【功效】开胸，通便，退热。

【主治】发热，烦躁不安。

【临床应用】该法临床上用于发热，躁动不安等症，有开胸除烦、退热的功效。

十、按弦走搓摩

【操作】术者在患儿身后，用双掌在患儿两腋下至胁肋处自上而下作搓摩。

【次数】50~100次。

【功效】导泄行气，理气化痰。

【主治】胸闷气促，咳嗽痰滞。

【临床应用】本法能理气消滞，主要用于积痰积滞引起的胸胁不畅，咳嗽气急，痰喘，积聚等症。

十一、猿猴摘果

【操作】以双手食、中指侧面分别夹住患儿耳尖向上提，再捏两耳重向下扯，如猿猴摘果之状。

【次数】向上提10~20次，向下扯10~20次。

【功效】利气，健脾和胃，镇惊安神。

【主治】食积，寒痰，疟疾。

【临床应用】该法既能散寒又能清热，故在临床上常用于寒热往来，疟疾，寒痰，食积等症。

十二、二龙戏珠

【操作】术者用右手拿患儿食、无名指端，左手按捏阴、阳两穴，往上按捏至曲池5次，寒疟重按阳穴，热疟重按阴穴，最后左手拿阴阳穴处，右手拿患儿食、无名指摇动。

【次数】按捏5~6次，摇动20~40次。

【功效】温和通阳。

【主治】寒热不和，四肢抽搐。

【临床应用】该法性温和，能调理阴阳，既能通阳散寒，又能退热镇惊，临床上常用于四肢抽搐，惊厥等症。

十三、赤凤摇头

【操作】左手握住患儿斛肘，右手挟住患儿五指摇动，然后摇肘。

【次数】100~300次。

【功效】通关顺气，补脾和血。

【主治】上肢麻木，惊风，喘息，短气。

【临床应用】有通关顺气、补脾和血等作用。或捧住患儿头部耳上方处，轻轻摇动，用于治疗惊风；或摇动患儿的拇指，有健脾的作用。

十四、揉脐及龟尾并擦七节骨

【操作】一手掌或食、中、无名指揉脐，另一手中指揉龟尾穴，各揉2~3分钟。然后，令患儿俯卧，术者以拇指自龟尾穴向上沿七节骨推向命门。

【次数】100~300次。

【功效】通便止痢。

【主治】痢疾。

【临床应用】止泻痢，通大便。便秘用泻法。实证腹泻、赤白痢疾先用泻法，待大肠热毒已去，再用补法；虚证腹泻用补法。

十五、开璇玑

【操作】先从璇玑穴处沿胸肋自上而下向左右分推，再从鸠尾穴向下直推至脐部，再由脐部向左右推摩，最后从脐中推至小腹，也可称大推法。

【次数】50~100次。

【功效】开胸宣通。

【主治】胸闷，痰闭，积食，发热，呕吐，泄泻等。

【临床应用】开璇玑法为开通上焦、宣通中焦之法。它包括分推璇玑、膻中，推中脘，推摩神阙，推下神阙4种操作方法，因而临床上常用于风寒束肺，食积不化引起的胸闷气促，气息喘急，咳痰不畅，积食腹痛，积滞胀满，呕吐泄泻，发热不退等实热证。

十六、打马过天河

【操作】术者先用右手中指运内劳宫，再用右手食、中二指指面蘸凉水，由总筋穴起，食、中二指交替弹打至洪池，或用食、中指弹至肘弯处，边弹打边吹凉气。

【次数】20~30次。

【功效】清热，通经络，行气血。

【主治】恶寒发热，高热，神昏，麻木。

【临床应用】打马过天河法，通经络，行气血，临床上常用于高热大热，神昏谵语，上肢麻木，抽搐等实热证。

十七、水底捞明月

【操作】术者用凉水滴于掌心内劳宫处，在掌心作旋推或由小指根推运起，经掌小横纹、坎宫至内劳宫，边推运边吹凉气。

【次数】20次左右。

【功效】大凉清热。

【主治】发热。

【临床应用】水底捞明月为清热大法，此法大寒大凉，该法形象地表示为：水底为小指根，明月为手掌心内劳宫穴。故能清热凉血、宁心除烦，在临床上对一切高热神昏，烦躁不安，属于邪入营血的各类高热实证，疗效尤佳，但虚热证不宜使用。

十八、运水入土

【操作】用大指外侧缘自肾水穴沿掌根运向大指端脾土穴。

【次数】100~300次。

【功效】健脾，润燥通滞。

【主治】消化不良，二便秘结。

【临床应用】该法具有健脾和胃、润燥通滞的作用，故临床上常用于脾胃虚弱的消化不良，大便燥结，痢疾，里急后重等症。

十九、运土入水

【操作】用大指外侧缘自脾土穴沿掌边缘运向小指端肾水穴。

【次数】100~300次。

【功效】滋肾利尿。

【主治】小便赤涩、频数，少腹胀痛，大便秘结等。

【临床应用】该法具有滋肾纳水的作用，故临床上常用于肾阴不足，摄纳失调的小便频数、赤涩以及少腹胀满、大便秘结等症。

第五章 常见的小儿神志病及推拿治疗

第一节　小儿孤独症

一、概述

孤独症，又称自闭症，是一组以社交沟通障碍、兴趣或活动范围狭窄以及重复刻板行为为主要特征的神经发育性障碍。在1943年由坎纳首次提出“婴儿孤独症”，是一种以自我封闭、与外界隔离、强制性保持原样不变为主要临床特征的疾病。本病多于婴儿出生后不久或幼儿2岁开始发病，多发于出生36个月内的婴儿，病因不明。该病男女发病率差异显著，男孩明显多于女孩，在我国男女患病率比例为6~9：1。典型孤独症，其核心症状主要体现在社会性和交流能力、语言能力、仪式化的刻板行为3个方面同时都具有本质上的缺损。2008年联合国将每年的4月2日定为“世界孤独症关注日”。美国疾病控制与预防中心的统计结果显示，2018年患病率为1/59，相比2014年提高了16%。孤独症目前并没有针对性的治疗药物，西医暂时以教育干预为主，药物治疗为辅；中医从疾病的症状入手审证求因确定治疗原则，运用中药、针灸、推拿、耳穴等特色疗法来改善社交、言语、认知功能，并治疗多动症、睡眠障碍、易激惹等共患病。相关研究表明，早期发现、早期行为干预具有积极效果。

二、病因

（一）西医病因

小儿孤独症病因复杂，包括遗传学因素、免疫因素、生化因素、孕产期因素等。

1. 遗传学因素

关于与孤独症的遗传现象有相关性的异常染色体或候选基因的研究，迄今为止，尚未取得一致的研究成果。目前的研究得出可能与7号染色体、15号染色体、5-羟色胺转运体基因、脑源性神经营养因子基因等有关。这些异常的染色体以及候选基因，导致与神经系统发育有关的蛋白质（如神经营养因子）、糖蛋白、酶、受体、神经递质等的异常表达，从而引起大脑、小脑、神经发育异常，提供了易患小儿孤独症的生物学基础，加上其他因素的共同作用，最终导致了特定的神经发育障碍，从而出现了孤独症症状。

2. 免疫因素

免疫因素包括自身免疫因素、病毒感染学说、免疫接种因素。自身免疫因素的提出者发现，孤独症患者脑组织的免疫反应比正常人活跃，其中反应最激烈的区域是小脑。还有人对7位孤独症患者进行研究，发现其脑脊液内的细胞激素水平（这是免疫反应的标志）同样比正常人要高，这说明孤独症患者与正常人相比，其大脑和小脑都存在着炎性反应。病毒感染学说的提出者认为，免疫功能缺乏的个体，在胎儿期或新生儿期增加了病毒感染的概率，病毒引起他们中枢神经系统的永久性损害，导致婴儿孤独症。1998年，首次有科学家公开表示，接种疫苗可能与孤独症的发生有关。有学者指出，由于幼童免疫系统还不完善，疫苗中的病毒可能诱发他们体内的自身免疫反应，进而与孤独症的发生产生关联。也有学者认为，疫苗针剂中普遍有一种含汞的防腐剂，汞中毒可能也与孤独症的发生有关。但近年来，新的研究成果否决了这一观点，发现接种疫苗的儿童与不接种疫苗的儿童相比，患孤独症的概率无显著差异。

3. 生化因素

人们提出，孤独症的发生可能与神经系统中神经递质的代谢失常有关。人体神经系统功能的完成，要依赖一套复杂的信号传导过程，承担神经细胞或神经-肌肉之间信号传递作用的一类重要化学物质是神经递质。神经递质不同，传递的信息就不同，神经递质在大脑不同部位的浓度高低、传递快慢、传递多少等，影响着人们的思维、情感和行为方式。当前认为与孤独症关系较为密切的神经递质有5-羟色胺、多巴胺、谷氨酸等，这些神经递质的失常通常与基因异常或变异有关。还有人提出，孤独症可能与金属代谢异常有关，例如不少患者严重缺锌。

4. 孕产期因素

精神抑郁、吸烟史、病毒感染、高烧、服药史、剖宫产、患儿早产、出生体重低、有产伤、呼吸窘迫综合征及先天畸形等孕产期危险因素与孤独症的发生有关，可能会加强已存在的遗传易感性，增加了孤独症发生的危险性，是重要的间接致病因素。

（二）中医病因

传统中医中并无“孤独症”的病名，但通过分析古代典籍可推断古籍中所描述的儿童“无慧”“语迟”“目无情”“视无情”“童昏”“胎弱”等症状与现代“孤独症”的概念有相近之处。现代中医理论多遵循中医治疗神志病的常规思路，认为孤独症的病因病机多为先天不足、肾精亏虚、心窍不通、神失所养、肝失条达、痰浊郁结等；其病位主要在脑，与心、肝、脾、肾有密切关系，临床常辨证为痰迷心窍、心肝火旺、肾精亏虚等。《本草备要》：“人之记性，皆在脑中。”《素问·脉要精微论》：“头者，精明之府。”心主神明，也意指脑主神明，心神含脑神，刘伍立等认为五官肢体的一切行为都是在心神（脑神）的支配下进行的。因此，孤独症行为的异常，根本在于脑神不能正确支配形体。吴晖等认为“五迟”为孤独症的核心理论，其根本为肾气不足。刘刚等认为孤独症源自于先天不足，肾精亏虚，致神失所养，心窍不通，肝失条达，升发不利。王素梅认为本病病机为先天脾肾不足，心窍不通，神失所养，肝失条达，病位在脾、肾、心、肝。严愉芬、唐为勇认为孤独症属神志异常性疾病，与心、肾、肝、脾功能密切相关，尤其是脾、肾二脏，患儿先天禀赋不足，后天失养，加之处于生长发育阶段，脾胃功能更加虚弱，致水湿痰生，入于心脑，心神失养，扰乱元神而发病。郭佳提出孤独症始于肝，累及心、脾、肾等脏，最终伤及大脑，肝失疏泄是造成患儿精神情志异常、睡眠障碍及胃肠道功能紊乱的原因，故应用刚柔辨证理论防治孤独症。曲丽芳认为孤独症的发生与“使道闭塞而不通”和心主“任物”“处物”的认知发展相关，并提出对婴幼儿早期的“使道”通畅训练和心主“任物”和“处物”的认知发展能力培养是防治小儿孤独症的重要方法。

中医认为心主神明，心对人体生命活动起主宰作用。神藏于心，《灵枢·大惑论》曰：“心者，神之舍也。”心主神志的功能失常则表现为思维混乱，“不可使谋”等症状。舌为心之苗窍，手少阴心经络脉“系舌本，属目系”，心经不通，心气不能通于舌，舌体则不能灵活活动，或构音障碍，或语句低级重复，语言不利。肝主疏泄，喜条达而恶抑郁，能够调畅气机，对人体情志活动具有重要意义。《素问·灵兰秘典论》曰：“肝者，将军之官，谋虑出焉。”肝失疏泄则表现出情绪易激惹，攻击或自伤性行为。肝开窍于目，肝气不舒可表现出眼神交流障碍。肾为先天之本，肾藏精，主骨生髓，“脑为髓之海”（《灵枢·海论》）。肾精不足，脑髓充盈不足，脑神不得滋养而神志功能异常，不能识别周围环境，表现为不同程度的智力障碍；肾气不盈，主骨无力，故可表现为解颅、方颅，发育迟缓等。综上，孤独症临床症状表现不一，病机复杂，非单一脏腑病变可以解释，因五脏皆可藏神，故除直接病位在脑外，也应根据病证从多个脏腑分析。

三、症状

语言交流障碍、社交障碍和行为异常是孤独症的三大核心症状。

1. 语言交流障碍

孤独症儿童语言发育迟缓，或者在正常语言发育后出现语言倒退，或者语言缺乏交流性质。表现为无语、少语、发声怪异、吐字不清等。

2. 社交障碍

人际交往障碍是儿童发育障碍的核心体现，主要表现为目不视人，目光回避，听而不闻，不愿交际，孤僻独行，退缩，自我封闭，缺乏与他人的交流或交流技巧，与父母之间缺乏安全依恋关系等。

3. 行为异常

孤独症儿童社会化障碍的外在表现就是行为异常。异常行为基本分为两类，一类是由于社会认知和控制能力不佳导致的问题行为，常以应用行为分析法来解决；另一类源于生理原因的异常行为，可利用中医进行辨证论治。源于生理原因的异常行为常不由自主，不能自制，一般通过肢体行为或五官表现出来。肢体行为的异常包括动作刻板、足尖行走、行动僵硬、注意力短暂、多动、自伤、摇头、拍手、奔跑、旋转等。通过五官表现出来的异常行为包括目无对视、斜眼、翻白眼、手在眼前晃动；听而不闻，不能听从指令，或对声音异常敏感，或把物体放于耳边轻敲听声响，或无原因地捂耳；用鼻反复嗅物，对气味敏感，味觉敏感；语言重复、语音语调怪异。

4. 伴随症状

除了上述核心症状外，还有一些伴随症状，比如消化系统、免疫系统、感觉系统等方面的问题，这些问题对人的感官干扰很大，造成孤独症患儿各种各样的怪异行为。他们当中可能会存在感知觉异常，表现为痛觉迟钝、对某些声音或图像特别恐惧或喜好等；有的还伴有消化不良和营养偏差、睡眠障碍等；大多数孤独症儿童后天脾胃虚弱，普遍存在长期便秘或腹泻、食道反流、腹痛、偏食、挑食等肠胃问题；有的还伴有智力异常，70%左右的孤独症儿童智力落后，但这些儿童可能在某些方面具有较强的能力，20%患儿智力在正常范围，约10%患儿智力超常，多数患儿记忆力较好，尤其是在机械记忆方面。

四、西医诊断

（一）家庭初步观察判断

语言能力滞后、缺乏人际交流的能力是孤独症患儿最直接的外在表现。如果婴幼儿在成长过程中表现出相关特征时，家长要高度警惕孤独症。当婴儿盯着父母时，却没有表现出高兴的反应；出生后2个月还不会笑，对周围事物反应差；5个月左右的孩子，不发出交流的咿呀声；不能辨认出父母的声音，当爸爸妈妈叫他名字时没有反应；不和别人进行眼神交流；9个月后才发出咿呀声；说话前很少配合手势，如挥动小手；拿着某样东西，反复重复一个动作；16个月大时还不能说出一个字；一周岁时仍不会发出咿呀声，而且也不做任何交流性手势；两周岁不能说两个字的词语；即使会说话，但缺乏语言技巧；不喜欢模仿大人的动作，语言单调，经常说重复语言、刻板语言或自造词句。

（二）诊断标准

孤独症西医诊断标准，采用《美国精神障碍诊断与统计手册》第5版（DSM-5）中关于孤独症的诊断标准：①在各种情景下持续存在的社会交流和社会交往缺陷，不能用一般的发育迟缓解释；②行为方式、兴趣或活动内容狭隘、重复；③症状必须在儿童早期出现；④所有症状共同限制和损害日常功能；⑤这些失调不能用智力障碍/智力发育障碍或全面性发育迟缓更好的解释。

临床检查

患儿有不同程度的语言发育障碍、人际交往障碍、兴趣狭窄和行为方式刻板等。

1. 儿童期孤独症评定量表（CARS）由专业人员对患儿进行评估时使用，该量表共15个项目，每个项目0.5分为1级，从1分至4分共7级，1分为正常，4分为最严重，累计计算总分。CARS总分≤29.5分为正常；CARS总分为30~36.5为轻、中度孤独症；CARS总分≥37分为重度孤独症。

2. 脑电图检查异常率在10%~83%，由于一般脑电图的解释标准和选取的样本不同，故存在较大的差别。一般来说，导联越多，异常率越高。脑电图异常者一般为智商较低者，智商受损越明显的孤独症患儿，出现脑电图异常和癫痫的概率也越高。但有20%~40%的患儿在青春期前出现癫痫，脑电图可能未见异常。

3. CT和MRI结果表明部分孤独症患儿的脑干总面积和脑桥总面积比相同年龄的儿童对照组小，小脑Ⅵ、Ⅶ蚓叶的正中矢状面面积比正常对照组小19%，提示小脑发育不良。

4. SPECT可以检测脑血流情况。孤独症患儿SPECT可见大脑血流灌注异常，阳性率达75%，主要表现在大脑皮质、小脑和皮质下多处结构，集中在皮质的额、颞叶，以左侧额叶最为常见。同时海马回局部血流灌注减少。

5. 脑干听觉诱发电位异常。孤独症患儿的脑干听觉诱发电位是异常的，从Ⅰ波至Ⅴ波都有异常报道，异常率高达20%~60%，显示孤独症患儿存在听觉缺陷。脑干传导导致向大脑传递通路的损害，这是造成孤独症患儿在认知、社会和语言能力等方面异常发育的原因之一。

6. 其他检查根据需要选择做染色体分析、智力测验等检查。

附：相关评定量表

儿童孤独症评定量表（CARS）

评估内容	表现	程度	得分
人际关系	与年龄相符的害羞、自卫及表示不同意	与年龄相当	1
	缺乏一些眼光接触，不愿意，回避，过分害羞，对检查者反应有轻度缺陷	轻度异常	2
	回避人，要使劲打扰他才能得到反应	中度异常	3
	强烈地回避，儿童对检查者很少反应，只有检查者强烈地干扰才能产生反应	重度异常	4
模仿（词和动作）	与年龄相符的模仿	与年龄相当	1
	大部分时间都模仿，有时激动，有时延缓	轻度异常	2
	在检查者极大的要求下有时模仿	中度异常	3
	很少用语言或动作模仿他人	重度异常	4
情感反应	与年龄、情境相适应的情感反应——愉快不愉快，以及兴趣，通过面部表情姿势的变化来表达	与年龄相当	1
	对不同的情感刺激有些缺乏相应的反应，情感可能受限或过分	轻度异常	2
	不适当的情感示意，反应相当受限或过分，或往往与刺激无关	中度异常	3
	极刻板的情感反应，对检查者坚持改变的情境很少产生适当的反应	重度异常	4
躯体运用能力	与年龄相符的使用和意识	与年龄相当	1
	躯体运用有点特殊——某些刻板运动，笨拙。缺乏协调性	轻度异常	2
	有中度特殊的手指或身体姿势功能失调的征象，摇动旋转，手指摆动，脚尖走	中度异常	3
	如上述所描述的严重而广泛地发生	重度异常	4
与非生命物体的关系	适合年龄的兴趣运用和探索	与年龄相当	1
	轻度的对东西缺乏兴趣或不适当地使用物体，像婴儿一样咬东西，猛敲东西，或者迷恋于物体发出的吱吱叫声或不停地开灯、关灯	轻度异常	2
	对多数物体缺乏兴趣或表现有些特别，如重复转动某件物体，反复用手指尖捏起东西，旋转轮子或对某部分着迷	中度异常	3
	严重对物体的不适当的兴趣，使用和探究，如上述情况频繁发生，很难使儿童分心	重度异常	4

续表

评估内容	表现	程度	得分
对环境变化的适应	对改变产生与年龄相符的反应	与年龄相当	1
	对环境改变产生某些反应，倾向维持某一物体活动或坚持相同的反应形式	轻度异常	2
	对环境改变出现烦躁、沮丧的征象，当干扰他时很难被吸引过来	中度异常	3
	对改变产生严重的反应，假如坚持把环境的变化强加给他，儿童可能逃跑	重度异常	4
视觉反应	适合年龄的视觉反应，与其他感觉系统是整合方式	与年龄相当	1
	有时必须提醒儿童去注意物体，有时全神贯注于“镜像”，有的回避眼光接触，有的凝视空间，有的着迷于灯光	轻度异常	2
	经常要提醒他们正在干什么，喜欢观看光亮的物体，即使强迫他，也只有很少的眼光接触，盯着看人，或凝视空间	中度异常	3
	对物体和人的广泛严重的视觉回避，着迷于使用“余光”	重度异常	4
听觉反应	适合年龄的听觉反应	与年龄相当	1
	对听觉刺激或某些特殊声音缺乏一些反应，反应可能延迟，有时必须重复声音刺激，有时对大的声音敏感，或对此声音分心	轻度异常	2
	对听觉不构成反应，或必须重复数次刺激才产生反应，或对某些声音敏感（如很容易受惊，捂耳朵等）	中度异常	3
	对声音全面回避，对声音类型不加注意或极度敏感	重度异常	4
疼痛感觉反应	对疼痛产生适当强度的反应，正常触觉和嗅觉	与年龄相当	1
	对疼痛或轻度触碰、气味、味道等有点缺乏适当的反应，有时出现一些婴儿吸吮物体的表现	轻度异常	2
	对疼痛或意外伤害缺乏反应，比较集中于触觉、嗅觉、味觉	中度异常	3
	过度集中于触觉的探究感觉而不是功能的作用（吸吮、舔或摩擦），完全忽视疼痛或过分地作出反应	重度异常	4
焦虑反应	对情境产生与年龄相符的反应，并且反应无延长	与年龄相当	1
	轻度焦虑反应	轻度异常	2
	中度焦虑反应	中度异常	3
	重度焦虑反应，可能儿童在会见的一段时间内不能坐下，或很害怕，或退缩等	重度异常	4

续表

评估内容	表现	程度	得分
语言交流	适合年龄的语言	与年龄相当	1
	语言迟钝，多数语言有意义，但有一点模仿语言	轻度异常	2
	缺乏语言或有意义的语言与不适当的语言相混淆（模仿语言或莫名其妙的话）	中度异常	3
	严重的不正常言语，实质上缺乏可理解的语言或运用离奇的语言	重度异常	4
非语言交流	与年龄相符的非语言性交流	与年龄相当	1
	非语言交流迟钝，交流仅为简单的或含糊的反应，如指出或去取他想要的东西	轻度异常	2
	缺乏非语言交流，儿童不会利用或对非语言交流作出反应	中度异常	3
	特别古怪的和不可理解的非语言交流	重度异常	4
活动水平	正常活动水平——不多动亦不少动	与年龄相当	1
	轻度不安静或有轻度活动缓慢，但一般可控制	轻度异常	2
	活动相当多，并且控制其活动量有困难，或者相当不活动或运动缓慢，检查者很频繁地控制或以极大努力才能得到反应	中度异常	3
	极不正常的活动水平，要么是不停，要么是冷淡，很难得到儿童对任何事件的反应，差不多不断地需要大人控制	重度异常	4
智力功能	正常智力功能——无迟钝的证据	与年龄相当	1
	轻度智力低下——技能低下表现在各个领域	轻度异常	2
	中度智力低下——某些技能明显迟钝，其他的接近年龄水平	中度异常	3
	智力功能障碍——某些技能表现迟钝，另外一些在年龄水平以上或不寻常	重度异常	4
总的印象	不是孤独症	与年龄相当	1
	轻微的或轻度孤独症	轻度异常	2
	孤独症的中度征象	中度异常	3
	非常多的孤独症征象	重度异常	4

注：<30分初步诊断为孤独症；30~37分为轻度孤独症；37~60分为重度孤独症

五、中医辨证

1. 肾精亏虚证

语言发育迟缓，行为方式重复刻板，不语或少语，兴趣狭窄怪异，目不视人，筋骨痿软，运动落后，囟门迟闭，智力落后，形体瘦小，苔薄白，指纹淡。

2. 脾肾亏虚证

行为方式重复刻板，不语或少语，兴趣狭窄怪异，目不视人，倦怠乏力，面色萎黄少华，语言发育迟缓，形体瘦小，智力落后，运动落后，纳差，腹胀，舌质淡，苔薄白，脉沉或脉细弱，指纹淡。

3. 心脾两虚证

行为方式重复刻板，不语或少语，兴趣狭窄怪异，目不视人，夜眠不安，语言发育迟缓，胆怯易惊，形体瘦小，面色萎黄少华，纳差，舌质淡，苔薄白，脉细弱或指纹淡。

4. 心肝火旺证

语言重复，喋喋不休，行为方式重复刻板，兴趣狭窄怪异，目不视人，多动，注意力差，急躁易怒，任性固执，便秘溲黄，夜眠不安，舌质红或舌尖红，苔黄，脉弦或数。

5. 痰蒙心窍证

对指令充耳不闻，喃喃自语，行为方式重复刻板，不语或少语，兴趣狭窄怪异，任性固执，反应迟钝，神情淡漠痴呆，舌质淡，舌体胖大，苔厚腻，指纹淡或脉滑。

六、推拿手法与穴位的选择

儿童处在成长发育的过程中，具有较强的可塑性。通过对患儿头面部、四肢部、背部实施中医推拿手法，可起到疏通经络、调理阴阳、理气和血、调和脏腑的作用。常用于治疗小儿孤独症的推拿方案有小儿推拿经典手法、三部推拿开窍法、通督推拿法等。同时，小儿孤独症的睡眠障碍可辅以足底反射区按摩疗法缓解。

（一）小儿推拿经典手法

【概述】小儿推拿经典手法治疗小儿孤独症，可对感觉、交往、运动、语言和行为5个方面有不同程度的改善。

【操作】

（1）开天门：术者两拇指自下而上交替直推，推30~50次。

（2）推坎宫：术者两拇指自眉心向两侧眉梢分推，连续分推20~30次。

（3）揉哑门：右手拇指指腹着力于小儿项部哑门穴，按揉1分钟。

（4）拿五经：用五指指面沿前发际到风池抓拿，五指分开如鹰爪，中指指面在督脉线上，其余四指分别放在膀胱经、胆经线上，自前向后以鹰爪力抓拿。操作时整个手掌应紧贴头皮，与头部扣紧，使五指指面垂直于治疗面着力，自前向后抓拿，移行速度不要过快。抓拿3~5遍即可。

（5）扫散双颞部：用拇指桡侧面及其他四指指端，自太阳沿头颞部向脑后（胆经循行部位）作弧形单向推动。令拇指在额角发际至耳上范围内移动，其余四指在枕骨两侧的上下范围内移动，左右交替进行，每侧50次。左右各3~5遍。

（6）揉太阳：术者用拇指或中指端揉该穴，逆时针揉或运为补，顺时针揉或运为泻。一般揉或运30~50次。

（7）揉耳后高骨：术者用拇指或中指揉耳后乳突下凹陷，揉50~100次。

（8）揉风池：术者用拇指或中指揉风池穴，揉50~100次。

（9）摩腹：术者用全手掌腹面或四指腹面轻贴腹部，以脐为中心，做环形运动，逆时针为补，顺时针为泻，逆顺交替为平补平泻。

（10）揉天枢：术者用拇指或中指揉脐旁2寸天枢穴，揉50~100次。

（11）揉关元：术者用拇指或中指揉脐下3寸关元穴，揉50~100次。

（12）补脾经：屈患儿拇指（不屈亦可），从指尖推向指根，推揉100次。

（13）补肾经：从小指指尖推到指根，100~300次。

（14）揉外劳宫：术者一手持患儿四指令掌背向上，另一手以拇指或中指指端揉之，揉100次。

（15）揉板门：术者用拇指罗纹面揉按手掌大鱼际平面。

（16）大推三关：屈患儿拇指，自拇指桡侧推向肘，推100~300次。

（17）按揉足三里：术者以拇指罗纹面按揉足三里穴，揉50次。

（18）捏脊：患儿俯卧，术者以拇指与食、中两指呈对称着力，自龟尾开始，双手一紧一松交替向上挤捏推进至大椎穴处，反复操作3~5遍。

（19）擦腰骶：擦腰骶部，以透热为度。

【定位】

（1）天门：头部前正中线，两眉中间至前发际，入前发际正中0.5寸。

（2）坎宫：自眉心起沿眉毛至眉梢呈一横线。

（3）哑门：后发际正中直上0.5寸。

（4）拿五经：头顶部督脉及左右足太阳经及足少阳经。

（5）扫散双颞部：自太阳穴经头维、耳后高骨向后至风池穴。

（6）太阳：眉梢与目外眦之间，向后约一横指的凹陷处。

（7）耳后高骨：耳后乳突下方凹陷处。

（8）风池：胸锁乳突肌与斜方肌之间，平风府穴处。

（9）腹：腹部。

（10）天枢：脐旁2寸。

（11）关元：脐下3寸，前正中线上。

（12）脾经：拇指末节桡侧缘。

（13）肾经：小指掌面，指尖到指根呈一直线。

（14）外劳宫：在手背中央，与内劳宫相对处。

（15）板门：手掌大鱼际部。

（16）三关：前臂桡侧，从腕横纹至肘横纹呈一直线。

（17）足三里：外膝眼下3寸，胫骨外侧约一横指处。

（18）脊：自大椎至长强呈一直线。

（19）擦腰骶：背部十二胸椎以下至两侧髂骨以上部位为腰，腰以下长强穴以上部位为骶。

（二）三部推拿开窍法

【概述】三部推拿开窍法，即取头面部、胸腹部、背部三部推拿按摩以益智开窍，联合康复训练发现可以改善孤独症患儿的行为、语言、社交等功能。头面部推拿能宁心安神、醒脑开窍，并能够改善口部肌肉运动，增强语言功能；胸腹部循经推拿能改善肠胃功能，促进气血生成、健脾补脑；背部循经推拿能达到疏通经络、填髓补脑的作用。

（1）头面部按摩法包括头面部四大手法及口唇按摩。

头面部四大手法：“四大手法”是小儿推拿常用的经典手法，由孙重三首先提出，主要包括开天门、推坎宫、揉太阳、揉耳后高骨。孙老认为该系列手法可以借天地之气调和人体阴阳，以上4穴，天门重调天人之阴阳；坎宫重调脏腑之阴阳；太阳调节左右之阴阳；耳后高骨调节前后之阴阳。4穴合用则能调阴阳、壮元神、醒脑窍，可以用来治疗孤独症。

口唇按摩：周惠嫦等通过随机对照试验，对孤独症患儿口周、头面部进行顺时针方向按揉，发现患儿在图形辨别、言语模仿、词汇理解和表达方面取得较好的临床效果。

（2）胸腹部推拿：胸腹部操作有分胸腹阴阳、通任脉、点揉腹募穴、摩腹、揉腹、振腹等，不同流派具体方案差异较大，但目前的共识是对腹部，特别是对下丹田处进行推拿操作，有助于解决一些情志类、精神类疾病。《难经》认为下丹田是“五脏六腑之本，十二经脉之根，呼吸之门”，任、督、冲三脉起于下丹田，人体的元气发于肾，藏于丹田，可见下丹田在人体中具有重要作用。Chan等认为刺激下丹田能够在脑部的前额叶、颞叶、丘脑、脑岛和扣带回等区域产生反应，这可能与微生物-肠-脑轴有关。振腹推拿中振法达于下丹田，能够激发和温养人体元气，发挥安和五脏、醒神开窍的作用。

（3）背俞督脉推拿：主要包括点揉背俞穴以及捏脊等，捏脊能够调阴阳、理气血、和脏腑、通经络、培元气，治疗先后天不足等。

【操作】

（1）头面部四大手法：①开天门：术者两拇指自下而上交替直推，推30~50次。②推坎宫：术者两拇指自眉心向两侧眉梢分推，连续分推20~30次。③揉太阳：术者用拇指或中指指端揉该穴，逆时针揉或运为补，顺时针揉或运为泻。一般揉或运30~50次。④揉耳后高骨：术者用拇指或中指揉耳后乳突下凹陷中，揉50~100次。

（2）口唇按摩：①上唇肌群：用拇指指腹沿顺时针方向，揉按迎香、水沟、地仓穴，每穴100次左右，然后揉按上唇肌肉2~3分钟；②下唇肌群：用双中指或拇指按上述方法揉按下关、翳风、颊车、承浆穴，并以食、中指指腹缓慢揉按面颊部和下唇肌肉2~3分钟；③按揉喉部廉泉穴，并以中、食指指腹按揉颈部、喉结旁及下颌部舌底肌肉；④对捏上下唇肌肉被动让两唇相碰。

（3）头部按摩：患儿取仰卧位或坐位，术者坐于患儿后方，双手拇指桡侧沿印堂至太阳（或前额部），推30~40次。选取太阳穴，双手拇指罗纹面顺时针按揉30次，逆时针按揉30次。同法按揉风池、翳风各50次。用拇指或食指罗纹面由头维按压至风池，往返10次。再用拇指按压百会约30秒，力度要求具有渗透性和持久性，但均应以患儿能忍受为度。

（4）分胸腹阴阳：患儿取仰卧位，术者两拇指相并置于胸前正中线，余指置于胸部两侧，手指放松，自然微屈，手掌贴附于胸胁部，沿肋间隙，双手掌面从胸骨正中始自内向外、自上而下依次分推至两侧腋中线，反复操作5~8遍。用两手拇指置于剑突下，余指置于腹部两侧，手指放松，自然微屈，手掌贴附于腹部，沿肋弓向两侧分推至腋中线，边推边下移至耻骨联合上方，操作100~300次。

（5）通任脉：①拇指推法：患儿取仰卧位，术者立于患儿右侧，用双手拇指指腹沿任脉由天突穴至中极穴做推法，双拇指一推一拉交替操作10遍。②中指推法：患儿取仰卧位，术者坐于患儿右侧，拇指屈曲放松，余四指并拢，以中指指腹为主要着力点沿任脉由天突穴至中极穴做推法，双中指往返交替操作10遍。

（6）点揉腹募穴：术者用拇指或中指指腹点揉中府（肺经肺募）、天枢（胃经大肠募）、中脘（任脉胃募）、章门（肝经脾募）、巨阙（任脉心募）、关元（任脉小肠募）、中极（任脉膀胱募）、京门（胆经肾募）、膻中（任脉心包募）、石门（任脉三焦募）、日月（胆经胆募）、期门（肝经肝募）。

（7）摩腹：患儿取仰卧位，暴露脘腹部皮肤。术者立其体侧，在皮肤表面涂以适量的介质，以掌部或四指指腹着力，沿“中脘→天枢→关元→天枢”作环形摩动，使摩的速度快于移动的速度，即“紧摩慢移”，穴位区摩的时间稍长一点，摩至腹壁微红或以腹部透热为度。

（8）揉腹：术者以右手大、小鱼际做推收交转揉动操作。顺时针揉腹为通，逆时针揉腹为补。操作方法：患儿取仰卧位，术者坐其身旁，用一手大鱼际或掌根部着力，轻贴在患儿腹部，以腕关节轻轻地环旋摆动或小幅度地环旋活动为主动，使着力部分带动患儿腹部的皮下组织做反复、不间断、有节律的轻柔缓和的回旋揉动，使产生的力持续不断地作用于腹部。揉动可自上而下、自左至右，揉腹约5分钟。

（9）振腹：以掌置于治疗部位，做连续、快速、上下颤动。掌振法作用于腹部称为振腹。

（10）点揉背俞穴：握拳从大椎穴处沿脊柱两旁自上而下做揉捻动作。反复数遍，约3分钟，最好有发热的感觉。

（11）捏脊：患儿俯卧，术者以拇指与食、中两指呈对称着力，自龟尾开始，双手一紧一松交替向上挤捏推进至大椎穴处，反复操作3~5遍，称捏脊。

（12）患儿取俯卧位（注意观察患儿呼吸情况），双手中指和食指夹住双侧耳根，轻轻作来回擦搓，约30次；而后按压和敲打背部督脉至骶尾部，从上至下，约30次。

以上操作每天1次，每次不少于20分钟，10次为1个疗程。

【定位】

（1）迎香：鼻翼旁0.5寸，鼻唇沟中。

（2）水沟：人中沟上1/3与下2/3交界处。

（3）地仓：口角旁0.4寸处。

（4）下关：颧弓与下颌切迹之间的凹陷中，合口有孔，张口即闭。

（5）翳风：乳突前下方，平耳垂下缘的凹陷中。

（6）颊车：下颌角前上方一横指凹陷中。咀嚼时咬肌隆起处。

（7）承浆：颏唇沟的中点。

（8）廉泉：舌骨体上缘的中点处。

（9）印堂：两眉之中心。

（10）太阳：眉梢与目外眦之间，向后约一横指的凹陷处。

（11）风池：胸锁乳突肌与斜方肌之间，平风府穴处。

（12）头维：额角发际直上0.5寸。

（13）百会：后发际直上7寸，两耳尖直上与头顶正中线交会处。

（14）胸阴阳：胸部两侧胸胁部。

（15）腹阴阳：在中脘穴与两胁下之软肉处。

（16）通任脉：由天突穴至中极穴，即胸骨上窝正中至脐下4寸。

（17）背俞穴：分布于背部足太阳经第一侧线上，即后正中线（督脉）旁开1.5寸处。

（18）脊：自大椎至长强呈一直线。

（三）通督推拿法

【概述】通督推拿法包括：①开窍手法：开天门、推坎宫、揉太阳、揉耳后高骨；②通督手法：依次揉按督脉穴位；③关窍手法：拿肩井10次，关窍醒神。

【操作】

（1）开天门：术者两拇指自下而上交替直推，推30~50次。

（2）推坎宫：术者两拇指自眉心向两侧眉梢分推，连续分推20~30次。

（3）揉太阳：术者用拇指或中指端揉该穴，逆时针揉或运为补，顺时针揉或运为泻。一般揉或运30~50次。

（4）揉耳后高骨：术者用拇指或中指揉耳后乳突下凹陷中，揉50~100次。

（5）揉按督脉穴位：自上而下依次揉按。

（6）拿肩井：拿法拿肩井10次。在推拿治疗后，常以拿肩井结束，称此为“总收法”。

【定位】

（1）天门：头部前正中线，两眉中间至前发际，入前发际正中0.5寸。

（2）坎宫：自眉心起沿眉毛至眉梢呈一横线。

（3）太阳：眉梢与目外眦之间，向后约一横指的凹陷处。

（4）耳后高骨：耳后乳突下方凹陷处。

（5）督脉：背部正中线。

（6）肩井：大椎穴与肩峰连线的中点。

（四）足底反射区按摩疗法

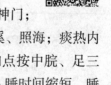

【概述】采用足底反射区按摩疗法能够改善孤独症患儿睡眠障碍。心脾两虚型患儿在足底按摩结束后点压足三里、关元、神门；阴虚火旺、心肾不交型患儿加点按神门、内关、三阴交、后溪、照海；痰热内扰、肝阳偏亢型患儿加点按神门、太冲；胃气不和型患儿加点按中脘、足三里。疗效判定：能按家庭正常生活规律入睡、起床为治愈；入睡时间缩短，睡后不易惊醒，彻夜不眠现象消失为有效；症状未改善为未愈。

【操作】

着重头部反射区、失眠点、脑垂体、肾上腺、甲状旁腺反射区按摩治疗。

【定位】

（1）足底反射区：见图1、图2。

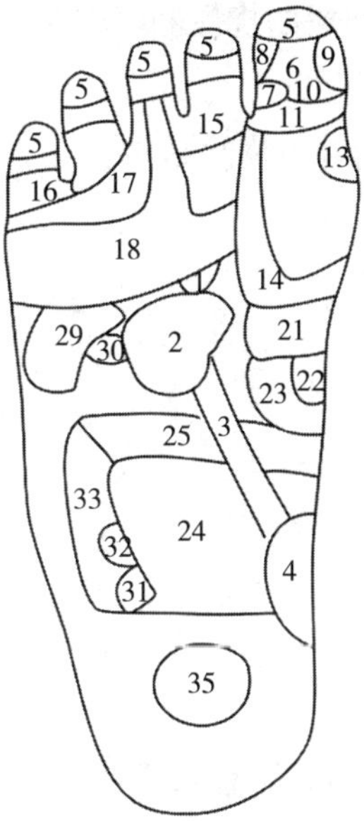

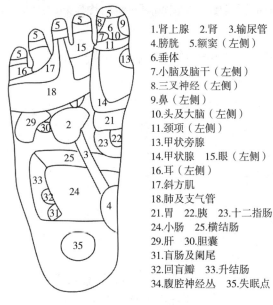

1.肾上腺　2.肾　3.输尿管
4.膀胱　5.额窦（左侧）
6.垂体
7.小脑及脑干（左侧）
8.三叉神经（左侧）
9.鼻（左侧）
10.头及大脑（左侧）
11.颈项（左侧）
13.甲状旁腺
14.甲状腺　15.眼（左侧）
16.耳（左侧）
17.斜方肌
18.肺及支气管
21.胃　22.胰　23.十二指肠
24.小肠　25.横结肠
29.肝　30.胆囊
31.盲肠及阑尾
32.回盲瓣　33.升结肠
34.腹腔神经丛　35.失眠点

图1　右足底反射区

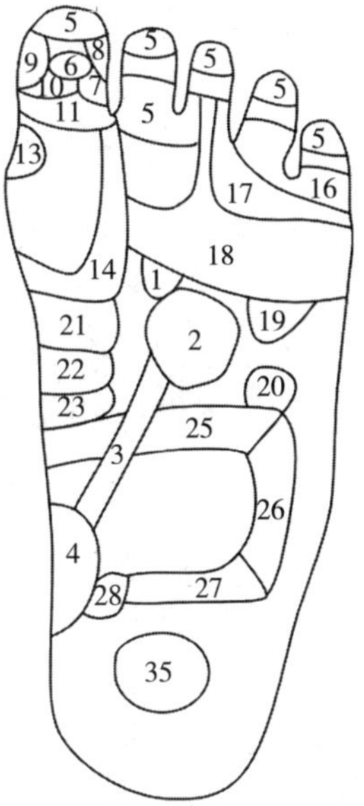

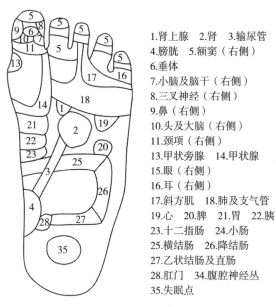

1.肾上腺　2.肾　3.输尿管
4.膀胱　5.额窦（右侧）
6.垂体
7.小脑及脑干（右侧）
8.三叉神经（右侧）
9.鼻（右侧）
10.头及大脑（右侧）
11.颈项（右侧）
13.甲状旁腺　14.甲状腺
15.眼（右侧）
16.耳（右侧）
17.斜方肌　18.肺及支气管
19.心　20.脾　21.胃　22.胰
23.十二指肠　24.小肠
25.横结肠　26.降结肠
27.乙状结肠及直肠
28.肛门　34.腹腔神经丛
35.失眠点

图2　左足底反射区

（2）足三里：外侧膝眼下3寸，胫骨外侧约一横指处。

（3）关元：前正中线上，脐下3寸。

（4）神门：腕横纹尺侧端，尺侧腕屈肌的桡侧凹陷中。

（5）三阴交：内踝尖直上3寸处。

（6）后溪：轻握拳，第5指掌关节后外侧横纹尽头。

（7）照海：内踝下缘凹陷中。

（8）太冲：第1、2趾缝上1.5寸。

（9）中脘：脐上4寸，胸骨下端剑突至脐连线的中点。

七、其他疗法

（一）针刺疗法

1. 头针

百会、四神针、脑户，可达醒脑开窍、安神定志之效，为治疗情绪行为异常、智力障碍的要穴。焦氏头针的语言一区、二区、三区恰好对应大脑语言皮层解剖功能区，可改善语言障碍。

2. 舌针

舌针可改善舌运动，治疗语言障碍。

心肝火旺型加行间、太冲、阳陵泉；痰蒙心窍型加丰隆、支沟；肾精亏虚型加太溪、三阴交；心脾两虚型加三阴交、足三里；构音困难、发音不清加舌针、廉泉等。

3. 耳穴贴压

取心、肝、肾、脑点、交感、神门穴，用王不留行籽贴压。

4. 穴位注射

采用复方丹参注射液、复方麝香注射液交替穴位注射，2ml/次，穴位一般交替选取足三里、三阴交、内关、支沟、肝俞、肾俞等。

5. 穴位埋线

选取心俞、肝俞、肾俞、内关、三阴交、足三里进行穴位埋线。

诸穴诸法相互作用、有序进行治疗可促进大脑发育，提高患儿智力发育，改善其语言、行为障碍。

（二）芳香疗法

在古代人们使用芳香植物来预防、治疗疾病。古代晋商流行佩戴一种香丸，这种香丸由沉香、乳香、龙涎香等名贵香料制成，日常佩戴能够凝神静气。此外，有学者通过咨询专业治疗孤独症患儿的医师，得到一些有通窍益智的草药，它们价格便宜而且芳香持久。将乳香、冰片、薄荷、白芷、苍术，研磨成粉装在香包内，可使患儿舒缓神经、怡情悦性。

（三）行为训练

对于孤独症的干预治疗，目前仍以行为训练为主，常用的训练方法包括应用行为分析法（ABA）、结构化教育（TEACCH）、感觉统合训练以及言语障碍训练等。

1. ABA训练

ABA训练是一种密集式地干预及强化行为矫正教育的训练方法。它是最早期的教育训练法，已证实能针对孤独症患儿的问题令其症状行为有所改善。后来有研究者及训练员从应用行为分析的原理中发展出回合试验教学（DTT）、情境教学法等方法，更针对孤独症患儿问题所在。

2. TEACCH训练

TEACCH训练是一种以学习目标为主的综合训练，多配合心理教育量表评估结果进行针对性训练。

3. 感觉统合训练

感觉统合训练是一种通过人体不同感觉的刺激活动来达到训练目的，特别是对有感觉过敏、平衡及前庭区异常的患者疗效更明显。

4. 言语治疗或言语障碍训练

言语治疗或言语障碍训练是针对口肌感觉及运动问题或患者本身对言语的发音、表达和理解出现困难研发的方法。

以上4种是针对孤独症患儿最常用的训练干预方法。在临床中也常用一些抗精神病类药物，如阿立哌唑、氟西汀等，但仅对孤独症患儿的部分症状起效。还有部分学者通过法因戈尔德饮食、生酮饮食等饮食疗法，肠道菌群移植、音乐疗法、游戏治疗、艺术治疗等多种方法治疗孤独症。这些治疗方法能在不同程度上缓解孤独症患儿的症状，但因孤独症的病因和发病机制尚不明确，临床暂无针对孤独症的特效药及根治孤独症的方法。

八、鉴别

1. 语言发育障碍

语言发育障碍儿童在感知反应上无异常，与人和物的相处方式正常，能努力地用手势等表达抽象的内容，有兴趣参与想象性的游戏或活动。孤独症患儿表现出严重的沟通障碍，与外界不适应，不介入，更无法参与集体、想象性的游戏和活动，对活动的规则完全忽视和不理解，对活动的结果不在乎，无兴趣，游离于群体之外。

2. 听力障碍

听觉障碍儿童是由于听觉系统损伤而产生语言沟通障碍，虽然他们可能对外界声音没有反应，但有交往的欲望，能主动观察、了解外界，能用身体语言等工具努力进行交往。孤独症患儿一般无听力损失，发音器官功能正常，但大脑中枢神经系统障碍使之失去对外界声音正常反应的能力，常表现为有时对外界声音很敏感，有时又充耳不闻。同时患儿也不会运用手势、眼睛、面部表情等与他人交流和互动。

孤独症倾向有可能与任何程度的听力障碍同时发生，在这种病例中必须作出双重诊断。重要的是要确定有孤独症行为的儿童并不同时是聋童。测试往往很难，但是家长对孩子在家里日常行为的观察，可能最有助于作出判断。

3. 视觉障碍

一些存在严重的先天性视觉障碍的儿童，出生时似乎发育正常，在出生后第2或第3年会开始表现出孤独症行为。一些生来就合并有严重视觉及听力障碍的儿童，尤其是因母亲患风疹而得病的儿童会有孤独症行为。在这些儿童身上出现的孤独症倾向，无论是一出生就有，还是在第2或第3年才出现，似乎很可能与脑损伤相关联，而不仅仅是由于感觉方面的损伤。一些有先天性视觉障碍的人有刻板的动作，可能是作为对缺少视觉刺激的补偿，但并没有孤独症行为的任何其他特征。

4. 注意力、动作协调及知觉障碍

注意力、动作协调及知觉障碍都能单独出现或合并出现。它们可能与语

言障碍、活动过度及活动不足相关联。患者在感知方面的问题包括词语中字母的混淆以及字母和词语的倒置等，因而会伴有学习阅读、书写、拼词方面的困难。坚持依生活常规行事、抵制变化等表现都很常见。

在同时患有注意力、动作协调及知觉障碍的儿童中间，不少人具有可以诊断出来的孤独症倾向。就所有的发育障碍而言，重要的是去获得详细的病史，识别出可能会呈现的每个要素及其严重程度，而不是去确定能解释所有其他特征的疾病。

第二节　小儿痴呆症

一、概述

小儿痴呆症，又名呆病，西医病名为智力迟缓，为后天的智力功能的持续性障碍。小儿痴呆症多由先天不足，或后天调养失当等所致，是以小儿智力低下为主要表现的劳病类疾病。痴呆不仅病情复杂，病程亦长。在临床上小儿痴呆症必须具备以下精神活动中的任意3个项目的障碍：言语、记忆力、视空间功能、情绪或人格和认知（抽象思维、计算、判断和执行能力）等。

二、病因

（一）西医病因

小儿痴呆症可分为先天性和后天性两类。先天性小儿痴呆症有小头畸形、脑发育不全、代谢缺陷等。小头畸形主要是头颅骨先天发育不良，严重影响大脑的发育，神经细胞数量减少，神经纤维传递信息功能不全，导致智力低下；先天性脑发育不全多伴有染色体畸形；先天性代谢缺陷，如某些氨基酸代谢过程中酶合成有缺陷，这些影响了儿童智力发育而成为痴呆。后天性小儿痴呆症主要发生在某些疾病之后，多见于分娩时产程过长，造成新生儿窒息，脑缺氧过久；也有些由于产伤，用产钳或吸胎头分娩造成脑损伤。新生儿重度黄疸、脑外伤、病毒性脑炎、乙型脑炎、急性脑膜炎、脑积水、癫痫反复发作等，造成脑缺氧，也可导致本病。

遗传因素在其中也发挥了一定的作用，即母亲有痴呆症或精神性疾病，则其子具备高度易感性。有学者发现患痴呆症的母亲，体内雌激素缺乏是引起孩子痴呆的一个高危因素。

（二）中医病因

痴呆症在中国古代又被称为“呆病”，属于中医学的神志病范畴，对于痴呆症的中医描述可见于《黄帝内经》和《伤寒论》中，其主要临床症状为“善忘”或“喜忘”，书中对于其病机及如何诊治进行了论述。明代张景岳的《景岳全书》首次提出了痴呆的病名，并对痴呆进行了详细论述，归纳了其临床表现、治法及预后。书中将痴呆的病机总结为“痴呆证，凡平素无痰，而或以郁结，或以不遂，或以思虑，或以疑惑，或以惊恐，而渐致痴呆。言辞颠倒，举动不经，或多汗，或善愁，其证则千奇万怪，无所不至”。痴呆症在清代得到进一步发展，在陈士铎《辨证录》中设有专篇详论“呆病”，对症状描述非常详细。在病机方面陈士铎认为痰作祟尤为重要，提出“痰势最盛，呆气最深”，在治疗原则上提出“治呆无奇法，治痰即治呆也”，并立“开郁逐痰，健胃通气”法，其代表方剂有洗心汤、转呆丹等，均从痰论治。《中国痴呆诊疗指南》由北京中医药大学东直门医院田金洲教授领衔主编。该指南从中医药的角度将痴呆症分为虚实两类，虚证类主要包括髓海渐空、肾精不足、脾肾亏虚、气血不足4种证型；实证类包括痰浊蒙窍、瘀阻脑络、肝阳上亢或心肝火旺等。

三、症状

1. 精细动作 对玩具不感兴趣，不会搭积木，不会翻书，不会盖瓶盖，手眼协调能力不足。

2. 认知 对极少数物品有认知能力，例如碗、奶瓶、杯子，大部分物品缺乏认知。对图片的认知更是缺乏，无法区分颜色，无法进行形状匹配组合。

3. 语言 无法理解他人的简单指令，也不能模仿他人的言语，只能无意识地发“妈妈”音，不能指认，无法用手势或其他方法清晰地表达自己的意愿。

4. 情绪和社会交往 环境认生，易激惹，哭闹、尖叫；摔玩具，攻击他人；情绪易受影响，并对新环境适应能力差。

四、西医诊断

1. 多有家族遗传病史，或母孕时感染邪毒、受过放射线照射、嗜酒或服过对胎儿有害的药物等病史。

2. 患儿分娩时有颅脑损伤、颅内出血、初生不啼等病史。

3. 出生后患过颅脑疾病（如春瘟、痫病等），有过颅脑外伤史、惊风史，或有药物及某些物品中毒等病史。

4. 动作、语言等发育均迟缓，学习困难，智力障碍。

5. 某些引起痴呆的疾病可通过特定的检查诊断，如染色体检查、骨骼X线检查等。

附：相关评定量表

小儿痴呆症的诊断与鉴别诊断需要借助不同的评估量表。目前，常用的测试量表有韦氏儿童智力量表、盖泽尔（Gesell）发育量表、丹佛智力发育筛查法（DDST）、斯坦福－比奈量表等。通过测试量表的详细诊断，可以判断发育落后的具体程度。

韦氏儿童智力量表

项目	内容	测验目的
常识	包括29个涉及常识性知识的题目，如“某个国家的首都在哪里”	主要测试一般常识性知识的广度、一般学习能力、对学习材料的记忆以及对日常事物的认识能力
类同	要求说出每对事物的相同点，共14对	主要测量逻辑思维和抽象思维能力
填图	包括27张图，每张图上都有意缺少一个主要的部分，要求被测试者在20秒内指出图上缺失的部分	主要测量视觉敏锐度、视觉再认和辨认能力，以及区分重要特征与不重要细节的能力
理解	共16个问题	主要测量运用常识解决问题的能力和普通常识，以及理解、判断和言语表达能力
背数	包括顺背和倒背两部分	测量短时听觉记忆能力和注意力

续表

项目	内容	测验目的
图片排列	包括10组图片，每组图片均有一定的情节，以打乱的顺序呈现给被试者，要求被试者按事情发生的先后顺序重新排序，以组成一个连贯的故事	主要测量对结果的预期和时间序列化概念，以及知觉组织、言语理解能力。
词汇	将35个难度逐渐增大的词，用小卡片呈现给被试者，要求被试者说出词意	主要测量言语理解能力和言语发展水平，也能了解被试者的知识范围和文化背景
积木图案	9块红白两色组成的立方积木，让被试者按照所呈现的图案拼摆积木	主要测量把整体分解成为部分的能力、知觉组织和视动协调能力
算术	包括14个小学程度的算术应用题	主要测量逻辑思维和抽象思维能力。
拼图	要求被试者把一套切割成几块的图形板拼成一个熟悉物体的完整画面，共4套	主要测量把握整体与部分关系和知觉组织能力，以及灵活性和视动协调能力
译码	1 ~ 9每个数字对应一个符号，要求被试者按所给的样例，尽快在每个数字下填上相应的符号	主要测量抄写速度和精确性，短时记忆、视觉力、一般学习能力和抗分心的能力
迷津	有迷津图，要求被试者用笔从中央台向出口画出来	主要测试视觉搜索、预见及知觉能力

注：对于有时间限制的项目（填图、图片排列、算术、积木图案、拼图、译码、迷津），反应速度和正确性都作为评分依据，其他项目则按反应的质量记分。所有分测验的原始分数都要转化为标准分数。分别将言语测验和操作测验的标准分数相加，便可得到全量表总分

五、中医辨证

1. 肝肾亏虚证

筋骨痿软，发育迟缓，抬头、坐、爬、站、行及萌生乳牙均明显延迟，面色无华，目无神采，反应迟钝，囟门宽大，舌淡红，苔少，脉细弱。

2. 心血亏虚证

语言障碍，发育迟缓，笑、叫、喊妈妈、说出完整语句等均明显延迟，甚至只能无意识发音，或语言含混不清，词不达意，面黄少华，唇、指色淡，神情呆钝，发稀萎黄，舌淡，苔少，脉缓弱。

3. 心肾两虚证

智识不开，形容笨拙，反应迟钝，举止粗鲁，动作发育迟缓，思维难以集中，学习成绩差，面白虚浮，毛发稀疏而黄，四肢弛软，舌质淡红，苔薄，

脉细软。

4. **肾虚髓亏证**

难解人意，动作无主，言语无序，情志异常，难以教育，生活不能自理，甚至容貌痴愚，张口流涎，摇头吐舌，面色晦暗，形瘦骨立，舌淡，苔薄，脉沉迟。

5. **痰蒙心窍证**

意识不清，反应迟钝，失聪失语，肢体强硬，动作不由自主，口流痰涎，喉间痰鸣，吞咽困难，形体虚浮，苔腻，脉滑。

6. **瘀阻脑络证**

神情麻木，反应迟钝，时作惊叫，肌肉软弱，关节强硬，语言延迟而不流利，或有痫病发作，舌下络脉色紫而显露，脉涩。

六、推拿手法与穴位的选择

（一）小儿健脑益智推拿法

【概述】小儿健脑益智推拿法的机制是通过对脑部的良性刺激，包括囟门操作法、头面四大操作手法、风池风府操作法、捏脊法等，促进新生患儿脑部发育和智力开发。囟门是大脑与外界联系的天窗，轻抚囟门可以有效的刺激大脑，活化脑细胞。在小儿推拿中，天门、坎宫与太阳3穴均为人体阴阳而设。天门重在调节天人之阴阳；坎宫重在调节脏腑，尤其是肾之阴阳；太阳可调节左右之阴阳。三穴相合促进小儿正常生长发育。掐揉耳后高骨则取之镇惊安神，改善小儿睡眠，从而达到防治小儿惊风，促进大脑早期发育的功效。从结构上看，风池、风府穴正对枕骨大孔，枕骨大孔的深层就是生命中枢。此法意在将高频率的振动波由此3穴传入大脑，促进大脑发育。捏脊所作用的部位属督脉和足太阳膀胱经所过区域，可见捏脊也能对脑部产生刺激。

1. **成都廖氏小儿健脑益智推拿法**

廖氏小儿健脑益智推拿法由廖品东所创，他指出健脑益智推拿法的思路首先应重视脑，脑为髓海，主灵机记忆，由此创立了健脑益智四法。

2. **湘西刘氏小儿健脑益智推拿法**

湖南小儿推拿名家刘开运将益智健脑推拿法用开窍关窍法来加以描述。

他指出开窍关窍法意在增强患儿抵抗力，调动机体自我保护能力，促进大脑发育，达到健脑益智、防病保健之功。刘氏推拿将开窍、关窍列为常规穴，他认为不开窍就如欲进房而门未开，不关窍譬如出门后不上锁，此乃推拿取穴之大忌。因此，推治诸穴之始，应首先通窍；推治诸穴之终，则应注意关窍。这一开一关体现了小儿推拿治疗的特殊性和取穴的完整性。健脑益智法推头部诸穴时，首先推头部常规手法。刘氏小儿推拿常规手法主要由3部分组成：头部常规手法、手部常规手法、治疗结束手法。

3. 山东省胶南市妇幼保健院小儿健脑益智推拿法

该院在常规治疗的基础上，加用健脑益智推拿法，在临床上颇有疗效。现将其操作方法介绍如下。

头部穴位：①大开天门，可开窍醒脑、镇惊安神；②推坎宫，可醒脑明目、止头痛；③揉百会，可安神镇惊、升阳举陷、开窍明目；④摩囟门，可镇惊安神通窍，常用于治疗头痛惊风等。

手部穴位：①运内劳宫，有清热除烦、息风凉血之功；②补脾经，有健脾益气、祛湿化痰之功；③补肾经，有补肾益脑、温养下元之功。

足部穴位：揉涌泉，可镇惊安神、引火归原、退虚热。

背部穴位：①擦肾俞，能温补肾阳，起补肾健脑的作用；②捏脊，有醒神开窍、健脑益智、疏通督脉阳气的作用，可刺激各脏腑的俞穴，使各脏腑气血阴阳趋于平衡。

【操作】

1. 成都廖氏小儿健脑益智推拿法

（1）囟门操作法：摩囟门、揉囟门、扣囟门和震囟门，四式手法连续进行，一气呵成。要求轻柔、渗透、和缓，操作5~8分钟。操作囟门的同时与小儿交流，语言、动作同时刺激，可建立与小儿的亲密关系，调动小儿生理反应。

（2）风池风府操作法：术者一手扶住患儿额部，一手拇指和食指分别抵住两风池穴，中指抵住风府穴，三指指尖必须指向大脑中央，揉3震1。如此反复操作约1分钟。因新生儿为稚嫩之体，力度把握应适中，以免过度刺激。

（3）头面四大操作法：开天门、推坎宫、揉太阳、掐揉耳后高骨。要求速度快，频率高，连贯进行，一气呵成，反复操作3分钟。

（4）双风灌耳和鸣天鼓：双风灌耳法，术者以两手掌心正对两耳窍，快速密闭之，持续数秒，然后突然放开，反复操作10次左右，可开关通窍。两手掌心紧按两耳外耳道，两手的食指、中指和无名指分别轻轻敲击脑后枕骨，耳中“咚咚”鸣响如击鼓，共60下。然后掌心掩按外耳道，手指紧按脑后枕骨不动再骤然抬离，这时耳中有放炮样声响，如此连续开闭放响9下。鸣天鼓可唤醒沉睡的大脑细胞，开发智力。

2. 湘西刘氏小儿健脑益智推拿法

（1）头部常规手法：开天门即用两拇指罗纹面从印堂穴推至神庭穴，两手交替向上直推24次，亦称“推攒竹”；推坎宫即用两拇指罗纹面从印堂穴处沿着眉头向眉梢分推24次，亦称“头部分阴阳”；推太阳即用两拇指桡侧分别在左右两太阳穴处向后直推24次，亦称“侧推太阳”。以上穴位的操作均具有醒脑明目的作用，予以“开窍”之意。

（2）手部常规手法：按总筋即用拇指指甲掐或指端按揉总筋穴24次，手部分阴阳即用两拇指从总筋处向左右两边分推24次。按总筋具有通调周身气机的作用，分阴阳具有平衡阴阳、调和气血的作用。“阴平阳秘，精神乃至”，阴阳平衡是治愈一切疾病的根本大法。

（3）治疗结束手法：拿按肩井即用拇指与食指、中指两指用力提拿肩井或用指端按肩井穴，每次拿或按3~5次。《幼科铁镜》云：“肩井穴是大关津，掐此开通气血行，各处推完将此掐，不愁气血不周身。”拿按肩井作为治疗结束后的总收法，予以“关窍”之意。

3. 山东省胶南市妇幼保健院小儿健脑益智推拿法

（1）开天门：术者两拇指自下而上交替直推，推30~50次。

（2）推坎宫：术者两拇指自眉心向两侧眉梢分推，连续分推20~30次。

（3）揉百会：术者坐或站其身前或身后，拇指罗纹面着力，轻贴在患儿百会穴上，其余四指轻扶头侧，以腕关节与拇指的掌指关节做轻柔地摆动或小幅度环旋活动为主动，使着力部分带动该处的皮下组织做反复不断、有节律的轻柔缓和的环旋揉动，使产生的力持续不断地作用于百会穴上，一般频率为120~160次/分钟，不能突然过快过猛，应由慢而快，再由快而慢至停止操作。

（4）摩囟门：术者以全手掌或拇指腹面轻揉或轻摩（未闭合者，不宜用该法）；或术者双手扶患儿头侧，两拇指自前发际向该穴交替推之，称推囟门。

揉或推50~100次。

（5）运内劳宫：用拇指指腹自小指根掐运，经掌小横纹、小天心至内劳宫止，运10~30次。

（6）补脾经：屈指向心推之为补（不屈亦可），推揉100次。

（7）补肾经：从小指指尖推到指根，推揉100次。

（8）揉涌泉：患儿仰卧位，术者坐其足端前方，用一手拇指罗纹面或指端着力，紧贴在患儿涌泉穴上，以腕关节和掌指关节轻轻地环旋摆动或小幅度环旋活动为主动，使着力部分带动该处的皮下组织做反复、不间断、有节律的回旋揉动，使产生的力轻重交替、持续不断地作用于涌泉穴上，揉动30~100次。

【定位】

（1）天门：头部前正中线，两眉中间（印堂穴）至前发际，入前发际正中0.5寸（神庭穴）。

（2）坎宫：自眉心起沿眉毛至眉梢呈一横线。

（3）太阳：眉梢与目外眦之间，向后约一横指的凹陷处。

（4）总筋：在手腕掌侧横纹中部。

（5）肩井：大椎穴与肩峰连线的中点。

（6）百会：后发际直上7寸，两耳尖直上与头顶正中线交会处。

（7）囟门：百会前3寸，属督脉。从前发际正中引直线上至百会，百会前凹陷处。

（8）内劳宫：掌心中，第2、3掌骨之间，握拳屈指时中指指尖处。

（9）补脾经：拇指末节桡侧缘。

（10）补肾经：小指掌面，指尖到指根呈一直线。

（11）涌泉：足掌心前三分之一的凹陷中，卷足时凹陷明显。

（二）宁神益智小儿推拿法

【概述】以下穴位共奏镇肝息风、清心泻火、豁痰开窍、健脾补肾之功。

【操作】

开天门1~2分钟，推坎宫1~2分钟，揉太阳2~3分钟，掐揉耳后高骨，以两拇指或中指置于该穴，每揉3掐1，操作10遍。补脾经、补肾经、清肝经、清心经、揉二人上马各操作2~3分钟，揉内劳宫1~2分钟，点按风池、三阴交、血海、内关、太溪、足三里、丰隆各1分钟，捏脊10~20遍。多汗易惊者加点揉太溪1~3分钟，夜卧不安者加点复溜、神门，各10次。

【定位】

（1）天门：头部前正中线，两眉中间至前发际，入前发际正中0.5寸。

（2）坎宫：自眉心起沿眉毛至眉梢呈一横线。

（3）太阳：眉梢与目外眦之间，向后约一横指的凹陷处。

（4）耳后高骨：耳后乳突下方凹陷处。

（5）补脾经：拇指末节桡侧缘，从指尖起一直推到指根。

（6）补肾经：小指掌面，从指尖起一直推向指根。

（7）清肝经：食指掌面，从食指根起一直推向指端。

（8）清心经：中指掌面，由指根推向指尖。

（9）二人上马：第4、5掌骨节陷中。

（10）内劳宫：掌心中，第2、3掌骨之间，握拳屈指时中指指尖处。

（11）风池：胸锁乳突肌与斜方肌之间，平风府穴处。

（12）三阴交：位于内踝上3寸处。

（13）血海：髌骨内上缘上2寸处。

（14）内关：腕横纹上2寸，掌长肌腱与桡侧腕屈肌腱之间。

（15）太溪：内踝与跟腱之间凹陷中。

（16）足三里：外膝眼下3寸，胫骨外侧约一横指处。

（17）丰隆：外踝上8寸，条口穴外1寸。

（18）复溜：太溪穴上2寸。

（19）神门：腕横纹尺侧端，尺侧腕屈肌腱的桡侧凹陷中。

（三）小儿益智保健推拿法

【概述】正常小儿的健康成长，是由肾的元阴元阳相互协助、相互支持、相互影响的结果。《素问·灵兰秘典论》云："肾者，作强之官，伎巧出焉。"所谓"作强"就是工作能力坚强，所谓"伎巧"就是思维活动灵巧。肾之所以主作强，出伎巧，因为肾主藏精，精生髓，髓又上通于脑，故又称脑为髓之海，精足则令人智慧聪明，故益智保健法能促进小儿智力开发，身心健康，精神愉快，并对小儿的五迟（立迟、行迟、发迟、齿迟、语迟）、五软（头项软、口软、手软、足软、肌肉软)、解颅等属小儿发育障碍的疾患有一定的治疗作用。

本法适宜于3周岁以下的幼儿，可每日1次，连续30次为1个疗程，疗程间休息1周，再做第2个疗程。本法亦适用于五迟、五软、解颅或神志病后遗症，要长期坚持，每隔两个月休息1周后再继续进行。对五软的患儿可适当选用补心养血或补肾养肝的方剂。对智力差的儿童要同时进行行为指导，开发智力，树立其对治病的信心。

【操作】

(1)介质：滑石粉。

(2)推五经：小儿取坐势或仰卧势，术者以左手托患儿左手使手心向上，术者右手五指并拢合患儿掌上，从其掌根开始，沿手掌顺指根向指尖推去，反复操作100次。

(3)捏十王：姿势同上，术者从其右手拇、食、中、无名、小指各捏20次。

(4)摇四肢关节：摇四肢腕、髋、踝关节各20~30次。

(5)捻十指及十趾：用拇食指指面捻患儿十指、趾各2~5遍。

(6)捏脊：患儿取俯卧势或横卧在家长双腿上使其背朝上，术者以双手拇、食指面捏脊3~5遍，重提肾俞、脾俞、心俞各3~5次，按揉前穴3次，然后将中指置督脉大椎穴上，食、无名指分别置足太阳膀胱经风门穴上，自上而下反复推10遍。

【定位】

(1)肾俞：第2腰椎棘突下，旁开1.5寸。

(2)脾俞：第11胸椎棘突下，旁开1.5寸。

(3)心俞：第5胸椎棘突下，旁开1.5寸。

(4)大椎：第7颈椎棘突下。

(5)风门：第2胸椎棘突下，旁开1.5寸。

(四)推拿按摩督脉及夹脊穴

【概述】在常规康复治疗基础上加用推拿按摩督脉及夹脊穴疗法，推拿按摩督脉及夹脊穴包括循经推按、穴位点按、异常部位肌肉按摩和小儿捏脊。此外，风府配四神聪、风池、内关等，可振奋阳气、转复神机，亦可配合治疗小儿痴呆症。

【操作】

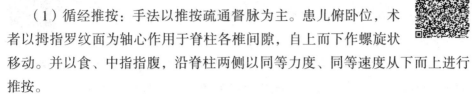

（1）循经推按：手法以推按疏通督脉为主。患儿俯卧位，术者以拇指罗纹面为轴心作用于脊柱各椎间隙，自上而下作螺旋状移动。并以食、中指指腹，沿脊柱两侧以同等力度、同等速度从下而上进行推按。

（2）穴位点按：以脊柱两侧夹脊穴为主，患儿俯卧位，术者以两手拇指指腹自上而下点按夹脊穴，两手作用时间、力度相同，每穴10~15秒。

（3）异常部位肌肉按摩：主要针对竖脊肌、背阔肌等脊柱两侧肌张力增高明显的肌肉。患儿俯卧位，术者自上而下采用擦法推按放松脊柱两侧的肌肉。

（4）小儿捏脊：患儿俯卧位，术者用两手拇指、食指自下而上交替提捏患儿脊柱表面皮肤，反复操作3~5遍；每天1次，每次治疗30分钟，每周治疗6天，4周为1个疗程，共3个疗程。

【定位】

（1）督脉：主要位于后正中线上，起于长强穴（在尾骨之端），止于龈交穴（在口唇之内）。

（2）夹脊：在背腰部，当第1胸椎至第5腰椎棘突下两侧，后正中线旁开0.5寸，一侧17穴，左右共34穴。

（3）竖脊肌：肌束向上，由内向外逐渐分为并列的3个纵行肌柱。

（4）背阔肌：位于胸背区下部和腰区浅层较宽大的扁肌。

（5）风府：后发际正中直上1寸。

（6）四神聪：在百会前、后、左、右各旁开1寸处，因共有4穴，故名四神聪。

（7）风池：胸锁乳突肌与斜方肌之间，平风府穴处。

（8）内关：位于前臂掌侧，当曲泽与大陵的连线上，腕横纹上2寸，掌长肌腱与桡侧腕屈肌腱之间。

（五）小儿健脾益肾推拿法

【概述】推拿操作应在温暖室温下进行，以婴幼儿爽身粉作为推拿介质。患儿处于平静状态，无过饥过饱，着宽松柔软衣物，排尽小便，术者保持平心静气、精神内守。推拿操作次数及时间以3~5岁全面发育迟缓（GDD）患儿为准，2~3岁GDD患儿操作次数取之2/3，小于2岁GDD患儿操作次数取之1/3，以轻快柔和为总的操作原则。

【操作】

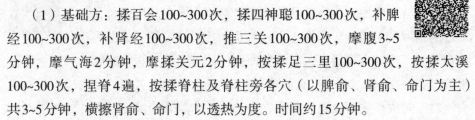

（1）基础方：揉百会100~300次，揉四神聪100~300次，补脾经100~300次，补肾经100~300次，推三关100~300次，摩腹3~5分钟，摩气海2分钟，摩揉关元2分钟，按揉足三里100~300次，按揉太溪100~300次，捏脊4遍，按揉脊柱及脊柱旁各穴（以脾俞、肾俞、命门为主）共3~5分钟，横擦肾俞、命门，以透热为度。时间约15分钟。

（2）循经推拿：沿手阳明大肠经、足阳明胃经循行施以一指禅推揉、拿揉或弹拨等，按揉肩髃、臂臑、曲池、手三里、合谷、髀关、伏兔、梁丘、丰隆、解溪等腧穴，由轻到重做内旋外旋肩关节、外展外旋髋关节、屈曲膝关节、背屈踝关节等，操作5~7遍。时间约10分钟。

（3）辨证取穴：因本病证情复杂，具有不同发育指标及发育程度的不同延迟，根据各项指标发育程度及临床症状不同，配予不同腧穴及推拿手法。以认知障碍为主，加按揉顶颞前斜线、顶颞后斜线、拿五经等手法醒神开窍；以语言障碍为主或伴有流涎等，加按揉哑门、廉泉、地仓、颊车等手法促进发音，减少流涎；合并听觉障碍者，加按揉听宫、听会、耳门等手法以聪耳开窍；合并视觉障碍者，加按揉睛明、鱼腰、四白等手法疏调眼部气血，改善视力；合并癫痫者，加清心经、清肝经、拿风池等手法泻肝息风；合并先天性心脏病者，加按揉膻中、内关、心俞等手法调理心胸气血（以上选穴均为100次）。时间约5分钟。

【定位】

（1）百会：头顶正中线与两耳尖连线之交点处。

（2）四神聪：在百会前、后、左、右各旁开1寸处。

（3）补脾经：拇指末节桡侧缘，从指尖起一直推向指根。

（4）补肾经：小指掌面，从指尖起一直推向指根。

（5）推三关：前臂桡侧，从腕横纹至肘横纹呈一直线。

（6）气海：脐下1.5寸。

（7）关元：脐下3寸。

（8）足三里：外膝眼下3寸，胫骨前嵴外一横指处。

（9）太溪：内踝与跟腱之间凹陷中。

（10）捏脊：自龟尾开始，双手一紧一松交替向上挤捏推进至大椎穴处，反复操作3~5遍。

（11）脾俞：第11胸椎棘突下，旁开1.5寸。

（12）肾俞：第2腰椎棘突下，旁开1.5寸。

（13）命门：第2腰椎棘突下。

（14）肩髃：三角肌上部，肩峰与肱骨大结节之间，上臂外展平举时肩前呈现凹陷处。

（15）臂臑：在曲池穴与肩髃穴的连线上，曲池穴上7寸，三角肌下端。

（16）曲池：屈肘，当肘横纹外端凹陷中。

（17）手三里：在阳溪穴与曲池穴的连线上，曲池穴下2寸处。

（18）合谷：手背第1、2掌骨之间，约平第2掌骨中点处。

（19）髀关：髂前上棘与髌骨外缘的连线上，平臀沟处。

（20）伏兔：髂前上棘与髌骨外缘的连线上，髌骨外上缘上6寸处。

（21）梁丘：髌骨外上缘上2寸处。

（22）丰隆：外踝上8寸，条口穴外1寸。

（23）解溪：足背踝关节横纹的中央，踇长伸肌腱与趾长伸肌腱之间。

（24）顶颞前斜线：位于头顶部侧面，头部经外奇穴前神聪（百会前1寸，又名前顶）与颞部胆经悬厘（头维穴至曲鬓穴弧形连线的下1/4与上3/4交点）之间的连线。

（25）顶颞后斜线：位于头顶部侧面，顶颞前斜线之后1寸，与其平行的线，即督脉百会穴与颞部胆经曲鬓穴之间的连线。

（26）拿五经：头顶部督脉及左右足太阳经及足少阳经。

（27）哑门：后发际正中直上0.5寸。

（28）廉泉：舌骨体上缘的中点处。

（29）地仓：口角旁0.4寸处。

（30）颊车：下颌角前上方一横指凹陷中。咀嚼时咬肌隆起处。

（31）听宫：耳屏前，下颌骨髁状突的后缘，张口呈凹陷处。

（32）听会：耳屏间切迹前，下颌骨髁状突的后缘，张口有孔。

（33）耳门：耳屏上切迹前，下颌骨髁状突后缘凹陷中。

（34）睛明：目内眦旁0.1寸。

（35）鱼腰：在额部，瞳孔直上，眉毛中，仰卧或正坐仰靠取之。

（36）四白：目正视，瞳孔直下，当眶下孔凹陷中。

（37）清心经：中指掌面，指尖到指根呈一直线，由指根推向指尖。

（38）清肝经：食指掌面，指尖到指根呈一直线，从食指根起一直推向指端。

（39）风池：胸锁乳突肌与斜方肌之间，平风府穴处。

（40）膻中：在胸骨上，平第4肋间隙处，相当于两乳连线中点，属任脉。

（41）内关：腕横纹上2寸，掌长肌腱与桡侧腕屈肌腱之间。

（42）心俞：第5胸椎棘突下，旁开1.5寸。

七、其他疗法

（一）音乐疗法

1. 个性化音乐干预

患者之间存在一定的个体差异，不同的患者对音乐具有不同的喜爱，而个性化音乐治疗就是根据患者的喜爱，将患者喜爱的音乐形式融入患者的生活中，通过音乐缓解患者心理情绪，唤起患者的回忆等。在个性化音乐治疗之前，护理人员要对患者的病情和兴趣状态进行评估，从而了解患者对音乐的喜爱，根据患者的喜爱选择适合患者的曲调、曲风，在个性化音乐治疗中，患者的激越行为能够得到缓解。

2. 集体化音乐干预

护理人员可以将患者集中，以小组的形式进行音乐治疗，在音乐作用的发挥下，能够为患者构建一个和谐、愉快的治疗氛围，这对于提高患者的社会功能、应对技能等都具有重要的意义。在集体化音乐干预过程中，要注意结合患者的实际情况，合理选择音乐疗法治疗环境，并合理控制音量。音乐的选择应该以舒缓、美好、平静的音乐为主。

（二）针刺疗法

1. “靳三针”配合康复训练治疗

针刺方法：主穴取四神针（百会穴左右前后各旁开1.5寸）、脑三针（脑空、脑户）、颞三针（第一针在耳尖上2寸部位，第二针和第三针位置在耳尖前后各1寸处）、智三针（本神穴左右两穴、神庭）、手智针（劳宫、神门、内关）、足智针（泉中、泉中内、涌泉）。若患儿髓海不足、肝肾亏虚则配太溪、太冲；神失所养、心血不足则配足三里、三阴交；神志失养、心肾两虚则配照海、大陵；心窍失灵、痰浊蒙蔽则配开四关、丰隆。患儿取坐位，常规消毒处理局部皮肤，头针用0.30mm×40mm不锈钢毫针（华佗牌），体针用0.25mm×25mm和0.25mm×40mm不锈钢毫针，进针方法为捻转法，头针进针20~35mm，四肢穴位进针5~30mm，15分钟捻转行针1次，按照“补虚泻实”给予提插补泻法，30分钟后再次行针即可将四肢穴位针拔出，留头穴针。在头针留针同时，由专业医生一对一进行康复训练，训练30分钟后头针出针，头针留针时间为1小时，期间每15分钟捻转行针1次。

2. 针刺法

取穴：哑门、天柱、大椎、大杼、阳陵泉、绝骨、太冲。理解、记忆力差或有自言自语、目光呆滞者用大钟、神门；发音不良者用金津、玉液、天突、通里；食欲差选用公孙。一般留针20~30分钟。哑门穴用捻针法向左右两侧目中线入针，上下角度与目锐眦角平，入针点上下排列，进针1~1.3寸；天柱穴，直刺，用捻针法进针5~6分，胖者<1寸；大椎穴，直刺捻针法进针6~7分；大杼穴，直刺捻针法进针5~6分；阳陵泉，刺法同上，进针1寸左右；绝骨穴，刺法同上，进针1寸；太冲穴，捻针法向上稍斜进针5~6分。上穴均以得气为度。大钟、神门穴以轻柔手法刺之，其他配穴按常规针刺，也可留针，每周针2~3次，20次为1个疗程。

3. 耳穴贴压法

取穴：枕、脑、皮质下、贲门、十二指肠、小肠、大肠、神门、腰骶椎、膝、结节内、耳尖、心、肝、脾等。根据具体病情每次选取5~8穴，双耳交替使用。取一特制聚苯球（直径2mm）并用脱敏胶布贴压于耳穴，根据患者耐受程度酌情给予按压。

4. 穴位注射疗法

取穴：哑门、肾俞；风池、足三里；大椎、内关。单纯智力低下，可轮流选择一组穴位；合并瘫痪症状者，可随症取穴；头部穴位用乙酰谷酰胺100mg；四肢躯干穴位用活血注射液（含当归、红花、川芎、丹参），或盐酸呋喃硫胺液，每穴注入药液1~2ml。隔日1次，10次为1个疗程。

翳风、风池穴位注射胞二磷胆碱注射液可治疗脑炎后小儿痴呆。选用$VitB_2$（250g）加维丁胶性钙注射液（1ml）、脑活素（2岁以下2ml/次，2岁以上5ml/次）、胎盘多肽注射液（2ml/次）。以上3种注射液，每种使用20次后转换另一种。穴位选用心俞、脾俞、肝俞、肾俞、大肠俞、曲池、足三里，每次2穴，每日1次。

5. 电针法

选用30号1寸不锈钢毫针，头部穴位平刺进针8~9分，四肢穴位直刺进针到常规深度。得气后头部穴位加用电针治疗仪，每次选用6~8个主穴，选用疏密波，刺激强度以患者能耐受为度，通电30分钟。四肢穴位每10~15分钟捻转运针1次，平补平泻，阴阳偏胜者，随症施用补泻手法。取针后加用穴位注射，每日1次。选穴原则如下：①主穴：四神聪穴（百会穴前、后、左、右各旁开1寸，共4针），智三针（神庭穴和左右本神穴），颞三针（耳尖直上2寸为第1针，左右各旁开1寸为第2、3针），脑三针（脑户穴及两侧脑空穴）。②配穴：心肾虚者，加心俞、肾俞、脾俞；语言障碍者，加舌三针、人中、风府透哑门；行为障碍者，加手三针、足三针；多静少动者，加足智针（涌泉穴为第1针，趾端至足跟后缘连线中点为第2针，平第2针向外旁开0.8寸为第3针）；多动激惹，有破坏攻击行为者，加手智针（神门、内关、劳宫）；流涎者，加舌三针、地仓、颊车；听力障碍者，加耳三针。

（三）中药疗法

小儿痴呆症属中医“五迟”“五软”等范围，由小儿先天不足，发育障碍；后天失养，脑海不足所致。余以一验方羊肝散治疗本证，取得较好的疗效。羊肝散处方：海螵蛸15g、石决明10g、木贼10g、夜明砂10g、青盐21g、羊肝一叶。用竹签将羊肝剖开，把上药共研细面，撒入羊肝内，用麻绳捆好，麦糠火烧熟后，焙干研面，每次服用2g，日服两次，开水送下。采用本方治疗11例，除1例病重无效，其余均有不同程度好转，尤以一岁以内患儿效果最好。

（四）康复训练

由专业医生按照韦氏智力测试和综合能力判定制定康复训练计划，一对一给予综合训练，若患儿语言表达较差，则重点在于提高表达能力和语言理解能力；认知能力低者，则需提升对事物概念的认识；逻辑能力差者，则在于改善看图说话等思维和逻辑能力。控制每节课时间为30分钟。

八、鉴别

1. 脑性瘫痪

脑性瘫痪的诊断应当具备下述4项必备条件，还可根据参考条件帮助寻找病因。①中枢性运动障碍持续存在：婴幼儿脑发育早期（不成熟期）发生抬头、翻身、坐、爬、站和走等大运动功能和精细运动功能障碍，或显著发育落后。功能障碍是持久性、非进行性，但并非一成不变，轻症可逐渐缓解，重症可逐渐加重，最后可导致肌肉、关节的继发性损伤。②运动和姿势发育异常：包括动态和静态，以及俯卧位、仰卧位、坐位和立位时的姿势异常，应根据不同年龄段的姿势发育而判断。运动时出现运动模式的异常。③反射发育异常：主要表现有原始反射延缓消失和立直反射（如保护性伸展反射）及平衡反应的延迟出现或不出现，可有病理反射阳性。④肌张力及肌力异常：大多数脑瘫患儿的肌力是降低的，痉挛性脑瘫肌张力增高，不随意运动型脑瘫肌张力变化（在兴奋或运动时增高，安静时减低），可通过检查腱反射、静止性肌张力、姿势性肌张力和运动性肌张力来判断，主要通过检查肌肉硬度、手掌屈角、双下肢股角、腘窝角、肢体运动幅度、关节伸展度、足背屈角、围巾征和跟耳试验等来确定。参考条件：①有引起脑瘫的病因学依据；②可由头颅影像学佐证（52%~92%）。

根据痴呆的定义，可归纳为两个要点：①痴呆是后天的智力功能障碍，而不是精神发育迟滞。②强调持续性智力障碍，这样可以除外如急性脑外伤和脑出血等引起的急性意识模糊状态，且智力障碍持续在几星期或几个月以上或进行性倒退。而脑性瘫痪患者神经功能不会出现倒退，有时在不治疗的情况下可以缓慢进步。

2. 小儿智力低下

诊断智力低下应符合以下3点：①智力明显低于平均值，智商70以下。②日常需要的社会适应能力明显减弱，达不到社会所要求的标准。③智力低下发生于发育时期，即18岁以前。仅凭智商一项降低就诊断智力低下是不全面的。一旦发现孩子存在发育落后的情况，必须通过不同的测试量表进行初步判断。患有此病的儿童，其智力水平明显低于同龄儿童。患儿的临床表现主要为运动、语言方面较差，比如小儿的坐、立、行及语言方面发育都比较迟缓，有的孩子到四五岁、六七岁甚至十来岁还不能说话和运动，理解能力、计算能力、记忆力，以及观察力、分析能力、思维想象、社会适应能力方面，发育都比较迟缓。而痴呆症患儿的智力障碍持续在几星期或几个月以上或进行性倒退。而小儿智力低下患者神经功能不会出现倒退，有时在不治疗的情况下可以缓慢进步。

对于痴呆症患儿而言，必须要做到“三早”——早期发现、早期诊断、早期干预，即用筛查体系做到早期发现，用病因学诊断流程作出早期诊断，以便能做到早期干预，提高临床治愈率。

第三节　小儿精神分裂症

一、概述

精神分裂症作为最严重的精神疾病之一，其复发率高、致残率高、病程迁延，其中约一半患者首次发病年龄小于18岁，称儿童青少年精神分裂症。小儿精神分裂症的主要临床表现为：①起病形式以缓慢起病为多，随着年龄增长，急性起病逐渐增多。②早期症状主要为情绪、行为改变、睡眠障碍、注意力不集中、学习困难等，部分病例早期出现强迫观念和强迫行为。儿童青少年患者易受遗传、成长发育等因素影响，且由于人格尚不健全或因病情中断学习与社会关系，预后一般较差。精神分裂症患者长期的身心损害和社会功能退化，严重损害患者和其家庭生产力。小儿精神分裂症在儿童的各种精神疾病中占据第2，世界卫生组织报道精神分裂症的疾病负担在全球疾病总负担中排名第7，占比7.4%。许多追踪研究一致认为：①小儿精神分裂症是一个可靠的诊断，应使用成年人相同的诊断标准。②小儿精神分裂症诊断后，到青少年或成年后多仍为精神分裂症或精神分裂症谱系障碍。因此，支持小儿精神分裂症与成年发病的精神分裂症是同一个疾病。精神分裂症是影响儿童青少年发育最严重和最持久的精神障碍之一。早发精神分裂症（EOS）是指18岁以前出现精神病症状的精神分裂症，而13岁以前发展起来的精神分裂症称为儿童期精神分裂症（COS），或称早早发精神分裂症（VEOS），或称青春期前精神分裂症。据报道，早早发精神分裂症的患病率约为1/万，其中10岁以前发病的精神分裂症约占早早发精神分裂症的20%。早发精神分裂症的患病率约为0.5%，约

1/3的精神分裂症其首次起病年龄在19岁以前。流行病学研究显示，在儿童青少年群体中12岁前发病率为0.016%~0.019%，但在14岁之后，这一发病率呈现快速上升的趋势，尤其是男性。早发精神分裂症的治疗以抗精神病药为主。由于在儿童和青少年中缺乏对照临床研究，早发精神分裂症的药物治疗主要依靠成人文献中的推荐以及临床经验。因此，在这类人群中治疗的有效性及安全性仍有待明确。

随访观察结果表明，起病年龄小、起病缓慢、病期长、复发次数多，呈进行性发展以及智力减退者预后较差。因此，及时诊治对改善小儿精神分裂症预后具有重要意义。部分小儿精神分裂症可以治愈，但也可复发。小儿精神分裂症能够及时诊治且病情控制良好者不会危及生命。小儿精神分裂症能够治愈的患者常无后遗症，但大部分患者可有残留症状。精神分裂症的患儿应在出院一个月后进行复诊，家属应向医生反映患儿近期的表现以及其他情况，有利于医生对患儿的病情进行快速判断。若之后患儿病情稳定可间隔2~3个月复诊一次。

二、病因

（一）西医病因

1. 遗传因素

患儿家族中有精神病遗传史的发病率较高（16%~64%），夏镇夷等认为小儿精神分裂症的遗传方式以多基因遗传可能性为大，其遗传度为70%，一级亲属中本病发病率：父母为4.0%；同兄为6.7%，有人认为父母同患精神分裂症，其子女患精神分裂症的危险率为40%左右；父母之一患本病其子女发生同病的危险率为7%~17%，表明遗传因素具有重要作用。

2. 器质性因素

本症患儿有围生期损害史较为常见，神经系统发育成熟延迟、神经系统检查有软体征和脑电图异常亦较多见。近年来研究发现精神分裂症患儿诱发电位P300潜伏期显著缩短及波幅降低；头颅CT扫描，磁共振成像（MRI）等研究结果提示额叶、基底节、颞叶损害与精神分裂症密切相关。

3. 心理社会因素

儿童受到生活和家庭事件刺激诱发精神分裂症较为常见。父母的情感表达与精神分裂症进展存在相关关系，其表达水平可影响精神分裂症的病程和预后。精神分裂症患儿父母交流偏差频率高者，其子女患精神分裂症的危险性更大。

4. **儿童期创伤**

精神分裂症的发病与儿童期心理创伤特别是情感虐待、躯体虐待、性虐待等密切相关，儿童期创伤很可能是精神分裂症发病的预测因子。儿童时期是自我意识形成的关键阶段，此阶段患儿如果不被父母理解，缺少母亲的温暖理解和父亲的包容关爱，与同学、老师之间沟通不畅，不被同伴接纳和认同，又受到疾病影响，其情感表达会较少且较差，孤独感增强。

5. **生物化学因素**

生物化学因素在儿童精神分裂症研究较少，一般认为本病与中枢多巴胺能系统活动过度、去甲肾上腺素能功能不足有关，有些研究发现本症患儿血浆多巴胺β-羟化酶增高，而胆碱能系统受抑制。

（二）中医病因

精神分裂症在中医学中无其病名的相关记载，根据其临床症状可大致归属于“癫狂病”的范畴，亦有部分学者提出精神分裂症的部分症状与心风、失志等病证相符合。精神分裂症中阳性症状与中医学中“狂证”相符合，阴性症状则与中医学中的“癫证”相类似。治疗癫狂病若想得到更好的疗效，需要辨其证，找寻其发病根源，探索新的治疗方案。

《难经》论述本病的病因病机为“重阳者狂，重阴者癫”，为本病的病因病机研究起到了指导作用。当代医家一般认为遗传因素、情志刺激是癫狂病的重要原因，情志失调，气机不畅，阴阳失调，从而导致体内产生气、血、痰、火、瘀等病理因素，破坏了五脏之神与脑神之间的协调关系，导致本病的发生。

1. **关于癫病的病因病机**

秦汉时期强调先天因素，外邪、时令，血虚气少等；魏晋唐宋时期重视风邪等外邪侵袭，人体气血亏虚或阴阳失调，此外还认识到“喜怒不常”等情志因素；金元时期在病因方面重点强调情志内伤，在病机阐述方面提出火热淫心，痰迷心窍及血迷心包致癫，在病性方面强调邪气有余；明清时期在病因病机方面则重视诸邪杂合致癫的病理趋向，包括痰气互结、痰火杂至、寒痰闭窍、风痰扰神、气滞血瘀等方面。

2. 关于狂证的病因病机

秦汉时期重视七情内伤，外邪时令，阴阳失调（阳盛气逆上扰神明，阳虚气弱而神明无主）等；魏晋唐宋时期仍然强调情志内伤，重视风邪外袭，热毒攻心发狂等；金元时期医家们创建“火热内扰”理论、“痰火攻心”理论及血迷心包学说，强调火热、痰火、寒凝、血瘀等邪气致病；明清时期医家们则重视多种病邪杂合而致狂证的病理趋向，病因病机方面包括痰火上扰、阴寒凝滞、气滞血瘀等。

3. 关于癫狂的病理因素

对于癫狂之病理因素，大致分为七情损伤以及痰、火、瘀、寒等病理因素。

（1）七情中因怒可导致气逆上扰神明而发为癫狂。因思则气结，气结则津液易化痰，蒙蔽神机而发癫狂。正如《医述·癫狂痫》中提到：“积忧积郁……三阴蔽而不宣，故气郁则痰迷，神志为之混淆。”因于喜则心气涣散，心神外越而发癫狂。正如《灵枢·本神》中所载：“喜乐者，神惮散而不藏。”因于恐则气陷，而心肾不交，心神外散发为癫狂。如《灵枢·癫狂》中提到：“狂言、惊、善笑、好歌乐、妄行不休者，得之大恐。”

（2）痰浊性黏滞，阻碍气机升降出入，或蒙蔽心神，使气机运行失常，神明失司，发为癫狂。正如《儒门事亲》中有云：“肝屡谋，胆屡不决。屈无所伸，怒无所泄，心血日涸，脾液不行，痰迷心窍，则成心风。”《素问·至真要大论》中记载“诸躁狂越，皆属于火”，提示了火热之邪引发狂证的普遍性。火热之邪既可引发气机升发太过，也可耗散心之气阴，导致心君行令失常。《医林改错》提到“癫狂一症，乃气血凝滞脑气，与脏气不接”，指出瘀血阻滞经络，从而影响气血运行而发为癫狂；瘀血也可阻碍新血之生成，进而导致血虚神耗，神机散越则神不守舍。寒邪收引，阴寒内盛使气机升降出入乏力，脏腑之气蔽而失宣发为癫狂。痰、火、瘀、寒等病理因素不是单独出现，常常是错综杂合而导致癫狂，如痰火上扰、痰气郁结、痰热瘀结、寒痰内阻等。上述病理因素最终阻碍机体气机升降出入，闭塞心窍而出现神机逆乱而发癫狂。

总之，精神分裂症的病因病机十分复杂，归纳起来，不外乎由七情损伤、先天禀赋不足、六淫外邪等引起机体气血阴阳失衡、脏腑功能失和，产生气、血、痰、火、瘀等病理因素上扰脑神、闭阻神明而致。

三、症状

1. 情感障碍

情感淡漠或自发性情绪波动是小儿精神分裂症特征性症状之一。患儿大多表现为孤僻，退缩，冷淡，与亲人及小伙伴疏远或无故滋长敌对情绪，无故恐惧，焦虑紧张等。

2. 言语和思维障碍

幼小的病例常表现言语减少，缄默，刻板重复，言语含糊不清，思维内容贫乏，年长患儿可有病理性幻想，内容离奇古怪，并常有被害，罪恶，疑病和非血统妄想。

3. 感知觉障碍

感知觉障碍主要为幻觉，以幻听、幻视多见。儿童幻觉特点以幻想性内容为主，比较具体和形象化。视幻觉的色彩甚为鲜明，内容多有恐怖性。听幻觉以言语性幻听多见，往往是一些使患者不愉快、恐吓性的内容。儿童精神分裂症也常有错觉，出现感知综合障碍，以视物变形和非真实感多见。

4. 运动和行为异常

运动和行为异常表现为兴奋不安，行为紊乱，无目的跑动，或呈懒散，无力迟钝，呆板少动，或出现奇怪的动作或姿势，常有模仿动作或仪式性刻板动作，少数患儿表现紧张性木僵和兴奋，冲动，伤人和破坏行为。

5. 智力障碍

精神分裂症对儿童智力损害的程度与患病年龄有关。智力障碍主要见于年龄较小的患儿，大多病例一般无明显智力障碍。

四、西医诊断

1. 症状学标准：具有精神分裂症的基本症状，以思维障碍、情感障碍为主要特征，并与相应年龄的行为表现有明显异常和不协调，同时至少有下列症状之一。

（1）思维贫乏，联想散漫或破裂，思维内容离奇，有病理性幻想和妄想。

（2）情感淡漠，孤独退缩，兴趣减少，自发情绪波动，无故哭笑或焦虑恐惧。

（3）意识清醒情况下，出现有感知觉障碍，行为紊乱，精神运动兴奋，作态，违拗或迟钝少动。

2．严重程度标准：与大多数同龄正常儿童相比，适应能力明显异常，包括在家庭、学校各种场合下的人际关系，学习表现，劳动和自主能力的变化和缺陷。

3．时间标准：病程至少持续1个月。

4．排除标准：排除脑器质性精神障碍，躯体疾病所致精神障碍，情感性精神障碍和发育障碍。

附：相关评定量表

简明精神病评定量表（BPRS）

项目	未测	无症状	可疑或很轻	轻度	中度	偏重	重度	极重
1.关心身体健康								
2.焦虑								
3.情感交流障碍								
4.概念紊乱								
5.罪恶观念								
6.紧张								
7.装相和作态								
8.夸大								
9.心境抑郁								
10.敌对性								
11.猜疑								
12.幻觉								
13.动作迟缓								
14.不合作								
15.不寻常的思维内容								
16.情感平淡								

续表

项目	未测	无症状	可疑或很轻	轻度	中度	偏重	重度	极重
17.兴奋								
18.定向障碍								

1.评分标准：未测记0分；无症状记1分；可疑或很轻记2分；轻度记3分；中度记4分；偏重记5分；重度记6分；极重记7分。

2.结果分析：

（1）总分（18~126分），反映疾病严重性，总分越高，病情越重，治疗前后总分值的变化反映疗效的好坏，差值越大疗效越好。

（2）单项分（0~7分），反映症状的分布和靶症状的严重度。治疗前后的变化可以反映治疗的靶症状变化。因BPRS为分级量表，所以能够比较细致地反映疗效。

（3）因子分（0~7分），反映症状群的分布。一般将疾病归纳为5个因子，即焦虑忧郁因子：包括1、2、5、9等4项；缺乏活力因子：包括3、13、16、18等4项；思维障碍因子：包括4、8、12、15等4项；激活性因子：由6、7、17等3项组成；敌对猜疑因子：由10、11、14等3项组成。

五、中医辨证

1. 痰火内扰证

精神症状：不协调性兴奋；思维联想障碍；矛盾情感；情绪易激惹；注意力涣散。

躯体症状：*大便秘结，溲赤，面红目赤，喜冷饮；舌红或绛，苔黄厚或黄腻；脉滑数有力。

2. 痰湿内阻证

精神症状：思维联想障碍；幻觉或妄想；情感淡漠；精神活动迟缓；意志减退或接触不良。

躯体症状：心烦失眠，倦怠乏力，纳呆便溏；舌体胖或齿痕，舌苔白腻；脉滑或沉缓。

3. 气滞血瘀证

精神症状：行为幼稚或愚蠢；思维破裂：幻觉、妄想；情绪不稳；兴奋躁动。

躯体症状：周身不适，肌肤粗糙，面色晦暗，痛经、经闭、经少色暗或有血块；*舌质紫或瘀暗，少苔，舌下静脉曲张瘀血；脉涩或弦。

4. 阴虚火旺证

精神症状：病情迁延不愈或偶见冲动；幻觉、妄想；情感平淡偶伴激惹；思维联想障碍；孤独退缩。

躯体症状：大便干结，小便短赤，潮红，口干不渴；舌红无苔，或舌绛苔剥；脉细数。

5. 阳虚亏损证

精神症状：情感淡漠；懒散退缩；思维贫乏或片断妄想；意志减退；寡言少动。

躯体症状：*面色无华或萎黄，体虚无力，畏寒肢冷，食物不化；舌质淡，苔薄白；脉沉细弱。

6. 其他型

难以纳入以上各型者。

说明：①精神症状5项中，应具备其中3~4项。②躯体症状3项中，*为必备症状，并同时具备其余任何一项症状。

六、推拿手法与穴位的选择

（一）点揉经穴法

【概述】精神分裂称癫狂，痰火上扰虚火旺①，水沟百会神门宫②，间使大陵合谷冲③，火旺曲池少商陵④，痰多中脘三里⑤隆⑥，血虚心俞巨阙添，阴虚三阴⑦涌泉肝⑧，狂躁不安甚风府，隐白印堂承浆主，主穴三四配二三，虚证隔日实证天⑨，虚证或用灸大敦，百会天窗神门间⑩。

注：①痰火上扰虚火旺：精神分裂症有痰火上扰和阴虚火旺两型。②宫：指劳宫。③冲：指太冲。上述穴位为治疗精神分裂症的主穴。④陵：指阳陵泉。⑤三里：指足三里。⑥隆：指丰隆。⑦三阴：指三阴交。⑧肝：指肝俞。⑨治疗时选主穴3~4个，配穴2~3个，虚证隔日针刺（儿童以指为针）1次，实证每天1次。⑩间：指间使。

【操作】

（1）选取主穴3~4个点揉，主穴包括水沟、百会、神门、劳宫、间使、大陵、合谷、太冲。

（2）选取配穴2~3个点揉。阴虚火旺型，配曲池、少商、阳陵泉；痰火上扰型，配中脘、足三里、丰隆；血虚者，配心俞、巨阙；阴虚者，配三阴交、涌泉、肝俞；狂躁不安甚者，配风府、隐白、印堂、承浆。

（3）虚证隔日1次，实证每天1次。

（二）推拿按摩法

1. 配方一

【概述】程爵棠经验。程氏多年应用推拿手法治疗精神分裂症确有一定的疗效。必要时，应配合药物治疗，内外并治，可提高疗效。

【操作】

（1）点揉部位：脊柱两侧、第3~5胸椎两侧、腕关节部、小腿内侧，心俞、肝俞、脾俞、厥阴俞、内关、神门、劳宫、丰隆、合谷、太冲等穴。

（2）对所选部位和穴位，虚证隔日1次，实证每日1次，10次为1个疗程。

2. 配方二

【概述】张学丽等经验。屡用有效，久治效佳。

【操作】

（1）点揉部位：水沟、膻中、足三里、内关、神门。心脾两虚型，配心俞、脾俞、厥阴俞；痰气郁结型，配中脘、丰隆、太冲、期门；痰火扰心型，配大陵、劳宫、丰隆、中脘、滑肉门；火盛伤阴型，配太溪、复溜、心俞、三阴交；气滞血瘀型，配肝俞、膈俞、血海、合谷、太冲。

（2）对所选穴位，虚证施以轻等力度，实证施以中等力度。2~3日1次，10次为1个疗程。

3. 配方三

【概述】程功文经验。程氏多年使用，疗效甚佳。

【操作】

（1）点揉部位：曲泽、大椎、风府、丰隆、陶道。用点揉施以中等力度。

（2）可配合十宣、太冲、阳交，用三棱针点刺放血各少许。

（3）隔日治疗1次，5次为1个疗程。

4. 配方四

【概述】手法的补泻一般可分为以下几个方面。

（1）根据按摩的力度可分为重手法和轻手法。重手法，用力相对较大属于泻法；轻手法，用力相对较小，属于补法；用力适中则属于平补平泻法。

（2）根据经络走行的方向，顺经络方向按摩为补法，逆经络方向按摩为泻法。

（3）根据手法的旋转方向，顺时针按摩为补，逆时针按摩为泻。顺时针方向和逆时针方向按摩同时进行则属于平补平泻法。

【操作】

（1）部位：风府、大椎、陶道。癫证加神门、内关、心俞、肝俞、脾俞、丰隆、太冲；狂证加人中、内关、合谷、丰隆、太冲。

（2）癫证施之平补平泻法，狂证施之泻法。

5. 配方五

【概述】晨笼解罩法：以双手掌分别于左右胸部分推，以宽胸理气。一指托天法：一指托天法是按摩推拿手法中的挤压类手法，是以一指指端着力于百会进行操作。

【操作】

（1）部位：心俞、肺俞、脾俞、内关、大陵、神门、足三里、丰隆、人中、劳宫、合谷。

（2）痰气郁结型：患者取坐位，术者以双手拇指点按心俞、肺俞，嘱患者仰卧位，施晨笼解罩法；施揉拿手三阴法，点按内关、大陵、神门；施提拿足三阳法，点按足三里、丰隆；施一指托天法，点按人中。心脾两虚型：患者取坐位，术者以双手拇指点按心俞、脾俞；嘱患者取仰卧位，施点鸠掐里法，点按丰隆；施用揉拿手三阴法，点按内关、劳宫、合谷；施一指托天法，掐点人中。

【定位】

（1）水沟：人中沟上1/3与下2/3交界处。

（2）百会：头顶正中线与两耳尖连线的交点处。

（3）神门：腕横纹尺侧端，尺侧腕屈肌腱的桡侧凹陷中。

（4）劳宫：掌心中。屈指当中指指尖处。

（5）间使：腕横纹上3寸，掌长肌腱与桡侧腕屈肌腱之间。

（6）大陵：腕横纹中央，掌长肌腱与桡侧腕屈肌腱之间。

（7）合谷：手背第1、2掌骨之中点，稍偏食指处。

（8）太冲：足背，第1、2跖骨间，跖骨底结合部前方凹陷中。

（9）曲池：屈肘，当肘横纹外端凹陷中。

（10）少商：拇指桡侧指甲角旁0.1寸。

（11）阳陵泉：腓骨小头前下方凹陷中。

（12）中脘：脐上4寸，胸骨下端剑突至脐连线的中点，属任脉。

（13）足三里：外膝眼下3寸，胫骨前嵴外一横指处。

（14）丰隆：外踝上8寸，条口（足三里下5寸）穴外1寸。

（15）心俞：第5胸椎棘突下，旁开1.5寸。

（16）巨阙：脐上6寸。

（17）三阴交：内踝上3寸，胫骨内侧面后缘。

（18）涌泉：足掌心前1/3处。

（19）风府：后发际正中直上1寸。

（20）隐白：踇趾内侧趾甲旁约0.1寸。

（21）印堂：两眉之中心。

（22）承浆：颏唇沟的中点。

（23）大敦：踇趾外侧趾甲角旁约0.1寸。

（24）天窗：喉结节旁开3.5寸，即扶突穴后0.5寸处。

（25）肝俞：第9胸椎棘突下，旁开1.5寸。

（26）脾俞：第11胸椎棘突下，旁开1.5寸。

（27）厥阴俞：第4胸椎棘突下，旁开1.5寸。

（28）期门：乳头直下，第6肋间隙。

（29）滑肉门：脐上1寸，旁开2寸。

（30）复溜：太溪（内踝与跟腱之间凹陷中）穴上2寸。

（31）膈俞：第7胸椎棘突下，旁开1.5寸。

（32）血海：髌骨内上缘上2寸处。

（33）曲泽：肘横纹中，肱二头肌腱尺侧缘。

（34）大椎：在第7颈椎与第1胸椎棘突之间，属督脉。

（35）陶道：第1胸椎棘突下。

（36）十宣：在两手十指指尖，近甲缘处。

（37）阳交：外丘（外踝上7寸，腓骨前缘）穴后1寸。

（38）肺俞：第3胸椎棘突下，旁开1.5寸。

七、其他疗法

（一）针灸疗法

1. 埋线

（1）部位：取华佗夹脊穴胸1~7、腰4~5、骶，配天泉、大肠俞、委中、承山穴、并按精神症状随症取穴。

（2）操作：局部常规消毒，于两横突间平棘突旁开5~8分处注入2%盐酸利多卡因适量（避免直刺或深刺），再将0或1号铬制肠线穿入三角全层缝合针，从一侧穴刺向对侧穴出针，剪断肠线，盖以敷料，胶布固定，15~20日1次，3次为1个疗程。

2. 割治

（1）部位：取胸2~3椎间距中线各1.4cm和3~4胸椎间、胸4~5和胸5~6椎间、胸6~7和7~8椎间、胸8~9和胸9~10椎间。

（2）操作：局部常规消毒后用手术刀横割1.5cm，深2~3mm，先左后右，先上后下。割后即在该处用闪火法连续拔火罐2次，每次6~8分钟，第1次拔出血液10~30ml，第2次少量出血或不出血，边擦血迹边取罐，取罐后在刀口处撒上云南白药，覆盖敷料胶布固定，按顺序每次割1组，2周割拔1次。

3. 刺血

（1）部位：百会、太阳、大椎、身柱、曲池、劳宫、中冲、委中。

（2）操作：每次选1~2穴，在所选穴位上作上下推按，使瘀血积聚一处，血管显露后，用三棱针刺破浅表静脉血管，放血数滴，每日或隔日治疗1次，3次为1个疗程。

4. 耳针

（1）取穴：神门、交感、心、肝、内分泌、皮质下、枕、胃。

（2）操作：每次取2~3穴，强刺激。留针20~30分钟，每日1次，1次为1个疗程。

5. 电针

方法一：①取穴：上星、百会、下关、风府、风池、身柱、神门、内关、合谷、曲池、丰隆、涌泉、阳陵泉等穴。②针法：直流或脉冲电流。急性发作时可每日治疗1次，慢性期可隔2~3日治疗1次，每次40~90分钟。

方法二：①取穴：百会、人中、内关、通里（安神）。②刺激方法：进针后，连接电针仪，采用连续波，均匀且缓慢地将输出电流调至所需强度。中刺激：输出电压30~40伏，持续刺激10分钟左右。弱刺激：输出电压8~20伏，持续刺激15分钟。年龄较小者，刺激时间酌减。每天治疗1次。根据病情的变化决定治疗次数，一般1~7次。

6. 穴位注射疗法

（1）取穴：足三里、内关、三阴交、曲池、阳陵泉、脑清。

（2）操作：每日取1~2穴，交替取穴，注射丹参注射液2ml，30日为1个疗程。

7. 小宽针

（1）取穴：背部十一穴，配太阳、前顶、百会。

（2）操作：小宽针刺督脉穴，首次第一组督脉5穴，2次复诊时再配合其他穴位，拔火罐只拔上、下两个穴位，再令患者取端坐位，针刺太阳、前顶、百会。

8. 芒针

（1）取穴：狂证取鸠尾、上脘、水分、风池、风府、太冲透涌泉；癫证取中脘、阴交、风池、通里、内关、四神聪、丰隆；百合病取中脘、水分、通里、神门、风池、完骨、阳陵泉。

（2）操作：刺鸠尾时令患儿仰卧，双手举过头顶，向上进针5寸深，令针感先上后下，风池、风府针感散至头顶，四神聪沿皮刺并留针，第1周连续针刺，待症状好转后隔日1次。

9. 头针

（1）取穴：运动区、感觉区、足运感区。

（2）操作：确定刺激区，将针斜刺于皮下，当达到所需深度时，加快捻转频率，240~260次/分钟，留针5~10分钟，共行针3次可起针。

10. 灸法

（1）取穴：百会、间使、天枢、大敦。

（2）操作：每次选2穴，用艾条灸20~30分钟，艾炷灸每穴10~30壮。

11. 激光

（1）部位：哑门。

（2）操作：用5.9~25毫瓦的氦-氖激光灯照射，每日1次，每次10分钟，6周为1个疗程。

（二）心理疗法

加拿大精神医学协会（CPA）指南中建议对于首次发作精神分裂症的儿童青少年，即使在急性期也应结合心理/社会心理干预提供抗精神病药治疗。已有研究证实，专业的心理疗法对早发精神分裂症是有效的，包括家庭治疗、认知行为治疗、患者宣教、认知矫正、社交技能训练、就业和教育支持计划等。同时，强化心理治疗与低剂量抗精神病药相结合可有效降低青少年的复发率。

心理疗法可在疾病的任一阶段由经过专项培训的技术人员在充满希望及乐观的氛围中合作进行。心理治疗时，技术人员需要花时间与患者建立信任、支持、共情和中立的治疗关系，并致力于维持治疗关系的连续性。在沟通的过程中需要确认患者及其父母能够清楚地理解沟通内容。在治疗的过程中，技术人员应着重培养儿童或青少年的自主性，使其积极参与治疗决策，支持自我管理，并提供可能的同辈支持。同时，每隔一段时间需要与患者讨论他们希望父母如何参与他们的日常生活。必要时临床人员需要告知家长评估自身心理健康的能力。

1. 家庭治疗

家庭治疗将“家庭”作为一个治疗单位，促使家庭成员之间的关系发生某些变化，帮助家庭成员正确认识疾病的性质，让父母学习适当的管理技巧，教育儿童学会自我控制，从而改善症状，减少家庭成员之间的矛盾冲突，协调家庭关系。

对所有早发精神分裂症家庭提供家庭治疗可以有效地预防和减少复发。研究提示，早发精神分裂症患者的家庭成员是否参与治疗与疗效及预后密切相关。因此，整个家庭都需要为患者的康复而努力。家庭治疗应进行3个月至1年，包括至少10次有计划的会谈。这类家庭可能会遭受痛苦的经历，并表现为家庭成员与患者之间伤害型的互动模式。因此，在治疗的过程中技术人员应考虑患者与父母的相处模式，运用沟通技巧解决家庭成员之间的问题，并进行适当的健康教育。

2. 认知行为治疗（CBT）

行为矫正通过奖励可逐渐消除患儿的不良适应行为，帮助患儿识别不合理、歪曲或错误的思维方式和内容，被认为是非常有效的心理治疗。有研究报道，该治疗有助于降低首发精神分裂症青少年自杀的概率。对早发精神分裂症患者提供CBT以改善病情、促进康复。CBT应由受过培训的技术人员按照既定的、有效的方案实施，并定期督导。CBT主要以一种合作的方式进行，教导患者评估自己的思维、感觉、行为和症状之间的关系；重新评估与症状相关的感知、信念和思维过程；寻找改善症状的有效方法；保护/提高自尊；缓解压力以及改善功能。CBT至少应该包括16次会谈。目前还没有针对儿童青少年精神分裂症患者的CBT随机对照试验，大多数证据都与成人研究有关，并侧重于个体CBT。对青少年晚期和青年期首次发病个体的研究已经提示了CBT对精神分裂症的康复有益。虽然迄今为止还未见研究中将个体CBT与团体CBT的疗效进行比较，但文献提示，团体CBT可能对早发精神分裂症患者更有益。鉴于个体CBT与团体CBT对早发精神分裂症相对益处的证据不足，可以在临床实践中将患者的偏好考虑在内，并在可能的情况下提供这两种治疗方式。

3. 患者宣教

临床医生应向儿童青少年及其父母提供有关精神分裂症的信息，包括病因、病程、治疗和康复等。虽然目前没有证据提示患者宣教对症状改善、复发/再住院率、依从性等有关键性影响，但对早发精神分裂症患者及其家庭提供疾病相关信息的患者宣教，可使他们能够且有能力参与疾病的治疗并作出明智的决策。

4. 认知矫正

因早发精神分裂症患者伴随持续性认知障碍，故认知矫正可考虑用于临床治疗。虽然认知矫正的有效性目前还没有足够的证据支持，但近期1项Meta分析提示，认知矫正不仅可以有效改善患者的认知障碍（注意力、记忆和解决问题的能力），还可以改善患者的社会功能。另1项Meta分析也提示，认知矫正联合其他心理疗法对早发精神分裂症患者的最终结局十分有益。

5. 社交技能训练

精神分裂症患儿常表现为行为孤僻，不愿与人打交道，所以应为那些在社交方面有困难或正经历社交压力和焦虑的早发精神分裂症患者提供社交技能训练。社交训练可教会儿童社交行为需注意的技巧，如社交用语、礼貌行为、如何参加游戏等；可以降低紧张、敌对情绪，减少或避免攻击行为的发生，有助于回归学校和社会。青少年时期的精神疾病会对社交技能的习得产生负面影响，进而导致社交孤独和社交焦虑。社交技能培训通过基本的学习原则来提高患者的社交能力，比如提高会话技能、社交自信以及学习如何交朋友。

最近的1项Meta分析表明，社交技能训练可以改善患者的阴性症状。尽管英国国家卫生与临床优化研究所（NICE）指南中并不推荐为患者系统地提供社交技能训练，但考虑到改善预后以及这类患者普遍存在社会焦虑和功能缺陷，有必要提供心理疗法。

6. 就业和教育支持计划

对早发精神分裂症患者提供就业和教育支持计划。就业和教育是心理康复的关键环节。因此，对于学龄期的儿童青少年应尽可能提供继续教育；对学龄以上的患者应提供就业援助计划，以帮助他们找到工作或重返工作岗位。迄今为止，教育支持模型的研究较少，但其在实现教育/培训目标上显示出了潜力。NICE指南和Meta分析表明，支持性就业模式是最有效的职业康复方法之一。

（三）药物治疗

儿童药物治疗应该从小剂量开始，隔3~5天增加剂量，并密切观察药物的不良反应。在治疗过程中当一种药物无效更换另一种药物时，应注意是否用足够的剂量及足够疗程，剂量不足和过早换药是治疗过程中最易发生的错误。通常在足量药物治疗6~8周后无效时，才考虑更换药物。对缓解期患儿应继续维持相当长一段时间的抗精神病药。在治疗过程中要密切观察心血管不良反应、体重、血糖、血脂。有效者急性期治疗有效，按治疗程序，经过4~6周治疗后过渡到巩固期治疗和维持期治疗。

1. 第一代抗精神病药

第一代抗精神病药最早用于治疗精神分裂症，对患者的阳性症状有效，但对阴性症状疗效不佳。其不良反应多见，尤其是锥体外系反应较常见并易导致患者药物依从性差。

（1）氯丙嗪：有明显的镇静、控制兴奋及抗幻觉妄想作用。口服或注射易于吸收，分布全身，肺部浓度高，脑中浓度相对较低，且分布不等。脑部以间脑结构较高，皮质、小脑含量较少。一般从小剂量开始。它能有效治疗阳性症状，同时具有较强的镇静作用。长期治疗者容易导致迟发性运动障碍和药源性抑郁。

（2）奋乃静、氟奋乃静、三氟拉嗪：此类药物镇静作用较弱，其有兴奋和激活作用，除有明显的抗幻觉妄想外，对情感淡漠、退缩、语言迟缓等症状有效，适用于慢性精神分裂症及躯体情况较差的患者。奋乃静12岁以下慎用，三氟拉嗪6岁以下禁用。

（3）氯普噻吨：镇静作用较氯丙嗪弱，但调整情绪、控制焦虑及抑制作用较强，用量同氯丙嗪。

（4）氟哌啶醇：主要用于兴奋、躁动及幻觉妄想的患者。

2. 第二代抗精神病药

第二代抗精神病药在药物依从性、生活质量耐受性和治疗满意度方面明显优于第一代抗精神病药，并且对精神分裂症的阴性症状作用显著，能改善认知功能。大量研究表明，这种效果能直接缩短住院天数，节省医疗资源及改善社会功能。

（1）利培酮：通常被认为是非常有效的第二代抗精神病药物，对精神分裂症的阳性和阴性症状均有效。

（2）喹硫平：1998年在英国最早上市，2002年在中国上市。该药对精神分裂症的阴性症状和阳性症状均有效，在整个治疗量范围内其锥体外系不良反应的发生率不高于安慰剂。

（3）阿立哌唑：是新型抗精神病药物，属于多巴胺部分激动剂。它对多巴胺D_2受体有部分激动作用，对多巴胺D_1受体有激动作用，对D_2受体既是突触前自身受体激动剂，又是突触后受体阻滞药。即对5–HT1A受体有部分激动活性，亦可拮抗5–HT2A受体而产生抗精神病效应。与成人患者一样，在提供药物给儿童和青少年之前需要明确诊断。一旦确诊，就应及时给予抗精神病药治疗。尽管关于这类人群药物治疗有效性的支持证据在持续增加，但有力的证据仍十分有限。

3. 用药相关建议

（1）将首次出现持续性精神病症状（持续4周或更长时间）的所有儿童和青少年第一时间转介给专业精神卫生服务机构。对于早发精神分裂症患者，抗精神病药的疗效和成人相似，因此一旦确诊就应提供恰当的药物治疗。

（2）对于首次出现持续性精神病症状的儿童和青少年，应在专业人员的建议下使用抗精神病药。儿童和青少年抗精神病药的处方通常是标示外（超适应证用药），鉴于这些药物的潜在且不明确的副作用，其使用应当是恰当且具有明确适应证。

（3）除短期（如更换药物时）外，建议不要常规化的联合抗精神病药治疗。目前没有证据表明不同类型、第一代或第二代抗精神病药或不同给药方式之间的疗效有差异或哪种药物更具有临床优势（氯氮平治疗难治性病例除外）。

（4）抗精神病药的选择和给药方式应由患者父母或患者及其父母以及专业人员共同选择。根据与年龄等相适应的信息，讨论每种药物的可能益处及可能的副作用。同时，在药物的选择和给药方式方面，临床医生还需要考虑其他因素，包括不良反应的易感性增加、给药方式（口服或肌肉注射）、副作用、患者的医疗状况、药物动力学、风险以及其他医源性疾病等。

（5）如果儿童青少年需要住院治疗，应在适合其年龄和发展水平的环境中进行。

（6）在开始或改变早发精神分裂症患者的抗精神病药治疗前，根据正在考虑的药物和临床情况，特别是在下列情况下需要进行心电图检查。有特定的心血管风险（如有高血压的诊断）；有心血管疾病的个人史；有心血管疾病的家族史。临床医师应记住，精神分裂症患者比普通人群更易患心血管疾病。处方医生需要充分了解这些药物的副作用和对患者的影响，并应根据有效管理和治疗策略的需要与儿科医生同时协商，以共同避免长期和潜在的医源性不良后果。

（7）在发生攻击性行为予以紧急药物镇静后，应向患者和护理人员提供讨论此次经历的机会，向他们明确解释关于使用紧急镇静剂/约束的决定，并予以记录。在儿童有冲动攻击性行为时，揭示冲动行为的起源很重要，因为这可能与制定治疗计划以及防止未来的攻击性行为有关。在处理攻击性或破坏性行为时，建议从非药物干预开始。如果非药物干预不足以控制行为，则需要考虑药物干预。通常首选肌肉注射高效价的抗精神病药（如氟哌啶醇）。口服或肌肉注射苯二氮䓬类药物也常用于处理患者的急性攻击性行为或破坏性行为。

（8）难治性精神分裂症的儿童青少年可给予氯氮平治疗。早期Kane等将难治性精神分裂症定义为过去5年对3种足量和足疗程（至少6周）抗精神病药（至少2种不同化学结构）治疗而未获得改善的患者。而后Conley和Kelly将这个定义修改为过去5年经过至少2种抗精神病药足量治疗4~6周后未获临床改善的患者。《精神分裂症防治指南（第二版）》中采用了Conley和Kelly对难治性精神分裂症的定义。有病例报道中支持在成人难治性精神分裂症治疗中非常规使用抗精神病药。但在儿童青少年人群中，目前尚无明确证据表明疗效增加与抗精神病药联合使用的不良反应风险之间存在正相关。但在考虑改用氯氮平或其他可能缺乏证据的增强策略之前，需要明确可能导致无效的原因，如依从性差、医源性疾病（包括药物滥用）、不良应激源、多种药物相互作用、共病、药物不良反应、对当前药物治疗的不敏感以及是否需要社会心理干预。氯氮平对成人及儿童青少年难治性精神分裂症均有较好的疗效，临床医生不需要刻意回避使用，但转换或启动氯氮平治疗难治性患者仍需要慎重。

（9）应对儿童青少年的身体健康和抗精神病药治疗效果及不良反应进行长期监测。与成人相比，在儿童青少年人群中低剂量的抗精神病药可能在治疗中就有潜在的阳性反应。对于治疗方案的选择、给药和干预策略的制定必须及时、明智和谨慎，以优化疗效和将不良反应降至最低为目标。在治疗的过程中，需要对患者进行多方位的监测，包括代谢（体重增加以及糖尿病）、锥体外系反应（失能症、运动障碍和肌张力障碍）、心血管问题（QT间隙延长）、激素水平（血浆催乳素水平升高）以及其他副作用（包括不愉快的主观体验、与其他药物的相互作用）。若检验结果有异常，则应缩短监测的时间间隔。

（10）在治疗早期应与患者、患者父母或照料者讨论酒精、烟草、处方药和非处方药以及药物的使用。讨论其可能对处方药物和心理治疗效果的干扰，以及加重精神病性症状的可能性。长期使用酒精、烟草以及兴奋类药物的儿童青少年是精神疾病发病风险最大的群体。兴奋类药物的使用可能会触发、恶化现有的症状或诱发复发，并对患者的预后产生不利影响。此外，烟草和酒精的使用增加了与疾病相关的发病风险以及高于健康人群2~3倍的死亡率。因此，与儿童青少年及其父母（特别是那些有精神分裂症遗传风险的高危人群）讨论精神活性药物使用对他们健康的潜在不良影响尤为重要。

（11）如果停止/逐渐减少抗精神病药治疗，应逐渐进行，并定期监测复发的迹象和症状。同时，在停止/逐渐减少抗精神病药治疗后，继续监测复发的迹象和症状至少2年。对于早发精神分裂症患者，大部分需要使用抗精神病药进行终身维持治疗。遗憾的是，在儿童青少年患者第一次发作后所需的确切治疗时间尚未得到明确的研究证据。总之，对早发精神分裂症来说满足DSM-5中精神分裂症谱系和其他精神障碍的诊断标准是CPA指南中建议开始药物治疗的标准。药物治疗需在诊断确认后尽早开始，且药物的选择需谨慎、恰当。早期同时进行心理治疗和药物治疗有助于促进早发精神分裂症患者的预后。治疗青少年精神分裂症或精神病谱系障碍的研究正在逐年增加，以前对精神分裂症青少年的预后持悲观态度的观点应改变。目前，CPA指南中的建议与推荐旨在帮助临床医生治疗早发精神分裂症，但这些建议并不代表唯一的标准，临床医生可结合每个患者的具体情况和可用的资源进行综合判断（出自《儿童和青少年精神分裂症谱系和其他精神障碍治疗指南》）。

（四）物理疗法

电抽搐治疗

电抽搐治疗又称电休克治疗，系以适量电流瞬间通过大脑，引起全身抽搐发作，同时造成意识的短暂丧失，是成人精神分裂症有效的治疗手段之一，但一般不主张用于小儿精神分裂症。电抽搐治疗主要用以控制急性兴奋躁动、严重抑郁、自伤自杀和紧张木僵、违拗拒食状态，对部分难治性精神分裂症也有效。电抽搐治疗起效较快，急性症状控制后仍需药物维持治疗。其不良反应和并发症主要为可恢复的短期记忆受损、骨折或脱臼、窦性心动过速，罕见呼吸窘迫、窒息等，其引发的死亡率极低，为0.3~3人/万人。最近10余年来，对电抽搐治疗进行了改进，称为改良电抽搐治疗。同时，使用短暂麻醉和肌肉松弛剂，使患者心脏负荷减轻，意外减少，安全性更高，禁忌证及不良反应均明显减少。

八、预后

小儿精神分裂症的预后研究发现，缓解率为14%~25%，社会功能显著受损者占50%~74%，80%~90%的患者易复发。若阴性症状持续6个月以上者，康复的可能性很小，且病情多逐渐加重，变成慢性病程。儿童自杀或意外死亡的危险性是由精神病性思维引起，约占5%。Eggers等认为10岁前发病，逐渐起病者预后最差。病前功能及首次住院康复的程度、发病年龄的早晚似乎是预测预后好坏最重要的指标。

综上所述，儿童青少年精神分裂症是一种严重的、慢性的、易复发性疾病，虽然并非单一疾病单元，但临床特征有其特殊性。①病前常见多种发育异常和社会功能受损；②较成年人更具遗传倾向；③前驱阶段较长，多表现为不明原因的注意力不集中、学习成绩下降、懒惰及古怪行为、人际关系紧张等；④病程多慢性，渐进起病，预后较差。

九、鉴别

1. 小儿孤独症

由于儿童期心理发育尚处于未成熟阶段，儿童的语言表达能力较差，词汇量较少，注意力不集中，对情感活动的内心感受比较差，对医生恐惧或过分顺从，害怕住院而不愿说出症状等因素，会给小儿精神分裂症的诊断造成困难。医生要从父母、教师等多方面收集病史；仔细进行精神状况检查，耐心与患儿交流，认真观察患儿的行为、情感反应以及日常活动；正确掌握诊断标准，才能作出比较可靠的诊断。

（1）病前发育特征：小儿精神分裂症在发病前通常有一个阶段的正常发育期，在此期间儿童的心理活动没有异常，语言、人际交往、学业成绩、行为模式等均正常。小儿孤独症也可以出现精神症状，例如自言自语、自笑，与精神分裂症容易混淆，孤独症患儿通常在3岁以前就会起病，没有明显的正常发育阶段，没有交流、没有目光对视、没有对父母的依恋行为。

（2）起病：小儿精神分裂症年龄多在童年期以后，很少患儿起病在5~6岁以前。孤独症儿童往往在3岁以前发病。

（3）症状特征：小儿精神分裂症主要以幻觉、妄想、行为异常等障碍为主，语言发育和智力发育正常，言语表达正常，交流没有问题。而孤独症患儿的语言使用能力和人际交往能力缺陷，不能进行有效的人际交流或者交流障碍。

（4）药物治疗效果：抗精神病药物可以改善小儿精神分裂症的症状，使幻觉、妄想等症状得到缓解，社会功能得到恢复。抗精神病药物仅能改善小儿孤独症的一部分精神症状，但对其核心症状往往没有作用，有效的干预方法是特殊训练和教育。

（5）预后：早期发现、早期诊断，并对精神分裂症患儿积极进行药物治疗，预后较好。孤独症患儿往往需要终身干预和教育，在患儿生命的不同阶段要给予他们不同的帮助。一些新的干预体系将这些方法进行整合，形成新的治疗模式，例如社交情绪调控交互支持（SCERTS模式）以及丹佛模式。Dawson采用丹佛模式（以行为治疗为主）治疗低年龄孤独症患者，可以明显改善预后。

2. 非精神病性幻觉和妄想

其特点是：①没有病前问题；②与病理性感知很少联系；③妄想很常见，且不荒谬、离奇、不泛化，与重大应急事件有关。

3. 抑郁症

抑郁症也许会出现幻觉、妄想，但精神病性抑郁典型的特征是一个慢性的、严重的病程，且精神病性症状与心境障碍相吻合。不过当抑郁症患者的社会功能严重退化时，可出现行为或语言障碍、幻觉，尤其是幻听更常见。Calderoni等报道，没有一个儿童精神病性抑郁患者最终诊断为精神分裂症，且精神病性症状只有在抑郁发作时出现。另外，重性抑郁症精神病性症状的出现常预示双相障碍的可能性大。

4. 双相障碍

与双相障碍相比，小儿精神分裂症多存在病前人格异常和发育不正常，而早发性双相障碍多联系注意缺陷障碍。从现象学来说，小儿精神分裂症多表现为逐渐起病、妄想及情感平淡，预后差。家族史是帮助确诊的一个依据。

5. 创伤后应激障碍（PTSD）

PTSD也有幻觉，但幻觉内容与应激体验有关，认知改变、警觉性增强、猜疑、易激惹、冲动、生理性唤醒增多及惊恐反应，所有这些症状提示急性精神病的诊断。

6. 人格障碍

（1）分裂型人格障碍：分裂型人格障碍特点是明显的社交异常、认知和感知的歪曲，以及短暂的精神病样症状。此类患者最常见的预后是持续表现为这种人格障碍，约25%发展为更为严重的精神分裂症谱系障碍。

（2）分裂样人格障碍：这些儿童表现为孤僻，好幻想，对某些奇怪话题过分好奇，敏感性高以及偏执观念，异样的交往模式，与分裂型人格障碍很相似。分裂样人格障碍儿童到青少年期及成年仍然如此。

（3）边缘型人格障碍：此类儿童的研究较其他人格障碍更常见。本病特征与情感因素联系，可有一过性的精神病性行为与异常思维出现、情绪的不稳定性等特点。不会发展为情感障碍或精神分裂症，成年后仍为人格障碍。

7. 广泛发育障碍（PDD）

小儿精神分裂症患者病史中有PDDs的诊断并非罕见。据报道，发展为精神分裂症的儿童，PDDs症状通常不如孤独症患儿严重和广泛，且症状可能逐渐改善，罕见持续存在，并有精神病性症状发现。Sporn和他的同事发现，75例小儿精神分裂症中，有19例PDDs的诊断病史。精神分裂症儿童与PDDs主要鉴别点是精神病症状的发病年龄，对氯氮平的反应及脑的异常，合并PDDs的精神分裂症存在一个更快速的脑灰质的缺失。

第四节　小儿双相情感障碍

一、概述

小儿双相情感障碍（PBD）是一种慢性的、病程呈波动性的严重精神疾病，又称小儿躁郁症。小儿双相情感障碍是精神科常见的一种心境障碍，以情绪低落与情绪高涨交替发作为主要特征，病程迁延，反复发作且呈家族性迁延。小儿双相情感障碍有自我矛盾性的情感表达、慢性病程、心境稳定剂的疗效比较差和与注意缺陷多动障碍共患病率较高等特点，但与此相似，大约1/3的成人患者的临床症状也不典型。因此，我们不能简单地因为儿童症状的不典型，就排除儿童的诊断。注意缺陷多动障碍和小儿双相情感障碍之间的症状重叠造成了最大的诊断问题，儿童双相情感障碍经常共患注意缺陷多动障碍。临床上把小儿双相情感障碍分为双相Ⅰ型（以躁狂发作为主）和双相Ⅱ型（以抑郁发作为主）。患有双相情感障碍的儿童有长时间的快速循环和混合性躁狂症，每天都会出现情绪波动。其临床症状是以情感障碍为主导症状，在躁狂发作时，主要表现为情感高涨，激惹易怒，精神运动性兴奋，思维敏捷，聪明自负；在抑郁发作时，主要表现为情绪低落，焦虑激越，多精神运动性抑制，多思维迟缓，丧失兴趣，消极自杀。20%~40%的成年双相情感障碍患者在儿童或少年期就有双相情感障碍发作，儿童晚期尤为多见。当前，临床治疗双相情感障碍多以非典型抗精神病药物、心境稳定剂等药物为主，部分患者用药期间易出现代谢异常，增加代谢综合征发生风险。因此，需通过观察不同用药方案对双相情感障碍患儿代谢指标的影响来调整治疗方案。第五届全球双相障碍会议强调对儿童青少年双相情感障碍要实行整体治疗，内容包括：积极使用精神药物稳定心境；对患者和父母进行有关小儿双相情感障碍的心理知识教育；心理社会学方法如认知-行为疗法对急性抑郁发作进行干预；降低心理社会压力、调整情绪、防止复发、提高内在功能、增加药物联合效果；治疗共患病如焦虑障碍、多动症、对立违抗性障碍（ODD）、品行障碍（CD）等；关注心理卫生；寻找学习上的问题（如教育和膳宿）；降低家庭内部的冲突和已存在的不良情绪。目前对于该疾病的诊断主要通过医生对患儿亲属和患儿本人进行病史询问。因此，患者亲属对患儿情绪波动等病情变化的观察能力和患儿自己内心体验的情感表达对该疾病的诊断起到至关重要的作用。但是，有些亲属对患儿的病情波动观察不仔细，再加上患儿由于年龄较小，很难将自己的内在感受表达清楚，有时甚至出现自我矛盾性的情感表达，所以很难准确诊断。

二、病因

（一）西医病因

目前还不清楚引起小儿双相情感障碍的确切病因，然而，许多因素可能会增加孩子患这种疾病的风险。

1. 遗传因素

双相情感障碍家族史可能是最大的单一风险。双相情感障碍父母的后代患精神疾病的风险比正常父母的孩子高2.7倍，患情绪障碍的风险高4倍（14%~50%）。

2. 神经解剖因素

大脑结构或功能的差异会增加患双相情感障碍的风险。情感回路，包括背外侧前额叶皮层、眶额叶皮层、杏仁核、扣带回和边缘系统，都与双相情感障碍有关。研究发现，患有双相情感障碍的青少年左侧杏仁核和左侧前额叶背外侧皮层的灰质减少，海马、杏仁核体积减小、左右杏仁核的灰质体积持续减少，左前扣带回、左后扣带回和右后扣带回的平均体积减小。

3. 环境因素

环境因素包括长期压力，若儿童长时间处于极大的压力下，会增加他们的患病风险。

4. 不良儿童事件

不良的童年事件可能包括家庭分离、虐待或父母监禁。发病年龄在17岁之前的患者的病程与情绪转换频率增加、病程恶化和早期虐待史（身体、语言或性虐待）有关。

（二）中医病因

小儿双相情感障碍在中医属于“癫狂”范畴。癫狂由于持久的、剧烈的情志刺激，导致精伤、气逆，痰、火、瘀血或寒邪相搏结，迷闷心窍，扰乱神志所致；或由先天禀赋不足，后天摄生不当，阴精暗耗，神气不充，邪祟乘虚而入，魅惑心神所致。其中，精伤是癫狂之基，气逆是癫狂之始。气逆与火热常并存，火本炎上，气逆则有余而化火，火生则炎上为气逆。气逆之后，津液成痰、营血为瘀，又与火热相结，填塞空虚，扰乱神明，阳盛则为狂，阴盛则为癫。又，寒则津液停滞为痰，上扰神明亦发癫狂。

三、症状

1. 躁狂发作

少睡不累，说话很快，同时谈论很多不同的事情，容易分心，显得异乎寻常的快乐，谈论性或展示性行为，参与那些对他们来说不正常的冒险行为，大发脾气。

2. 抑郁发作

流泪，悲伤，绝望，对他们通常喜欢的活动不感兴趣，食欲或睡眠增加或减少，抱怨胃痛和头痛，难以集中或显得烦躁不安，思考死亡和自杀。

3. 其他症状

健谈，睡眠需求减少，情绪过度反应，注意力分散，思绪奔波，想法飞散，判断力差，言语压力，异常精力、目标导向活动增加，以及过度参与令人愉悦的活动或可能产生痛苦后果的危险活动。

4. 合并症

焦虑障碍、多动症、对立违抗性障碍、品行障碍、滥用药物、抑郁症、发声和多种运动联合抽动障碍、神经性贪食症、普遍性发育障碍。

5. 活动过多

活动过多是青春期前双相障碍发作的第一个年龄特有的表现。特别是年幼儿童常表现为易激惹和情绪不稳，而年长儿童则呈现欣快或情绪高涨、偏执和夸大妄想。易激惹是情绪高涨和扩张性（expansive）心境之后最常见的心境紊乱症状。少儿躁狂症也可在身心进一步发育后改变症状，使诊断变得更为困难，某些躁狂症状难以与发育后的正常行为相区别，况且有些症状还不是儿童行为的组成部分。如果临床医生能意识到躁狂症在少儿中的存在，了解该病症状表现变异的知识及其诊断界限模糊不清的性质，则可大大减少诊断不足或误诊的概率。

四、西医诊断

（一）小儿双相情感障碍的诊断标准

1. 双相Ⅰ型

双相Ⅰ型的抑郁发作的诊断和重性抑郁一致。这里主要介绍躁狂发作的诊断标准，它以原发性的情绪高涨、思维疾速、协调性精神运动性兴奋为主要特征，其症状和周围环境联系密切。这种情绪高涨有两种主要的类型，即精神亢奋和过度敏感。

如果躁狂发作的情绪是精神亢奋类型的，需要有下列14项中除了（1）以外，其余至少还有3项出现，而且几乎每天发生，持续一周，才能诊断为躁狂发作。

如果躁狂发作情绪是过度敏感类型的，需要有下列除了（2）以外，其余至少还有4项出现，而且也是几乎每天发生，持续一周，才能诊断为躁狂发作。

（1）异常亢奋和活跃、体能异常强壮。

（2）过度敏感、兴奋、激动不安。

（3）极度陶醉的心境。

（4）对睡眠的需求很少。

（5）过多的言语和快速的谈论。

（6）疾速的思维、夸张的和过分宏伟的见解和意图。

（7）性渴望增强。

（8）注意力散漫。

（9）判断力下降。

（10）挑拨性的、强制性的不适当个人行为。

（11）不切实际地相信一个人的能力。

（12）大笔消费不计后果。

（13）滥用毒品、酒精和安眠药等。

（14）否认任何的错误。

必须符合抑郁发作和躁狂发作两项诊断，或者没有抑郁发作但符合躁狂发作的诊断，双相Ⅰ型的诊断才能确立。

2. 双相Ⅱ型

双相Ⅱ型的抑郁发作诊断和重性抑郁一致。这里主要介绍轻躁狂发作的诊断标准。

（1）持续至少4天，出现与平常不相同的持续的心境障碍，表现为情绪高涨、夸大或易激惹。

（2）在此情感障碍时期内，持续地表现出下列7项症状中的3项以上（如心境为易激惹状态，需至少出现7项中的4项），并达到较显著的程度。

A．自我估计过高或夸大。

B．睡眠需要减少。

C．比平时更健谈，或感到一直要讲话的紧迫感。

D．意念飘忽，或主观上体验到思想在赛跑。

E．随境转移，容易分心。

F．活动增加。

G．过分地参与某些有乐趣的活动。

（3）未严重到会产生社交功能的显著缺损。

双相Ⅱ型必须符合抑郁发作和轻躁狂发作的两项诊断才能确立。

3. 环性心境障碍

（1）在至少两年内（未成年人为1年），呈现多次轻微躁狂症状及多次轻微抑郁症状，但不符合重性抑郁、双相Ⅰ型和Ⅱ型的诊断。

（2）在这两年中（未成年人为1年），患者出现上述（1）所描述的情况，可以有间歇期，但间歇期从来没有持续到两个月以上。

（3）在这两年中（未成年人为1年），不曾有躁狂发作、抑郁发作或混合性发作。

（4）该症状不可能归于精神分裂症、精神分裂样精神障碍、妄想性精神障碍或未注明精神病性障碍。

（5）这些症状并非由于某种物质（例如滥用药物、治疗药品）或一般躯体情况所致。

（6）这些症状产生了明显的痛苦烦恼，或存在社交等其他重要方面的功能缺损。

（二）小儿双相情感障碍诊断中的注意事项

较好的做法是把小儿双相情感障碍看成是一个连续的过程。典型的表现是：在一个抑郁发作结束时，抑郁开始缓解，表现为沮丧，这个沮丧是短时间的，与心境恶劣那种慢性的沮丧情况不同，然后有一个平和的情绪状态，之后进入轻躁狂发作，甚至重度的躁狂发作，在躁狂发作结束时，心境渐渐趋于平和，然后情绪再次跌落到谷底，进入抑郁发作。典型的双相情感障碍是循环式的躁狂和抑郁发作的交替，在两极发作之间的间歇期，大部分患者感觉是良好的，可以没有临床症状，约1/3的患者有一些残余症状。严重的躁狂发作或有精神分裂症特征的病例，可能明显影响学习和社会安全，对他人造成威胁，有必要立即进行住院治疗。有时极严重的双相Ⅰ型可能会出现少许精神病性症状，如出现幻觉和妄想，但这种幻觉和妄想倾向于反映在极度的情绪状态中。严重的双相情感障碍患者，有时会被误认为是精神分裂症或其他严重的精神疾病。诊断时注意排除药品或其他治疗副作用导致的类似症状发生，以及排除酒精和毒品戒断症状发作的可能。

（三）小儿双情感相障碍的特殊类型

1. 混合发作

混合发作（Mixed Episode）是躁狂和抑郁发作的混合形式，临床上少见。该类患者的精神活动中既有躁狂又有抑郁的表现，二者同时发生，或快速转换以致彼此间的间隔不明显甚至无法区分，它的特点包括：

（1）既符合躁狂发作标准，又符合重性抑郁发作标准，躁狂和抑郁每天都发生，甚至因小时而异（几小时内就有变化），至少持续一周。

（2）情绪高涨但活动减少，情绪低落但思想奔逸。

（3）可见激动不安、睡眠障碍、食欲变化。

（4）可见极度悲哀、无望或自杀欲念，但同时又有精力过度旺盛的表现。

（5）和普通的双相心境障碍一样，混合型会产生日常社交活动及人际关系的明显缺损，也可以严重发作，导致对他人、社会和工作环境造成危害，必要时应住院治疗以防伤人或自伤。酒精、毒品的戒断症状，药物及某些治疗的副作用，可能会出现这些症状。甲状腺功能亢进等疾病也可以有类似症状，应注意鉴别。

2. 快速循环发作

当12个月内有4次或更多的周期性的躁狂和抑郁发作，被称为快速循环双相障碍（Rapid Cycling）。这种情况在女性中出现的比例较男性为多。此型中有些患者在一周内甚至经历多次躁狂和抑郁发作。发作时符合重性抑郁、躁狂，或轻躁狂发作的诊断标准。

（四）小儿双相情感障碍的严重后果

双相障碍和重性抑郁容易有自杀倾向，而自杀欲望是可以被消除的。当发现一个人有自杀念头时，应立即引起高度的重视，较恰当的做法是立即带他/她去看心理和精神专科医生，不要让患者独处，注意房间内的陈设，是否有大量的药品或任何危险物品或可以被患者用作自伤的工具。

自杀的征兆主要有以下几点：

（1）谈论到想自杀或想死亡。

（2）感到绝望，不相信有任何事情可以改变这种感觉。

（3）感觉无助，不相信有任何事情可以改变这种感觉。

（4）感觉到自己对家庭和朋友是一种重负。

（5）滥用酒精或毒品。

（6）写遗书。

（7）总是让自己置身在不安全、随时可能有生命危险的状况和环境中。

附：相关评定量表

儿童行为量表

第一部分：一般项目	
儿童姓名：	性别：
年龄：	出生日期：

续表

学校：	班级：			
填表人姓名：	与儿童的关系：			
联系地址：	电话：			
第二部分：社会能力				
请列出您的孩子最喜爱的体育运动项目（例如：游泳、棒球等）	无爱好	爱好a	爱好b	爱好c
写出您孩子与其他同龄孩子比较花在运动上的时间？	不知道	较少	一样	较多
与同龄的孩子比较，他在这项运动上做得较好还是较差？	不知道	较少	一样	较多
与同龄的孩子比较，他做的家务事比较好还是较差？	不知道	较差	一样	较多
您的孩子是否在一个特殊班级？	○不是 ○是（请注明是什么性质的特殊班级）			
您的孩子留过级吗？	○没有 ○留过（请注明是哪一年，因什么原因留级）			
您的孩子在学校里有学习或其他方面的问题吗？（请描述）				
与其他同龄孩子比较，他参加这些团体活动的时间是较多还是较少？	不知道	较少	一样	较多
您的孩子有多少个好朋友？	0个	1个	2~3个	4个以上
您的孩子每周有多少次与其他小朋友在一起活动？	少于1次	1~2次	3次以上	
您的孩子与同龄孩子比较，对以下情况处理得较好还是较差？				
a.与兄弟姐妹能和睦相处	较差	差不多	较好	
b.与其他小孩能和睦相处	较差	差不多	较好	
c.在父母面前的行为如何？	较差	差不多	较好	
d.独自玩耍或做事的情况如何？	较差	差不多	较好	
第三部分：行为问题				
每一项目后面都有三个数字（0，1，2），如果您的孩子明显有或经常有此项表现，圈2；如果有时出现或有一点儿此项表现，圈1；如无此项表现，圈0。				
1.行为幼稚与其年龄不符	0	1	2	

续表

2.过敏性症状（填具体表现）	0	1	2
3.喜欢争论	0	1	2
4.哮喘病	0	1	2
5.举动像异性	0	1	2
6.随地大便	0	1	2
7.喜欢吹牛或自夸	0	1	2
8.精神不能集中，注意力不能持久	0	1	2
9.老是想某些事情，不能摆脱强迫观念（说明内容）	0	1	2
10.坐立不安或活动过多	0	1	2
11.喜欢缠着大人或过分依赖	0	1	2
12.常说感到寂寞	0	1	2
13.糊里糊涂	0	1	2
14.常常哭叫	0	1	2
15.虐待动物	0	1	2
16.虐待、欺侮别人或吝啬	0	1	2
17.好做白日梦或痴想	0	1	2
18.故意伤害自己或企图自杀	0	1	2
19.需要别人经常注意自己	0	1	2
20.破坏自己的东西	0	1	2
21.破坏家里或其他儿童的东西	0	1	2
22.在家不听话	0	1	2
23.在校不听话	0	1	2
24.不肯好好吃饭	0	1	2
25.不与其他儿童相处	0	1	2
26.有不良行为后不感到内疚	0	1	2
27.易嫉妒	0	1	2
28.吃一些不能作为食物的东西（说明内容）	0	1	2
29.除怕上学外，还害怕某些动物、环境或地方（说明内容）	0	1	2
30.怕上学	0	1	2
31.怕自己想坏念头或做坏事	0	1	2

续表

32.觉得自己必须十全十美	0	1	2
33.觉得或抱怨没有人喜欢自己	0	1	2
34.觉得别人存心捉弄自己	0	1	2
35.觉得自己无用或有自卑感	0	1	2
36.身体经常弄伤，容易出事故	0	1	2
37.经常打架	0	1	2
38.常被人戏弄	0	1	2
39.爱和调皮的儿童在一起玩	0	1	2
40.听到某些实际上没有的声音（说明内容）	0	1	2
41.冲动或行为粗鲁	0	1	2
42.喜欢孤独	0	1	2
43.撒谎或欺骗	0	1	2
44.咬指甲	0	1	2
45.神经过敏，容易激动或紧张	0	1	2
46.动作紧张或带有抽动性（说明内容）	0	1	2
47.做噩梦	0	1	2
48.不被其他儿童喜欢	0	1	2
49.便秘	0	1	2
50.过度恐惧或担心	0	1	2
51.感到头昏	0	1	2
52.过分内疚	0	1	2
53.吃得过多	0	1	2
54.过分疲劳	0	1	2
55.身体过重	0	1	2
56.找不出原因的躯体症状：			
a.疼痛	0	1	2
b.头痛	0	1	2
C.恶心想吐	0	1	2
d.眼睛有问题（说明内容。注：不包括近视及器质性眼病）	0	1	2
e.发疹或其他皮肤病	0	1	2
f.腹部疼痛或绞痛	0	1	2

续表

g. 呕吐	0	1	2
h. 其他（说明内容）	0	1	2
57. 对别人身体进行攻击	0	1	2
58. 挖鼻孔、皮肤或身体其他部分（说明内容）	0	1	2
59. 公开玩弄自己的生殖器	0	1	2
60. 过多地玩弄自己的生殖器	0	1	2
61. 功课差	0	1	2
62. 动作不灵活	0	1	2
63. 喜欢和年龄较大的儿童在一起玩	0	1	2
64. 喜欢和年龄较小的儿童在一起玩	0	1	2
65. 不肯说话	0	1	2
66. 不断重复某些动作，强迫行为（说明内容）	0	1	2
67. 离家出走	0	1	2
68. 经常尖叫	0	1	2
69. 守口如瓶，有事不说出来	0	1	2
70. 看到某些实际上没有的东西（说明内容）	0	1	2
71. 感到不自然或容易发窘	0	1	2
72. 玩火（包括玩火柴或打火机等）	0	1	2
73. 性方面的问题（说明内容）	0	1	2
74. 炫耀自己或胡闹	0	1	2
75. 害羞或胆小	0	1	2
76. 比大多数孩子睡得少	0	1	2
77. 比大多数孩子睡得多（说明多多少。注：不包括赖床）	0	1	2
78. 玩弄粪便	0	1	2
79. 言语问题（说明内容。注：例如口齿不清）	0	1	2
80. 茫然凝视	0	1	2
81. 在家偷东西	0	1	2
82. 在外偷东西	0	1	2
83. 收藏自己不需要的东西（说明内容。注：不包括集邮等爱好）	0	1	2
84. 怪异行为（说明内容。注：不包括其他条已提及者）	0	1	2

续表

85.怪异想法（说明内容。注：不包括其他条已提及者）	0	1	2
86.固执、绷着脸或容易激怒	0	1	2
87.情绪突然变化	0	1	2
88.常常生气	0	1	2
89.多疑	0	1	2
90.咒骂或讲粗话	0	1	2
91.谈论自杀	0	1	2
92.说梦话或有梦游（说明内容）	0	1	2
93.话太多	0	1	2
94.常戏弄他人	0	1	2
95.乱发脾气或脾气暴躁	0	1	2
96.对性的问题想得太多	0	1	2
97.威胁他人	0	1	2
98.吮吸大拇指	0	1	2
99.过分要求整齐清洁	0	1	2
100.睡眠不好（说明内容）	0	1	2
101.逃学	0	1	2
102.不够活跃，动作迟钝或精力不足	0	1	2
103.闷闷不乐、悲伤或抑郁	0	1	2
104.说话声音特别大	0	1	2
105.喝酒或使用成瘾药（说明内容）	0	1	2
106.损坏公物	0	1	2
107.白天遗尿	0	1	2
108.夜间遗尿	0	1	2
109.爱哭诉	0	1	2
110.希望成为异性	0	1	2
111.孤独、不合群	0	1	2
112.忧虑重重	0	1	2
113.请写出你孩子存在的但上面未提及的其他问题并打分	0	1	2

注：分数越高说明行为问题越大，分数越小则行为问题越小

五、中医辨证

（一）躁狂发作

1. 肝火内扰证

精神症状：*情感高涨，易激惹；思维奔逸，言语滔滔不绝；躁动不安，喧闹不休；昼夜少眠；重者可意识模糊。

躯体症状：大便干结；小便黄；*舌质深红，苔黄燥；脉弦洪数。

2. 肝胆郁热证

精神症状：情感活跃，易激惹；联想加速，言语增多；夸大、自负；精力充沛，动作增多；睡眠减少。

躯体症状：大便干结；小便色黄；舌质红，苔黄；脉弦数。

3. 热盛伤阴证

精神症状：*情绪饱满；言语较多；动作较多，但易疲惫：注意力不集中；睡眠较少。

躯体症状：大便干；体质较弱；*舌质红嫩，少苔；脉弦细数。

（二）抑郁发作

1. 肝郁脾虚证

精神症状：多愁善感；悲观厌世；情绪不稳；唉声叹气；失眠多梦。

躯体症状：两胁胀满；腹胀痛泻；身倦纳呆；舌淡红，苔薄白；脉弦细。

2. 肝血瘀滞证

精神症状：情绪抑郁；自杀观念或行为；心情烦躁；思维联想缓慢；运动迟缓。

躯体症状：面色晦暗；胁肋胀痛；妇女闭经；舌质紫暗、瘀点，苔白；脉沉细。

3. 心脾两虚证

精神症状：*失眠、健忘；兴趣缺乏；心悸易惊；善悲易哭；倦怠乏力。

躯体症状：面色淡白或萎黄；食少、腹胀、便溏；舌质淡，苔白；脉细弱。

4. 脾肾阳虚证

精神症状：精神萎靡；情绪低沉；嗜卧少动；心烦、惊恐；心悸失眠。

躯体症状：面色皖白；阳痿遗精（妇女带下清稀）；舌质胖淡或有齿痕，苔白；脉沉细。

说明：*为必备症状。

六、推拿手法与穴位的选择

（一）双相Ⅱ型轻狂躁发作和环性心境障碍狂躁时的分型治疗

【概述】禁用灸和一些具有温热效应的物理疗法。

（1）肝郁化火证治法：疏肝泻火，安神定志。

（2）心火亢盛证治法：清心泻火，宁神定志。

（3）痰火扰心证治法：泻火祛痰，开窍醒神。

（4）阴虚火旺证治法：滋阴降火，安神定志。

【操作】

1. 肝郁化火证

（1）点揉下列处方中的穴位：

正面处方：印堂、五处、行间、通里、解溪。

背面处方：昆仑、玉枕、大椎、筑宾、曲池。

（2）配穴：易激惹明显者，配郄门、神庭；愤愤不休明显者，配巨阙、鱼际、太冲；烦躁不安明显者，配膻中、内关。

2. 心火亢盛证

（1）点揉下列处方中的穴位：

正面处方：郄门、神门、偏历、膻中、巨阙。

背面处方：神道、风池、液门、天井、天冲。

（2）配穴：嬉笑不停明显者，配大陵；激动不安明显者，配侠白、印堂；高谈阔论、滔滔不绝明显者，配足三里、内关；性欲亢盛明显者，配蠡沟；思维疾速明显者，配商丘、大椎；少眠明显者，配内关、印堂、安眠。

3. 痰火扰心证

（1）点揉下列处方中的穴位：

正面处方：丰隆、温溜、合谷、商丘、内关。

背面处方：身柱、风池、昆仑、偏历、大陵。

（2）配穴：躁狂较严重者，配劳宫、少冲、水沟；鲁莽行事、挑拨性行为明显者，配曲池、大椎；言语过分夸张明显者，配液门、解溪；嬉笑不止明显者，配劳宫、神门。

4. 阴虚火旺证

（1）点揉下列处方中的穴位：

正面处方：足三里、神门、照海、印堂、三阴交。

背面处方：膏肓、神道、神门、内关、三阴交。

（2）配穴：敏感表现突出者，配涌泉；声音嘶哑明显者，配通里；易疲劳明显者，配太溪、志室；大便干燥明显者，配曲池、上巨虚；易怒明显者，配太冲。

（二）混合发作的分型治疗

【概述】禁用灸和一些具有温热效应的物理疗法。

（1）阴虚阳亢证治法：滋阴、疏肝、潜阳。

（2）气虚阳浮证治法：益气敛阳。

【操作】

1. 阴虚阳亢证

（1）点揉下列处方中的穴位：

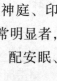

正面处方：曲池、太溪、行间、解溪、内关。

背面处方：肝俞、筑宾、太溪、温溜、三阴交。

（2）配穴：情绪不稳、粗野无礼、烦躁不安者，配足三里、神庭、印堂；盗汗者，配复溜、照海；易怒明显者，配涌泉、巨阙；月经异常明显者，配大赫、四满；未成年人发作明显者，配身柱；睡眠障碍明显者，配安眠、心俞。

2. 气虚阳浮证

（1）点揉下列处方中的穴位：

正面处方：印堂、太溪、郄门、关元、足三里。

背面处方：肾俞、心俞、内关、太渊、风池。

（2）配穴：烦躁敏感明显者，配行间、大椎、心俞；饮食消化不佳者，配隐白、梁门、大横；健忘明显者，配四神聪、照海；心累、心悸明显者，配神门、太渊；伴见悲哀哭泣者，配尺泽、大陵；伴见眩晕、心神不安者，配神庭、神道。

（三）快速循环发作的治疗

【概述】由于此型快速转换的特点，治疗时除了抑郁发作和躁狂发作的辨证施治以外，对于在一周内甚至一天内两极摆动者，中医辨证为心神不宁，治疗以设法控制情绪平稳为主。对这一类型艾灸最好不用。治法当以安神定志为主。

【操作】

（1）点揉下列处方中的穴位：

正面处方：印堂、内关、神庭、四神聪、三阴交。

背面处方：风池、心俞、大椎、内关、三阴交。

（2）配穴：视其在循环中当时的症状表现而使用，可参照上述各证型配穴。

【定位】

（1）印堂：两眉连线的中点。

（2）五处：上星穴旁开1.5寸。

（3）行间：足背，第1、2趾间的缝纹端。

（4）通里：神门穴上1寸。

（5）解溪：足背踝关节横纹的中央，拇长伸肌腱与趾长伸肌腱之间。

（6）昆仑：外踝与跟腱之间的凹陷中。

（7）玉枕：脑户穴旁开1.3寸。

（8）大椎：在第7颈椎与第1胸椎棘突之间，属督脉。

（9）筑宾：太溪穴直上5寸。

（10）曲池：屈肘，当肘横纹外端凹陷中。

（11）郄门：腕横纹上5寸，掌长肌腱与桡侧腕屈肌腱之间。

（12）神庭：入前发际正中0.5寸。

（13）巨阙：脐上6寸。

（14）鱼际：第1掌骨中点，赤白肉际处。

（15）太冲：足背，第1、2跖骨底之间凹陷中。

（16）膻中：在胸骨上，平第4肋间隙处，相当于两乳连线中点，属任脉。

（17）内关：腕横纹上2寸，掌长肌腱与桡侧腕屈肌腱之间。
（18）神门：腕横纹尺侧端，尺侧腕屈肌的桡侧凹陷中。
（19）偏历：在阳溪穴与曲池穴的连线上，阳溪穴上3寸处。
（20）神道：第5胸椎棘突下。
（21）风池：胸锁乳突肌与斜方肌之间，平风府穴处。
（22）液门：握拳，第4、5指之间，掌指关节前凹陷中。
（23）天井：屈肘，尺骨鹰嘴上1寸凹陷中。
（24）天冲：耳根后缘直上，入发际2寸。
（25）大陵：腕横纹中央，掌长肌腱与桡侧腕屈肌腱之间。
（26）侠白：天府穴下1寸，肘横纹上5寸。
（27）足三里：外膝眼下3寸，胫骨前嵴外一横指处。
（28）蠡沟：内踝上5寸，胫骨内侧面中央。
（29）商丘：内踝前下方凹陷中。
（30）安眠：安眠穴位于在翳风穴与风池穴连线的中点。
（31）丰隆：外踝上8寸，条口（足三里下5寸）穴外1寸。
（32）温溜：在阳溪穴与曲池穴的连线上，阳溪穴上5寸处。
（33）合谷：手背第1、2掌骨之中点，稍偏食指处。
（34）身柱：第3胸椎棘突下。
（35）劳宫：掌心中。屈指当中指指尖的中点。
（36）少冲：小指桡侧指甲角旁开约0.1寸。
（37）人中：人中沟上1/3与下2/3交界处。
（38）照海：内踝下缘凹陷中。
（39）三阴交：内踝上3寸，胫骨内侧面后缘。
（40）膏肓俞：第4胸椎棘突下，旁开3寸。
（41）涌泉：足掌心前1/3处。
（42）太溪：内踝与跟腱之间的凹陷中。
（43）志室：第2腰椎棘突下，旁开3寸。
（44）上巨虚：足三里穴下3寸。
（45）肝俞：第9胸椎棘突下，旁开1.5寸。
（46）复溜：太溪（内踝与跟腱之间凹陷中）穴上2寸。
（47）大赫：脐下4寸，旁开0.5寸。

（48）四满：脐下2寸，旁开0.5寸。
（49）安眠：翳风与风池两穴连线的中点。
（50）心俞：第5胸椎棘突下，旁开1.5寸。
（51）关元：脐下3寸。
（52）肾俞：第2腰椎棘突下，旁开1.5寸。
（53）太渊：掌后腕横纹桡侧端，桡动脉桡侧凹陷中。
（54）隐白：踇趾内侧趾甲旁约0.1寸。
（55）梁门：脐上4寸，旁开2寸。
（56）大横：脐中旁开4寸。
（57）四神聪：百会穴前、后、左、右各旁开1寸。
（58）尺泽：肘横纹中，肱二头肌腱桡侧。

七、其他疗法

（一）药物治疗

情绪稳定剂（锂或双丙戊酸钠）和抗精神病药（利培酮或喹硫平）或情绪稳定剂（锂加双丙戊酸钠）的联合治疗可能有望长期缓解症状。临床医生必须始终权衡药物的益处和副作用。使用抗精神病药和情绪稳定剂必须密切监测体重增加、脂质和胆固醇水平升高以及镇静作用。营养和运动教育对于预防肥胖、血脂和胆固醇水平升高至关重要。即使有这些干预措施，也应评估体重增加5%的儿童是否有其他的药物选择。

（二）心理治疗

通过心理治疗，双相情感障碍患儿可以更多地了解如何管理病情，了解其症状和诱发因素，并更好地控制自己的情绪。心理治疗与药物治疗联合使用效果更佳。

八、鉴别

1. 多动症

多动症存在于60%~90%的双相情感障碍患者中。二者存在3个共同症状，即过度说话、活动增加和注意力分散。然而，与多动症不同，在双相情感障碍中，这些症状不太可能每天都出现。在进行鉴别诊断时，需要注意，单独患有多动症的儿童不会出现持续的情绪不稳定和双相情感障碍中的情绪爆发。此外，患有双相情感障碍的儿童表现出在多动症儿童中通常不会观察到的3种常见症状：情绪高涨、自大和思想飞跃。多动症通常先于双相情感障碍，并建议患有多动症的儿童需要仔细筛查儿科双相情感障碍的症状。

2. 品行障碍

品行障碍是指儿童反复持续出现攻击性和反社会性行为，是一种相对独立的精神疾病，包括违抗和不服从、破坏行为、说谎、偷窃、逃学、离家出走、性虐待等异常行为。

3. 小儿精神分裂症

由于躁狂发作伴有精神病性症状，多数都容易被误诊为精神分裂症。值得注意的是，年幼者的精神病性症状多半与心境不协调有关。因此，如果不严格使用操作性诊断标准，儿童期躁狂症往往可能被误诊为精神分裂症。临床上对典型的躁狂或抑郁发作患者的诊断并不困难。但在精神病学界长期以来对情感性精神病诊断偏少，而对精神分裂症诊断较多，之所以产生此情况，主要是对疾病概念认识不一和对躁郁症出现不典型症状以及对疾病临床现象学研究不够深入。躁狂症的不典型表现，特别是在儿童中，是导致诊断不足的重要原因。

4. 成人双相情感障碍

小儿双相情感障碍和成人的症状表现有所不同。在成年人身上观察到的夸大其词通常包括标志性行为，如过度消费、自尊心膨胀和着装不当。儿童的自大和欣快通常表现为好争辩、专横、过度头晕和优越态度等。儿童和成人之间的另一个区别是，儿童可能不像成人那样有明显的无症状正常期，表现出更多的时间花在躁狂和抑郁的综合征和亚综合征症状上，而且儿童的极性转换比成人更频繁。

第五节　小儿抑郁症

一、概述

抑郁症在整个儿童青少年期随年龄增加而增加。据报道，美国每年有130

万的15~19岁的青少年患有抑郁症。在童年期，抑郁对男孩和女孩有同样的影响。然而，青春期后女孩出现抑郁症状的可能性是男孩的2倍。抑郁是年轻人中的一个常见的问题。流行病学研究显示2/5以上的儿童青少年在最近半年内经历过抑郁心境。研究发现24%以上的儿童青少年在18岁以前曾经历过至少一次的符合临床标准的抑郁发作（NHMRC 1997）。抑郁症已在全球疾病中排名第4位。

儿童或青少年时期的抑郁并不是一个良性疾病。与成年期抑郁相似，儿童或青少年的抑郁仍然具有缓解和复发的可能性。抑郁发作的持续时间平均为7~9个月，大约90%的患者2年后缓解。抑郁症的复发率较高，40%的患者在第一次发作后的2年内会再次发作，70%在5年内会复发。引起复发的因素很多，其中最重要的就是家庭冲突。经历2次以上抑郁发作的患者预后会恶化。儿童青少年时期的抑郁有60%~70%的概率会持续到成年期。另外，有20%~40%的抑郁患者在未来的1~5年内会发展为双相障碍。抑郁症的表现也是随患者年龄变化的。心境恶劣、精神病性症状、自杀企图的频率、致死率和社会功能的损害随年龄上升。其他症状，如分离焦虑、恐怖症、躯体症状和行为问题（包括易激惹）随年龄减少。

抑郁症常以共病形式存在，如重度抑郁症伴焦虑状态，重度抑郁症伴强迫症状，重度抑郁症伴社交恐惧，重度抑郁症伴精神病性症状等。儿童抑郁症患病率很低（在大多数研究中低于1%），没有性别差异，在整个青春期期间患病率大幅上升。抑郁症还会导致严重的社会和教育障碍，以及吸烟、物质滥用和肥胖的增加。因此，识别和治疗这种疾病非常重要。

二、病因

（一）西医病因

抑郁症的病因到目前为止还没有完全明确，但是遗传因素、生理因素、早期童年经历、环境因素、病理生理因素等多种因素都可能诱发抑郁症。

1. 遗传因素

研究表明，从儿童期（遗传率从零到低遗传力）到青春期后期（适度遗传，30%~50%），抑郁症的遗传性越来越强。青春期后期的遗传率与成年时的遗传率相似。抑郁症患者的后代面临的家庭和遗传风险是健康人后代的3~4倍。亦有研究表明，焦虑和抑郁有共同的遗传倾向，但童年时期的焦虑往往先于青春期后期的抑郁。

2. 生理因素

许多因素可以解释青春期后患抑郁症的概率上升，因为青春期是一个以显著的生物和社会变化为特征的发育期。最常见的因素是青春期大脑和认知成熟，包括增强社会理解和自我意识，涉及对奖励和危险的反应的大脑回路的变化，以及压力水平增加，对女孩的影响更为明显。青春期中后期12个月患病率中值估计与成年时大致相似（4%~5%），抑郁的累积概率从青春期早期的5%左右上升到青春期末的20%。

3. 早期童年经历

家庭冲突是影响儿童心理适应的关键因素。迄今为止，大量研究从理论和实证两个角度探讨了父母冲突对儿童抑郁的影响。社会学习理论认为，孩子在父母冲突的家庭环境中，习得并接纳了冲突的行为模式，并将这种行为模式运用到自己的人际交往中，导致不良的人际关系进而产生心理适应问题。1994年，Cummings和Davies提出的情绪安全感理论指出，父母冲突会让儿童感到父母关系是不稳定的，它会威胁到自己和家人的幸福，儿童在面对父母冲突时痛苦、恐惧等消极情绪反应会升高，导致儿童情绪失调。应激视角认为，当父母冲突被知觉为一种威胁时，心理和生理的应激反应可能会被激活，而父母冲突作为家庭最普遍的问题之一，可能使儿童长期处于应激状态，最终导致儿童出现情绪问题。在实证研究方面，国外已有大量研究探讨了父母冲突和儿童抑郁的关系。例如，研究发现父母关系处于高水平的冲突时，儿童表现出更多的内化问题（如抑郁）和外化问题（如违纪行为）。国内也有研究探讨了父母冲突对个体抑郁的影响。例如，杨丽研究发现，父母冲突越多，孩子抑郁水平越高。唐登华等对70例青少年抑郁症的调查显示，60%的青少年抑郁患者来自于不和睦的家庭，父母处于离异、分居或者关系不和的状态。杨阿丽和方晓义研究发现，父母冲突形式、冲突的激烈程度等都与儿童的社会适应存在密切关系。具体来说，父母的身体以及言语冲突越多，儿童的自尊越低，抑郁水平越高；与孩子有关的冲突越强烈，儿童的抑郁水平越高；与父母有关的冲突越多，儿童的不良行为越多。王明忠等研究发现，父母冲突可以直接影响儿童抑郁，表现为父母冲突水平越高，儿童的抑郁症状越严重。父母冲突还可能通过教养方式来间接影响儿童的情绪适应问题。

4. 环境因素

研究者对抑郁症与环境因素之间的关系进行了大量研究，如暴露于急性应激事件（如人身伤害、丧亲）和慢性逆境（如虐待、家庭不和、同龄人欺凌、贫穷、身体疾病）。然而，这种暴露并不总是导致青少年抑郁症的发展，尽管那些具有高遗传风险的人似乎特别容易受到这种应激源的影响。应激生活事件似乎与抑郁症的首次发作更为密切。具有多个负性生活事件的青少年的风险比暴露于一个事件的青少年的风险大得多。消极的家庭关系、同伴欺负和虐待是抑郁症的常见风险。一些暴露于战争、酷刑、流离失所、父母双亡或艾滋病病毒感染等创伤事件的儿童可能会出现长期精神障碍，特别是有此类障碍的家族史或者暴露于多种创伤事件更易出现。

5. 病理生理因素

近年来对抑郁症的病理生理机制研究也逐渐增多。就目前已有的研究来看，抑郁症的病理生理机制主要有以下几种。①单胺能假说：该假说将抑郁产生的原因归结为大脑单胺类神经递质（去甲肾上腺素、5-羟色胺等）的缺乏；②谷氨酸假说：研究结果表明，抑郁症与谷氨酸突触传递及其可塑性的缺陷可能相关；③下丘脑-垂体-肾上腺（HPA）轴调节应激反应功能受损假说：该假说认为抑郁症产生的原因是个体HPA轴活动过度。除上述3种抑郁症的病理生理机制假说外，抑制性中间神经元和兴奋性锥体神经元之间功能失衡也是抑郁产生的重要病理机制。此外，还有研究表明，生长抑素中间神经元与抑郁症的病理生理学机制也密切相关，生长抑素中间神经元功能降低是导致抑郁症的重要因素之一。在对抑郁症的认知神经机制的研究中，发现左侧的顶上小叶、颞上回、梭状回、额下回、中部扣带以及右侧中央前回6个脑区与抑郁症的产生具有密切的关系。

（二）中医病因

小儿抑郁症属于中医学“郁证”的范畴，是情志不舒、气机郁滞所致的一类病症，主要由肝、脾、心脏受累以及气血失调而成。小儿具有“肝常有余，脾常不足；心常有余，肺常不足，肾常虚”的特点。其脏腑娇嫩，形气未充，为稚阴稚阳之体。肝属木，性喜条达，若情志抑郁，则可使肝气受阻，疏泄不利。如今社会压力大，竞争激烈，家长有“望子成龙”之心，学校有“提高升学率”之念，将压力全部施加在儿童身上，久之则导致儿童精神紧张、压抑，其精神情志渐失常态，逐渐产生自责、自卑、厌学的情绪，或沉默寡言、抑郁，甚至暴躁不安、失望、孤独。此外，小儿“心常有余”，心主血，藏神。肝属木，心属火，木旺生火。如前所述，儿童情志抑郁，日久化火，火热上扰，易扰动心神，使儿童情绪不宁，失眠多梦，暴躁易怒。随着物质条件变得优越，饮食习惯也受到极大影响，偏食、挑食成为大多数儿童的进食习惯，油炸食品、甜点饮料的过多摄入，使脾失健运，导致本就“脾气未充”的小儿脾气更虚。脾为后天之本，气血生化之源，在志为忧，气血不足，则易忧思善哭，使小儿情绪低落，凡事郁结于心，多愁善感，遇事犹疑不决。加之脾益虚，而肝益盛，也在一定程度上助长了肝气，加重情绪反应。先天禀赋不足也是导致小儿抑郁症发生的重要因素，家庭成员有抑郁症病史，也可增加儿童抑郁症的发病率。另一方面，儿童“肾常虚”，直接影响了脑的发育是否健全。小儿形气未充，或先天不足，或后天失养，导致肾精不足。脑为髓海，元神之府，赖肾精补养，若肾精不足，则髓海失充，脑失所荣，导致儿童对外环境辨别力较差，神志易出现异常，可见神情淡漠、思维迟缓、学习效率下降、记忆力减退等表现。且肝肾同源，肾精不足，无以养肝，水不涵木，亦使肝气相对偏亢，而表现为情绪症状。小儿抑郁症以肝气郁滞为主，可兼见心火亢盛、脾气亏虚、肾精不足、脑海失充之证。

三、症状

1. 生理上

（1）以各种身体不适为主诉：儿童往往意识不到自己情绪的变化，他们通常就诊于各种综合医院及基层医疗机构，向医生诉说的是躯体症状，而不是抑郁情绪。

（2）躯体症状：患儿常有睡眠障碍、食欲减退、体重下降或头昏、头痛、疲乏无力、胸闷、气促、胸痛等各种躯体不适。睡眠障碍可表现为早醒，一般比平时早醒2~3小时，醒后不能再入睡；有的入睡困难，睡眠不深，早上醒不来；少数睡眠过多。一些患儿出现遗尿，也有少数患儿出现食欲增强、体重增加。

（3）其他：有研究表明，儿童抑郁症患者幻觉较成人抑郁症患者明显，可能与儿童的思维不成熟，情感体验不深刻，表达较简单，幼稚有关。

2.心理上

（1）情感低落，心境恶劣：患儿表现为显著而持久的情绪低落，不愉快，悲伤，经常哭泣，患儿自述感到内心压抑，高兴不起来，心里难受，很不快乐，失去往日的兴趣和欢乐，言语活动减少，常感觉“无意思”“没劲”“精力不足”。

（2）自我评价低，自卑感及无助感强：患儿认为自己脑子笨，自卑感强，自责自残，将所有的过错归咎于自己，常产生无希望、无助感。对日常娱乐活动和学习丧失兴趣，不愿上学。另外，抑郁症患儿常表现为抗挫能力差。

（3）逐渐产生自杀观念：轻者感到生活没意思，不值得留恋，“想到自杀”。随抑郁加重，自杀观念日趋强烈，寻找或准备一些自杀方法，最后实施自杀。

3.行为上

（1）情绪激动、易怒：研究表明，儿童抑郁情绪不一定通过言语表现出来，有时可能表现为发脾气、易激怒。

（2）经常哭泣：由于幼儿语言表达能力受限制，他们的抑郁表现在多方面，其中一些患儿表现为经常哭泣，并且不易接受安抚。

（3）思维、言语迟缓：思维速度缓慢，反应迟钝，思路闭塞，语速明显减慢，主动言语减少。自觉“脑子好像是生了锈的机器”，感到脑子不能用了，学习能力下降。

（4）运动迟滞，冲动攻击行为：行为迟缓，不愿和周围人接触交往，不愿外出，不愿参加平常喜欢的活动和业余爱好。少数患儿行为表现为不听从管教、对抗父母、冲动行为、攻击行为或违纪行为。

四、西医诊断

1.《国际疾病与分类》(ICD)-10诊断标准

ICD-10抑郁发作的标准（必须存在至少两种症状）：

（1）一天中大部分时间和几乎每天都有抑郁情绪。

（2）对活动失去兴趣或愉悦。

（3）精力下降或对疲劳相关症状的易感性增加。

（4）失去信心或自尊。

（5）自责或过度不适当的罪恶感。

（6）反复想到死亡或自杀，或任何自杀行为。

（7）思考或集中注意力的能力减弱。

（8）精神运动活动改变，烦躁不安，或发育迟缓。

（9）睡眠障碍。

（10）食欲改变和相应的体重变化。

这些症状中至少有4个必须出现两周才能诊断轻度抑郁发作，6个症状才能诊断中度抑郁发作，或8个症状才能诊断重度抑郁发作。

2.《精神疾病诊断与手册》（DSM）–V诊断标准

DSM–V认为，抑郁症的诊断标准是：连续两周时间内，表现出以下至少5种症状（前两项中至少有1项）：

（1）大部分时间里心境是抑郁的。

（2）兴趣明显下降或丧失。

（3）体重明显下降或增加。

（4）失眠或嗜睡。

（5）精神运动性激越或迟滞。

（6）疲倦或精力不足。

（7）无价值感或过分内疚。

（8）思维能力或注意集中能力减退。

（9）反复出现自杀意念。

3.《中国精神障碍分类及诊断标准》（CCMD）–3诊断标准

抑郁发作以心境低落为主，与其处境不相称，可以从闷闷不乐到悲痛欲绝，甚至发生木僵。严重者可出现幻觉、妄想等精神性症状。某些病例的焦虑与运动性激越很显著。

[症状标准]以心境低落为主，并至少有下列4项：

（1）兴趣丧失、无愉快感。

（2）精力减退或疲乏感。

（3）精神运动性迟滞或激越；自我评价过低、自责，或有内疚感。

（4）联想困难或自觉思考能力下降。

（5）反复出现想死的念头或有自杀、自伤行为。

（6）睡眠障碍，如失眠、早醒，或睡眠过多。

（7）食欲降低或体重明显减轻。

（8）性欲减退。

［严重标准］社会功能受损，给本人造成痛苦或不良后果。

［病程标准］

（1）符合症状标准和严重标准至少已持续两周。

（2）可存在某些分裂性症状，但不符合分裂症的诊断。若同时符合分裂症的症状标准，在分裂症状缓解后，满足抑郁发作标准至少两周。

［排除标准］排除器质性精神障碍或精神活性物质和非成瘾物质所致抑郁。

［说明］本抑郁发作标准仅适用于单次发作的诊断。

由于目前对抑郁症的诊断仍然缺乏确切的客观指标作为依据，这3种分类依然还是以症状学为依据。这3种工具对抑郁症的诊断标准非常接近，共同标准包括：症状持续至少两周；有抑郁心境；对平日感兴趣的活动丧失兴趣或愉快感；精力不足或过度疲劳；自信心丧失和自卑；无理由的自责或过分和不适当的罪恶感；反复出现死亡或自杀想法，或任何一种自杀行为；主诉或有证据表明存在思维或注意能力降低；精神运动性活动改变；任何类型的睡眠障碍；食欲改变（减少或增加），伴有相应的体重变化。

附：相关评定量表

在小儿抑郁症的测量工具方面，目前经常被采用的有以下几种：儿童抑郁量表（CDI）、Reynolds青少年抑郁量表、儿童抑郁障碍自评量表（DSRS）、中学生抑郁量表（CSSSCS）、自评抑郁量表（SDS）、症状自评量表（SCL-90）等。与成人量表数量相比较少。特别是这些量表对儿童的使用有年龄限制。其中，CDI的应用最为广泛，适合7~17岁年龄段，特别适用于低年龄段的青少年。

（一）儿童抑郁量表（CDI）

该量表适用于儿童和青少年（7~17岁）抑郁心理症状的自评，主要评定依据是近两周内的自我感觉。

儿童抑郁量表（CDI）

题号	选项
1	□我做任何事情都不会出错　□我做事情偶尔出错　□我做事情经常出错
2	□我偶尔感到不高兴　□我经常感到不高兴　□我总是感到不高兴
3	□我不能解决任何问题　□我能解决遇到的部分问题　□我能解决遇到的任何问题
4	□我做许多事情都有乐趣　□我做事情偶尔有乐趣　□我做任何事情都没有乐趣
5	□我的表现一直都像个坏孩子　□我的表现经常像个坏孩子　□我的表现偶尔像个坏孩子
6	□我偶尔担心不好事情发生　□我经常担心不好事情发生　□我总是担心不好事情发生
7	□我恨我自己　□我不喜欢我自己　□我喜欢我自己
8	□所有不好事情都是我的错　□许多不好的事情都是我的错　□仅有少数不好的事情是我的错
9	□我没有自杀想法　□我想过自杀但我不会去做　□我可能会自杀
10	□我经常感觉想哭　□我经常感觉想哭　□我偶尔感觉想哭
11	□总是有事情干扰我　□经常有事情干扰我　□偶尔有事情干扰我
12	□我喜欢和别人在一起　□我经常不喜欢和别人在一起　□我总是不喜欢和别人在一起
13	□我遇到事情总是拿不定主意　□我遇到事情经常拿不定主意　□我遇到事情很从容拿定主意
14	□我长得很好看　□我在长相上有些不如意　□我长得很丑
15	□我总是强迫自己去做作业　□我经常强迫自己去做作业　□我很容易完成作业
16	□我每天晚上很难睡着觉　□我经常晚上睡不着觉　□我睡觉很好
17	□我偶尔感到疲倦　□我经常感到疲倦　□我总是感到疲倦
18	□我总是感到不想吃东西　□我经常感到不想吃东西　□我胃口很好
19	□我不担心身体会疼痛　□我经常担心身体会疼痛　□我总是担心身体会疼痛
20	□我感到不孤独　□我经常感到孤独　□我总是感到孤独
21	□我总是感到上学没有趣　□我偶尔感到上学有趣　□我经常感到上学有趣
22	□我有许多朋友　□我有一些朋友，但是我希望有更多朋友　□我没有任何朋友
23	□我在学校的学习还不错　□我的学习比以前稍差　□我以前很好的功课现在很差
24	□我永远也不会像其他孩子那样棒　□如果我努力，我会像其他孩子一样棒　□我像其他孩子一样棒
25	□没有人真正地爱我　□我不确定是否有人爱我　□我确定有人爱我
26	□别人要我做的事，我通常会做　□别人要我做的事，我有时做　□别人要我做的事，我从来不做
27	□我和别人相处很好　□我有时和别人发生矛盾　□我经常和别人发生矛盾

注：采用0、1、2评分，分别表示“偶尔”“经常”“总是”。以19分为确定抑郁症状的划界分，得分越高表明抑郁症状越明显

（二）抑郁自评量表（SDS）

抑郁自评量表（SDS）是由美国杜克大学医学院的William W. K. Zung编制，是目前应用最广泛的抑郁自评量表之一，用于衡量抑郁状态的轻重程度及其在治疗中的变化。量表由20个条目组成，每一个条目相当于一个有关症状，按1~4级评分，评定时间为最近一周。20个项目反映了抑郁状态4种特异性症状：精神性-情感症状、躯体性障碍、精神运动性障碍、抑郁心理障碍。

抑郁自评量表（SDS）

题号	题目	选项			
		从无	有时	经常	持续
1	我感到情绪沮丧、郁闷	1	2	3	4
2	我感到早晨心情最好	4	3	2	1
3	我要哭或想哭	1	2	3	4
4	我夜间睡眠不好	1	2	3	4
5	我吃饭像平时一样多	4	3	2	1
6	我的性功能正常	4	3	2	1
7	我感到体重减轻	1	2	3	4
8	我为便秘烦恼	1	2	3	4
9	我的心跳比平时快	1	2	3	4
10	我无故感到疲劳	1	2	3	4
11	我的头脑像往常一样清楚	4	3	2	1
12	我做事情像平时一样不感到困难	4	3	2	1
13	我坐立不安，难以保持平静	1	2	3	4
14	我对未来感到有希望	4	3	2	1
15	我比平时更容易激怒	1	2	3	4
16	我觉得决定什么事很容易	4	3	2	1
17	我感到自己是有用的和不可缺少的人	4	3	2	1
18	我的生活很有意义	4	3	2	1
19	假如我死了，别人会过得更好	1	2	3	4
20	我仍旧喜爱自己平时喜爱的东西	4	3	2	1

注：该量表包含20个题目，选项为4级评分，“从无”计1分，“有时”计2分，“经常”计3分，“持续”计4分。其中2、5、6、11、12、14、16、17、18、20为反向计分题目。总分为各题目得分相加求和。得分越高，代表抑郁程度越严重。评分标准分=总粗分 ×1.25后取整结果解释标准分（中国常模）。53~62分为轻度抑郁；63~72分为中度抑郁；>72分为重度抑郁

（三）症状自评量表（SCL–90）

SCL–90是由美国Derogatis于1975年编制。本量表共90个项目，要求患者对最近一周的状况进行5级评分。SCL–90包括人际关系敏感、强迫症、抑郁、焦虑、敌对、恐怖、偏执、精神病性、躯体化以及其他睡眠障碍和饮食不良等10个因子。本研究中选择使用其中的抑郁分量表。“抑郁分量表”包含13个项目，主要说明被测者苦闷的情感与心境、兴趣减退、动力缺乏、悲观自责等，可广泛应用于精神科和心理咨询门诊中以了解求询者的抑郁症状程度及其疗效评估。需要说明的是，SCL–90一般适用于14岁以上的青少年。

症状自评量表（SCL–90）

题号	题目	选项				
		从无0	轻度1	中度2	偏重3	严重4
1	头痛					
2	神经过敏，感到不踏实					
3	头脑中有不必要的想法或字句盘旋					
4	头晕或晕倒					
5	对异性的兴趣减退					
6	对旁人责备求全					
7	感到别人能控制你的思想					
8	责怪别人制造麻烦					
9	忘记性大					
10	担心自己的衣饰整齐及仪表的端正					
11	容易烦恼或激动					
12	胸痛					
13	害怕空旷的场所或街道					
14	感到自己的精力下降，活动减慢					
15	想结束自己的生命					
16	听到旁人听不到的声音					
17	发抖					
18	感到大多数人都不可信任					
19	胃口不好					
20	容易哭泣					

续表

题号	题目	选项				
		从无0	轻度1	中度2	偏重3	严重4
21	同异性相处时感到害羞不自在					
22	感到受骗，中了圈套或有人想抓住你					
23	无缘无故地突然感到害怕					
24	自己不能控制得大发脾气					
25	怕单独出门					
26	经常责备自己					
27	腰痛					
28	感到难以完成任务					
29	感到孤独					
30	感到苦闷					
31	过分担忧					
32	对事物不感兴趣					
33	感到害怕					
34	您的情感容易受到伤害					
35	旁人能知道你的私下想法					
36	感到别人不理解你，不同情你					
37	感到人们对你不友好，不喜欢你					
38	做事必须做得很慢以确保正确					
39	心跳得很厉害					
40	恶心或胃部不舒服					
41	感到比不上他人					
42	肌肉酸痛					
43	感到有人在监视你，谈论你					
44	难以入睡					
45	做事必须反复检查					
46	难以作出决定					
47	怕乘电车、公共汽车、地铁或火车					
48	呼吸有困难					
49	阵阵发热或发冷					
50	因为感到害怕而避开某些东西、场合或活动					

续表

题号	题目	选项				
		从无0	轻度1	中度2	偏重3	严重4
51	脑子变空了					
52	身体发麻或刺痛					
53	喉咙有梗塞感					
54	感到前途没有希望					
55	不能集中精神					
56	感到身体的某一部分软弱无力					
57	感到紧张或容易紧张					
58	感到手或脚发重					
59	想到死亡的事					
60	吃得太多					
61	当别人看着你或谈论你时感到不自在					
62	有一些不属于你的想法					
63	有想打人或伤害他人的冲动					
64	醒得太早					
65	必须反复洗手、点数目或触摸某些东西					
66	睡得不稳不深					
67	有想摔坏或破坏东西的想法					
68	有一些别人没有的想法					
69	感到对别人神经过敏					
70	在商店或电影院等人多的地方感到不自在					
71	感到任何事情都很困难					
72	阵阵恐惧或惊恐					
73	感到公共场合吃东西很不舒服					
74	经常与人争论					
75	单独一人时神经紧张					
76	别人对你的成绩没有作出恰当的评价					
77	即使和别人在一起也感到孤单					
78	感到坐立不安、心神不定					
79	感到自己没有什么价值					
80	感到熟悉的东西变得陌生或不像真的					
81	大叫或摔东西					
82	害怕会在公共场合晕倒					

续表

题号	题目	选项				
		从无0	轻度1	中度2	偏重3	严重4
83	感到别人想占你的便宜					
84	为一些有关性的想法而苦恼					
85	您认为应该因为自己的过错而受到惩罚					
86	感到要很快把事情做完					
87	感到自己的身体有严重问题					
88	从未感到和其他人很亲近					
89	感到自己有罪					
90	感到自己的脑子有毛病					

计分方法：

SCL-90测验结果处理

因子	因子含义	项目	T分=项目总分/项目数	T分
F1	躯体化	1、4、12、27、40、42、48、49、52、53、56、58	/12	
F2	强迫	3、9、10、28、38、45、46、51、55、65	/10	
F3	人际关系	6、21、34、36、37、41、61、69、73	/9	
F4	抑郁	5、14、15、20、22、26、29、30、31、32、54、71、79	/13	
F5	焦虑	2、17、23、33、39、57、72、78、80、86	/10	
F6	敌对性	11、24、63、67、74、81	/6	
F7	恐怖	13、25、47、50、70、75、82	/7	
F8	偏执	8、18、43、68、76、83	/6	
F9	精神病性	7、16、35、62、77、84、85、87、88、90	/10	
F10	睡眠及饮食	19、44、59、60、64、66、89	/7	

SCL-90的因子分常模

项目	$\overline{X}\pm SD$	项目	$\overline{X}\pm SD$
躯体化	1.37 ± 0.48	敌对性	1.46 + 0.55
强迫	1.62 ± 0.58	恐怖	1.23 ± 0.41
人际关系	1.65 ± 0.61	偏执	1.43 ± 0.57
抑郁	1.50 ± 0.59	精神病性	1.29 ± 0.42
焦虑	1.39 ± 0.43		

五、中医辨证论治

1. 肝郁气滞证

症状：情绪抑郁，有自杀企图，思维缓慢，自责自卑，厌学，或沉默寡言，抑郁，反应迟钝，两胁胀痛，面色晦暗，舌淡，苔薄白，脉弦细。

治则：疏肝解郁。

处方：柴胡疏肝散。

2. 肝郁化火证

症状：精神抑郁，易发脾气，或有攻击行为，社交退缩，暴躁不安，注意力不集中，学习成绩下降，口苦，口干，食欲不振或有耳鸣，面赤唇红，便秘，舌红，苔薄白或黄，脉弦数。

治则：清肝泻火。

处方：泻青丸。

3. 肝郁脾虚证

症状：情绪低落，多愁善感，沉默少言，失眠，健忘，社交退缩，神疲乏力，成绩下降，食欲减退，体重下降，或伴有头晕，两胁胀满，腹胀，腹泻或便秘，舌淡，苔薄白，脉弦细。

治则：疏肝理气，健脾益气。

处方：壮儿饮口服液。

4. 肾精不足证

症状：发育迟缓，身材矮小，智力低下，动作迟钝，精神呆钝，神疲乏力，失望孤独，失眠，健忘，遗尿，甚至可见鸡胸、龟背。肾阴虚者多伴腰背酸软，五心烦热，潮热盗汗，头晕耳鸣，舌红少苔，脉细数；肾阳虚者，多伴精神不振，面白身倦，畏寒肢冷，舌淡胖，苔白，脉沉弱。

治则：益精填髓。

处方：阴虚者，方选六味地黄汤；阳虚者，方选金匮肾气丸。

六、推拿手法与穴位的选择

（一）配方一

【操作】点揉百会、印堂30分钟，每日1~2次。

（二）配方二

【概述】选取穴位包括肝俞、脾俞、厥阴俞、章门、胆俞、三焦俞、肺俞、心俞、犊鼻、气海、关元、三阴交、内关、夹脊。

【操作】

（1）实证：患者仰卧位，术者施提拿夹脊法，点按肝俞、脾俞、厥阴俞；嘱患者仰卧位，施用梳胁开胸顺气法，双点章门法；嘱患者坐位，术者以双手拇指点按肺俞、肝俞、胆俞、三焦俞；嘱患者俯卧位，施用提拿夹脊法；嘱患者仰卧位，施推脾运胃法。

（2）虚证：患者坐位，术者以双手拇指点按心俞；嘱患者仰卧位，施双点章门法、点鸠掐里法，施用提拿足三阴法，点按犊鼻；嘱患者坐位，术者以双手施用搓运夹脊法，点按心俞、脾俞；嘱患者仰卧位，施推脾运胃法、推运胃脘法；嘱患者坐位，术者以双手拇指点按肝俞；嘱患者俯卧位，施提拿夹脊法、双龙点肾法；嘱患者仰卧位，施梳胁开胸顺气法，施运运颤颤法，点按关元、气海，施提拿足三阴法，点按三阴交、内关。

【定位】

（1）百会：头顶正中线与两耳尖连线的交点处。

（2）印堂：两眉头连线的中点。

（3）肝俞：第9胸椎棘突下，旁开1.5寸。

（4）脾俞：第11胸椎棘突下，旁开1.5寸。

（5）厥阴俞：第4胸椎棘突下，旁开1.5寸。

（6）章门：第11肋游离端的下际。

（7）胆俞：第10胸椎棘突下，旁开1.5寸。

（8）三焦俞：第1腰椎棘突下，旁开1.5寸。

（9）肺俞：第3胸椎棘突下，旁开1.5寸。

（10）心俞：第5胸椎棘突下，旁开1.5寸。

（11）犊鼻：髌骨下缘，髌韧带外侧凹陷中，即外膝眼。

（12）气海：脐下1.5寸。

（13）关元：脐下3寸。

（14）三阴交：内踝上3寸，胫骨内侧面后缘。

（15）内关：腕横纹上2寸，掌长肌腱与桡侧腕屈肌腱之间。

（16）夹脊：在背腰部，当第1胸椎至第5腰椎棘突下两侧，后正中线旁开0.5寸，一侧17穴，左右共34穴。

七、其他疗法

（一）药物疗法

1. 抗抑郁剂

选择性5-羟色胺再摄取抑制剂（SSRI）在治疗青少年精神障碍中的疗效方面已有大量研究，但是对其使用相关情绪、行为和认知副作用的描述却相对较少。欧洲药品监督管理局（EMEA）推荐氟西汀用于8岁以上儿童和青少年抑郁症的治疗。多个临床研究表明氟西汀对预防儿童发生青少年抑郁症患者的治疗效果和安全性比较好。舍曲林和西酞普兰对于儿童青少年抑郁症患者的疗效、安全性等价值尚可，目前为二线治疗用药；艾司西酞普兰是西酞普兰的活性S异构体，对5-羟色胺再摄取的选择性和抑制性均优于西酞普兰，药理作用更强，不良反应也更少；三环类药物、其他SSRIs类药物如帕罗西汀，选择性5-羟色胺和去甲肾上腺素再摄取抑制剂（SNRIs）类药物，由于对儿童以及青少年早期抑郁症的治疗可能疗效不佳或患者可能存在明显的不良反应而未被专家推荐。

2. 非典型抗精神病药

当儿童和青少年被诊断情绪障碍并存在严重的精神障碍时，通常会被给予抗精神病药物治疗。最常用的处方药为喹硫平（29.5%）、阿立哌唑（19.6%）、奥氮平（17.3%）和利培酮（16.6%）。针对抗精神病药物的使用，国外研究分析了404例青少年抗精神病处方，其中最多的是奥氮平和喹硫平。92%的抗精神病药物都是超说明书使用。非典型抗精神病药中除63%用于批准年龄组以外，26%用于非批准适应证，表明随着时间的推移，在年龄和适应证方面，抗精神病药在青少年人群将出现高水平的超出说明书使用现象。

近些年来，非典型的抗精神疾病药物在抑郁症的临床运用中表现为显著效果，不论是使用单一的抗精神疾病药物还是使用联合抗抑郁剂药物，这些都可以有效地缓解抑郁症时期患者抑郁、焦虑的症状。通过对儿童青少年抑郁障碍进行研究，发现儿童青少年单双相喹硫平对抑郁症状有明显的缓解和减轻作用，对5-羟色胺受体有高度亲和力，并且可直接作用于多巴胺D1、D2受体，对于缓解抑郁症状及其他协同抗抑郁药均有明显的作用，小剂量的喹硫平在儿童和青少年群体中是相对安全的，并认为舍曲林与喹硫平联合用药后，患者抑郁状态获得了明显改善，效果较单独使用舍曲林更佳。奥氮平可快速缓解精神障碍的大部分阴性症状及阳性症状且疗效较为显著，并可改善患者的部分社会功能和认知功能。奥氮平通过阻断5-羟色胺2A和α2受体，致单胺脱抑制性释放而抗抑郁，起到治疗抑郁症的效果。因奥氮平阻断5-羟色胺2A、D2、α1、α2、H1及拟γ-氨基丁酸受体，容易引起体重增加及血糖升高等不良反应，所以当前奥氮平暂不建议用于儿童青少年群体。

1995年利培酮被首次发现可以有效治疗抑郁，对激越、精神病性症状、睡眠障碍等症状效果改善明显，可减缓疾病的进展。有研究显示利培酮对顽固性抑郁症的治疗也较为显著，且副作用更小。氯氮平存在粒细胞缺乏、癫痫、心动过速、心律不齐等不良反应，限制了该药物在临床上的广泛使用，目前仅作为二线用药选择。齐拉西酮在儿科人群中没有任何FDA批准的适应证。

3. 情感稳定剂

情感稳定剂多用于双相情感障碍治疗。锂可以降低自杀的风险，即使是在重度抑郁症患者中，可以将自杀风险降低80%。急性锂治疗可在4周内有效减轻抑郁症状。在一项关于抗抑郁治疗维持阶段的开放性研究中，锂和丙戊酸钠的联合治疗能有效减轻抑郁症状。最常见的锂不良事件是呕吐（45%）、恶心（43%）和头痛（36%）。当前没有发现任何锂和SSRI联合治疗的临床试验，鉴于锂对成人的抗自杀效应，这种策略可以减少儿童受抗抑郁药诱导影响而出现的自杀意念。虽然这些药物在治疗抑郁及躁狂症状方面是有效的，但在预防和减少抑郁症状的再次出现差强人意。当前在儿童和青少年的抑郁障碍治疗中，其主要发挥抑郁增效剂的重要作用。

丙戊酸盐作为心境稳定剂，应用于双相情感障碍。而近期研究发现丙戊酸钠可以提高抗抑郁药物的抗抑郁疗效，可辅助其他抗抑郁药物用于治疗难治性抑郁及双相抑郁。儿童青少年抑郁障碍相较成人抑郁障碍的表现更为复杂，自身对认知及控制能力较弱，多有冲动、激惹、烦躁等表现，丙戊酸钠可以作为抑郁障碍增效剂应用于青少年和成年抑郁障碍患者治疗。一项研究发现丙戊酸钠联合SSRI治疗伴有激越、焦虑症状的抑郁症治疗疗效要优于单一使用SSRI，其安全性也较高。丙戊酸盐最常见的副作用是头痛（17%）和呕吐（9%）。

应用抗抑郁药物治疗时，不仅应考虑自杀风险，还应明确其他严重的常见副作用如躁狂转相或戒断效应。关于患有抑郁症青少年的临床应用中发现，他们在服用抗抑郁药物后会出现精神病性症状、普遍焦虑、易怒和睡眠困难，表明这些患者可能容易发展成躁狂。也有研究表明抗抑郁药物似乎有明显增加的躁狂发作的风险。

（二）阅读疗法

阅读疗法是由高尔特（Galt）于1848年在美国精神病学年会上首先提出来的，1916年开始逐渐被应用于焦虑症、攻击行为、恐惧症等问题的治疗，显示出其独特的心理治疗效果，主要与以下理论基础及特点有关。阅读疗法的理论基础是精神分析学派提出的认同、净化及领悟三大机制学说。该种心理治疗方法具有契合儿童身心发展水平、有效针对儿童抑郁症的独特症状表现、帮助儿童更好地发现与表达自己、安全经济等特点和优势。不同读物的适合人群存在差异。《走出抑郁症》和《生命的重建》两种读物更适合于成年人阅读，《心灵七游戏》更适合于中学生阅读，《坏心情》更适合于小学以下儿童阅读，《托马斯的故事》比较适合于中学以下各年龄组人群阅读。相对来说，选择《托马斯的故事》作为阅读治疗的读物是较为合适的。

小儿抑郁症阅读治疗干预方案

单元名称（4周，每周两次）	读物名称	单元目标
建立关系了解儿童	无	1.相互熟悉 2.了解治疗活动进行方式 3.布置家庭作业：我的烦恼
说说我的烦恼	《托马斯的故事》	1.了解儿童的问题和冲突 2.介绍治疗安排 3.布置家庭作业

续表

单元名称（4周，每周两次）	读物名称	单元目标
他的烦恼	《托马斯的故事》	1.了解书中的主人公 2.发现相似点，产生同感 3.布置家庭作业
当我悲伤的时候	《托马斯的故事》	1.个人体验的分享 2.情绪宣泄 3.布置家庭作业
他可以这样做	《托马斯的故事》	1.问题解决尝试 2.情绪再体验 3.布置家庭作业
原来如此	《托马斯的故事》	1.了解书中的人物做法 2.获得初步领悟 3.布置家庭作业
如果回到从前	《托马斯的故事》	1.培养面对挫折的勇气 2.巩固领悟成果 3.布置家庭作业
让自己快乐起来的方法和做法		1.探讨及学习让自己心情好转的方式 2.养成心情不好时设法缓解的意识和习惯 3.结束治疗，提高治疗效果

根据已有干预研究的理论与实践，将阅读治疗与认知疗法的周期定为8次，一周2次。在干预开始前、治疗中及治疗后通过患者自述、家人反馈、治疗师观察以及客观的测评工具获得治疗对象症状改变的各项资料。

（三）中医情志疗法

古代医家在治疗情志病时，强调“欲治其疾，先治其心”。心为君主之官，精神之所舍。《素问·灵兰秘典论》：“主不明则十二官危，使道闭塞而不通，形乃大伤。”又云：“主明则下安，以此养生则寿。”在摄生方面，《内经》还强调“恬淡虚无”“精神内守”“形与神俱”。并提出了按季节调摄情志“春三月……被发缓形，以使志生”“夏三月……使志无怒”“秋三月……使志安宁”“冬三月……使志若伏若匿”。南北朝时期陶弘景亦十分重视情志的调理，在《养性延命录》中指出：“多思则神怠，多念则志散，多欲则损智……多愁则心慑，多乐则意溢，多喜则忘错昏乱，多怒则百脉不定，多好则专迷不治，多恶则焦煎无欢。”又云：“但当和心少念，静虑，先去乱神犯性之事”。由此可以看出，对于情志疾病总以调神怡情、调畅心理为要。除了提出需要保持心理平衡的原则外，我国古代医家在临床实践中，以阴阳、五行、道家思想等中国传统文化为基础，根据自己的临床经验，提出和发展了许多行之有效的心理治疗方法。

1. 情志相胜疗法

情志相胜疗法，又称以情胜情疗法，源自于《内经》的情志相胜理论，是世界上独特的一种心理治疗方法。《素问·阴阳应象大论》云：“怒伤肝，悲胜怒……喜伤心，恐胜喜……思伤脾，怒胜思……忧伤肺，喜胜忧……恐伤肾，思胜恐。”指出人有七情，分属五脏，五脏及情志之间存在着五行制胜的关系。张景岳在《类经》中说：“此因情志之胜，而更求其胜以制之之法也。”简单说来，情志相胜的基本原理是：人的情志活动可以影响人体的阴阳气血，不良的、持久的情绪刺激可以引起情志疾病的发生。而正确运用情志相克则可以纠正阴阳气血之偏，使机体恢复平衡而使疾病痊愈。如王冰论道：“怒则不思，忿而忘祸，则胜可知矣。思甚不解，以怒制之，调性之道也。”总体来说，情志相胜疗法就是按照五行相克、情志相胜的理论，有意识地采用一种情志活动，去战胜、克制因某种不良刺激而引起的情志疾病，从而达到改善情绪、治愈疾病的目的。

2. 言语开导法

在一定条件下，言语刺激对心理、生理活动都会产生很大的影响。因此，正确地运用“言语”工具，讲解疾病的知识，分析病因病机，解除患者的思想顾虑，提高疾病痊愈的信心，使之积极配合医生治疗，从而促进康复。许多抑郁症的患者带有偏见，认为抑郁症是一种“精神病”，得了抑郁症是因为“意志不坚强”，对于治疗和预后都存在一定的顾虑。所以，在肯定、赞许患者求医行为的同时，应注意向抑郁症患者讲解抑郁症的发病机制和基本病理，使其了解到这是一种发病率很高的常见病，而且经积极治疗，大部分患者预后都会很好，从而增强其治愈疾病的信心，正确面对自己，积极配合治疗，促进疾病的早日康复。

3. 移情易性法

分散患者对疾病的注意力，使其思想焦点从疾病转移于他处；或改变其周围环境，阻断患者与不良刺激因素接触；或改变患者内心忧虑、关注的指向性，使其从某种情感纠葛中解放出来，转移于另外的人或物等，称为“移情”。

通过学习、交谈等活动，消除患者内心杂念，或改变其歪曲的认识与不良情绪，或改变其不健康的生活习惯与思想等，称为“易性”。移情易性是中医心理治疗的主要内容之一，其具体方法较多，可根据患者不同病情、不同性格和不同的环境条件等，采取不同的措施，进行灵活运用。

4. 顺情从欲法

人的一切活动都是为了满足心理或生理的需要。需求是否被满足，会影响人的情绪与行为。对大部分抑郁症患者来说，最恐惧的是失败和他人的指责，最主要的心理需求是他人的肯定和赞许。如患者遭受失败和指责，或无法得到周围人群的认同和肯定，就会出现自卑、自责、失落、情绪低落等症状。如果仅用情志相胜、言语开导、移情易性的办法，有时是难以起效的。只有当其心理需求得到满足时，疾病才能较快康复。对于抑郁症的患者，为满足其认同和肯定的心理需求，除医生给予鼓励和支持外，还可以借助其他的途径。我们曾治疗过一些认为自己无法得到认同的抑郁症患者，他们大多认为自己的许多行为和言语都会对周围的人造成不良影响，不会被人们接受，缺乏认同感，从而尽量避免与别人的接触，这样就更加减少了认同感的来源，形成了恶性循环。对于这些患者，我们建议患者应与周围的人，如父母、伙伴等增加交流，当感觉自己的言行发生错误，造成不良影响时，应及时向家人求证，询问其对自己行为的看法。一般来说，患者都会从反馈中逐渐明白，自己的言行并没有想象得那么糟。对于一些不良的回应，也可以作为反证，让患者理解到，并不是每个人都能被所有人认同，即使现实世界中也是一样，得到大部分人的肯定就足够了。因此，不能因为被某些个别人排斥，就完全否定自己。随之进一步的就是鼓励患者真正地参与他人的交流，逐渐获得认同感，恢复社会功能。在这个过程中需要医生的随时观察和处理不良反应。

5. 怡情养神法

怡情养神法，即通过培养优雅、恬淡的兴趣爱好，从而陶冶性情，动静结合，达到调神养神的目的。陶冶性情的方法很多，其中以音乐疗法与植花疗法简便易行，比较适合现代人的特点。

（1）音乐疗法：音乐疗法是在中医基础理论指导下，以音乐作为调治疾病的手段，根据个体的体质、情志变化，分别选用不同音调、旋律、强度的乐曲，陶冶情操，调节脏腑功能，以达到调节情志、怡情养神的目的。音乐的治疗养生作用，从西医学角度分析，是声波使机体各器官的振动系统产生有益的共振，并激发神经的兴奋部位，通过神经体液调节，改善人的精神状态，以达到增进健康的目的。心理学实验表明，音乐属于良性刺激，可激发良好的情绪，如喜欢、愉悦、欣快、安全感、满足感、荣誉感等。因此，对于抑郁症患者的情绪低落、悲伤心境、自卑、自责等不良情绪有良好的疏解作用。根据古代医家的理论，以音乐调养性情主要有两类方法：五音疗法和阴阳疗法。

1）五音疗法：根据中医传统的五音理论，宫、商、角、徵、羽与脾、肺、肝、心、肾相对应。因此，运用宫、商、角、徵、羽五种不同音调的音乐可以健运脏腑、调理气血、舒畅情志，从而起到促进心理健康的作用。宫调，为长夏音，以宫音为主音，属土，色黄，主运化，相应于脾胃。本调悠扬谐和，能促进全身气机稳定，调节脾胃功能。适用于饮食不化、失眠多梦、气虚、疲乏无力、身体消瘦、少气不足以息等症状，辨证为脾胃虚弱的抑郁症患者。本调给人以敦厚、端庄之感。宫调的乐曲有《洞天春晓》《良宵》《鸟投林》《闲居吟》《秋湖月夜》等曲目。商调，为秋音，以商音为主音，属金，色白，主收，相应于肺。本调铿锵肃静，善制躁怒，使人安宁，可促进全身气机内收，调节肺气的宣发和肃降功能。适用于有自汗盗汗、咳喘气短、头晕目眩等症状的抑郁症患者。商调的乐曲有《黄河大合唱》《渔家傲》《清夜吟》《阳关三叠》《秋江夜泊》等曲目。角调，为春音，以角音为主音，属木，色青，主生发，相应于肝。本调条畅平和，善消忧郁，助人入眠，有促进体内气机升发和舒展的作用。适用于肝气郁结、情绪抑郁、闷闷不乐、胸闷胁胀、失眠、月经不调和食欲不振等病证。角调的乐曲有《绿叶迎风》《松下观涛》《溪山秋月》《草木青青》《梅花三弄》等曲目。徵调，为夏音，以徵音为主音，属火，色赤，主长，相应于心。本调抑扬咏越，通调血脉，抖擞精神，有养阳助心、健补脾胃的作用。适用于心脾气虚、情绪低落、绝望自卑、悲伤欲哭、神思恍惚、失眠、心悸、怔忡、胸闷气短、神疲乏力、食欲不振、形寒肢冷等病证。徵调的乐曲有《醉渔》《喜相逢》《渔歌》《洞庭秋思》《汉宫秋月》等曲目。羽调，冬音，以羽为主音，属水，色黑，主藏，相应于肾。本调柔和透彻，发人遐思，启迪心灵，具有养阴、保肾藏精、补肝利心之功。适用于兴趣低下、烦躁、失眠多梦、腰膝酸软、性欲低下、阳痿、早泄等症状的抑郁症患者。羽调的乐曲有《春晓吟》《塞上曲》《玉树临风》《昭君怨》等曲目。在欣赏各音调的曲目时，需要放松心情，宁心安神，并且声音要中正平和，相互谐调，声音过大就会使心志摇荡，太小则无法充盈心志，声音大小必须适中，绵绵存意，静心聆听，方能起到怡情养神的作用。

2）阴阳疗法：万事万物皆分阴阳，音乐自然也是如此。角调和宫调为阳，商调与羽调为阴，徵调为中。大调为阳刚，小调为阴柔。对于因人体阴阳之气的偏盛偏衰所导致的情绪疾病，可使用相应的乐曲进行治疗。如紧张焦虑、激动兴奋，可利用阴类乐曲清悠深沉的特性来平和心绪；如情绪低落、悲观厌世，则可利用欢快悠扬的阳类音乐来振奋精神，从而使人的情绪处于协调平衡状态，神志调达，精神安乐。阴以制阳，是运用平和婉转、清悠深沉的阴类乐曲来调理情绪紧张焦虑、激动亢奋的患者，可选听《春江花月夜》《平湖秋月》《梅花三弄》《病中吟》《平沙落雁》等民族乐曲，或者施特劳斯的《维也纳森林的故事》、瓦格纳的《春之歌》、柴可夫斯基的（花之圆舞曲》、贝多芬的《田园交响曲》《月光奏鸣曲》等曲目；阳以制阴，是运用悠扬高亢、欢快流畅的阳类乐曲来调理情绪低落，悲观厌世的患者，可选民族乐曲《阳关三叠》《流水》《鸟投林》《光明行》《百鸟朝凤》《荫中鸟》，或者选听克莱德曼的《秋的私语》《爱的协奏曲》、贝多芬的《命运》、亨德尔《水上音乐》组曲、李斯特的《匈牙利狂想曲》、肖邦的《夜曲》等曲目。

（2）植花疗法：赏花之时，细细观赏，芳香扑鼻，给人以乐趣，纵有千愁，也会顿时尽消。若是自己种植花卉，其中的乐趣，要比单纯的赏花更胜一筹。由于付出劳动，花了心思，盛开的鲜花更会给你无穷无尽的快慰之感，从而缓解疲劳，舒缓紧张、焦虑的情绪。另外，花草的勃勃生机也会改善低落、悲伤的心境，使其重新焕发生活的信心。本疗法讲究随情就性，不需苛求，但仍需要注意以下几点。

1）品种：种植的花木不需要讲究品种名贵，只要能够四季不枯就可以，主要是感受其勃勃生机，静待其花开花谢，从而悦目赏心、调情怡志。如四季兰、天竺葵、大波斯菊、长寿花、矮牵牛、太阳花等。

2）劳动：种植花草应亲自参与，舒活筋骨，动形而养神。随着现代生活节奏的加快，人们在紧张的工作、学习一天之后，不免产生一种心理及躯体的疲劳感，此时需要用一种轻松的活动来调整生活节奏，而种植花草不失为一种可行的活动方法。在对花卉的养护中，通过松土、浇水、修枝、搬盆等活动，转移注意力，及时中断工作和生活中产生的愤懑、不满等情绪，从而放松心情、调畅情志、怡情养神，并能活动筋骨、舒畅气血、增强体质。

3）耐心：种植花草需要耐心，需要把花草当作与自己同等生命来呵护照料。自己亲手栽培花卉，细心照料，每日看护，看着它吐出新芽，展开嫩叶，抽出新枝，继而孕育花蕾，绽蕾而出，成为盈盈盛开的花朵，才能使人充分领略到生命的成长和由此带来的幸福感和自豪感。

4）知识：对于花草养护的知识是必不可少的，特别对于抑郁症患者来说，最好掌握一定相关知识后再进行种植，或者直接种植一些生命力较旺盛的花草，以防花草凋谢枯萎进一步加重抑郁症患者悲观、低落、自卑的情绪。总之，种植花草可以排解不良情绪，宁心定志，怡情养神，并激发患者对生命的热爱，增强患者在逆境中去拼搏、抗争的信心。

（四）食疗法

1. 合欢饮

配方：合欢花、白蒺藜、香附各10~15g，香橼5~10g，佛手、甘松、甘草各3~5g。

制法：水煎服。

功效：疏肝理气。适用于肝气郁结证。

2. 佛手金柑饮

配方：佛手3~5片、金柑3~5枚。

制法：开水泡饮代茶。

功效：适用于肝气郁结之轻证，症见心情不舒畅、咽喉哽噎不适、食欲不佳、口干欲饮者。

3. 百合枣仁粥

配方：百合50g、酸枣仁25g、粳米100g。

制法：煎汤取汁，加入适量粳米熬粥。

功效：滋阴养血安神。适用于阴血亏虚证，症见头晕神疲、心悸失眠、健忘、面色不华等。

4. 龙牡莲子羹

配方：生龙骨、生牡蛎各20g，知母5g，莲子30g。

制法：取前3味先煎45分钟，去渣取汁，再加入莲子煎煮，至莲子酥软后加入适量白糖服用。

功效：镇心安神，滋阴降火。适用于阴虚火旺证，症见心悸烦躁、失眠多梦、乏力、盗汗、潮热等。

5. **百合粥**

配方：百合50g、粳米100g、白糖50g。

制法：百合和粳米洗净同放入锅中，大火烧沸后，改小火煮至粥成。

功效：补阴和中，养心安神。适用于心阴不足证，症见多思善虑、心悸怔忡等。

6. **玫瑰菊花粥**

配方：干玫瑰花10g、白菊花10g、糯米50g、粳米100g。

制法：以上原料洗净，同放入锅中，大火烧沸后，改小火煮至粥成。

功效：理气解郁，疏肝健脾。适用于肝郁脾虚证，症见思虑过度、胸闷、烦躁、食欲下降、消瘦、易疲劳等。

7. **当归生姜羊肉汤**

配方：当归10g，生姜20g，羊肉500g，大个八角茴香1枚，花椒5~10粒，大蒜5瓣，葱、黄酒、食盐适量。

制法：当归用清水浸软，与生姜切片备用。羊肉入开水中略烫，去除血水，切片备用。当归、生姜、羊肉、茴香、花椒放入砂锅，加清水、食盐，旺火烧沸，去沫，加入大蒜，改小火炖至羊肉熟烂，放入葱花即可。食用时捡去当归和生姜，也可加入少量味精。

功效：温中暖肾，补血祛寒。适用于情绪低落、思维迟缓、畏寒肢冷、失眠健忘、神志恍惚、腰膝酸软者。本品为冬季进补的首选之品。

（五）针刺疗法

电针

取穴：百会、印堂。

操作：斜刺1寸，连接电疗仪，强度以穴位局部可见肌肉轻微抽动及患者有轻微感觉，能耐受为宜，频率80~90次/分，治疗1小时，每日1次，30次为1个疗程。

八、鉴别

1. **适应障碍**

适应障碍是短暂的，在紧张性刺激开始后的3个月内出现，在紧张性刺激停止后不会持续超过6个月。

2. **肠易激综合征**

肠易激综合征，也称结肠激惹综合征，是指肠道本身无器质性病变而出现肠道功能失调的一种综合征。肠易激综合征可表现为反复发作或是持久的不适感。儿童出现腹胀，时而出现黏液便，排便频繁（一天3次或3次以上），便稀，或者排便不频繁（一周少于3次）。便常规可排除肠道细菌感染，X线钡剂灌肠造影和纤维结肠镜检查未发现肠道器质性病变，无形态学和生化学改变。病程呈良性经过。发病诱因是精神过于紧张、过于劳累等。而抑郁症患者中的腹泻或便秘症状也十分多见，发作与精神因素有关，且经各种理化检查也未发现器质性改变。因此，以腹泻或便秘为主要表现的许多抑郁症患者，经常被误诊为肠易激综合征，从而延误治疗。二者主要鉴别点为：肠易激综合征腹痛多位于左下腹部，腹痛时即有便意，腹泻多为水样便或糊样便，常在早、晚餐后发生，也可以表现为便秘，或腹泻、便秘交替出现；而抑郁症的腹痛部位不固定，腹痛与腹泻并没有明显的关联性，临床以便秘多见，多表现为单纯便秘或腹泻，很少出现腹泻、便秘交替出现。另外，肠易激综合征的全身症状以失眠、心悸、气短、手足出汗、头晕等自主神经紊乱为主；而抑郁症则以情绪低落、思维迟滞、兴趣低下、自责自罪、悲观绝望等为主要表现。

3. **心境恶劣障碍**

心境恶劣障碍描述了一种慢性抑郁症状模式，在大多数日子的大部分时间都存在，儿童和青少年最短持续时间为1年。有时，心境恶劣障碍患者会在他们通常的症状上叠加重度抑郁发作。

4. **躁郁症（双相情感障碍）**

抑郁症和躁郁症二者都是常见的情感性疾病，二者的主要症状是影响个体的情绪。躁郁症的抑郁发作相与抑郁症从症状表现上无法鉴别，唯一鉴别的依据是患者的病史，应仔细询问患者，以确定以往是否有躁狂发作的病史。躁狂发作的诊断标准（CCMD-3）是以情绪高涨或易激惹为主，并至少有下列3项（若仅为易激惹，至少需4项）持续一周以上：注意力不集中或随境转移；语量增多；思维奔逸（语速增快、言语急促等）、联想加快或意念飘忽的体验；自我评价过高或夸大；精力充沛、不感疲乏、活动增多、难以安静，或不断改变计划和活动；鲁莽行为（如挥霍、不负责任，或不计后果的行为等）；睡眠需要减少。如对于可以诊断为抑郁症的患者，经追问病史发现有躁狂发作史，此时应诊断为双相情感障碍即躁郁症。抑郁症与躁郁症患者，二者的治疗方法不同，故临床对二者进行鉴别是很有意义的。单相抑郁的治疗主要以抗抑郁药为主，而双相情感障碍则主要以心境稳定剂治疗为主。如将躁郁症误诊为抑郁症，在使用抗抑郁药的过程中就极有可能使患者转躁狂，由抑郁发作相转为躁狂发作相，从而使患者的病情更难以控制。

5. 精神分裂症

抑郁症和精神分裂症的临床表现不同，抑郁症是以情绪低落、活动减少、爱好丧失为主要表现形式，精神分裂症的临床表现主要以幻觉、妄想以及行为怪异、行为异常思维紊乱为主。抑郁症也会有一些精神症状出现，比如敏感多疑，或者出现幻觉，但是主要症状还是以情绪低落为主。精神分裂症患者在后期也会出现情绪低落的情况，临床称为精神分裂症后抑郁。二者的治疗方式亦不同，抑郁症的治疗主要使用抗抑郁药物，若伴有精神病性症状，可以同时联合使用抗精神病药物；精神分裂症的治疗主要使用抗精神病药物。

6. 多动症

小儿多动症是一种因轻微脑功能失调引起的儿童行为障碍症状群，主要特点是患儿的智力正常或接近正常，活动过多，注意力不集中，情绪不稳，冲动任性，并有不同程度学习困难。据国外文献报道在学龄儿童中的发病率达5%~10%，国内报道占学龄儿童的5%~10%，其性别差异明显，男孩远较女孩为多，为4~9∶1。好发年龄为6~14岁。小儿多动症不仅影响儿童身心健康，有时发展为攻击性、破坏性行为。近年来已成为社会关心的问题。

7. 正常人的抑郁心境

正常人的抑郁心境是一种在生活中展示出感觉失落、悲哀、空虚和前途黯淡的情绪表现，这种心境可伴或不伴有疲乏的症状。一般这种抑郁心境是短时间的、较单一的，表现的程度也较轻微，不会有持续的无望、无价值、无助和无自信的表现，而且常常和某个不愉快或造成紧张压力的个人生活事件有关，在生活中非常多见，总是随着环境的变迁、形势的变化和时间的延续而很快减退和消失。但是也有一些抑郁心境持续时间较长，容易和心境恶劣混淆，但它们的症状更轻微，只有少许的几个症状，其程度、时间和表现的种类上达不到心境恶劣的诊断要求。

第六节　小儿焦虑障碍

一、概述

焦虑障碍是儿童期最常见的情绪障碍之一，是一组以过分焦虑、担心为主要体验并伴有某些生理反应的情绪障碍，儿童焦虑障碍起病缓急不一，临床表现多种多样，具有多样性、戏剧性的特点，不符合神经解剖学定位。焦虑障碍可表现为拒绝上学、拒绝考试、学习困难等，也可表现为躯体症状，如：头痛、头晕、胸闷、心悸、呼吸急促、腹痛甚至肢体瘫痪等。虽然自述症状严重，但相关辅助检查无异常。《中国居民营养与慢性病状况报告（2020年）》显示我国焦虑障碍患病率为4.98%，且呈现逐年上升的趋势。因其发病具有极强的隐匿性，所以儿童青少年焦虑障碍容易被忽视，造成临床诊断困难。

虽然相关医学辅助检查没有发现焦虑障碍儿童躯体有任何器质性病变，其症状也没达到心理障碍性疾病的诊断标准，但它却对儿童的身心健康和人格发展产生了很大影响，且患病率高、病程缓慢、共病严重、病因多样、危害大。在国外有15%~20%的儿童、青少年受其影响。20%以上儿童、青少年的焦虑症状达到了焦虑障碍的诊断标准，大约50%的儿童、青少年有至少一种亚临床焦虑障碍的证据。在国内，焦虑情绪障碍患病率居行为问题、发育障碍之后的第3位。随着研究的深入，发现儿童期焦虑障碍有可能持续到成年期引起焦虑、抑郁等疾病，甚至持续终生。研究发现儿童、青少年焦虑障碍的终生患病率为8%~27%，对生活、学习、心理健康等其他方面都可能会产生不利影响，而且焦虑障碍易共患其他情感性精神障碍，并可能导致药物滥用等精神疾病。焦虑是指个体因预期不能达到目标或不能克服障碍的威胁，而产生自尊心与自信心受挫、失败感和内疚感增加、紧张不安、带有恐惧感的情绪状态。焦虑是童年期常见的一种情绪体验，它涉及轻重程度不同但可相互过渡的一系列情绪，最轻的如不安和担心，其次是害怕和惊慌，最严重的如极端恐惧等。由于学前儿童的生理、心理发展水平有限，他们在面对压力或内心冲突时，往往会出现无力解决的局面，从而产生焦虑。适度的焦虑有助于儿童更好地完成任务以及避免危险，但过度焦虑会容易形成焦虑障碍，这是最为常见的儿童精神疾病之一，会使儿童出现许多行为问题，严重影响儿童的心理健康。有研究者发现在儿童中焦虑情绪是普遍存在的，虽然3~6岁儿童焦虑水平会随着年龄增长呈逐渐下降的趋势，但是学前儿童的焦虑状况具有相对稳定性。因此，儿童的焦虑是值得关注的。

二、病因

（一）西医病因

1. 应激因素

焦虑障碍的发生与患者参与社会活动所产生的应激因素有关，特定应激事件和患者易感的特性是主要因素。常见的生活应激事件有交际关系、家庭关系、经济状况、工作压力等。周田田研究发现广泛性焦虑障碍患者广泛存在有神经质倾向的个性特征。崔爱军基于中医的五态人格，横断面调查研究了70例焦虑障碍患者，其结果表明广泛性焦虑障碍患者倾向于五态人格中少阴及太阴两个维度，表明同时具有此类特质的人罹患焦虑障碍的风险高于正常人，而具有阴阳平和、少阳和太阳特质之人则不易出现焦虑状态，进而有较低的焦虑障碍患病率。孙丽丽研究结果指出广泛性焦虑障碍是多种因素共同作用的结果，提出本病患者具有做事消极、低自尊、低社会适应性和对否定评价恐惧程度高等特点。

2. 家庭因素

对儿童焦虑情绪产生影响的因素有许多，包括儿童自身的一些因素，如儿童气质；母亲的因素，如母亲的神经质人格；儿童与母亲之间的关系，即亲子依恋；母亲与配偶之间的依恋关系。这些因素对于儿童焦虑的产生和发展都会起到直接和间接的作用。神经质的人会更有可能出现不良的父母教养行为，包括过度保护等。高神经质的父母可能在养育过程中过度保护，特别是对害羞的儿童，这反过来可能会促使害羞的儿童产生焦虑。此外，已有西方研究发现母亲的神经质能够预测学前儿童的焦虑。还有研究发现，焦虑症状30%~40%的变化由遗传基因决定。特别是在中国，研究发现了更高的决定比率。在一项中国儿童的样本中发现遗传决定焦虑的概率为50%~63%。因此，可以推测，拥有一个神经质母亲的儿童更可能会出现焦虑行为。

3. 神经生物学

神经生物化学领域一直是焦虑障碍生物学因素中的研究热点，包括5-羟色胺、儿茶酚胺、γ-氨基丁酸、多巴胺、去甲肾上腺素及肾上腺素等多个系统，均被认为与焦虑障碍发病存在密切关联。研究指出多巴胺D1和D2受体机制在介导焦虑情绪中发挥着重要作用，谷氨酸能和γ-氨基丁酸能的改变，以及中脑边缘的、中脑皮质的和黑质纹状体的多巴胺能系统中的介导传播，可能会影响人的焦虑样行为。20世纪末就有研究者发现广泛性焦虑障碍患者的血浆去甲肾上腺素（NE）水平较正常人高，并发现此类患者存在肾上腺素受体活性降低。近年来研究亦证实使用5-羟色胺-去甲肾上腺素再摄取抑制剂可有效控制焦虑症状。

近年来除上述被研究较广泛的生化成分、系统外，许多新的可能参与焦虑障碍发生的靶点、通路也逐渐进入研究者的视野，如跨膜蛋白（Transmembrane Protein，TMEMs）。近来已有多项研究报道TMEMs在焦虑障碍、惊恐障碍等神经精神疾病中发挥着重要作用。邵玲小通过动物实验首次发现TMEM74在患有焦虑障碍的小鼠体内及临床焦虑障碍人体内出现蛋白表达量降低的特征，这进一步证明了通过表达TMEM74能够治疗或改善小鼠的焦虑障碍表型。有研究称恐惧症风险基因型在人死后额叶皮质中会有较高的TMEM132D mRNA表达，这一结果得到了小鼠模型实验研究的进一步支持。在小鼠模型实验研究中，研究者发现重度焦虑所产生的相关行为与TMEM132D SNP的表达有关，也与前扣带回皮质中的TMEM132D mRNA的表达相关。HPA轴功能失调在广泛性焦虑障碍、惊恐障碍和恐惧性焦虑障碍中广泛出现。肖青青等以“心主神明”理论为研究基础，运用徵调音乐疗法干预广泛性焦虑障碍（心阴亏虚证模型）的大鼠，并试图验证HPA轴调节的作用机制。该研究结果显示徵调音乐疗法可能是通过增强海马体-HPA轴负反馈调节功能来抑制HPA轴过度亢进，以及抑制HPA轴初始环节的过度激活，来达到抗焦虑障碍的效果。雌激素除了参与女性生殖功能维持外，在调节女性中枢神经系统中起着不可替代的作用，客观规律表明，现代女性绝经后出现情绪障碍的概率明显增高。近年来发现的G蛋白偶联受体30作为一种新型的雌激素膜受体，被激活后具有显著的抗焦虑作用。

4. 儿童害羞气质

儿童气质中某些具有脆弱性的气质已经被确定是与焦虑情绪有关。儿童气质中包括害羞、行为抑制、胆怯等气质是与儿童焦虑发展较为一致的气质。虽然这些气质存在一些细微的区别，但是为了研究目的，将使用“害羞”来表示，在此定义“害羞”为敏感性和对新的情境和刺激的恐惧。具体来说，害羞是指面对情境中新事物与感知到社会评价时的谨慎和焦虑，是通过逃避的方法避免在这些境况中产生冲突的气质特点。因此，虽然害羞的儿童可能会渴望社会交往，但是产生这种社会交往动机的时候，害羞儿童同时要抑制社交恐惧和社交焦虑。

从动机的角度来看，Asendorpf认为害羞行为的产生是因为趋避冲突。一方面，害羞的儿童渴望与同伴交往（高社交的趋向动机），但是同时这种动机是被社交恐惧和焦虑所抑制的（高社交的回避动机）。害羞儿童固有的社交回避动机是被社交焦虑所强化的。极其害羞和行为抑制的儿童与其他的儿童相比，被认为有一个较低的生理唤醒度。其他相关因素和结果显示，害羞与一生的失调指数都存在相关性。比如，在童年期，低自尊、缺乏社交能力、亲社会行为、较少积极地使用应对策略、焦虑问题的发展均与害羞有关。研究发现儿童童年后期的害羞能够预测其成年期存在较少的社交活动，以及存在成年生活中重要事件的拖延，如与工作相关的成就、婚姻和养育孩子等。这些年来，研究发现害羞男孩比女孩面临更大的挑战。比如，害羞的女孩更容易得到褒奖，并被父母接纳，与之产生更积极地互动，然而害羞的男孩更容易沮丧，并导致产生与之相关的负面影响。同时，男孩与女孩相比，在整个一生中男孩的害羞与回避所产生的消极影响更大。这些研究结果证明，在西方的文化环境中，害羞男孩比女孩是更难被接受。害羞的儿童可能会增加社会、情绪和适应等这些方面一系列的困难，特别是在内化性的领域增加困难。例如，从童年中期到青春期，害羞变得日益与内化问题相关，如孤独、抑郁、社交焦虑，也日益与社交能力缺乏、低自尊、同伴排斥相关。此外，学前儿童的害羞似乎会助长以后高焦虑水平的发展。引人注目的是，一项研究报告指出，90%“极其害羞”的学前儿童（比如一个样本中行为抑制得分中分数高的前15%）出现的焦虑症状甚至还会符合现有的焦虑障碍的评判标准。学前的害羞儿童在开始上学的时候，适应困难会有所增加。研究表明当学校增加环境需求时，这会对儿童造成极大的压力，并导致儿童社交恐惧的加剧。比如，害羞的儿童比在学校的其他同龄的儿童说话要少，而这种安静使得教师认为他对活动、课堂缺乏兴趣或者对主题不了解。同时这也会伤害害羞儿童的同伴关系，甚至在学前阶段，儿童的害羞与沉默行为已经与同伴拒绝、排斥、欺负等行为相联系。与同伴的不良关系本身已是童年期一系列消极结果的一个重要的危险因素。和同伴之间的相处困难似乎会加剧害羞儿童已经存在的消极情绪、焦虑和恐惧倾向。之后的几项研究已经证明儿童在玩耍过程中的害羞与沉默寡言的表现是与家长、教师评定的焦虑、内化问题相关，并且与自我报告的低自尊也相关。在国外，已有研究证明害羞与儿童焦虑是广泛相关的。早期研究发现儿童的气质在陌生情境测验中可能会有明显的差异。尤其是当婴儿害怕所面对的新奇环境或事物时，或者与母亲的分离存在压力时，可能婴儿获得安慰的程度会受到影响，其中包括对婴儿自我调节能力的影响。

（二）中医病因

通过查阅古籍资料，发现传统中医学理论中并无“焦虑症”“焦虑”或类似的病名记载，由于中医属证候医学，进而根据焦虑障碍症状表现可将其归于中医学“情志病”的范畴。研究人员发现在古代中医医书中有多种病证的描述与焦虑障碍类似，诸如“惊悸”“不寐”“怔忡”“奔豚”“郁证”等。中医学认为，思虑、忧愁、郁怒、悲哀等七情内伤可造成肝脏疏泄失调、脾胃升降失宜、心肾不交、心神失养、脏腑气血阴阳失调，进而导致焦虑。随着对焦虑障碍的病因病机进一步深入研究，现代中医医家对于焦虑障碍已经有了一个较为系统的认识，多数医家都认为肝气郁滞为本病的主要病机。张勇认为，肾水亏损，肝郁化火，伤阴耗血，心失所养，心神不安为焦虑障碍的主要病机。王吉祥等指出焦虑障碍的病因、病机与气滞血瘀、七情不畅、瘀阻心脉相关。唐启盛等通过理论研究认为，怒伤肝，恐伤肾，肝肾同属于下焦，肝失疏泄，气机失调，肾水不足，导致肝木失养，引发焦虑障碍。张莉认为肝胆的生理功能正常与否与焦虑障碍的发生与否存在密切联系，焦虑障碍多由邪犯少阳，肝失疏泄，气机失调，郁而化热，邪热扰心而发病。黄青松指出，罹患焦虑障碍的根本在于患者先天禀赋不足，体质虚弱，或又加劳倦内伤，心胆气怯而更易感受外邪，导致机体气血脏腑功能失调。王小强指出心脾两虚、虚热上扰是焦虑障碍的基本病机。郑祖艳认为焦虑障碍是以心胆气虚证为基础，加之突然或频繁遭遇惊恐或忧愁导致思虑日久，进而痰阻气机、上蒙心神而诱发。阎兆君基于原创志意辨证理论指出“志亢意摇、魂强魄弱”为儿童青少年焦虑障碍的基本病机。

三、症状

（一）情绪问题

即使在童年早期，高焦虑水平与其他的焦虑、情绪问题是并存的。不仅国外，国内年龄较大儿童的团体样本中，情况愈加严重的焦虑症状（尤其是社交焦虑）和其他的内化问题（如孤独感、低自我价值感等）有明显相关，同时也与抑郁症状相关性。此外，在童年早期，情况愈加严重的焦虑情绪已被发现与内化困难明显相关。因此，焦虑情绪不仅本身是一种问题，同时它也会导致儿童其他的情绪问题和行为问题。

（二）同伴交往困难

在童年早期，与同伴积极互动的能力、良好的适应能力的发展和掌握，对于儿童来说是非常重要的。然而，研究发现许多具有焦虑情绪的青少年与同伴交往时存在困难和不安，特别是那些高社会焦虑的青少年，他们所面对的困难和不安更加严重。因此，具有焦虑情绪的青少年会倾向于退出同伴群体。但是在中国独特的文化背景中，群体取向和相互依赖是被高度重视的。因此，在中国，倾向逃避社会交往的儿童可能会被视为违反文化规范，并且可能引起父母、教师和同龄人的负面反应。事实上，具有焦虑情绪的儿童更有可能面临同伴交往困难，其中包括欺负、同伴排斥、低同伴接受度，并且拥有更少的朋友等情况。与此同时，童年期内长期的同伴欺负经验会对儿童产生长期的消极影响，这包括社交焦虑的后期发展。这些研究都表明具有焦虑情绪的儿童在进行同伴交往的过程中会面对很大的困难。

（三）学习困难

儿童虽然有高社交动机，但是存在情绪困难时，也很容易产生更糟糕的入学准备和早期学习困难。因此，具有焦虑情绪的儿童可能会更容易在学校适应上存在困难。Weeks和他的同事研究已经发现，具有社交焦虑的7~8岁儿童比那些具有较低焦虑水平的同龄人存在更严重的厌恶学校情绪和逃避上学的情况。不仅如此，教师也把具有社交焦虑的儿童评价为具有较低学习能力的人。虽然教师评价具有焦虑情绪的儿童学习困难，但是这很可能是那些具有焦虑情绪儿童的一种表现不足，而不是学习技能不足，因为焦虑可能会阻碍一个儿童在社会评价情境（比如教室）中有效地表现他们的能力。事实上，一些研究已经表明，儿童在幼儿园的社会情绪困难（比如焦虑、抑郁等）并不能预测他们之后在学校的学习成绩。而在中国，学习成绩是非常被强调的，并且它与其他社会情绪调节的指标相关。例如，在一项有关中国青少年焦虑和抑郁的研究中，报告指出焦虑的一个主要来源是与学校相关。对儿童而言，需要在学校表现优异的极端压力可能会导致他们产生焦虑，而且特别是要求他们既要成绩优异，又要在其他方面表现优异。同时，要求儿童达到成功和学业成就高标准可能会促使他们形成完美主义，而完美主义是与强迫性焦虑显著相关的。在一项以学前儿童为研究对象的国内研究中，强迫性行为相对常常表现为焦虑行为。其研究结果与澳大利亚的研究结果恰恰相反，在澳大利亚的儿童中这些行为是很少的。这表明强迫性焦虑可能是中国学前儿童一种很重要的焦虑形式。王美芳和赵金霞假设这可能与中国社会严谨的教学风格有关，在中国无论是在家庭还是在学校环境中都鼓励明确的指令和规则。因此，在这种文化环境中，焦虑（特别是它与社交表现和完美主义相关）可能被预测会对学习适应产生消极影响。

四、西医诊断

1. 症状标准

参考美国精神科医学学会制定并颁布的《精神疾病分类与统计手册（第五版）》（DSM-5）中关于焦虑障碍的诊断，焦虑障碍包括分离性焦虑障碍、选择性缄默症、特定恐怖症、社交焦虑障碍、惊恐障碍、广场恐怖症、广泛性焦虑障碍等。

2. 焦虑程度标准

焦虑程度分级依据汉密尔顿焦虑量表（HAMA）制定。在HAMA中，按照我国量表协作组提供的资料，制定标准如下表。

焦虑程度与焦虑分级标准

总分	焦虑程度	焦虑分级
≥29分	可能为严重焦虑	3级
≥21分	肯定有明显焦虑	2级
≥14分	肯定有焦虑	1级
≥7分	可能有焦虑	/
<7分	没有焦虑症状	/

附：相关评定量表

（一）中学生一般性焦虑检测量表

题号	内容	符合	不符合
1	晚上睡觉时，你经常牵挂明天的功课吗？		
2	当老师在课堂上提问时，你会因老师可能要点到自己而不安吗？		
3	当老师宣布要考试时，你感到紧张吗？		
4	当你得到坏成绩时，一直牵挂在心吗？		
5	你经常担心自己的功课不好吗？		
6	考试时，你经常为想不出很熟悉的问题而苦恼吗？		
7	考完试后，老师改卷子期间，你一直在担忧吗？		
8	一遇考试，你便为自己将会考坏而担忧吗？		
9	你是否曾经盼望过，考试如果能顺利过关，那该有多好呀？		
10	正在做的事情，在没有完成之前，你是否经常会有“难以成功”的感觉？		
11	当在众人面前朗读时，你是否会担心自己念错而忧虑不安？		
12	你对自己的学习成绩很担心吗？		
13	你认为自己比别人更加担忧自己的功课吗？		
14	你是否做过取得坏成绩的梦？		
15	你是否做过由于功课差而被父母或老师批评的梦？		
16	放学回家后，你有过“朋友都在说我的坏话”的感觉吗？		
17	当被父母责骂时，你是否一直闷闷不乐？		
18	如果发现在比赛中自己将要失败，你是不是想中途退出？		
19	当别人说你时，你感到厌烦吗？		
20	当你站在众人面前或被老师提问时，是否常常感到脸红？		
21	你是否很害怕担任班干部？		
22	你是不是经常觉得别人似乎都在注意着你？		
23	当别人看你干活或做功课时，你是否感到不舒服？		
24	被别人批评你时，你是否很不愉快？		
25	当被老师责备时，你是否会一直牵挂在心？		
26	你是否曾经发现，朋友们在愉快欢笑时，你却觉得并不可笑？		

续表

题号	内容	符合	不符合
27	你是否喜欢在自己家玩，而不太喜欢到朋友家玩？		
28	即使处在集体中，你是否也会感到自己很孤独？		
29	你是否喜欢自己玩，而不太喜欢和朋友一起玩？		
30	当很多人在一起交谈时，你是否觉得难以和他们一块谈论？		
31	即使同许多人在一起，你是否仍然觉得自己是被排斥的？		
32	你是否不喜欢参加运动会和学校的娱乐比赛等活动？		
33	你是否觉得朋友少？		
34	你是否不喜欢和别人谈话？		
35	你害怕人多的地方吗？		
36	当在任何比赛中失败时，你是否总认为是自己造成的，而对此牵挂在心？		
37	当被别人责备时，你是否总认为是自己不好？		
38	当别人在笑的时候，你是否会怀疑自己做错了什么事？		
39	当获得坏成绩时，你是否总认为是由于自己不用功造成的？		
40	当做任何事情失败时，你是否总是从自己身上找原因？		
41	当很多人被责备时，你是否认为是自己不好？		
42	在任何比赛中，当你偶尔失误时，你会很内疚吗？		
43	每当遇到困难的事情，你是否总认为是由自己造成的？		
44	你经常有“要是不做那样的事情就好了”的想法吗？		
45	和别人吵过架后，你是否认为都是自己不好？		
46	你觉得做好事也会烦恼吗？		
47	当学习的时候，你是否经常分心或幻想，以至于妨碍做功课？		
48	当把自己的东西借给别人时，你是否很不放心？		
49	当工作不顺利时，你是否很忧虑？		
50	你是否经常担心家里的某个人会突然受伤或死亡？		
51	你是否梦见过“已死的人”？		
52	你是否特别注意收音机、电视机或汽车的声音？		
53	你是否经常觉得有很多值得牵挂的事情？		
54	你是否会预感到某件事情将要发生而陷于忧虑状态？		
55	做任何事情，你是否都觉得难以下决心？		
56	你是否有过“紧张得满手都是汗”的情况？		

续表

题号	内容	符合	不符合
57	当害羞时，你是不是会立刻脸红？		
58	你是否经常头疼？		
59	当老师问你有关的学习问题时，你是否觉得心里扑扑在跳？		
60	即使不跑，有时你也会觉得心脏扑通扑通在跳吗？		
61	你很容易疲劳吗？		
62	当吃药时，你是不是觉得很难咽下？		
63	晚上，你是否很不容易入睡？		
64	你是不是觉得身体的某个地方经常不舒服？		
65	你是否经常觉得自己的脸和身体比别人丑？		
66	你是否经常有肚子不舒服的感觉？		
67	你经常咬手指甲吗？		
68	你时常吮手指头吗？		
69	你常常觉得呼吸困难吗？		
70	你觉得自己上厕所的次数比别人多吗？		
71	你是不是很害怕爬到高处？		
72	你是否觉得有很多可怕的东西？		
73	你经常做噩梦吗？		
74	你是不是很胆小？		
75	你晚上一个人独自睡觉是不是很害怕？		
76	假如你坐火车通过很长的隧道，是否很害怕？		
77	晚上睡觉，你是否需要点灯才能睡着？		
78	打雷时你是否很害怕？		
79	你是不是常常觉得好像有人在跟踪你？		
80	你是不是很害怕黑暗？		
81	你是否有气好往别人身上撒？		
82	你是否不希望得到好成绩？		
83	你是否有过突然想哭的情形？		
84	你是否从来没说过谎？		
85	你是否曾经想过“不如死了好”？		
86	你是否对人从来都讲信用？		

续表

题号	内容	符合	不符合
87	你是否经常想大声地喊叫？		
88	人家叫你不能讲的事情，你是否一定会保守秘密？		
89	你是否曾经想过独自一人到很远的地方去？		
90	你是否处处都很守规矩？		
91	一旦被别人说坏话，你是否就勃然大怒？		
92	父母或其他长辈交代你做的事情，你是不是都会顺从？		
93	当遇到不如意的事情时，你是否很想摔东西或破坏东西？		
94	你是否从来没有发怒过？		
95	你是否无法控制自己的欲望和要求？		
96	即使能很快地完成自己讨厌的功课，你是否也不觉得格外高兴？		
97	你是否有过“想从高处跳下来”的念头？		
98	不管什么时候，你是否对任何人都很亲热？		
99	你是否经常有焦虑不安的现象？		
100	只要是认识的人，你是否都会喜欢？		

（二）儿童社交焦虑量表（SASC）

	从不这样	有时这样	一直这样
1. 我害怕在别的孩子面前做没做过的事情			
2. 我担心被人取笑			
3. 我周围都是我不认识的小朋友时，我觉得害羞			
4. 我和小伙伴一起时很少说话			
5. 我担心其他孩子会怎样看待我			
6. 我觉得小朋友们取笑我			
7. 我和陌生的小朋友说话时感到紧张			
8. 我担心其他孩子会怎样说我			
9. 我只同我很熟悉的小朋友说话			
10. 我担心别的小朋友会不喜欢我			

注：条目使用3级评分制。从不这样计0分，有时这样计1分，一直这样计2分。

本量表包含两个大因子：其一为害怕否定评价（第1、2、5、6、8、10条）；其二为社交回避及苦恼（第3、4、7、9条）。分值越高，焦虑风险越大

（三）儿童焦虑性情绪障碍筛查表（SCARED）

题号	内容	选项		
		无	有时有	经常有
1	当我感到害怕时，出现呼吸困难	0	1	2
2	我在学校时感到头痛	0	1	2
3	我不喜欢与不太熟悉的人在一起	0	1	2
4	如果我不在家里睡觉，就觉得内心不安	0	1	2
5	我经常担心别人是不是喜欢我	0	1	2
6	当我害怕时，感到马上要死去似的	0	1	2
7	我总是感到紧张不安	0	1	2
8	父母无论去哪里我总是离不开他们	0	1	2
9	别人说我好像很紧张的样子	0	1	2
10	当我与不熟悉的人在一起时就感到紧张	0	1	2
11	在学校时就出现肚子痛	0	1	2
12	当我害怕时，自己感觉快要发疯，失去控制	0	1	2
13	我总担心自己一个人睡觉	0	1	2
14	我担心自己不像其他孩子一样好	0	1	2
15	当我害怕时，感到恍恍惚惚，好像周围的一切不真实似的	0	1	2
16	我梦见父母发生了不幸的事情	0	1	2
17	我担心又要去上学	0	1	2
18	我害怕时，心跳加快	0	1	2
19	我手脚发抖打颤	0	1	2
20	我梦见发生了对我不利的事情	0	1	2
21	我对于一些精心为我安排的事感到不安和不自在	0	1	2
22	当我害怕时，我会出汗	0	1	2
23	我是一个忧虑的人	0	1	2
24	我无缘无故地感到害怕	0	1	2
25	我害怕一个人待在家里	0	1	2
26	我觉得和不熟悉的人说话很困难	0	1	2
27	我害怕时感到不能呼吸	0	1	2
28	别人说我担心得太多了	0	1	2
29	我不愿离开自己的家	0	1	2
30	我担心以前那种紧张（或惊恐）的感觉再次出现	0	1	2

续表

题号	内容	选项		
		无	有时有	经常有
31	我总担心父母会出事	0	1	2
32	当我与不熟悉的人在一起时，觉得害羞	0	1	2
33	我担心将来会发生什么事情	0	1	2
34	我害怕时感到恶心、想吐	0	1	2
35	我担心自己不能把事情做好	0	1	2
36	我害怕去上学	0	1	2
37	我担忧已发生了什么事	0	1	2
38	我害怕时，感到头昏	0	1	2
39	当我与其他伙伴或大人在一起做事情时（如在朗读、说话、游戏、做体育活动时），如果他们看着我，我就感到紧张	0	1	2
40	当我去参加活动、跳舞或者有不熟悉的人在场时，就感到紧张	0	1	2
41	我是一个害羞的人	0	1	2

注：该量表按0~2三级记分。0表示没有此问题，1表示有时有，2表示经常有。得分高提示存在焦虑表现。该量表平行于DSM-Ⅳ对焦虑性障碍的分类，由5个分量表组成，即躯体化/惊恐、广泛性焦虑、分离性焦虑、社交恐怖、学校恐怖。

各分量表组成为：躯体化/惊恐=1+6+9+12+15+18+19+22+24+27+30+34+38；广泛性焦虑=5+7+14+21+23+28+33+35+37；分离性焦虑=4+8+13+16+20+25+29+31；社交恐怖=3+10+26+32+39+40+41；学校恐怖=2+11+17+36；焦虑总分：将41个单项分数相加得到总分。简明焦虑量表=24+25+28+36+41

（四）汉密尔顿焦虑量表（HAMA）

题号	内容	选项				
		0	1	2	3	4
1	焦虑心境：担心、担忧，感到有最坏的事情将要发生，容易激惹					
2	紧张：紧张感、易疲劳、不能放松、情绪反应、易哭、颤抖、感到不安					
3	害怕：害怕黑暗、陌生人、一人独处、动物、乘车或旅行及人多的场合					
4	失眠：难以入睡、易醒、多梦、梦魇、夜惊、醒后感疲倦					
5	认知功能：注意力不能集中、记忆力差					
6	抑郁心境：丧失兴趣、对以往爱好缺乏快感、忧郁、早醒、昼重夜轻					
7	肌肉系统症状：肌肉酸痛、肌肉抽动、活动不灵活、牙齿打颤、声音发抖					
8	感觉系统症状：视觉模糊、发冷发热、软弱无力感、浑身刺痛					
9	心血管系统症状：心动过速、心悸、胸痛、血管跳动感、昏倒感、心搏脱漏					

续表

题号	内容	选项				
		0	1	2	3	4
10	呼吸系统症状：胸闷、窒息感、叹息、呼吸困难					
11	胃肠道症状：吞咽困难、消化不良、肠鸣、腹泻、体重减轻、便秘					
12	生殖泌尿系统症状：尿意频数、尿急、停经、性冷淡、阳痿					
13	自主神经系统症状：口干、潮红、苍白、易出汗、易起“鸡皮疙瘩”等					
14	会谈时行为表现：①一般表现：紧张、面肌抽动、不停顿足、手发抖、皱眉、肌张力高、叹息样呼吸、面色苍白；②生理表现：吞咽、打呃、安静时心率快、呼吸快（20次/分以上）、腱反射亢进、震颤、瞳孔放大、眼睑跳动、易出汗、眼球突出。					

注：0分为无症状；1分为轻；2分为中等；3分为重；4分为极重

五、中医辨证

研究显示，儿童青少年焦虑障碍会导致舌象呈现出特征性改变，舌色以淡红舌、淡白舌为主，舌形以红点舌、肿胀舌、胖大舌为主，苔质以薄苔、润苔为主，苔色以白苔为主。不同焦虑分级患者的舌象特征存在差异，红点舌为其共有特征。肿胀舌、点刺舌与焦虑分级的严重程度呈正相关，齿痕舌与焦虑分级的严重程度呈负相关。儿童青少年焦虑障碍的中医证型主要涉及脾虚气滞证、心脾两虚证、心胆气虚证，其次为瘀血内阻证、阴虚内热证、肾精亏虚证、肝郁化火证。通过对儿童青少年焦虑障碍患者临床症状进行观察分析，并根据《焦虑障碍中医证候诊断标准及治疗方案》《中医证候鉴别诊断学》制定如下儿童青少年焦虑障碍的诊断标准。

主症以精神性焦虑为主，如紧张、担忧等，临床可伴见胸闷、多汗、心悸、失眠等，或有甚者还可能出现惊恐、坐立不安、心烦易怒等躯体性焦虑症状或其他不良精神症状。具体证候分类如下。

1. 肝郁化火证

情绪多急躁，可伴有郁闷、易怒，心神不安，并兼见胁肋胀痛，脘腹胀满，嗳气、吞酸，食欲减退，大便秘结等。舌红，苔黄，脉弦或弦数。

2. 瘀血内阻证

夜卧不宁，或有多疑、烦躁不安，心悸、怔忡，心胸烦闷不舒，可伴见头痛欲裂、胸痛如刺等瘀血内阻之征象。舌质暗边有瘀斑，或舌面有瘀点，脉涩或脉弦紧。

3. 痰火扰心证

失眠、多梦、易惊，平素心烦意乱、易怒，性格急躁，多言多语，时有头脑昏蒙，口唇干燥，饮水量不多，大便干，小便短赤。舌红，苔黄腻，脉滑数。

4. 阴虚内热证

眠少，入睡困难，多梦易惊、易醒，盗汗，多疑，口苦、口干，欲饮水，尿赤、大便或干或少，一般形体偏瘦。舌红，苔薄微黄少津，脉细数。

5. 心脾两虚证

失眠梦多，易受惊吓，心悸、气短，偶有头晕目眩，食欲不振，倦怠乏力，懒言少动。舌淡，苔薄，脉细弱。

6. 心胆气虚证

善恐易惊，心虚胆怯，情绪不宁，多疑善虑。舌淡红，苔薄白，脉沉或虚弦。

7. 肾精亏虚证

失眠健忘，善恐易惊，精神不振，腰膝酸软，头晕耳鸣。舌质淡，苔薄白或无苔，脉沉弱。

8. 脾虚气滞证

精神欠佳，稍有进食不当即出现嗳腐吞酸，口淡不渴，不思饮食，食后易腹胀，上脘隐约不适，大便稍溏。舌淡，苔白或腻，舌体胖大或肿胀，脉弦细。

六、推拿手法与穴位的选择

（一）成幼推拿手法

【概述】采用成幼推拿配合正骨点穴法治疗时，首先运用按揉法、拿揉法、滚法、四指滚法放松患者颈项部肌肉组织，以舒筋通络、活血祛瘀、调和营卫、解痉止痛，为下一步的治疗打好基础。指击头顶、拿五经、扫散头部等手法直接作用于头部，属于局部近治方法。开天门、推坎宫、运太阳、揉耳后高骨亦可直接作用于头部，发挥安神的作用。推桥弓可刺激椎动脉，使血流加速，增加脑内血量供应，改善大脑皮质缺氧状况。搓摩胁肋施术部位在两胁，为足少阳胆经所过，具顺气化痰性开而降之性，同时能疏肝解郁、清心理气，泻其有余，补其不足，达到精神内守、阴平阳秘的效果。点穴是在特定的腧穴上运用不同手段刺激的中医外治方法，能疏通经络，促使气血运行。特异性短杠杆调整手法能够调整错缝的寰枕关节和第2~7颈椎关节，通过正骨手法治疗，改善颈椎间关节活动范围，纠正颈椎间关节间的错位。

【操作】患者取坐位，术者采用按揉法、拿揉法、㨰法、四指㨰法等常规手法放松颈项部肌肉组织，在放松的基础上拇指横拨项后三线，即督脉线（风府穴至大椎穴连线）、夹脊线（风池穴至颈根穴，左右各一线；大椎穴旁开1寸是颈根穴），接着采用合掌叩颈、指击头顶、拿五经、扫散头部等手法，点按风池、肩井、太阳、百会、脑空、神庭、印堂、大陵等穴位，以酸胀为度。然后患者由坐位变换为仰卧位，运用幼儿推拿所特有的穴位和手法进行治疗。开天门、推坎宫、运太阳、揉耳后高骨、推桥弓（推一侧或两侧交替推，不能两侧同时推），均以皮肤泛红为宜，搓摩胁肋30~50次，最后采用《推拿手法学》中特异性短杠杆调整手法调整错缝的寰枕关节和2~7颈椎关节进行正骨，大多听到清脆响声，要做到稳、准、快、巧，但不要强求弹响声，避免意外，再放松颈部软组织结束治疗，嘱患者静卧3~5分钟。疗程为2周。注意此手法需医师操作，家长在家中不宜擅自整脊。

（二）腹部推拿

【概述】腹部推拿，亦称脏腑推拿，是以腹部操作为主，在中医基础理论指导下辨证论治，通过手法作用于腹部的胃肠及循行于腹部的经络，达到调整全身经脉脏腑的功能，治疗全身疾病。临床实践已证实，在中医脏腑经络理论指导下，应用腹部推拿治疗多种中枢神经系统疾病，疗效显著。手法选择主要包括层按法、运腹法、摩腹法、旋揉法等，选穴以腹部为主，辅以头部穴位，如百会、风府，达到调畅气机、健脾养心、安神定志的作用。小儿腹部推拿的手法，与成人手法相近，通过改良后又有小儿推拿自身的特点。小儿腹部推拿前，应嘱小儿不得进餐与过多饮水，并排空小便，以免因饱腹或膀胱中有尿液存留而引起不适。

【操作】

1. 摩揉全腹法

小儿仰卧位，术者坐或立其身旁，用四指并拢的罗纹面或拇指的罗纹面着力，附着在中脘或丹田穴上，轻轻地用摩法操作60次（先在中脘穴后在丹田穴各操作60次）；然后再用中指揉法先在中脘穴后在丹田穴上各操作60次；最后用掌面着力，在小儿腹部先顺时针方向后逆时针方向施摩法各1~2分钟。操作时，全腹要均匀施法。

2. 摩推腹部法

小儿仰卧位，术者坐其身侧，用右手掌面着力，按顺时针方向缓缓摩腹10~20次；然后术者用两手拇指罗纹面或掌面着力，从腹部中线向两侧做分推法，并自上而下移动分推3~5遍。

3. 腹部推拿手法

（1）根据中医脏腑学说和经络学说，采用腹部推拿中的按腹、揉腹、运腹、推腹，每日治疗1次，每次40分钟。

治疗原则：健脾升阳，养心安神。

取穴：中脘、关元、气海、神阙等。

疗程：每日1次，连续治疗15天。

（2）应用常规药物联合心理疏导治疗。心理疏导治疗为采用自查量表对患者焦虑症状等级进行判断，引导患者宣泄心中苦闷，尽量满足患者诉求，主动与患者进行心理交流，对患者内心的问题进行耐心解答，缓解患者心中苦闷等情绪。在这基础上增加腹部推拿治疗，指导患者采用仰卧的方式平躺于推拿床上，选择中脘、关元、气海、神阙、天枢、巨阙等穴位，通过按腹、揉腹、运腹以及推腹的方法对患者进行治疗，疏泄肝气，调畅气机，1次/天，每次40分钟，治疗疗程为15天。

【定位】

（1）中脘：在腹正中线，当脐中直上4寸处。

（2）丹田：位置在小腹部脐下2.5~3寸之间。

（3）腹部：胸肋以下、耻骨联合以上为腹部。

（4）气海：脐下1.5寸。

（5）神阙：在肚脐中，属任脉，又指脐周腹部。

（6）天枢：脐旁2寸，左右各一。

（7）巨阙：脐上6寸。

（三）单纯推拿治疗

【概述】姜铮治疗焦虑症患者100例，在背俞穴用推、滚、揉、拨手法调理脏腑功能，抱揉上肢，颈面部运用轻柔手法，治疗后90例有效，占90%。该疗法基于辨虚实、辨脏腑，选穴及手法种类细而不杂、力度轻重各异，疗效可。

（1）治疗原则：调气血，补心脾，养肝肾。

（2）手法：推、拿、滚、揉、点等。

（3）穴位：心俞、肝俞、胆俞、脾俞、胃俞、肾俞、中脘、气海、关元、风池、脑户、百会、头维、太阳、鱼腰、手三里、合谷、足三里、解溪等。

（4）部位：背部、腹部、面部等。

【操作】

（1）协助患者处于俯卧位，术者在患者的一侧站立，对患者的腰背部进行推拿，运用推、滚、揉、拨等手法，大约进行10分钟，使其背部肌肉充分放松。然后拇指点揉夹脊穴和背俞穴，重点心俞、肝俞、胆俞、脾俞、胃俞、肾俞等，以调节各脏腑功能。再拿揉患者颈项部2~3分钟，并点按风池、风府等穴各1分钟，来改善其气血运行状况。

（2）协助患者处于仰卧位，术者在患者的头前方坐下，对太阳穴使用双拇指推拿，在操作的过程中自印堂沿眉弓上方向太阳穴进行分推，时间为2~3分钟，然后再用双手食指和中指顺时针方向按揉两侧太阳穴2分钟，再用拇指点揉患者印堂穴1分钟，多指顺时针按揉颞部约2分钟，拿五经3~5次，重点头维、神庭、百会、四神聪等穴以达到镇惊除烦安神的功效。最后推两侧桥弓穴2~3分钟，在其头顶及两颞部做扫散法，分别点按两侧阳陵泉、足三里、三阴交等穴。

（3）患者取坐位，术者分别抱揉其两侧上肢各2~3分钟，再依次点揉臂臑、手三里、内关、神门等穴各1分钟。整个治疗过程约30分钟，每日1次，每10次为1个疗程。每次治疗均以患者自觉全身放松、平心静气、宁心安神或有倦意为佳。

【定位】

（1）心俞：第5胸椎棘突下，旁开1.5寸。

（2）肝俞：第9胸椎棘突下，旁开1.5寸。

（3）胆俞：第10胸椎棘突下，旁开1.5寸。

（4）脾俞：第11胸椎棘突下，旁开1.5寸。

（5）胃俞：第12胸椎棘突下，旁开1.5寸。

（6）肾俞：第2腰椎棘突下，旁开1.5寸。

（7）风池：风池穴位于胸锁乳突肌与斜方肌上端之间的凹陷处。

（8）风府：后发际正中直上1寸。

（9）太阳：太阳穴位于眉梢与目外眦之间，向后约一横指的凹陷处。

（10）印堂：两眉头连线的中点。

（11）拿五经：头顶部督脉及左右足太阳经及足少阳经。

（12）头维：额角发际直上0.5寸。

（13）神庭：头部正中线，入前发际0.5寸。

（14）百会：头顶正中线与两耳尖连线的交点处。

（15）四神聪：在百会前、后、左、右各旁开1寸处，因共有四穴，故名四神聪。

（16）桥弓：在颈部，沿胸锁乳突肌呈一直线。

（17）阳陵泉：腓骨小头前下方凹陷中。

（18）足三里：外侧膝眼下3寸，胫骨外侧约一横指处。

（19）三阴交：内踝尖直上3寸处。

（20）臂臑：在曲池穴与肩髃穴的连线上，曲池穴上7寸，三角肌下端。

（21）手三里：在阳溪穴与曲池穴的连线上，曲池穴下2寸处。

（22）内关：腕横纹上2寸，掌长肌腱与桡侧腕屈肌腱之间。

（23）神门：腕横纹尺侧端，尺侧腕屈肌的桡侧凹陷中。

（四）引阳入阴气息导引推拿手法

【概述】运用推攒竹、推坎宫、揉太阳、揉百会、勾风池压安眠、勾廉泉、按承浆等引阳入阴气息导引推拿手法治疗类风湿关节炎患者的焦虑症。

【操作】

（1）天门（推攒竹）：两拇指以“一指禅”自下而上交替直推，由眉心按揉至百会，1分钟/次。

（2）推坎宫：双手大鱼际及拇指自印堂沿眉向眉梢呈一横线作分推至太

阳穴，1分钟/次。

（3）揉太阳：以蝴蝶飞手法用拇指指端揉按太阳穴，1分钟/次。

（4）揉百会：操作时拇指按或揉百会穴，1分钟/次。

（5）勾风池压安眠：以中指指端由风池穴勾至安眠穴处作按压，1分钟/次。

（6）勾廉泉：双手中指由安眠穴顺势勾至下颌廉泉穴，以中指指端勾按，1分钟/次。

（7）按承浆：以一侧食指固定下颌，拇指按压承浆穴，1分钟/次。

【定位】

（1）天门：两眉中间至前发际，入前发际正中0.5寸。

（2）推坎宫：自印堂沿眉向眉梢呈一横线作分推至太阳。

（3）太阳：位于眉梢与目外眦之间，向后约一横指的凹陷处。

（4）百会：位于两耳尖连线与头部前后正中线的交点处。

（5）风池：位于胸锁乳突肌与斜方肌上端之间的凹陷处。

（6）安眠：位于翳风穴与风池穴连线的中点处。

（7）廉泉：位于前正中线上，喉结上方，舌骨体上缘中点处。

（8）承浆：位于颏唇沟的正中凹陷处。

七、其他疗法

1. 推拿配合针刺

马艳等采用推拿配合针刺治疗广泛性焦虑症睡眠障碍患者60例，两组均给予帕罗西汀（每片20mg，1片/日，日1次，睡前服），治疗组给予推拿配合针刺治疗，采用点、揉、按、拿、摩、震颤等手法在头面及肩颈部操作，针刺取督脉穴和局部穴（百会、神庭、印堂、四神聪、安眠、风府、双侧风池），以及神门、内关调心安神，三阴交调理肝脾肾，并辨证选穴进行治疗，结果发现治疗组的焦虑症状改善优于对照组，患者依从性好，且经济安全，值得临床推广应用。张颖、刘丽珠运用推拿配合针刺治疗广泛性焦虑症睡眠障碍，其焦虑、睡眠均有改善，张颖还对治疗前后的证候如失眠、心悸、倦怠乏力、口干口苦等进行比较，均有缓解，效果良好。

2. 推拿配合耳穴贴压

耳穴贴压是中医特色疗法的一种，因操作简便、安全、疗效可而广泛应用于临床。项玉央等给予对照组耳穴贴压疗法，选通利水道的三焦，安神镇惊的神门，疏肝、益气健脾、养血调心安神的肝、脾、心，以及交感、皮质下等穴，治疗组联合穴位按摩，以八脉交会穴的内关为主运用点、按、揉等手法，以患者有酸胀感为宜，治疗3个月后，治疗组依从性更优，焦虑情绪缓解更多。

3. 推拿配合艾灸

用艾绒制成的艾条不仅可温经散寒通络、调畅机体气机，还易激发经气，灸出感传，达到“灸之要，气至而有效”的目的。孙博伦等给予对照组50例失眠患者进行常规健康教育，治疗组50例患者给予艾灸配合穴位按摩，在百会穴用艾灸盒距皮肤2~3cm处进行温和灸，并用拇指在神门、三阴交穴进行按揉推拿手法治疗，3次/日，治疗组有效率为91.84%，对照组为69.39%，说明穴位按摩与艾灸相结合除了能缓解其睡眠质量外，还能有效改善其焦虑状态。黄鹤运用推拿结合艾灸、中药治疗不寐症伴焦虑72例，一组给予宁心安神中药组方（酸枣仁30g，茯苓、川芎各15g，知母12g，甘草5g）治疗，另一组再给予百会穴隔姜灸治疗，并配合抹、推、拍、揉等在头部印堂、上星、头维、风池（双）等穴进行推拿，治疗后推拿合隔姜灸有效率为97.22%，优于中药组（80.56%）。百会穴位于头部，为百脉之会、诸阳之会，有升举阳气、醒脑安神的功效，运用艾炷隔姜灸之，使不入阴之阳气入于阴。亦可在腹部采用一指禅推法和按揉、摩手法，在背部用㨰、按揉、擦等手法，并结合药饼（肉桂：附子=1：2）灸腹部的关元、气海和背部的肾俞、命门，通过自身对照法共治疗32例患者，治疗后有效率为84.4%。该疗法诸穴前后相搭、阴阳互配诸法灵活运用，以达温肾助阳健脾之功。

4. 推拿配合音乐疗法

五音疗法以中医的五行生克关系为理论指导，将音乐与医学理论相结合，从心理和生理两个层面达到调节情绪、防治疾病的目的。黄丹娇给予对照组劳拉西泮和艾司唑仑片，治疗组给予抹、推、揉捏、点按等推拿手法及五音疗法中的角音进行治疗，治疗组总有效率为90.0%，高于对照组的76.7%。角音在五行中属木，与肝相应，可疏达升发肝气，使之调畅，该疗法将五音与五脏紧密联系，用推拿配以角音治疗效果显著。

5. 推拿配合穴位埋针

程宏给予对照组艾司唑仑，治疗组给予头面部推拿以调神醒脑，并给予一侧可调心安神疏肝的穴位（内关、神门、心俞、安眠、足三里、三阴交、肝俞等）用揿针行埋针疗法，发现治疗组改善失眠和焦虑症状效果更好。揿针是皮内针的一种，属浅刺法，可久留而产生持久作用。向雄将行为认知疗法和头面部太极推拿联合耳穴埋针进行比较，结果发现后者近期和远期临床效应更佳。太极推拿将守神与中医功法太极思维相结合，手法以柔为要，宁心静气，调匀呼吸，作用于形，调之于神，使形神共调。

八、鉴别

1. 抑郁症

在精神科临床，焦虑和抑郁两种症状常常同时存在，相互缠绕而主次难分，给二者的明确诊断带来了不小的麻烦。鉴别诊断只能依靠两种症状的轻重以及出现的先后进行比较，如果最初出现的是焦虑症状且程度相对较重，常诊断为焦虑障碍，反之则诊断为抑郁性神经症。也有当二者鉴别困难时，认为需首先考虑抑郁障碍，因为抑郁可导致绝望、自杀等严重后果，不可有丝毫延误。

2. 特殊时期心理焦虑

焦虑是一种极为普遍的现象，正常人有焦虑，患了躯体疾病也会出现焦虑，而精神疾病的焦虑更是以主要角色置身于患者的症状谱中。因此，对焦虑症状进行恰当地分门别类，仔细鉴别它的来源和归属，对于提高焦虑障碍诊断的准确率有着十分重要的意义。典型的焦虑性神经症诊断并不难，首先是同时存在焦虑的情绪体验和焦虑性躯体症状（自主神经功能障碍和运动性不安）；其次是不存在能引起焦虑的可理解事件，或是焦虑反应的严重程度与持续时间和刺激事件极不相称。这些都足以帮助我们不至于将焦虑性神经症与正常人的焦虑现象相混淆。但也有些较特殊的情况，例如进入更年期和老年期的人出现焦虑的机会远多于其他年龄段，有时甚至会有无名的焦虑（无任何外来因素），如果这些焦虑者以往从无焦虑症或其他神经症病史，那么他们的焦虑可视作是特殊时期心理上发生剧烈变化的结果，应与焦虑障碍加以区别。

3. 躯体疾病伴随焦虑

有不少躯体疾病可出现焦虑症状，如急性心肌梗死、冠心病、阵发性心动过速、甲状腺功能亢进症、高血压等。二尖瓣脱垂的患者有15%左右会出现类似惊恐样的发作。如果能熟悉这些疾病特有的症状和体征，必要时作些相关疾病的特殊检查，则不难鉴别。有些长期使用激素和吸食毒品的人也会出现焦虑症状，甚至是典型的惊恐发作，鉴别时了解他们所用过的药物和吸毒的情况十分重要。躯体疾病可伴发焦虑，相反，不少焦虑障碍患者却只向医生诉述他们的身体症状，希望能解决其躯体不适，如果医生缺乏此方面的经验或是考虑欠周全，则极易造成误诊，结果让患者接受了本不该接受的检查和治疗。

4. 其他精神疾病

其他精神疾病如精神分裂症、阿尔茨海默病、强迫症、癔症等都可以伴有焦虑症状，但这些疾病都有各自的突出症状，因此与焦虑障碍鉴别不难。总之，焦虑症状可以见于任何精神疾病，其鉴别的原则是如果除了焦虑之外，还伴有其他精神症状，一般不应诊断为焦虑障碍。

第七节　小儿恐怖症

一、概述

小儿恐怖症是对某些物体或特殊环境产生异常强烈的恐惧，伴有焦虑情绪和自主神经功能紊乱症状，而患儿遇到的事物与情境并无危险或有一定的危险，但其表现的恐惧大大超过了客观存在的危险程度，并由此产生回避、退缩行为而严重影响患儿的正常学习、生活和社交等。这种恐惧具有显著的发育阶段特定性。

恐怖症是一种典型的生物社会（环境）心理性疾病。尤其在社会变革、生活节奏加快、竞争激烈的情况下，那些中枢神经发育迅速、但尚未达到健全的学龄儿童或青年，更易导致恐怖症的发生，这是不奇怪的。因为，此时期青少年的中枢神经处于既不同于“初生牛犊不怕虎”的无思维反应或很少思维反应阶段的婴幼儿，又不同于大脑发育成熟已具有健全的逻辑思维和辩证思维的成年人。患有恐怖症的儿童，学习成绩每况愈下，社交能力日渐低拙，不能适应群体生活，甚或由此而中断学业或产生轻生观念。

恐怖症是一个病程较长的过程，时显时隐，应细心观察，尤其处于休闲时或触景生情时可突然加剧，或精神受刺激后易于显发。严重的恐怖症患儿，为回避其新恐怖的事物、环境，有时经年累月足不出户，并伴有抑郁症情绪，甚至发生自杀行为。通常恐怖情绪的产生取决于与生俱来的先天素质、个体的心理特点和后天的社会生活经验，例如，新生儿容易对喧闹或突然而强烈的刺激（如光和声音）产生惊恐反应；1岁以内的正常婴儿在能分辨陌生人和家庭熟悉成员的差别之后多害怕陌生人；2~4岁的正常孩子多害怕动物；4~6岁的儿童多害怕黑暗和“鬼怪”；再大一些的儿童则害怕暴风雨和雷鸣电闪等。

二、病因

（一）西医病因

1. 家庭因素

家庭因素是小儿恐怖症的病因之一，父母限制子女接触社交环境也可促发社交恐怖症。父母常有焦虑情绪或过于溺爱、怜爱子女等，易形成小儿缺乏战胜困难的气质和敏感、胆小、容易受暗示等性格特征。此外，成人恐惧对儿童有潜移默化的影响。儿童可以通过直接或间接的学习方式，建立对某些事物的恐惧，如母亲怕狗、怕老鼠等，孩子也可能怕狗、怕老鼠。因此，我们常常可以发现对某一事物或情景的恐惧在同一家族中常有类似。教育方法不妥当，如用鬼怪吓唬孩子，或用“再不乖就不要你了”，或“把你扔了”等语言吓唬孩子，孩子就有可能害怕鬼怪或害怕与父母分离。焦虑情绪也可以导致恐怖，且二者可以互为影响造成恶性循环。

2. 精神因素

精神因素在恐怖症的发病中起着重要作用。患儿本人近期或远期（6个月以前）确实遭遇过某一特定惊吓事物或情境的刺激，而又未能得到恰当的心理消除，致使对惊吓的往事情景念念不忘，在大脑中产生恐怖的兴奋灶，因而一念及往事，就无端地产生恐惧心理。如：某人遇到车祸就对乘车产生恐惧；被狗咬过的孩子一般都恐惧狗。

3. **精神分析学说**

精神分析学说认为小儿恐怖症的病因在于儿童性心理冲突，通过置换的防御机制，将某种无关紧要的物体或情境，象征地取代了引起心理冲突的人，从而避免了性心理冲突和分离性焦虑。恐怖症又称为焦虑性歇斯底里，是由儿童早期的恋母情绪冲突所致。到了成人阶段，由于性驱力继续表现出强有力的恋母或恋父色彩，从而激起了一种被阉割的恐惧和焦虑。

4. **条件反射学说**

按照行为主义观点，认为恐惧情绪的出现是由于形成了不良的条件反射或称为学习的结果，即在儿童时期习得的恐惧经验中得来。某些物体或情境与令人恐惧的刺激多次联合出现而形成条件反射，这些物体或情境成了恐惧对象，由于患者对此采取回避措施，而使这种恐惧焦虑得以强化，这也是小儿恐怖症的病因之一。

（二）中医病因

小儿恐怖症在中医学中属于“情志病”范畴，与卑惵症、郁证、怔忡惊悸、百合病、不寐等类似，以恐惧不敢见人为主要表现，通常将其总结为“恐证”。其病因病机体现在诸多情志病当中，其中《内经》提出“五郁”概念，《素问·阴阳应象大论》：“人有五脏化五气，以生喜怒悲忧恐。”并总结情志致郁的核心病机是气郁不行，如怒则气逆、忧愁则气闭、思则气结等说明了情志变化对气机运行的影响，而小儿恐怖症与“恐则气下”所导致的怯懦相关。丹溪学派六郁论在总结《内经》的基础上，提出气、血、痰、火、湿、食等六郁，倡导以调中为主，顺气为先，并立方六郁汤。卑惵症在《伤寒论》中描述为荣卫虚弱病症，清代沈金鳌总结为心血不足、心神失养，治疗以养血安神为大法。《景岳全书》中记载怔忡症见心中怵惕，惶恐不安，并总结出本病素体阴虚之人易发，因下元阴虚则宗气失根，不能潜藏反而虚浮于上，扰动胸膈，认为精虚于下，宗气无根，气不归元，精不养神是怔忡的病因病机，并把怒、思、忧三郁归纳为情志病的病因病机。

现代中医对小儿恐怖症的病因病机认识多从其母概念神经症或恐怖症入手，但也离不开情志病这一范畴，而对本病的认识多为个案报道。小儿恐怖症发病原因分内因、外因，或由于七情所伤损及肝肾心胆，或由于先天肝肾虚损，受后天情志刺激而发，气滞而致痰浊、瘀血等病理产物，进一步导致气机郁滞。其病机分虚实两端，而以虚证居多。病变部位为肝、胆、肾、心。

三、症状

（一）临床表现

1. 典型症状

焦虑：表现为烦躁不安、难以自控、过度担心、紧张不安、心跳加快、呼吸加快等。

逃避心理：表现为拒绝去人多的场合，拒绝接触外界事物。恐惧表现为患者害怕、不敢做出正常举动等。

惊慌：表现为心跳加快、窒息感、手麻足麻、出汗等。

紧张：表现为精神兴奋、血压升高、出汗、手脚麻木等。

其他：昏厥、头晕。该症状出现于遭受强烈刺激的患者和血液恐怖症患者身上，一般最常见的就是晕血现象，患者见到血液时，可出现血压下降、头晕、晕厥等表现。

2. 并发症

抑郁：表现为沉默寡言，不愿与人交流，甚至会有自杀倾向。

强迫思维：表现为脑海中反复多次出现某一观念或想法，伴有主观的被强迫感觉和痛苦感。

性格改变：如患者由性格温和变为脾气暴躁，或由性格开朗变为沉默寡言。

睡眠障碍：入睡困难，早醒、易醒。

情感障碍：焦虑、情感暴发、紧张不安。

行为障碍：冲动激惹、拒绝上学、逃学。

自主神经功能障碍：心慌、气短、头痛、腹痛、恶心、呕吐。

其他：记忆力下降，还有一种莫名的夸张情绪反应，产生一些无可言状的恐怖、烦躁、啼哭、发抖等，自述害怕什么可是什么也说不清的无端害怕等。在产生上述心理变异特征的同时，往往不同程度地引发几项或多项躯体化症状。诸如：心悸、乏力、胸闷、胸痛、眩晕、虚弱、发抖、震颤和不真实感，有时出现憋气、恶心、腹痛等，甚至出现心血管或消化系统功能障碍，亦或皮肤（出汗、厥冷或充血、发热感以及鸡皮疙瘩）、肌肉（疼痛、过度挛缩或瘫软）、关节功能性运动异常等，因而往往被误诊为心肌炎、癫痫或腹部其他急慢性器质性疾病，造成全家不宁，惊慌失措，惶惶不可终日。

（二）临床分类

常见的恐怖症类型主要有广场恐怖症、社交恐怖症、动物恐怖症、学校恐怖症等。

1. 广场恐怖症

从字面上看，似乎广场恐怖症患者对广场、空地或人群聚集的地方等感到惧怕，但实质不是这样的。广场恐怖症大都是开始于惊恐发作。当惊恐发作时，个体体验到的认知、情感、生理上的症状，使个体感到非常痛苦和恐惧。即使是不伴有惊恐发作的广场恐怖症，其发作时也有一系列的类似惊恐发作的症状，如感到紧张、不安，出现明显的头昏、心悸、胸闷、出汗、呕吐等自主神经反应，严重时还会出现人格解体体验或晕厥，令个体产生强烈的害怕、不安全感或痛苦体验。因此，广场恐怖症患者恐惧的实质不是对这些地方感到恐惧，而是害怕在这些地方出现类似惊恐发作的症状，并且担心自己得不到救助。在有人陪伴时，患者的恐惧可以减轻或消失。

对于有效治疗广场恐怖症，应注意区分以下3种情况：①惊恐发作属于继发反应。这种广场恐怖症起病前从无惊恐发作，不处于害怕的场所也无惊恐发作，只有在经历害怕的场所或境遇时极度恐惧，达到惊恐发作的诊断标准。回避害怕的场所或境遇，或恐怖症状得到有效控制，惊恐发作便会停止。因此，广场恐怖症是原发反应，惊恐发作属继发反应。②惊恐障碍为原发。这种广场恐怖症起病前经历过一次或多次惊恐发作，害怕单独出门或单独留在家里，担心自己出现惊恐发作时没有亲友在身旁救助，如果有人陪伴便可消除担心。在惊恐障碍得到有效治疗后，广场恐怖会逐渐消失。可见，原发病是惊恐障碍，广场恐怖为继发症状。③惊恐发作与广场恐怖症并存。在同一个体身上，可见到广场恐怖和惊恐发作。这种个体不但在人多拥挤的场合感到紧张不安，在一般情况下也有惊恐发作。这种情况需分别对待，才能够有效地控制两类症状。

2. 社交恐怖症

社交恐怖症是最普遍的一种精神障碍，也是恐怖症中最常见的一种，是对所有社交（如人际接触等）或公共场合感到强烈恐惧和忧虑的神经症。个体常常伴有自我评价和害怕批评。通常发病始于青春期，偶尔见于童年期。童年期主要表现为害怕在众人面前出现，特别是对被人注意尤为敏感。因此，患儿不敢从成排的人面前走过，乘公交车时不敢与人面对，不敢排队买东西，即使在学校上课时老师提问亦不敢站起来回答，并表现为发抖、脸红、出汗等。社交恐怖症使个体的社会功能受到严重损害，影响到个体的生活、学习。因此，在一般人看来很容易办到的事，却会使社交恐怖症患者感到难于登天。他们可能会认为自己是个没有情趣的人，并认为别人也会那样想。于是患者就变得更加敏感，更不愿意与人接触。社交恐怖症的躯体症状有口干、出汗、心跳剧烈、想上厕所、脸红、口吃结巴、轻微颤抖。有时候，患者会发现自己呼吸急促，胸闷气短，手脚发凉，甚至会处于惊恐状态。

（1）一般社交恐怖症：对于一般社交恐怖症患者，无论是在任何地方、任何情境中，都会害怕自己成为别人注意的中心。害怕自己在别人面前做出令人尴尬的事情。个体通常害怕被介绍给陌生人，甚至害怕在公共场所进餐、喝饮料，会尽可能地回避去商场和进餐馆，从不敢和别人进行争论，捍卫自己的权利。

（2）特殊社交恐怖症

1）赤面恐惧：通常在众人面前，人们经常会由于害羞或不好意思而脸红，这是正常的反应。但是赤面恐惧患者却对此表现出过度焦虑，感到在别人面前脸红是十分羞耻的事情。由于他们的焦虑和掩饰，越怕越脸红，最后非常害怕出现在众人面前，已严重影响到他们的正常生活。

2）视线恐惧：表现为不能够与别人对视。一旦与对方的视线相遇就感到非常难堪，以至于失态。例如，患儿与别人迎面相遇时，不敢去看别人的眼睛，而且总是觉得别人在注视他。上课时，不能够集中注意力，总是控制不住地去关注周围其他同学，或总感到旁边的同学在注视自己，因此感到异常的痛苦。

3）表情恐惧：患儿总担心自己的面部表情会引起别人的反感，或被人看不起，对此惶恐不安。例如，有人认为自己总是眼泪汪汪，样子肯定很丑，甚至想要切除泪腺；有人认为自己说话时嘴唇歪斜，给人带来不快。

4）异性恐惧：患儿在与异性接触时，会出现眩晕、恐惧的感觉，而与其他人交往则没有问题。

5）口吃恐惧：口吃恐惧是由害怕某些社交对象或社交环境而导致的一种

恐惧症。口吃恐惧主要表现在与陌生人或异性接触时，就会感到紧张、不安和拘束，致使谈话难以正常进行，或者出现发音障碍。而跟熟悉的人在一起，或者独自朗读时，则与正常人无异。

3. 动物恐怖症

患儿表现为害怕看见或接触某种动物，如狗、猫、鼠、蛇、昆虫等动物。动物恐怖症多发生于童年，如不及时予以纠正和消除，常持续到成年期。

4. 学校恐怖症

儿童上学时感到很勉强、很痛苦，该上学的时候不去或提出苛刻的条件，有时表现出要去上学或准备去学校，但一旦到学校或接近学校就逃走，坚决拒绝上学。有的儿童在上学时诉说头痛、腹痛、恶心等不适，如强制他去上学会出现强烈的情感反应，如焦虑不安、痛苦、喊叫、吵闹等，任何保证、安抚和物质上的奖赏都不能吸引他愿意去上学，而留在家中则躯体和情感症状均消失。

5. 其他恐怖症

除上述类型外还有疾病恐怖症、黑暗恐怖症和雷雨恐怖症等。

四、西医诊断

前面已经提到，不是一有恐怖发作就可以诊断为小儿恐怖症。一般而言，只有当儿童对日常生活中客观事物和情景产生过分的恐惧，且达到异常程度，才可诊断为小儿恐怖症。

1. 小儿恐怖症的诊断

（1）对日常生活中一般客观事物和情景产生过分的恐惧情绪，出现回避、退缩行为。

（2）日常生活和社会功能受损。

（3）病程至少已1个月。

2. 社交恐怖症的DSM-Ⅳ诊断标准

（1）在与熟悉的人们作与年龄相称的社交关系时发生问题，或在同伴中出现焦虑。

（2）处于所害怕的社交场合，几乎必然不可避免地产生焦虑，因而可能采取限制这个场合或为此场合所诱发的形式。这种焦虑可能表现为哭闹、发脾气、惊呆，或从有陌生人的场合中退缩出来等。

（3）患儿一般都设法避免这种场合，否则便以极度的焦虑或痛苦烦恼而忍耐着。

（4）这种对所恐怖情景的设法避免、焦虑或痛苦烦恼，显著地干扰个人的正常生活、学习或社交活动或关系，或者对这种恐怖感到显著的痛苦烦恼。

（5）病程至少已6个月。

（6）这种害怕或逃避都不是某种物质（如滥用药物、治疗药品）或由于一般躯体情况所致的直接生理反应，也不可能归于其他精神障碍（如分离性焦虑障碍、某种广泛性发育障碍或分裂样人格障碍）。

（7）如存在某种一般躯体情况或其他精神障碍，那么“在与熟悉的人们作与年龄相称的社交关系时发生问题，或在同伴中出现焦虑”也与之无关。

3. 特殊恐怖症的DSM-Ⅳ诊断标准

（1）由于存在或预期某种特殊物体或情景而出现过度或不合理的显著而持续的害怕。

（2）一旦接触所恐惧的刺激，几乎毫无例外地立即发生焦虑反应，采取一种仅限于此情景或由此情景所诱发的惊恐发作形式。这种焦虑表现为哭闹、发脾气、惊呆或紧紧拖住他人。

（3）患儿一般都设法避免这种情景，否则便以极度的焦虑或痛苦、烦恼而忍耐着。

（4）这种对所恐怖情景的避免、焦虑或痛苦烦恼，会显著地干扰个人的正常生活、学习或社交活动或关系，或者对这种恐怖感到显著的痛苦烦恼。

（5）病程至少已6个月。

（6）这种伴于特殊物体或情景的焦虑、惊恐发作或恐怖性避免，都不可能归于其他精神障碍，如强迫症（如对污染有强迫思维的患儿在接触脏物时的害怕）、社交恐怖症（因害怕、窘迫、难堪而避免社交场合）等。

4. 学校恐怖症的诊断

（1）具有在某种或多种社交场合或处境下产生强烈的恐惧和焦虑，并有回避行为及以自主神经功能紊乱为主要症状的病史。

（2）核心症状表现为与社交场合、处境密切联系的紧张、焦虑和恐惧不安发作；出现回避行为，妨碍日常活动及学习；发作时伴有躯体症状。

（3）显著影响社交（包括与同龄人）功能，导致交往受限。

（4）病程至少已1个月。

附：相关评定量表

（一）社交恐惧量表

题号	内容	选项			
		1	2	3	4
1	我怕在重要人物面前讲话				
2	在人面前脸红我很难受				
3	聚会及一些社交活动让我害怕				
4	我常回避和我不认识的人进行交谈				
5	让别人议论是我不愿意的事情				
6	我回避任何以我为中心的事情				
7	我害怕当众讲话				
8	我不能在别人注视下做事				
9	看见陌生人我就不由自主地发抖、心慌				
10	我梦见和别人交谈时出丑的窘样				

评分标准：1.从不或很少如此；2.有时如此；3.经常如此；4.总是如此。

结果分析：1~9分，没有患社交恐惧症；10~24分，有轻度症状，照此发展下去可能会不妙；25~35分，已经处在社交恐惧症中度症状的边缘，如有时间一定要到医院求助精神科医生；36~40分，严重的社交恐惧症患者，需立刻求助精神科医生

（二）社交回避及苦恼量表（SAD）

题号	内容	选项	
		是	否
1	即使在不熟悉的社交场合里我仍然感到放松		
2	我尽量避免迫使我参加交际应酬的情形		
3	我同陌生人在一起时很容易放松		
4	我并不特别想去回避人们		
5	我通常发现社交场合令人心烦意乱		
6	在社交场合我通常感觉平静及舒适		
7	在同异性交谈时，我通常感觉放松		

续表

题号	内容	选项	
		是	否
8	我尽量避免与别人讲话，除非特别熟悉		
9	如果有同新人相会的机会，我会抓住的		
10	在非正式的聚会上如有异性参加，我通常觉得焦虑和紧张		
11	我通常与人们在一起时感到焦虑，除非与他们特别熟悉		
12	我与一群人在一起时通常感到放松		
13	我经常想离开人群		
14	在置身于不认识的人群中时，我通常感到不自在		
15	在初次遇见某些人时，我通常是放松的		
16	被介绍给别人使得我感到紧张和焦虑		
17	尽管满房间都是陌生人，我可能还是会进去的		
18	我会避免走上前去加入到一大群人中间		
19	当领导同我谈话时，我很高兴与他谈话		
20	当与一群人在一起时，我通常感觉忐忑不安		
21	我喜欢躲开人群		
22	在晚上或社交聚会上与人们交谈对我不成问题		
23	在一大群人中间，我极少能感到自在		
24	我经常想出一些借口以回避社交活动		
25	我有时充当为人们相互介绍的角色		
26	我尽量避开正式的社交场合		
27	我通常参加我所能参加的各种社会交往。不管是什么社交活动，我一般是能去就去		
28	我发现同他人在一起时很容易放松		

计分方式：

1.与下列答案相同的选择便各得1分：

是：2，5，8，10，11，13，14，16，18，20，21，23，24，26。

否：1，3，4，6，7，9，12，15，17，19，22，25，27，28。

2.回避分量表的条目为：2，4，8，9，13，17，18，19，21，22，24，25，26，27。

3.焦虑分量表的条目为：1，3，5，6，7，10，11，12，14，15，16，20，23，28。

五、中医辨证论治

1. 肾精亏损证

症状：易惊易恐，思虑过度，忧郁，郁郁寡欢，倦怠乏力，气短身疲，心悸胸闷，面色少华，舌淡苔薄，脉细弱。

治则：补肾益精，充脑安神。

处方：六味地黄丸（《小儿药证直诀》）加减。生地黄、熟地黄、山药、山茱萸、泽泻、茯苓、牡丹皮、远志、枸杞、猪髓（另炖和服）。

加减法：伴见遗精盗汗，加知母、黄柏清下焦热；崩漏下血，当与二至丸并用；头晕目眩，加决明子、龟甲；腰膝酸软，宜加怀牛膝、桑寄生以补肾强筋骨。

2. 气血虚弱证

症状：恐惧不安，精神不振，心慌心悸善恐，腰膝酸软，遗精盗汗，虚烦不得眠，舌质红，苔少，脉细弱。

治则：补益气血，填髓定志。

处方：远志丸（《三因极一病证方论》）加减。远志、茯神、当归、人参、白芍、石菖蒲、茯苓、川芎、熟地黄、白术、朱砂、甘草。

加减法：怯寒尿频，加鹿角、肉桂；身倦乏力，加黄芪；寐寤不宁，加首乌藤；心悸，加牡蛎、五味子、麦冬。

3. 肝胆不足证

症状：遇事优柔寡断，虚怯善恐，胆小易惊，两胁不舒，坐卧不安，舌淡苔薄，脉弱。

治则：助益肝胆，健脑补气。

处方：补胆防风汤（《张氏医通》）加减。前胡、防风、川芎。

加减法：胆怯善恐伴见不得眠，加酸枣仁、龙眼肉、远志、柏子仁；两胁不舒，加玫瑰花、白芍、乌梅、川楝子、木瓜、生麦芽。

4. 肝郁脾虚证

症状：胆怯，易惊善恐，口淡纳呆，食欲不振，胸膈痞闷，心悸头晕，肢体困倦沉重，舌淡苔白，脉滑。

治则：疏肝解郁。

处方：人参、细辛、甘草、茯神、生姜、独活、大枣。

加减法：咳痰，加半夏、桔梗、桃仁、贝母；潮热，加地骨皮、麦门冬、胡黄连；恶寒，加羌活、升麻。

5. 痰湿蒙胆证

症状：胆怯，易惊易怒，情志不舒，忧郁，头晕多汗，不寐易醒，胸胁胀满，神疲纳呆，乳房胀痛，月经不调，舌淡，苔红，脉弦数。

治则：化痰健脾。

处方：逍遥散（《太平惠民和剂局方》）加减。薄荷、白芍、柴胡、当归、茯苓、白术、炙甘草、生姜。

加减法：便秘者，加芦荟、大黄；湿气重，加藿香、佩兰；腹痛、腹胀，加郁金、香附。

六、推拿手法与穴位的选择

（一）脊柱按摩法

【概述】按照“补虚泻实”的原则，顺经络循行的方向为补法，逆经络循行的方向为泻法，重手法为泻，轻手法为补。

【操作】运用推拿中的点法、按法、揉法等方法，保持适中轻柔的力度，分别对其督脉、足太阳膀胱经、头部和四肢进行推拿。1次/日，频率120次/分钟，20分钟/次。

（二）头部按摩法

【概述】小儿恐怖症乃因神气不足、心气怯弱所致，目触异物，耳闻异声，便心神不宁、神志不安。选用头部穴位可以起到镇惊醒脑、安神定志的作用。

【操作】开天门：两拇指自下而上交替直推100次。推坎宫：双手大鱼际及拇指自印堂沿眉向眉梢呈一横线作分推至太阳穴100次。按揉百会150次，推囟门50次，补脾经、清肝经、揉小天心各200次，拿肩井3~6次。推拿治疗每日1次，以3次为1个疗程，最多不超过7次。

（三）全身按摩法

【概述】清心经：清热泻火，养心安神；清肝经：平肝泻火，息风镇惊，解郁除烦；分手阴阳：平衡阴阳，调和气血，行滞消食；掐揉小天心：清热，镇惊；运八卦：宽胸利膈，理气化痰，行滞消食；揉囟门：镇惊安神，通窍；猿猴摘果：消食，治痰气，除虚退热；摩腹揉脐：健脾和胃，补益气血，消食化积；上推七节骨：温阳止泻。捏脊：通过捏提作用于背部的督脉、足太阳膀胱经。由于督脉总督诸阳，背部足太阳膀胱经第一侧线分布区又为脏腑背俞穴所在，“迫脏近背”，与脏腑密切相关，所以捏脊有疏通经络、调整阴阳、促进气血运行、改善脏腑功能以及增强机体抗病能力等作用，从而起到安神定惊、健脾和胃之的功效。

【操作】清心经3分钟，清肝经3分钟，分手阴阳3分钟，掐揉小天心2分钟，运八卦3分钟，揉囟门2分钟。猿猴摘果：以双手食、中指侧面分别夹住患儿耳尖向上提，再捏两耳重向下扯，如猿猴摘果之状，向上提10~20次，向下扯10~20次，重复5次，捏脊3~4次。兼腹泻者，摩腹揉脐3分钟，上推七节骨3分钟。

（四）背俞按摩法

【操作】以背俞穴为主要治疗穴，即肾俞、胆俞、肝俞、脾俞、心俞；拿头部五经，或五指叩击头部；推风池、风府、大椎；拿项肌、斜方肌；推按百会、神门、血海、足三里、三阴交，以得气为度；拿揉天枢，以得气为度；顺时针按摩腹部。每日按照以上顺序，各进行10次。

【定位】

（1）开天门：由眉心向额上交替直推至神庭（前发际）。

（2）推坎宫：自印堂沿眉向眉梢呈一横线作分推至太阳。

（3）百会：两耳尖连线与头部前后正中线的交点处。

（4）囟门：百会前3寸，属督脉。从前发际正中引直线上至百会，百会前凹陷处。

（5）补脾经：拇指末节桡侧缘，从指尖起一直推到指根。

（6）清肝经：食指掌面，指尖到指根呈一直线，从食指根起一直推到指端。

（7）小天心：大小鱼际交接处凹陷中。

（8）肩井：大椎穴与肩峰连线的中点。

（9）手阴阳：在手掌根部，自小天心处向两旁分至阳池、阴池。

（10）八卦：手掌面，以内劳宫为圆心，从圆心至中指根横纹的2/3处为半径画圆，八卦穴即在此圆周上。外八卦在掌背，与内八卦相对处。

（11）七节骨：第4腰椎至尾椎骨端呈一直线。

（12）捏脊：自大椎至长强呈一直线。

（13）肾俞：第2腰椎棘突下，旁开1.5寸。

（14）胆俞：第10胸椎棘突下，旁开1.5寸。

（15）肝俞：第9胸椎棘突下，旁开1.5寸。

（16）脾俞：第11胸椎棘突下，旁开1.5寸。

（17）心俞：第5胸椎棘突下，旁开1.5寸。

（18）头部五经：头顶部督脉及左右足太阳经及足少阳经。

（19）风池：胸锁乳突肌与斜方肌上端之间的凹陷处。

（20）风府：后发际正中直上1寸。

（21）大椎：在第7颈椎与第1胸椎棘突之间，属督脉。

（22）神门：腕横纹尺侧端，尺侧腕屈肌的桡侧凹陷中。

（23）血海：髌骨内上缘上2寸处。

（24）足三里：外膝眼下3寸，胫骨前嵴外一横指处。

（25）三阴交：内踝上3寸，胫骨内侧面后缘。

七、其他疗法

（一）针刺治疗

（1）针刺：采用疏肝调神针法治疗，取百会、四神聪、神庭、本神（双）、印堂、膻中、内关（双）、照海（双）、三阴交（双）、太冲（双）。治则：疏肝健脾滋肾，养心安神。操作：嘱患者取仰卧位，身体自然放松，选穴局部常规消毒；使用0.3mm×40mm华佗牌针灸针，百会平刺15~25mm，神庭向后平刺10~15mm，本神、四神聪向百会方向平刺15~20mm，印堂、膻中向下平刺15~25mm，内关、三阴交、照海直刺15~25mm，太冲向涌泉方向透刺15~25mm，采用平补平泻法，针刺得气后留针20分钟。每日治疗1次，每周治疗6次。

（2）耳穴贴压：取穴以心、肾、脑、神门为主。心血不足者，加神门、足三里、通里以补血养心安神；痰浊内阻者，加丰隆、中脘、阴陵泉以助健脾理气化痰之功。

（3）梅花针：叩刺头颅部的顶区及胸腰部（胸椎及腰椎旁开0.5~1.5寸区域），如肾精亏虚者，治疗宜补肾益精，取志室、肾俞、郄门。每日1次，共10次。

（二）西医综合治疗

小儿恐怖症需综合治疗，以心理治疗为主，辅以药物治疗。行为治疗（包括系统脱敏法、实践脱敏法、冲击疗法、暴露疗法、正性强化法、示范法等）结合支持疗法、认知疗法、松弛治疗及音乐与游戏疗法，一般可取得较好疗效。对症状严重的患儿可给予小剂量抗焦虑药物或抗抑郁药物。

系统脱敏法是先让患者学会放松，将患者恐惧的刺激或情境按照其恐惧的程度由小到大排列出来，然后在患者放松的状态下逐一循序渐进地暴露于引起焦虑、恐惧的刺激，从而减轻对恐怖性刺激的害怕反应。

冲击疗法是把患者置于最令其恐惧的情境中，并要求和鼓励患者在恐惧面前不退缩，坚持到底，直到恐惧程度下降，最终不感到恐惧或焦虑为止。

模仿法：治疗师作为榜样去面对患者害怕的事物或处境，让患者进行观察学习。

认知疗法是改变患者不合理的认知，通常与行为疗法，如暴露技术、社交技巧训练等联合使用。认知疗法往往和行为疗法结合起来，不论是近期疗效还是远期疗效都要优于单独的行为疗法。

其他心理疗法："顺其自然、为所当为"是森田疗法的基本治疗原则。消除思想矛盾，并对疑病素质的情感施加陶冶锻炼，使其摆脱疾病观念，针对精神交互作用这一症状发展的机制，顺应注意、情感等心理状况来应用一些措施，并按照患者的症状和体会，经常使之体验顺从自然。

各类型恐怖症如果积极接受心理治疗，可改善症状。但目前受医学发展和公众意识的影响愿意接受心理治疗的人群较少，如果不加以控制，各类型的恐惧症都有着向更为严重的方向发展。恐怖症患者通过长期配合心理医生进行疏导后一般多可治愈。患者若无自杀倾向，一般不影响自然寿命。患者要根据自身情况按时复诊，一般为3个月或半年一次，通过与心理医生沟通、填写量表等方式判断患者病情恢复情况，防止病情复发。

（三）饮食调理

恐怖症患者饮食不做特殊要求，可与常人无异，但是应当遵循健康饮食的标准，合理搭配、均衡营养即可。

（四）日常护理

恐怖症病情监测主要依靠复诊，患者可注意日常情绪变化，控制不良情绪，防止情绪过度波动，出现异常及时就诊。患者应保持积极乐观的心态，遵从医生指导，排解不良情绪，保持愉快心情，避免情绪过度波动以引起心理或行为异常。若出现行为异常无法控制或彻夜失眠等症状时，及时就诊或服用镇静类药物，防止发生意外事故。家属平时应多与患者交流沟通，消除患者不良情绪，鼓励患者积极乐观面对生活，减轻患者压力等。患者应遵医嘱按时服药，出现不良反应及时就诊。家属注意患者情绪变化，防止出现自杀倾向。患者在日常生活中应保持适当运动，放松身心，保持身心愉悦。多与人沟通交流，适当排解不良情绪，防止压力过大出现心理问题。

八、鉴别

1. 急性焦虑的惊恐发作

急性焦虑的惊恐发作主要表现为过度焦虑、紧张、恐慌、心率加快、呼吸加快等症状，恐怖症患者主要表现为恐惧，有具体的恐惧对象，可与焦虑鉴别。

2. 精神分裂症

恐怖症主要表现为患者社交退缩、反应迟缓、睡眠障碍、精神失常等，通过患者临床症状可鉴别。精神分裂症患者的狂躁表现反映在明显与周围的环境脱节，甚至出现情感倒错现象，这和恐怖发作不同。精神分裂症患者的思维散漫或者思维破裂，整个思维结构松散，夸大内容往往荒谬离奇，语无伦次，思维语言都可以表现得毫无关联，又伴有难以解释的妄想和丰富持久的幻觉。

3. 疑病症

疑病症主要表现为患者有持续存在的患有某种疾病的先占观念，也可伴有恶心、反酸、腹泻、心悸、胸痛、呼吸困难等躯体症状，通过患者临床症状可鉴别。

4. 类似的情绪反应

与恐怖症患者所体验到的情绪状态相类似的几种情绪反应。①害怕：是对真实危险或威胁的正常反应；②胆怯：是指易于发生害怕的持久倾向；③惊恐：是一种突然爆发的急性恐惧；④焦虑：是一种同“迫在眉睫”而又不知所措的与危险情绪有关的不愉快情绪。

5. 学校恐怖症与逃学

学校恐怖症与逃学的鉴别

鉴别项目	学校恐怖症	逃学
拒绝上学的特点	愿一个人待在家里，常得到父母的允许	外面游荡或与其他儿童玩，父母常不知道其逃学
情绪	常有焦虑，也可有抑郁，惊恐发作，脾气大，可有暴怒发作	偶有焦虑
躯体症状	多见，可有头痛、肚子痛、恶心、呕吐等	少见
平时表现	常为品学兼优的好学生、听话的乖孩子	学习不好，品行不佳，常有说谎、打架等违反校规的行为
不上学的动机	害怕与家中分离，怕老师、怕同学	厌恶学习，反抗老师或家长，贪玩
家庭情况	经济条件好的小家庭，家族中神经症患者较多，对儿童过分照顾，从小被动，依赖	大家庭，家庭气氛不好，教育意见不一，体罚，对儿童关心不够，父母离异或死亡，家庭破碎

6. 恐惧

恐惧是儿童心理发育过程中的正常现象，所以与年龄相关。随着年龄的增长，恐惧将逐渐消失。恐惧是短暂的，只有当儿童遇到他所害怕的事物或情景时才发生恐惧，离开后立即消失。恐惧并不影响生活和学习。恐怖症是病态表现，害怕的对象很单一，离开了害怕的对象后仍会恐怖，所以恐怖持续的时间很久，与年龄无关，并严重影响生活和学习。

第八节　小儿躁狂症

一、概述

小儿躁狂症表现与成年人有很多的不同之处，首要特点是行为障碍突出。有人认为，这是因为儿童的思维过程尚处于较为幼稚的阶段，情感的自我体验和表达都较为单调。行为症状表现为活动增多，主意、要求增多。患儿常具有攻击、破坏行为。由于活动增多，注意力分散，经常闯祸而常与小儿多动症相混淆。患儿自觉高兴，表情丰富，喜欢喧闹、欢叫，常伴饮食不佳，腹痛。小儿躁狂症的第二个特征性症状是：患儿对挫折、批评的耐受性下降，易引起爆发性愤怒和抵抗性情绪反应，但随之又感到不对、不应该而悔恨。抑郁症状在小儿躁狂症中较成年人更多见。少年期躁狂症状表现极不典型，往往伴有分裂症状，如与心境不协调的妄想、奇特行为，听、视、幻觉亦多见。但随着时间推移，以后发生情感症状越来越明显。

二、病因

（一）西医病因

躁狂症的病因尚未明确，可能和性别、年龄、种族、经济状况、应激等危险因素有关，大量研究资料提示其发病机制可能与生物学因素、遗传学因素、心理社会因素、脑结构基础、体质因素等关系密切。

1. 生物学因素

（1）神经生化：最早由Schildkraut于1965年提出，抑郁患者脑内去甲肾上腺素/5-羟色胺（NE/5-HT）功能不足，躁狂则为NE/5-HT功能过高。根据大量的精神药理学研究和神经递质代谢研究证实，患者存在中枢神经递质代谢异常和相应受体功能改变，如5-HT功能的异常及其受体基因调控的改变、去甲肾上腺素和多巴胺及其受体的变化等。

（2）第二信使平衡失调：第二信使是细胞外信息与细胞内效应之间不可缺少的中介物。目前有研究证实，在双相障碍的病理过程中，线粒体内Ca^{2+}的失调作用明显。由于线粒体内Ca^{2+}失调，导致神经细胞凋亡和神经可塑性降低，继而导致精神稳定神经元的丧失和应激能力的减退，在临床上呈现出了双相障碍的各种症状，如神经内分泌功能失调，主要是下丘脑-垂体-肾上腺皮质轴和下丘脑-垂体-甲状腺轴的功能失调。

2. 遗传学因素

双生子、寄养子和家系研究已经表明遗传因素是该病的影响因素之一。据调查发现，双相Ⅰ型障碍患者的一级亲属中双相障碍的发病率，较正常人的一级亲属中发病率高数倍，血缘关系越近，患病率越高。一级亲属或直系亲属有15%的可能性发展为双相情感障碍疾病。在父母或同胞患有双相Ⅰ型障碍者只有1%~5%的概率患病，父母双方患双相Ⅰ型障碍者的患病概率为75%。双相情感障碍亲代是否发病与子代是否患病无关，因为在亲代或者子代的基因里均存在双相情感障碍的致病基因，有时候亲代或许不发病而子代发病，或者有时候亲代在生育子代前没有发病，而在生育子代后才发病。刘斐等对52例高发双相情感障碍的家系进行比较分析，结果显示亲代患病前后所生子女患病概率没有显著性差异，得出双相情感障碍患者子女患病风险与其父母发病前后生育无关的结论。何宏炜研究发现，单次发作躁狂症遗传两性间无显著性差异，但两性家族史阳性者共同显示一级亲属患病显著较多，三级亲属患病显著较少，且生活事件在疾病发展中起明显作用。因此，单次发作躁狂症两性发病均与遗传有密切关系，生活事件对患病也有明显影响。

3. 心理社会因素

不良的生活事件和环境应激事件可以诱发情感障碍的发作，如家庭关系不好、长时期处于高度紧张的生活状态等。遗传因素在情感障碍发病中可能导致一种易感素质，而具有这种易感素质的人在一定的环境因素下可促发疾病。

4. 脑结构基础

双向障碍的脑结构影像研究提示存在广泛的异质性，目前研究发现的有全脑容积的保存，中线、前额叶、前边缘网络局部灰质及白质的结构性改变，同时还有轻度脑室扩大（右侧大脑更加显著）以及深部脑白质高信号比率增加。此外，功能影像研究也提示存在散在的神经环路的病理改变，目前发现的主要有前额叶及前扣带回皮质以及皮质下边缘结构，包括杏仁核及室周纹状体。研究发现杏仁核、纹状体及丘脑的过度激活是负责情绪调控的皮质-边缘通路中最为一致的脑区改变，而前额叶皮质的一致性较低，但多数研究发现腹外侧及背外侧前额叶皮质区域激活增加。因此，脑结构的异质性是双相情感障碍发生的结构基础。

5. 体质因素

体质由先天遗传和后天获得所形成，人类个体在形态结构和功能活动方面所固有的、相对稳定的特性，与心理性格具有相关性。个体体质的不同，表现为在生理状态下对外界刺激的反应和适应上的某些差异性，以及发病过程中对某些致病因子的易感性和疾病发展的倾向性。所以，对体质的研究有助于分析疾病的发生和演变，为诊断和治疗疾病提供依据。

（二）中医病因

躁狂症属于中医“狂证”的范畴。狂证的发生，与情志内伤密切相关，或以悲喜交加，或以恼怒惊恐，皆能损伤脏腑功能，导致脏腑功能失调和阴阳失于平秘，进而产生气滞、痰结、火郁、血瘀等，蒙蔽心窍而致精神失常。如《临证指南医案》曰：“狂由大惊大怒，病在肝、胆、胃经，三阳并而上升，故火炽则痰涌，心窍为之闭塞。”狂证的发生与火更为密切，如《景岳全书·癫狂痴呆》曰：“凡狂病多因于火。此或以谋为失志，或以思虑郁结，屈无所伸，怒无所泄，以致肝胆气逆，木火合邪，是诚东方实证也。此其邪乘于心，则为神魂不守；邪乘于胃，则为暴横刚强。”由此可知，胃、肝、胆三经实火上升扰动心神，或阳明热盛，上扰心窍，皆可发为狂证。

三、症状

小儿躁狂症的症状不及成人典型，综合介绍如下。

1. 心境高涨

有些患儿情绪反应可能不稳定，易愤怒、好发脾气，可出现毁物或攻击行为。思维异常，意念漂浮，夸夸其谈，华而不实，语言尖刻，自以为是，夸大观念，自吹自擂，自认为能力出众。还可有注意力不集中，极易受外界影响而分散注意，随境转移。情感障碍类似成人，表现为兴高采烈，欢笑喧闹，精力充沛，傲慢无理，易激怒，且较成人更易出现抑郁症状，可突然自杀。

2. 精神运动性兴奋

患儿表现为不停地说笑、唱歌，喜欢热闹的场面，主动与同学或老师攀谈，好招惹小朋友，上课时不能安静，整日显得忙忙碌碌，主动帮父母做家务，但往往虎头蛇尾，一事无成。表现多为协调性，但有时亦可出现不协调性，如多动多语，举止轻浮，言过其实，爱吵好闹，打诨逗乐，惹是生非，蛮横无理，攻击别人，行为冲动。

3. 躯体症状

患儿饮食无节律，进食或多或少，易暴饮暴食，造成消化不良，睡眠减少，体重下降，腹痛等。

4. 人格素质

患儿多数属外倾性人格，自幼有躁郁型的人格素质。过去或现在患发热性疾病时，可有谵妄、躁狂或抑郁暴发发作，过去可能有躁狂和（或）抑郁发作史。

四、西医诊断

1. 症状标准，要求典型症状+至少3条常见症状

典型症状：心境明显高涨，易激惹，与个体所处环境不协调。

常见症状：①活动增加；②言语增多；③思维奔逸；④注意力不集中，随境转移；⑤自我评价过高，夸大；⑥睡眠需要减少；⑦鲁莽行为。

2. 严重程度

患儿出现精神病性症状，严重损害社会功能，或给别人造成危险。

3. 病程标准

病程≥1周。

4. 排除标准

排除其他精神疾病。

五、中医辨证

狂证与癫证一样，也是常见的精神失常，临床以精神亢奋、狂躁刚暴、喧扰不宁、毁物打骂、动而多怒为特征，多由痰火壅盛、迷塞心窍所致。

1. 痰火扰心证

五志化火，鼓动阳明痰热，上扰清窍，故表现为性情急躁，头痛失眠，两目怒视，面红目赤，突然狂暴无知，情感高涨，言语杂乱，逾垣上屋，气力倍常，骂詈叫号，不避亲疏；或毁物伤人，或哭笑无常，登高而歌，弃衣而走，渴喜冷饮，便秘溲赤，不食不眠。舌质红绛，苔多黄腻，脉弦滑数。

2. 阴虚火旺证

狂乱躁动日久，必致气阴两伤，如气不足则精神疲惫，仅有时狂躁但不能持久；阴伤则虚火旺盛，扰乱心神，故症见情绪焦虑，紧张，多言善惊，烦躁不眠，形瘦面红，五心烦热。舌质红，少苔或无苔，脉细数。

3. 气血凝滞证

由于气血凝滞，使脑气与脏腑之气不相接续，若瘀兼实热，则发为狂证。表现为情绪躁扰不安，恼怒多言，甚则登高而歌，弃衣而走，或妄见妄闻，或呆滞少语，妄想，思奇多端，常兼面色暗滞，胸胁满闷，心痛心悸，或妇人经期腹痛，经血紫暗有块。舌质紫暗有瘀斑，舌苔薄白或薄黄，脉细弦或弦数，或沉弦而迟。

六、推拿手法与穴位的选择

推拿配合针刺

【概述】印堂、百会、神庭具有清脑宁神、醒神开窍的作用；神门、涌泉具有镇静安神、引火下行、交通心肾的作用，采用浅针配合头颈部的推拿可以取得良好的治疗效果。

【操作】印堂、神庭、百会、神门、涌泉分别应用浅针，针头以少量消毒棉花裹缠，抵住穴位，术者拇指顶住针尾，中指刮针柄，30~60下/分钟，每穴操作5~10分钟。针后配合推拿上穴及患者颈项部位，10~15分钟。2次/周，1个月为1个疗程。在家中父母可以指代针按揉上述穴位及患儿颈项部位。

【定位】

（1）印堂：两眉头连线的中点。

（2）神庭：头部正中线入前发际0.5寸。

（3）神门：腕横纹尺侧端，尺侧腕屈肌的桡侧凹陷中。

（4）百会：两耳尖连线与头部前后正中线的交点处。

（5）涌泉：足掌心前1/3处。

七、其他疗法

（一）单方验方

痰火扰心而发狂者，每早空服芫花末1.5~6g；也可用巴豆霜1~3g，分3次服完，以后酌情服用。

（二）针刺疗法

1. 子午流注纳子法

依据子午流注纳子法理论在气血流注到十三鬼穴所在经脉时进行针刺，每日1次，10天为1个疗程，3个疗程后观察疗效，每个疗程间休息3天。（注：鬼宫水沟穴为督脉穴，其与手足阳明经相交，故在气血流注到手足阳明经时进行针刺；鬼市承浆为任脉穴，其与足阳明经相交，故在气血流注到足阳明经时进行针刺；鬼藏会阴穴因其部位特殊不进行针刺；鬼堂上星穴为督脉穴，其无相交经脉，因而选取上午9时的常规时间进行针刺。）狂证患者可取以下几组穴位：①人中、少商、隐白、大陵、丰隆；②风府、大椎、身柱；③鸠尾、上脘、中脘、丰隆；④人中、风府、劳宫、大陵。每次取1组，4组穴位交替使用，施大幅度捻转、强刺激的手法。狂证发作时，可取两侧环跳穴强刺激。

2. 针刺加放血疗法

（1）针刺

①取穴：巨阙、鸠尾、丰隆、心俞、长强。②操作：穴位常规消毒后，采用0.30mm×40mm毫针，丰隆直刺40mm，长强直刺25mm，心俞斜刺25mm，巨阙透鸠尾平刺30mm，其中丰隆、心俞采用提插捻转泻法，其余均用补法，留针20分钟。

（2）放血：取膈俞、血海。操作：患者取侧卧位，局部皮肤常规消毒后，采用三棱针点刺放血，出血后，膈俞、血海加拔火罐，以助出血。

3. 针药治疗

针刺：泻水沟、劳宫、曲池、太冲、涌泉穴。待其平静后，加刺鸠尾、上脘、中脘、天枢、内关、神门、丰隆、百会、四神聪穴，平补平泻，得气后留针2小时。药物：水牛角（锉末冲）3g，生铁落100g，钩藤30g，龙齿、生石膏各50g，栀子、生地黄各20g，竹茹10g，胆南星20g，郁金、丹参各30g，赤芍、远志各20g，茯神30g，炒枣仁25g。每日1剂，先予以大承气汤服之，得泻后，再予以上药。张再康等采用过梁针刺疗法配合方药治疗躁狂症。主穴为天灵（腋缝前线直上1寸，向内旁开5分，稍向外斜刺5~6寸），腋灵（肘腋前线直上5分，肌腱下缘处，直刺5~6寸），屈阳委（屈肘横纹端稍外方约7~8分处，直刺4~5寸），中平（膝下5寸，胫腓小骨间，即小腿腓侧腓骨小头与外踝高点之连线髌骨中线下5寸处，斜刺3~4寸），平顶（膝下3寸，内斜刺6~8寸），阴委（股外侧腘窝横纹上1寸处，直刺6~8寸），阴委2、阴委3（分别为阴委上1寸和2寸处，屈膝取，直刺6~8寸），四连（阴委3上1寸，大腿腓侧腘窝横纹外侧端上4寸处，直刺6~8寸），五灵（四连上1寸，股二头肌外侧缘处，直刺6~8寸），灵宝（五灵上1寸，直刺6~8寸）；配穴为涌泉、水沟。手法均取强刺激泻法，一般以4天1次为宜。若病重者，亦可1日1次或隔日1次，但应尽力避免强迫扎针。方药首选《医学衷中参西录》的荡痰汤：生赭石（轧细）60g，大黄30g，朴硝18g，清半夏、郁金各9g。

（三）西药治疗

1. 锂盐 对躁狂症有效，一般用于少年期患儿。每日剂量为30mg/kg，分3次口服。从小剂量开始，逐渐增量，出现疗效后不用增量。每2周测血锂1次，保持血浓度在0.6~1.2mmol/L。

2. 氯丙嗪 有明显的镇静作用，25~50mg/d开始，逐渐增至100~200mg/d，分2~3次服，症状减轻后再逐渐减至50~100mg/d。

3. 氟哌啶醇 初次0.05mg/（kg·d），分2~3次，5~7日后酌情增至0.15mg/（kg·d），每日分2~3次。

4. 稳定剂 可用卡马西平或丙戊酸钠治疗躁狂症，对控制兴奋、冲动、攻击行为有效。

5. 奋乃静 为强安定药，药理作用与氯丙嗪相似，开始0.1~0.5mg/（kg·d），以后逐渐加量至6~18mg/d，分2~3次服。

八、鉴别

1. 精神分裂症

一些精神分裂症患者临床表现酷似躁郁症。精神分裂症也可有循环病程，临床表现也可以有精神运动性兴奋，但其特点是：情感不鲜明，言语内容零乱，行为多具冲动性。精神分裂症经过几次发病后，循环病程渐不明显，而呈慢性进行性病程。躁郁症可有与心境不协调的精神病性特征，不过这只是全部症状的一个插曲，不占主导地位，持续时间比较短暂。如果症状的主要特征是情绪高涨或易激惹，既往有发作史，间歇期精神状态正常，符合躁狂发作的诊断标准，应当诊断为躁狂症。

2. 精神活性物质与非依赖性物质所致精神障碍

酒、毒品、兴奋剂的使用可能出现兴奋状态，有些非依赖性物质如皮质激素、异烟肼、阿的平等中毒，也可引起躁狂状态。这种兴奋状态和躁狂状态的发生、发展与使用这些物质密切相关。停用后症状即消失或减轻。此外，中毒性躁狂状态往往伴有不同程度的意识障碍，可供鉴别。

3. 脑器质性精神障碍

阿尔茨海默病、麻痹性痴呆、脑血管病所致精神障碍和脑炎后综合征等都可能出现躁狂症状，但往往伴有智力障碍，情感不一定是高涨，欣快症状突出。详细询问病史、躯体和神经系统检查、CT检查和其他实验室检查，对鉴别诊断十分重要。

4. 躯体疾病所致精神障碍

许多躯体疾病可引起躁狂状态，如甲状腺功能亢进症可导致轻躁狂状态，但情感并非真正高涨，而以焦虑、紧张和情绪不稳为主。有些躯体疾病引起的躁狂状态伴有意识障碍，同时可发现躯体疾病的症状和体征，详细的体格检查和实验室检查有助于诊断。

5. 正常人的高涨心境

正常人的情绪高涨受客观因素影响，在高涨心境发生的时候，一般表现为乐观、开朗、热情、上进，其乐观情绪是有理智的，表现是自信而不夸大自我，健谈但随时考虑到他人。思维联想有条理，讲话不离主题，对情绪有自控能力，会视环境不同而区别对待。行为增多但不至于盲目或冒险，工作生活有计划地进行，效率高，知道适当地休息。兴趣较多，相对较持久和专一。做事目的明确，积极主动。这和轻狂躁发作时的脱离实际的高涨情绪、敏感多变、目空一切、做事随心所欲、不计后果是不相同的。

第九节　小儿多动症

一、概述

多动症又称注意缺陷多动障碍，是儿童时期最常见的神经行为障碍之一，严重影响着儿童的学习成绩、健康和社会交往。多动症的主要特点是患儿的智力正常或基本正常，但注意障碍和活动过度，可伴有行为冲动和学习困难。国外报道其患病率为5%~10%，国内为10%以上，男孩多于女孩，早产儿及剖宫产儿患多动症的概率较高，在6%以上。

多动症多呈慢性过程，症状持续多年，甚至终身存在。约70%的患儿症状会持续到青春期，30%的患儿症状会持续终身，导致成年后在工作表现、日常生活或人际关系的互动上产生困扰，以至于陷入自信心不足、挫折、沮丧、不明的脾气暴躁，甚至产生忧郁症。另外，继发或共患破坏性行为障碍及情绪障碍的危险性也提高，成年期物质依赖、反社会人格障碍和违法犯罪的风险亦可能增加。对被诊断为多动症的患儿如果不尽早治疗，在成人期可能出现人格障碍甚至违法犯罪等反社会行为，对患者学业、职业和社会生活等方面产生广泛而消极的影响。多动症是导致学习困难、辍学、社会孤立、受伤和对立行为的危险因素，给患儿的身心健康带来了巨大危害，给家庭和社会造成了沉重的负担。

二、病因

（一）西医病因

多动症的病因和发病机制至今未明。目前大多数学者认为，该病并非由某单一因素引起，而是由遗传因素、神经解剖因素、神经递质因素、心理社会因素等综合作用的结果。

1. 遗传因素

通过对有多动症病史的双胞胎、被收养儿童和家庭儿童进行研究，得出遗传因素可能是多动症的病因。研究表明多动症患儿家长中35%有酗酒、癔症或反社会人格。多动症患儿的父母叔伯和其他的亲属比较起来有更多多动症的相关问题。家庭研究提示，多动症品行障碍很大程度上和父母的相关病历有关。在多动症患儿的直系亲属中，多动症、对立违抗性障碍和抑郁症的发病率都较高。

2. 神经解剖因素

多动症是因额叶及与其相关联的皮质下结构，如丘脑、基底神经节的功能发育不良或受损造成的。其表现为注意力不集中、活动过度、冲动、情绪不稳、缺乏计划性等。影像学研究表明多动症儿童的脑皮质成熟高峰期在10.5岁，比正常发育儿童约晚3年，并且这种皮质成熟延迟的表现在前额叶区域最突出。研究证实前额叶区域及多动症核心症状和执行功能密切相关。从神经发育过程角度来看，额叶进化最晚，成熟最迟，最容易受损。

3. 神经递质因素

神经递质功能的改变可对心境、警觉、活动度、认知和很多外表行为起作用。神经递质的功能有一定的遗传性，同时又受毒素、感染、缺氧、营养不良、紧张刺激的影响。近来越来越多的研究支持其在多动症的作用。

近年来，研究相对集中在多巴胺（DA）、去甲肾上腺素（NE）及5-羟色胺（5-HT）三类神经递质上。患者DA功能不足，NE功能不足或者5-HT功能亢进都会引起多动症。

4. 心理社会因素

随着社会、科技高度发展，生活工作节奏加快，知识更新加快，脑力劳动加重，就业竞争激烈，极大地增加了人们的社会心理压力及精神紧张刺激，从而引起心理、行为障碍。活动过度可因缺乏安全感和稳定的家庭关系而引起。有研究表明，不良的社会环境、家庭背景、亲子关系、经济贫困、住房拥挤、父母离异或家庭功能紊乱等，均可构成本病的诱因，增加多动症的发病危险性。可见，社会心理因素不容忽视，素质因素在多动症的发生中起着较大的作用，且有遗传倾向。

综上所述，儿童多动症的发生不是由单一因素造成，而是诸多因素相互影响、综合作用的结果。因此，在干预治疗多动症时也应考虑到多因素、多方面，这对其早期干预、防治及预后都有很好的帮助。

（二）中医病因

小儿多动症在中医属于“躁动”“失聪”“健忘”“脏躁”“肝风”“妄动”等范畴。本病病机为脏腑功能失常，阴阳失调。肾元虚衰，肾为先天之本，主水，藏精，主骨，生水通脑。《灵枢·海论》云：“脑为髓之海。”又云：“髓海不足，则脑转耳鸣。”髓空则神无所依，智力低下，记忆丧失，出现“健忘”“失聪”。脑髓充盈则精力充沛，脑力旺盛，肾藏精，精髓之生本于肾，主骨生髓通于脑，且“志”与“伎巧”为肾所主。故肾中的精气可以充髓，髓充于脑，产生脑的各项牛理功能。本病主要涉及肾、肝、心、脾等脏腑，最突出的是肾和肝。中医根据多动症的不同症状分为肝肾阴虚证、心脾两虚证、痰火扰心证、肝亢肾虚证、肝旺脾虚证。

三、症状

1. 注意力不集中

与年龄不相称的注意集中困难和注意持续时间短暂是多动症的核心症状。为了正常注意集中，需要能够长时间维持及时反应周围变化的状态。但是多动症患儿向不对的刺激注意集中或即使找对了刺激也容易因外界刺激分心。患儿在学习中注意不到细节，经常发生错误，不能按时完成作业或指定的任务。因此，父母或老师常指责患儿“不听话”“注意力不集中”等。

2. 活动过多

患儿经常显得不安宁，不能安静坐着，在座位上扭来扭去。在某个要求安静的场合擅自离开座位，有些患儿控制不住自己，甚至发些怪音。此症状是由患儿自控力不足所致。

3. 冲动任性，情绪不稳

冲动可分为行为和认知两个方面。行为冲动是不经心地作出行为反应，在信息不充分的情况下快速地做出某种事情。而认知冲动是推测过多，患儿在老师的问题尚未说完时就迫不及待地抢先回答，不能耐心地排队等候、说出自己的意见。认识不到自己的行为是否正确，做事不顾及后果，为此常与同伴发生打斗或纠纷，造成不良后果。

四、西医诊断

DSM-V多动症诊断标准

1. 注意障碍

以下症状至少有6项，持续至少6个月，且这些症状到了与发育水平不相称的程度，并直接对社会和学业/职业造成了负面的影响。

（1）在学习、工作或其他活动中难以关注细节。

（2）在学习或游戏中，经常难以保持注意力集中。

（3）当别人对其直接讲话时，常常心不在焉，似听非听。

（4）经常不能按照指示完成作业、日常家务或工作。

（5）经常难以完成有条理的任务或活动。

（6）经常回避，厌恶或不情愿从事那些需要精力持久的事情（如学校作业或家庭作业）。

（7）经常丢失学习或活动所必需的物品（如学校的资料、文具用品等）。

（8）经常容易被外界刺激分神。

（9）在日常活动常常丢三落四。

2. 多动与冲动

符合以下症状至少6项，持续至少6个月，且这些症状到了与发育水平不相称的程度，并直接对社会和学业/职业造成了负面的影响。

（1）经常手和脚不停乱动或在座位上扭动。

（2）经常在应该坐着的时候离开座位

（3）经常在不适宜的场合中跑来跑去、爬上爬下。

（4）经常很难安静地参加游戏或课余活动。

（5）经常“忙个不停”，犹如被马达驱动一样。

（6）经常讲话过多、喋喋不休。

（7）经常在提问还未讲完之前就把答案脱口而出。

（8）经常难以耐心等候（如当排队等待时）。

（9）经常打断或干扰他人（如插入别人的对话游戏或活动，未经他人允许使用他人的东西）。

附：相关评定量表

（一）美国康纳（Conner）简易多动症量表

项目	程度			
	无	只一点	多	很多
动个不停				
容易兴奋和冲动				
打扰其他小孩				
做事有头无尾				
坐不住				
注意力集中时间短，容易随环境转移				
要求必须立即满足				
好大声叫喊				
情绪改变快				
脾气爆发（爆发性和不可预料的行为）				

记分方法：无=0，只一点=1，多=2，很多=3。总分≥15分者，就有多动症的可能。分数越高则可能性越大

（二）上海市多动症协作组制定的小儿多动症行为量表

项目	程度			
	没有	稍有	较多	很多
上课时坐立不安				
上课时经常讲话				
上课时小动作多				
发言不举手				
不专心，东张西望，易因外界干扰而分心				
情绪变化快，易与人争吵				
常干扰其他人				
不能平心静气玩耍				
做事心血来潮，想做什么就做什么，往往有始无终				

续表

项目	程度			
	没有	稍有	较多	很多
做事不计后果				
随便拿父母钞票，或在外偷窃				
丢三落四，记忆力差				
学习成绩差				
说谎、骂人打架				

记分方法：没有=0，稍有=1，较多=2，很多=3。总分>10分为患有多动症

五、中医辨证

1. 肝肾阴虚证

主症：注意力不集中，情绪不稳定，冲动任性，难以控制自己，难以安静，坐立不安，办事粗心大意，学习困难。

兼症：腰酸，遗尿，无力，体形消瘦，五心烦热，烦躁易怒，便秘，舌质红，苔燥，脉弦细。

2. 心脾两虚证

主症：注意力涣散，思想不集中，记忆力差，多动不安，多言不分场合，做事不顾后果。

兼症：神态疲劳，体形消瘦，无力或虚胖，睡眠质量不稳，伴有盗汗，自汗，便秘，面色不华，舌质偏淡，苔白，脉细。

3. 痰火扰心证

主症：活动过度，说话不停，精神不集中，情绪激动，常与大人斗嘴。

兼症：上焦烦热，烦恼难眠，口苦，呕吐多痰，纳呆，小便赤黄，便秘，舌质红，苔黄腻，脉滑数。

4. 肝亢肾虚证

主症：注意力不集中，精神涣散，多动不安，冲动任性，不分场合乱说话。

兼症：腰酸无力，五心烦热，咽喉干燥，盗汗，舌质红，少苔，脉细或弦细。

5. 肝旺脾虚证

主症：注意力涣散，思想不集中，记忆力差，活动过度，难以安静，兴趣多变，不分场合乱说话。

兼症：上焦烦闷，难以入睡，纳呆，面色无华，便溏，烦躁不安，急躁易怒，舌质淡红，苔薄白，脉弦细。

以上具备主症3项加兼症4项，观察舌脉。

六、推拿手法与穴位的选择

（一）证型分治

【概述】推拿疗法简易好学，无痛苦，无需特殊设备，可以在家施行。

（1）主要选取百会、内关、神门、风池、心俞、肝俞、志室、肾俞、命门、足三里、阳陵泉。

（2）小儿多动症的证型分治。①肾阴不足、肝阳偏旺证取穴：小指末节、食指末节罗纹面。前者可补肾经，后者可清肝经，由此达到滋肾阴、潜肝阳的功效。②心气虚证取穴：中指末节罗纹面。此法可补心经，对心气不足引起的精神不集中、善惊易恐等症状有良好效果。③心气阴两虚证取穴：拇指末节、无名指末节罗纹面。前者为补脾经，后者为补肺经。脾胃为后天之本，为气血生化之源；肺为主气之脏，又为水上之源。推补脾、肺二经可以益气养阴。④心脾气虚证取穴：拇指末节罗纹面、中指末节罗纹面。以上两法为补脾经和补心经，对心脾气虚引起的小儿疾病有一定疗效。⑤肾气虚证取穴：小指末节罗纹面或前臂桡侧阳池至曲池的连线。推三关性属温，能补气行气、温阳散寒，对肾气虚证有较好效果。

（3）通过人体的特定穴位进行按揉或针刺，达到疏通经络、调整阴阳、治理心肾、通达脑脊的目的。

【操作】

（1）患儿仰卧于床上，术者坐其右侧，先用食、中两指指端按揉百会穴1分钟，然后用偏锋一指禅推法自印堂推向神庭，往返3遍，用中指指端按揉双侧太阳穴，每穴1~2分钟；接着，先用两拇指罗纹面紧贴在两攒竹穴，然后在眉之上方向左右太阳穴移动，再由太阳穴沿眉之上方向攒竹穴移动，即在此部位做来回移动的抹法5~7遍；用中指指端按揉气海、关元穴，每穴2分钟；摩腹5分钟：用拇指指端按揉双侧曲池、手三里、内关、神门穴，每穴1~2分钟；拿揉合谷20次；用拇指指端按揉双侧足三里、阳陵泉、太冲，每穴1~2分钟。患儿俯卧于治疗床上，术者坐其身旁，用拇指指端按通天、风池穴各20次；用拇指指端按揉大椎穴约1分钟；拿颈项1分钟，拿肩井30秒，施一指禅推法于志室、心俞、肺俞、膈俞穴上，每穴1~2分钟；用拇指指端按揉肝俞、肾俞、命门穴，每穴1~2分钟，最后用擦法在患儿背部膀胱经第一侧线上进行操作，以温热为度。

（2）分型操作：①肾阴不足、肝阳偏旺证：术者以拇指分别由指根向指尖方向直推小指罗纹面，由指尖向指根方向直推食指罗纹面，反复100~500次。②心气虚证：术者以拇指沿顺时针方向旋推患者中指末节罗纹面100~500次。③心气阴两虚证：术者以拇指分别由拇指桡侧向掌根方向直推，沿顺时针方向旋推无名指罗纹面100~500次。④心脾气虚证：术者以拇指向掌根方向直推拇指末节罗纹面，旋推中指末节罗纹面。⑤肾气虚证：术者以拇指直推小指末节罗纹面向根部100~500次；或以拇指桡侧面，自患儿腕部沿阳池至曲池连线向肘部推100~300次，称推三关。⑥湿热内蕴、痰火内扰证：取手掌面，以掌心为圆心，以圆心至中指根横纹的2/3处为半径作圆周。然后术者以拇指沿上面的部位顺时针方向作弧形或环形推动。

（3）穴位按揉：每天中午或睡前，以较大的强度按揉百会、角孙、率谷、风府、神庭、心俞、肾俞、膻中、关元、合谷、神门、足三里、三阴交、涌泉等。每穴按揉100次左右，最好能达到酸、麻、胀、沉或轻痛等得气感（有其中一种感觉也可）。10天为1个疗程，两个疗程间可停止按揉3天。一般3~5个疗程有明显进步，9~12个疗程可达痊愈。还有其他配穴方法可供参考应用。①主穴：内关、太冲、大椎、曲池；配穴：百会、四神聪、大陵、定神、心俞。②主穴：三阴交、太溪、太冲、绝骨；配穴：神庭、膻中、照海。③主穴：三阴交、神门、足三里、绝骨；配穴：百会、大陵。④主穴：风府、风池、间使、上星、足三里、太冲；配穴：气海、膈俞。⑤主穴：太冲、内关；配穴：神门、百会。⑥主穴：中脘、丰隆；配穴：内关。⑦主穴：心俞、大陵、神门。⑧穴位：神门、三阴交。⑨穴位：肾俞、关元。⑩穴位：大椎、内关、丰隆。

【定位】

（1）百会：头顶正中线与两耳尖连线的交点。

（2）内关：腕横纹上2寸，掌长肌腱与桡侧腕屈肌腱之间。

（3）神门：腕横纹尺侧端，尺侧腕屈肌的桡侧凹陷中。

（4）风池：胸锁乳突肌与斜方肌上端之间的凹陷处，沿着耳垂的位置一直往后，摸到一个凹陷的部位即是该穴。

（5）心俞：第5胸椎棘突下，旁开1.5寸。

（6）肝俞：第9胸椎棘突下，旁开1.5寸。

（7）志室：第2腰椎棘突下，旁开3寸。

（8）肾俞：第2腰椎棘突下，旁开1.5寸。

（9）命门：第2腰椎棘突下。

（10）足三里：外膝眼下3寸，胫骨外侧约一横指处。

（11）阳陵泉：腓骨小头前下方凹陷中。

（12）攒竹：眉头凹陷中。

（13）太阳：太阳穴位于眉梢与目外眦之间，向后约1横指的凹陷处。

（14）气海：脐下1.5寸。

（15）关元：脐下3寸。

（16）曲池：屈肘当肘横纹外端凹陷中。

（17）手三里：在阳溪穴与曲池穴的连线上，曲池穴下2寸处。

（18）太冲：足背，第1、2跖骨底之间凹陷中。

（19）通天：承光穴后1.5寸。

（20）大椎：在第7颈椎与第1胸椎棘突之间，属督脉。

（21）肩井：大椎穴与肩峰连线的中点。

（22）肺俞：第3胸椎棘突下，旁开1.5寸。

（23）膈俞：第7胸椎棘突下，旁开1.5寸。

（24）角孙：当耳尖处的发际。

（25）率谷：耳尖直上，入发际1.5寸。

（26）风府：后发际正中直上1寸。

（27）神庭：头部前正中线前发际处。

（28）膻中：在胸骨上，平第4肋间隙处，相当于两乳连线的中点，属任脉。

（29）合谷：手背第1、2掌骨之中点，稍偏食指处。

（30）三阴交：内踝上3寸，胫骨内侧面后缘。

（31）涌泉：足掌心前1/3处。

（32）四神聪：百会穴前、后、左、右各旁开1寸。

（33）大陵：腕横纹中央，掌长肌腱与桡侧腕屈肌腱之间。

（34）定神：人中沟正中线下1/3与上2/3交界处。

（35）太溪：内踝与跟腱之间凹陷中。

（36）绝骨：即悬钟穴，是足少阳胆经的穴位，位于小腿外侧，外踝上3寸的腓骨前缘。

（37）照海：内踝下缘凹陷中。

（38）间使：腕横纹上3寸，掌长肌腱与桡侧腕屈肌腱之间。

（39）上星：前发际正中直上1寸。

（40）气海：脐下1.5寸。

（41）中脘：在腹正中线，当脐中直上4寸处。

（42）丰隆：外踝上8寸，条口（足三里下5寸）穴外1寸。

（二）捏脊疗法

【概述】脊柱穴属督脉，督脉督率阳气，统摄真元，推捏脊柱能调阴阳，理气血，和脏腑，通经络，具有活血通络、开窍益智之功。捏脊疗法可隔日一次，10次为1个疗程。间歇3日，可开始下1个疗程。

【操作】用食指与中指的指面自上而下直推大椎至长强穴，推50次；同时使用捏法，自下而上捏脊，一般捏3遍，每捏3次再将皮提1下，即为三捏一提法。在捏脊前先在背部轻轻按摩几遍，使肌肉放松。

【定位】脊：后背正中线，自大椎至长强呈一直线。

（三）揉摩百会穴法

【概述】百会穴又名三阳五会，是督脉的经穴，系手、足三阳经与督脉、足厥阴肝经之交会穴。该法具有镇惊安神、升阳醒脑之效，有利于头脑部的血液循环，促进头皮生长。适用于小儿惊厥、夜啼、小儿多动症、脱肛等。

【操作】小儿仰卧位或由家长抱着，术者坐或立其身旁，用食、中两指罗纹面轻轻地在百会穴上按揉60次；再用右手掌心在百会穴处先做顺时针方向摩法30次，再做逆时针方向摩法30次；然后用指掌面自前发际经百会穴至后发际做抚摩法30次。

【定位】百会：头顶正中线与两耳尖连线的交点处。

七、其他疗法

1. 药物治疗

哌甲酯治疗小儿多动症疗效肯定，耐受性良好，可有效改善患儿多动症的核心症状，提高患儿的认知功能和注意力。哌甲酯虽然有效，但易引起滥用，故国家作为一类精神药物管理。它的不良反应有头痛、失眠、食欲减退、腹痛、抽动、影响生长发育。所以儿童长期用药应审慎。

哌甲酯无效或患儿不能耐受时，可选用苯丙胺。它为一种间接作用的拟交感神经药，对中枢神经有较强的兴奋作用，能加强大脑皮质的兴奋过程，并使抑制过程易于集中，能使人清醒、解除疲劳、增强活动能力和有欣快感。苯丙胺类具有精神依赖性，易成瘾，故国家作为一类精神药物管理。此类药物的不良反应有疲乏、抑制、头痛等，适用于6岁以上儿童。

托莫西汀为选择性去甲肾上腺素重摄取抑制剂。它与哌甲酯是2016版《中国注意缺陷多动障碍防治指南》中推荐的一线治疗药物。托莫西汀无成瘾风险，滥用概率较低，对身高和体重无明显影响，不诱发抽动，24小时持续缓解多动症症状，给药灵活方便。托莫西汀不良反应主要有消化不良、恶心、呕吐、疲劳、食欲减退、眩晕和心境不稳。

2. 行为疗法

行为疗法是利用学习原理来纠正孩子不适宜行为的一种方法。当他们在学习中出现适宜行为时，就及时给予奖励，以鼓励他们继续改进，并求巩固。而当有些不适宜行为出现时，就要加以漠视或暂时剥夺他们的一些权利，促使这些行为逐渐消失。如教师把患儿在上课时间内屁股扭动的次数记下来，倘使减少了，就加以表扬，并且每天给家长带去一份报告，扭动次数减少了，家长可根据报告适当给予奖励。

3. 饮食疗法

据有人研究，多动症可能与饮食有一定的关系。缺铁、缺锌、缺维生素等可能是引起多动症的诱因，人工食品中的色素、添加剂、防腐剂等摄入过多也可能诱发多动症。故有人主张用大量维生素治疗多动症，补铁、补锌也有益处，多食新鲜自然食物和高蛋白饮食，对控制多动症有一定作用。总之，改善营养，平衡膳食，无疑对儿童的大脑发育、调节神经系统的稳定是有益的。中医对饮食十分注意，食物中配以一定的中药，能起到补身治病的作用，通常称为食疗。以下介绍几种简便的饮食疗法。

（1）三七脑髓汤：每次用鲜猪脑或羊脑一具，三七粉3g，加少许食盐、葱、姜等调味品，隔水炖熟，佐餐食用。

（2）鱼鳞膏：将青鱼、草鱼或其他较大鳞片的鱼鳞，洗净，煮沸15~20分钟，去鱼鳞，鱼鳞汤冷却后即结成膏状。食时可稍加酱油、麻油凉拌，亦可加糖，放入冰箱中片刻，作为冷饮，能补脑强身。

（3）参蛋汤：太子参115g、红枣15枚、鸡蛋2个，上3味置锅内加水同煮，蛋熟后取出剥去蛋壳，再放回锅内同煮片刻，即可吃蛋喝汤，每天1次，久服可见效果。

（4）猪肉莲子汤：瘦肉75g、莲子30g、百合30g，共放砂锅内加水煮汤，调味食用，每天1次，连服有效。

（5）虾壳汤：虾壳15g，石菖蒲、远志各9g，水煎服，每天1次，久服有效。

（6）莲子汤：莲子肉20g、芡实15g、红枣12g，上3味同煮，加少许白糖，作早餐或点心。

4. 耳穴贴压

人体的耳郭与身体各脏器部位互相联系、互相影响，通过对耳穴的刺激，可达到治病的目的。耳穴贴压疗法简便易行，无痛苦，适用于儿童。现介绍耳穴贴籽疗法。

（1）处方一

取穴：①心、肝、肾上腺；②肾、神门、皮质下；③脑点、心、兴奋点。见下图。

材料及工具：油菜籽或王不留行籽、橡皮膏、剪刀、钝圆头针。

方法：将橡皮膏剪成5~6mm见方的小块，上面放一粒菜籽，呈◇状，备用。将探针在所选用的穴位附近轻轻点按，找到压痛点（如果找不到压痛点，就按图所示穴位部位）。用探针头在压痛点（穴位）上重压一下，使该处出现凹形圆点，以橡皮膏上的油菜籽对准此凹点贴上，用手指压按菜籽，感到疼痛即可。家长每天在穴位上用食指、拇指前后相对按压菜籽，每天3~4次，每次2分钟。以上3组轮流使用，均取双侧，3天轮换1次，1个月为1个疗程。

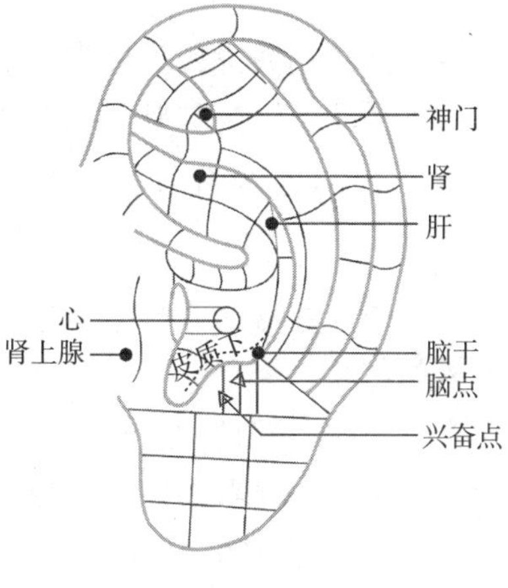

耳穴图

（2）处方二

取穴：兴奋点、脑干、皮质下、肾。

方法：同上，取王不留行籽用胶布贴在耳穴上，每周2次，左右耳交替，每日按压至少3次，每次0.5~1分钟，15次为1个疗程，治疗3个疗程，疗程间休息2周。以上穴位均与中枢神经系统密切相关。耳穴贴籽后经常给予按压刺激，促进皮层觉醒兴奋功能的平衡，从而达到改善皮层功能活动的目的。据报道，该法总有效率达81.2%。健忘多梦加心；食欲不振加脾；急躁易怒加肝。

八、鉴别

1. 情景性多动

按照小儿多动好发的场合不同，将在学校、家庭、医院诊室和其他场合都表现出的活动过度称广泛性多动。而仅在学校或家庭环境有活动过度称情景性多动。情景性多动常常有家庭不和、父母离婚、亲人亡故、学习负担过重、教室拥挤和教育方法不当等社会心理致病因素。发病时间较广泛性多动晚，伴有品行问题较多。中枢兴奋剂治疗效果不如广泛性多动好，需要重视病因的去除，预后较广泛性多动差。情景性多动常是多动症的一种表现类型。

2. 多发性抽动

多发性抽动主要表现为不自主的快速重复、无节律性的运动和无目的性的发声抽动，易被视为“活动过度”，加之伴有注意力不集中和冲动行为易误认为多动症。但多发性抽动具有下列特点可与多动症鉴别。①抽动多样性：可为频繁眨眼、挤眉、耸肩、摇头和异常的亢奋、咯咯发声。②发作波动性：兴奋、焦虑、疾病后明显注意集中时可自行控制片刻。抽动可有高峰期和缓解期交替出现。③慢性反复性：病程可达3月~1年，环境、心理等因素可促进复发。④治疗有效性：氟哌啶醇可使85%患者有效控制症状，如投用兴奋剂则会加重症状，需注意临床多动症和多发性抽动并存者并不少见。

3. 正常儿童的多动

活泼好动是儿童的天性，正常儿童也常有贪玩、好奇心强、好动、调皮、注意力分散等情况，容易与多动症混淆。需仔细观察其行为特征进行鉴别。①多动症儿童的多动程度远超出其年龄发育水平，故称之“活动过度”，有的除了睡眠时间外几乎无安静的时间。而正常儿童的多动与其年龄发育一致或仅略显活动过多。②多动症儿童的多动行为常无明确的目的性。其行为动作支离破碎、杂乱无章、有始无终、并不停地变换花样。如在校爱管闲事、课堂上小动作不断，一会儿玩铅笔纸屑、一会儿又去摆弄前排女同学的辫梢、一会儿用小刀在课本、书桌上乱刻乱画等。而正常儿童的多动常出于某种动机，欲达到某个目的。因而其行为是系统完整、有始有终的。如向旁边同学借文具用后能及时归还、还会低声说“谢谢”。为了表现自己的能力常不举手就抢先回答老师的提问等。③正常儿童的多动症状在一定的环境和条件下能自我约束和控制，如当有外校老师听课时能安静、守纪律，对玩具、文具能爱惜，参加游戏活动能依次等候，对有危险性的游乐活动具有与年龄相称的自我保护意识。而多动症儿童的多动行为常不分场合、不顾后果、难以自制，因而其行为带有破坏性、危险性，易发生意外事故。如在家翻坛倒罐，对玩具、文具任意拆散丢失、毫不爱惜、满不在乎，对老师家长的批评教育置若罔闻、屡教屡犯，在学校和公共场所爱惹是生非，参加游戏活动不守秩序、抢先插队，喜欢爬高、翻越栏杆，在行驶的汽车前会突然横穿马路，不会游泳却任意下水等。④正常儿童除多动症状外，一般不伴或少有冲动任性、情感和其他行为异常。多动症儿童多有咬指甲、遗尿、说谎，甚至打架斗殴等异常行为。

4. 精神发育迟缓

精神发育迟缓是由智力低下、社会适应力差、认知障碍而出现活动过度、注意力不集中、学习困难等症状。故需与多动症鉴别。中、重度精神发育迟缓与多动症的鉴别并不难，临床需注意多动症与轻度精神发育迟缓的鉴别。①生长发育史：多动症儿童大多正常。精神发育迟缓患儿则有生长发育过程中语言、运动、感觉发育落后的病史。②学习困难：多动症儿童的学习困难有别于精神发育迟缓患儿的学习障碍。多动症儿童主要是由于上课和学习时注意力不能集中，因而难以学到、学好应掌握的知识。突出表现在学习成绩上的“不稳定性”和“逐年下降趋势”，经督促辅导和药物治疗后学习成绩能明显提高，以至好坏相差悬殊，判若两人。当升入高年级后，学习内容难度加大，即使加强督促辅导也难以收到良好的效果，成绩较低年级时逐年下降。而精神发育迟缓主要是认知障碍导致的学习困难。他们的接受理解能力、综合分析判断能力均低下。所以虽经严格的“费劲”的教育帮助，学习成绩也难以提高或提高极有限。③社会适应力：多动症儿童除了学习困难外，在社交、游戏、购物、劳动等方面都可能是能手。而精神发育迟缓多伴有社会适应能力缺陷，他们不会或不善于与同学交往，动作呆板幼稚、鲁莽，伴有语言、情感等障碍。④智力测试：多动症儿童智商大多正常，部分偏低。而精神发育迟缓患儿智商<70。⑤治疗反应：投用哌甲酯等精神兴奋剂后，多动症儿童症状改善、学习成绩提高。而精神发育迟缓患儿多动、注意力不集中等症状可有所改善，但学习成绩难以提高。

5. 小儿精神分裂症

小儿精神分裂症多在学龄期发病，年龄越小发病率越低。其早期症状可表现在以下几点。①性格改变：任性执拗，怪癖自卑、被动懒散等。②行为问题：惹是生非、恶作剧、调皮捣乱等。③精神症状：注意力不集中、记忆力减退、睡眠障碍、学习成绩下降等，这些症状易被误认为多动症。但小儿精神分裂症与多动症是迥然不同的两种疾病。下列要点有助于鉴别：①情感淡漠或自发性情绪波动是小儿精神分裂症的特征性症状，表现为对亲人冷漠，对既往心爱的玩具变得不感兴趣等。精神活动与环境脱离有无端的恐惧感、情绪紧张、意志消退、生活懒散。严重时生活也不能自理，这在多动症儿童是不存在的。②精神分裂症患者有思维障碍，表现有思维贫乏、荒谬离奇、逻辑倒错、联想散漫、思维破裂等。而多动症儿童大多思维敏捷、情感行为与环境协调一致。③年长儿童的精神分裂症尚可出现妄想，约有1/3以上的精神分裂症儿童有幻听、幻觉等感知觉障碍。④小儿精神分裂症中36%~60%的家庭有精神病家族史。根据以上诸点二者鉴别不难。确难以区分时，需在严密观察下试用中枢兴奋剂，精神分裂症患儿服用后症状会加重，而多动症儿童症状能得到有效的控制和改善。

6. 品行障碍

品行障碍是指儿童反复持续出现的攻击性和反社会性行为，是一个相对独立的精神疾病，包括违抗和不服从，破坏行为，说谎、偷窃、逃学、离家出走等异常行为。多动症儿童由于多动、冲动任性、不遵守纪律或伴有说谎、逃学等症状而易被诊断为品行障碍。但多动症儿童的品行问题经心理行为矫治和服用精神兴奋剂后能得到有效控制和改善。临床上多动症症状和其他行为发育性疾病常伴存，如多动症与多发性抽动、多动症伴精神发育迟缓等，只要达到诊断标准就可以同时诊断。故当多动症儿童的品行问题已发展成为必须处理的主要症状时，就可以确定为多动症和品行障碍的双重诊断。约有68%的品行障碍儿童同时有多动症，而13.8%的多动症儿童可伴有品行障碍。多动症尚应注意与小儿孤独症、适应障碍和由于听力、视力缺陷等引起的活动过度和注意力分散等鉴别。

7. 适应障碍

患有多动症的男孩须与适应障碍相鉴别。适应障碍的病程一般少于6个月，且常发生于6岁以后。

8. 抽动秽语综合征

抽动秽语综合征常伴有注意缺陷与多动障碍的临床表现，但主要表现为头面部、四肢或躯干肌群交替、不自主、间歇性、重复地抽动，包括发音器官的抽动，症状奇特，不难鉴别。

9. 情绪障碍

情绪障碍患儿的首发症状是情绪问题，而多动症表现是长期持续性注意缺陷和活动过多，情绪问题多呈发作性，持续时间相对较短。

第十节　小儿强迫症

一、概述

强迫症是常见的慢性精神疾病之一，其核心表现是强迫思维和（或）强迫行为。强迫症患者的社会功能普遍受损，同时生活质量下降，严重者甚至丧失学习、工作、人际交往能力，也给家庭成员造成重大负担，被世界卫生组织列为十大致残性疾病之一。大多数患者强迫症状和反强迫症状并存，部分年幼儿童反强迫现象并不突出。强迫症病情加重时可影响个体的正常社会功能，给患者及家庭带来烦恼和痛苦。据调查，小儿强迫症发病的平均年龄在9~12岁，10%起病于7岁以前，男孩发病比女孩平均早2年，这其中超过40%患者的强迫症状持续至成年时期。早期发病的病例更多见于男孩、有家族史和伴有抽动障碍的患儿。目前少量研究发现小儿强迫症在病因和临床表现等方面似乎与成人强迫症有着相似之处，但也存在显著的差异。

二、病因

（一）西医病因

1. 遗传因素

小儿强迫症具有遗传易感性，有研究显示，强迫症患儿的一级亲属患病率是普通人群的3~12倍。发病年龄越早，其一级亲属患强迫症越多。多发性抽动症与强迫症之间存在遗传相关性，甚至认为二者是同一基因的不同表现形式。Pauls等发现在5~9岁起病的强迫症儿童中，家庭成员患抽动症的概率更高。家系调查发现，患者的父母中有5%~7%患有强迫症，远远较普通人群高。另外由于人格特征主要受遗传的影响，而人格特征又在强迫症的发病中起一定作用，故也提示强迫症与遗传有关。在临床上也观察到，约2/3的强迫症患者在病前即存在有强迫性人格。

2. 器质性因素

一些临床证据显示，强迫症的发病可能与选择性基底节功能失调有关。

临床上昏睡性脑炎、颞叶挫伤、癫痫的患者可见强迫症状。而外科治疗显示切除尾神经束边缘脑白质对改善强迫症状有效，提示与上述部位的功能有关。此外，个性特征在发病中也有很重要的作用，这类患者往往有做事古板、井井有条、过于严肃等特点。

3. 心理因素

研究表明，生活环境的变化、处境困难、担心意外、家庭关系不和睦或丧失亲人、受到突然的惊吓可能会导致一些原来偶尔出现的强迫观念或行为被强化而持续存在，从而形成强迫症。另外一些研究者把反刍思维看作是强迫症患者发病的高风险因素。反刍指的是个体在遇到负性生活事件或者面临具有压力的事情时，会不自觉地反复考虑事情本身、事情发生的原因以及这些事情可能会带来的不良后果，将人的精神力量投放到反刍思维上，因此不能很好地去解决问题。这种不良的反应风格不仅对侵入性想法及强迫思维有维持作用，还能预测强迫行为，对强迫症的产生有一定的影响。

4. 家庭因素

一项前瞻性纵向研究对2210名青少年和成年人进行10年以上的随访，以检测感知父母教养是否能预测随后的强迫症首次发作，行为抑制是否能调节感知父母教养或不良生活事件与强迫症首次发作之间的关联。结果显示行为抑制、父亲排斥与首次发作强迫症的风险增加有关，不良的教养方式会对强迫症的发生有一定的影响。

（二）中医病因

强迫症的症状，在中医古籍中尚无一个明确相对应的病名，但在“郁病”“狂证”“癫证”“百合病”“不寐”“脏躁”等多种中医病证中均有描述，可见中医学对本病的认识由来已久。

一般认为，强迫症的成因责之于肝、胆、心、脾、肾多个脏腑的功能失调，可由内伤七情、外感六淫、劳倦伤食及“胎传”等因素导致。陈家扬从肝为“将军之官”，主谋虑；胆为“中正之官”，主决断出发，认为若肝盛、胆虚，则表现为强迫性多虑而犹豫不决，临床常见强迫性思维和行为；若肝胆肾俱虚，则患者表现对正常事物、环境产生不可理解的恐惧感，临床见于强迫性恐怖症。藏佩林认为强迫症的发生主要在于正气亏虚或虚实夹杂，根本病机是以脏气亏虚为本，气滞、痰凝、血瘀为标。欧阳锜从“怪病责之于痰”立论，认为思虑伤脾，脾虚生痰，痰气上逆，迷蒙心窍，可致精神疾病的发生。

三、症状

小儿强迫症的症状与成人强迫症基本相似，包括强迫观念与强迫行为，二者多同时出现，但也可单独出现。

1. 小儿强迫症症状

（1）强迫观念：主要表现为在脑海中反复出现一些思想、观念、冲动，患儿明知这些东西不该出现，但是无法摆脱，并为此而感到苦恼。如对自己言行的正确性产生怀疑、担心自己身上会沾上脏东西或细菌而回避他人的强迫性怀疑，以及随之出现的强迫性检查行为；反复对已发生过的事件、说过的话、做过的事进行强迫性回忆；脑海中反复出现从一个观念到另外一个观念的强迫性联想；对日常生活中的一些现象刨根问底的强迫性穷思竭虑等。

（2）强迫行为：主要表现为反复出现刻板行为或仪式性动作，它一般是继发于强迫思维，是为了减轻强迫思维时内心痛苦的结果。如强迫性检查、强迫性清洗、强迫性计数与强迫性仪式动作。患儿知道反复出现的想法或行为是没有必要的，甚至觉得荒谬可笑，但控制不住，并为此感到苦恼。有的患儿表现出不可克制地反复计数，走路时常依次计数电线杆、台阶及其他可给予计数的物品；有的表现出反复不停地洗手、洗身（强迫性洗涤）；有的表现出一套仪式性动作，例如小儿入睡前翻来覆去地把自己的衣服、鞋袜等按照一定格式摆好，有的每晚整理自己的书籍、书包反复10多次才能放心。

2. 小儿强迫症与成人强迫症的区别

（1）强迫观念与动作结合：二者常联合出现，例如患儿触及陌生人的衣服或其他所认为的脏东西时，即疑虑细菌等不洁之物的污染，随之而来的是不可克制地洗手；疑虑作业有错误，随之一遍一遍地重复核对不止。

（2）强迫动作占优势：强迫观念与强迫动作相比，以后者占优势。较常见的动作有洗手、触或刮某一斑点，有条理地排列某一物品，计算门窗、台阶，用脚尖走路等奇特姿势，嗅或辨味，以及睡前仪式动作等。

（3）强迫观念内容简单：大多是个别词或句、数字和其他一些琐细的事，如重复地回忆某一段儿童故事，或不停地盘问鸟为什么会飞，而成人多见的深奥理论问题在儿童极为少见。

（4）要求大人参与：成人对强迫观念常隐而不宣，除亲人外，难以发现。儿童要求大人对他们反复提出的问题作出回答，或要大人参与他们的仪式动作。

四、西医诊断

根据DSM-Ⅳ诊断标准进行诊断，诊断依据包括以强迫性思维和（或）强迫性行为为主要临床表现；患者认识到这些症状是过分与不现实的，因无法摆脱而苦恼不安（在年幼儿童可能不具备这一特点）；症状影响日常生活、工作、学习、社会活动或交往等功能；排除其他神经精神疾病或强迫症状，不能以其他精神障碍所解释。DSM-IV的标准如下。

1. 具有强迫观念或强迫行为

（1）强迫观念：①反复出现持久的思想、冲动、意象，在病程中的某些时间体验为闯入的、不适当的，并引起明显的焦虑或苦恼。②思想、冲动、意象不只是对现实生活问题的过度忧虑。③患者企图不理会或压抑这些思想、冲动、意象，或以其他思想或行动来中和它们。④患者认识到这些思想、冲动、意象是自己头脑的产物（不是像思维插入那样被外界强加的）。

（2）强迫行为：①患者感到作为对强迫观念的反应或按照必须严格遵守的规则而被迫做出的重复行为（如洗手、摆放物品、核对）或精神运作（如祈祷、计数、重复默读）。②这些行为或精神活动的目的在于预防或减少苦恼，或预防出现某种可怕的事件或情境。但是这些行为或精神活动与打算中和或预防的事件或情境缺乏现实的联系或显然是过分的。

2. 在病程中的某些时间患者认识到这些强迫观念或强迫行为是过分的和不合情理的。注：此点不适用于儿童。

3. 这些强迫观念或强迫行为引起了显著的苦恼，也是费时的（每天花1小时以上），或者显著地干扰了患者的日常生活、职业（学业）功能、社交活动或人际关系。

4. 障碍不是由于物质（如成瘾药物、处方药物）或躯体情况的直接生理效应所致。自制力不良：目前发作的大部分时间中，患者不能认识到这些强迫观念或强迫行为是过分的和不合情理的。

附：相关评定量表

耶鲁布朗强迫症严重程度标准量表

题目	选项
强迫思维部分	
1.每天强迫思维的时间或频率	0分：完全无强迫思维
	1分：轻微（少于1小时），或偶尔有（不超过8次/天）
	2分：中度（1~3小时），或经常有（超过8次/天，但每天大部分时间没有强迫思维）
	3分：重度（3~8小时），或频率非常高（超过8次/天，且一天大部分时间有强迫思维）
	4分：极重（8小时以上），或几乎无时无刻都有
2.强迫思维对学业、工作、社交或日常活动任意一项的妨碍（请考虑因为强迫思维而不去做或减少做的事情）	0分：不受妨碍
	1分：轻微（稍微妨碍，但整体表现并无大碍）
	2分：中度（确实妨碍，但仍可应付
	3分：重度（上述某一项或多项功能严重受损）
	4分：极度（上述某一项或多项功能丧失）
3.强迫思维带来的苦恼或困扰	0分：没有
	1分：轻微
	2分：中度（尚可应付）
	3分：重度
	4分：极度
4.与强迫思维的抗衡	0分：无需抗衡
	1分：基本能与之抗衡
	2分：有时能与之抗衡
	3分：经常屈服
	4分：完全屈服
5.对强迫思维的掌控	0分：完全能控制
	1分：大多能控制
	2分：中等程度控制

续表

题目	选项
5.对强迫思维的掌控	3分：很少能控制
	4分：完全无法控制
强迫行为部分	
6.每天强迫行为的时间或频率	0分：完全无强迫行为
	1分：轻微（少于1小时），或偶尔有（不超过8次/天）
	2分：中度（1~3小时），或经常有（超过8次/天，但每天大部分时间没有强迫行为）
	3分：重度（3~8小时），或频率非常高（超过8次/天，且一天大部分时间有强迫行为）
	4分：极重（8小时以上），或几乎无时无刻都有
7.强迫行为对学业、工作、社交或日常活动任意一项的妨碍（请考虑因为强迫行为而不去做或减少做的事情）	0分：不受妨碍
	1分：轻微（稍微妨碍，但整体表现并无大碍）
	2分：中度（确实妨碍，但仍可应付
	3分：重度（上述某一项或多项功能严重受损）
	4分：极度（上述某一项或多项功能丧失）
8.强迫行为被制止时的焦虑程度	0分：没有焦虑
	1分：轻微
	2分：中度（尚可应付）
	3分：重度
	4分：极度
9.与抗强迫行为的抗衡	0分：无需抗衡
	1分：基本能与之抗衡
	2分：有时能与之抗衡
	3分：经常屈服
	4分：完全屈服
10.对强迫行为的掌控	0分：完全能控制
	1分：大多能控制（只要稍加注意即能停止强迫行为）
	2分：中等程度控制（注意虽能控制但有困难）

续表

题目	选项
10. 对强迫行为的掌控	3分：很少能控制（只能忍耐短暂的时间，但最终还是必须完成强迫行为）
	4分：完全无法控制（连忍耐短暂时间的能力都没有）

评分标准：选择完毕后，请将选择的数字相加得出以下3个分数。①强迫思维部分总分；②强迫行为部分总分；③强迫思维和强迫行为两部分总分。

说明：1. 轻度——两项总分6~15分（或者其中一项分数为0，另一项6~9分）。处于轻度严重的强迫症患者，其症状已经对患者的生活、学习或职业开始造成一定的影响，患者的症状会随着环境和情绪的变化不断波动，如果不能尽早解决，很容易会朝着严重的程度发展、泛化，此时是治疗效果最理想的时期，建议尽早治疗。

2. 中度——两项总分16~25分（或者其中一项分数为0，另一项10~14分）。这属于中等的强迫症状，表示症状的频率或严重程度已经对生活、学习或职业造成明显障碍，导致患者可能无法有效执行其原有的角色功能，甚至在没有出现有效改善前，可能导致抑郁症状，甚至出现自杀念头，必须接受心理治疗或者药物治疗。

3. 重度——两项总分25分以上（或者其中一项分数为0，另一项15分以上）。此时，患者的强迫症状已经非常严重，完全无法执行原有的角色功能，甚至连衣食住行等生活功能都无法进行。通常患者已经无法出门，将自己禁锢家中，无时无刻都有强迫思考，无时无刻都在执行强迫行为。重度患者极易出现抑郁症状，通常需要强制治疗。

五、中医辨证

（一）初期

强迫症初期以五志禀赋异常及过用为主，肾志虚弱，脾意亢奋，志不御意；肺魄强盛，肝魂郁抑，魄不收魂。尚未涉及脏腑气血津液功能及形体损伤改变。治以调养心神、肾志、肝魂为重。

1. 志弱意亢证

症见强迫想法，控制力低，明知不必要且不能控制。不随意，不能由自己的意志所控制，焦虑不安、恐惧；舌淡红形滞苔白腻，脉左尺伏弦直，右关滑实。证属肾志虚弱，脾意亢奋，志不御意证，治宜强肾志、定脾意。

2. 魄强魂抑证

症见强迫行为，重复进行某些动作或活动，明知不必要，但无法控制自己的行为；总想否定、排除焦虑不安，结果却是力图克制而不能，感到极其痛苦；舌质红形硬实苔白腻，脉右寸滑实有力，左关弦涩。证属肺魄强盛，肝魂郁抑，魄不收魂证，治宜消肺魄、舒肝魂。

参考穴位：补志室、泻意舍，补命门、平泻肝经，泻魄户、分推魂门。

（二）中后期

中后期病及形志兼证阶段，病机渐及脏腑气血津液功能及形体损伤，强迫主症与形身兼症并见。依其实在何腑、虚在何脏，辨明气、血、阴、阳、痰、瘀、水、火及神、魂、志、意兼证，分别选用方药穴位。

1. 心胆气虚，神魂不宁证

症见经常出现不恰当或不必要的想法，并引起紧张不安，又无法摆脱，伴心悸，警惕易恐，坐卧不安，少寐多梦，舌苔薄白或如常，脉动数或虚弦。临床以心神不宁、决断不定的强迫想法及惊恐不安为本证，兼有心气虚、胆气不足之证，治宜安魂益志、养心宁神。

2. 肾亏心火，神越志摇证

症见强迫意向比较明显，如有从高处向下跳的想法，强迫行为难以控制，烦躁少寐，口干咽燥，头晕目眩，手足心热，严重者有潮热盗汗，或耳鸣，腰酸背痛，舌质红、少苔或无苔，脉细数。临床以心神亢越、肾志不宁的强迫意向及行为为本证，兼有肾阴亏虚、心火旺盛之证，治宜滋阴泻火、养心宁神坚志。

3. 心脾损伤，神意不足证

症见强迫症状以强迫观念为主，迁延不愈，时作时止，病程较长，伴面色苍白，头晕目眩，体倦乏力，气短声低，舌质淡苔白，脉细弱。临床表现以心神脾意不足的强迫观念为本证，迁延不愈，时作时止，兼有心脾损伤，气血生化乏源之证，治宜益气养心、调意强志养神。

4. 肝郁气结，魂抑意滞证

症见思维强迫，动作重复、刻板。情志抑郁，或胆小多疑，虚烦不眠，或急躁易怒，哭笑无常，舌淡，苔白或黄，脉弦细数。证属肝郁气结证，治宜疏肝解郁、健脾益气。

六、推拿手法与穴位的选择

（一）穴位刺激调控疗法

【概述】穴位刺激调控疗法是治疗强迫症的一种新疗法，由穴位刺激和行为疗法组成。通过穴位刺激调控疗法联合推拿可以使强迫症患者的病情在较短的时间内得以缓解，极大地提高了痊愈率。

【操作】

（1）选穴：上星、四神聪、百会、印堂、内关、丰隆、三阴交、神门，采用毫针补平泻手法。针刺治疗结束后按揉上述穴位。

（2）选穴：内关、水沟、三阴交、华佗夹脊穴，采用醒脑开窍针刺法操作。针刺治疗结束后按揉上述穴位。

（3）选穴：印堂、百会、太阳。太阳穴向耳垂斜向下平刺1.5~2.5寸透安眠穴；印堂穴针尖从下向上沿皮平刺0.8寸；百会穴向后平刺0.5~1.0寸。针刺得气后连接电针治疗仪。疗程：30天为1个疗程，针刺治疗结束后，按揉上述穴位。

【定位】

（1）上星：前发际正中直上1寸。

（2）四神聪：在百会前、后、左、右各旁开1寸处，共有4穴。

（3）百会：头顶正中线与两耳尖连线的交点处。

（4）印堂：两眉头连线的中点。

（5）内关：腕横纹上2寸，掌长肌腱与桡侧腕屈肌腱之间。

（6）丰隆：外踝上8寸，条口穴外1寸。

（7）三阴交：内踝上3寸，胫骨内侧面后缘。

（8）神门：腕横纹尺侧端，尺侧腕屈肌的桡侧凹陷中。

（9）水沟：人中沟上1/3与下2/3交界处。

（10）华佗夹脊穴：在背腰部，当第1胸椎至第5腰椎棘突下两侧，后正中线旁开0.5寸，一侧17穴，左右共34穴。

（11）太阳：太阳穴位于眉梢与目外眦之间，向后约一横指的凹陷处。

（二）缓解症状治疗

【概述】通过按摩可以使身体肌肉放松，起到缓解身心的作用，从而缓解精神强迫症症状，但该缓解作用只是暂时的。如果想要彻底摆脱精神强迫症的话，建议寻找相关的职业心理医师进行咨询和治疗。

【操作】

（1）按摩风池：医者将双手的拇指放在风池穴的位置进行按

揉，力度以出现酸胀感为宜。

（2）按摩太阳：医者用拇指按揉太阳穴。

（3）按摩百会：医者用拇指按揉百会穴，力度以出现酸胀感为佳。

（4）按摩内关：内关穴在前臂上，医者用拇指的指尖用力揉按内关穴。

（5）按摩印堂：医者用拇指来推压印堂穴，时间为2~3分钟。

【定位】

（1）风池：胸锁乳突肌与斜方肌上端之间的凹陷处，沿着耳垂的位置一直往后，摸到一个凹陷的部位即是该穴。

（2）太阳：位于眉梢与目外眦之间，向后约一横指的凹陷处。

（3）百会：头顶正中线与两耳尖连线的交点。

（4）内关：腕横纹上2寸，掌长肌腱与桡侧腕屈肌腱之间。

（5）印堂：两眉头连线的中点。

七、其他疗法

（一）心理治疗

行为疗法与认知疗法是小儿强迫症最常用的心理治疗方法。分析患儿人格特征，提高患儿自我调控能力，增强治疗信心，并根据患儿的情况及治疗者的经验选择具体的治疗技术，如反应阻止、焦虑处理训练等。对于一些严重重复的、类似于抽动的仪式动作，可以采用“行为对抗疗法”。

（二）家庭治疗

家庭治疗也是治疗小儿强迫症的重要方法，尤其适用于家庭不和、父母婚姻有问题、家庭成员存在特殊问题、家庭成员之间角色混乱的患儿。治疗的目标是将家庭成员纳入治疗系统，让所有行为问题都公开呈现出来，充分了解每个家庭成员如何对强迫行为产生影响，重新组织家庭关系，减轻患儿的强迫行为，逐渐形成良性行为。

（三）药物疗法

对于症状严重的强迫症患儿，可采用药物治疗。5-羟色胺再摄取抑制剂如氟伏沙明、舍曲林被美国食品药品监督管理局批准治疗小儿强迫症。氟伏沙明在儿童患者中耐受性好，不良反应主要有失眠、衰弱。舍曲林的不良反应有激惹、失眠、恶心等。

八、鉴别

首先需要鉴别正常的重复行为，以免草木皆兵、诊断扩大化。几乎每个人都会有些重复行为或有既定顺序的动作，比如离开家前会反复拉两三次门以确保门关上；刷牙总是会按照先用左手拿杯子装水，再用右手取牙刷，接着用左手挤牙膏的顺序进行。一般这种行为习惯是为了提高效率，并不让人感到痛苦，也不影响正常生活。而明确有强迫症状的患者则需要与以下疾病相鉴别。

1. 精神分裂症

精神分裂症患者也可产生强迫症状，但往往不以强迫为苦恼，更不会主动寻求治疗，强迫思维的内容多怪诞离奇且有幻觉、妄想等精神病性症状，一般容易鉴别，但严重的强迫症患者有时也可伴有短暂的精神病性症状，应注意辨别。

2. 抑郁症

抑郁症患者可出现强迫症状，而强迫症患者也可产生抑郁情绪，鉴别主要是识别哪些是原发性的症状、哪个出现在先。

3. 焦虑症

二者都可有焦虑表现，强迫症的焦虑多因强迫思维的反复出现或强迫行为无法实施而出现，相比之下，焦虑症的焦虑可以是无缘无故、缺乏特定对象的。

4. 药物引起的强迫症状

一些药物，如氯氮平在治疗精神分裂症过程中可引起强迫症状，但患者并不感到苦恼，停药后症状逐渐缓解消失。

5. 器质性精神障碍

大脑某些部位的器质性病变，如出血或梗死可出现强迫症状，所以在诊断时询问相关脑血管疾病病史，完成头颅磁共振成像等相关辅助检查是十分必要的。

第十一节　小儿抽动障碍

一、概述

抽动障碍的临床表现大多具有反复、突发的特点，且症状此起彼伏，缺乏规律可循，可以仅仅表现为某个身体部位的抽动或者单一的发声抽动，而情况复杂者也可以多种抽动形式共同出现，如表现为挤眉弄眼、做鬼脸、摇头、耸肩、做出咳嗽声、清嗓声等，给患儿身心造成不良影响。患儿往往觉得抽动发作时难以自控，尤其是精神紧张或者突然受到外界刺激时症状可出现短暂加重，而当其处于精神放松的状态时症状又可暂时缓解。

临床多见以下3种类型：短暂性抽动障碍、慢性运动或发声抽动障碍、发声与多种运动联合抽动障碍（抽动秽语综合征）。本病是儿童及青少年群体中较为常见的神经发育障碍性疾病。但由于本病起病隐匿，疾病初期症状缺乏典型性，部分家长相关认知欠缺。因此，误诊、漏诊率较高。国内外流行病学研究多聚焦于抽动障碍的其中一种类型，且存在地域、人种差异，具有一定局限性。目前多认为本病发病率为0.3%~0.9%，发病高峰位于5~10岁，男性患病率高于女性。本病患儿易共患情绪及行为障碍，如多动症、强迫症等，给患儿自身及家庭造成困扰。一般可短时间内自愈或经治疗而愈，顽固者可迁延数年，甚至延续到成人。

二、病因

（一）西医病因

抽动障碍可能是多因素相互作用的结果。

1. 体质因素

某些神经精神类型的儿童易发生本病，比如神经质、胆怯、多动、情绪不稳定、对人对事敏感及有固执倾向者。而且本病常伴有不明原因的头痛、腹痛及便秘、遗尿等。因此，推测小儿抽动障碍与小儿本身的体质因素有关。

2. 精神因素

某些精神刺激可诱发本病，例如对学习要求过度、责备过多、家庭不和、感情上受到忽视或环境中某些紧张气氛等，这些因素均可使患儿产生矛盾心理，抽动行为即是心理上的矛盾冲突的外在表现。另外，过分限制儿童的活动也可成为本病的诱因。

3. 习惯及模仿

儿童开始的抽动表现可能是由于条件性的逃避反应，比如眼中有异物而眨眼，或模仿他人的抽动症状，日久形成了习惯。

4. 其他

某些突发的疾病，例如上呼吸道感染及脑部的轻微损伤也可成为诱因之一。有人认为该症是儿童发育过程中的一过性不良习惯，主要表现为不自主动作，影响部位及持续时间因人而异，最多见的是一种突然、短暂、重复、刻板的一群肌肉或数群肌肉的小抽动，表现为眨眼、挤眉、呲牙、做怪相、耸肩、转颈、点头、转动躯体、甩动手臂等运动性抽动，也可为类似咳嗽声、清嗓声等发声性抽动。一般情绪紧张时加剧，精神集中时减少，睡眠时消失。在某一个时期内常以同一个症状为主，有时可转换为另一群肌肉的抽动，即症状的变化性。患儿常伴有多动、注意力集中困难、睡眠差等心理问题。

（二）中医病因

临床各家认为本病的发生与多种因素相关，其中先天因素有孕母调摄不当，先天禀赋不足；后天因素有感受外邪、情志过极、饮食失调等。

1. 孕母调摄不当，先天禀赋不足

“夫小儿之在胎之……辛辣适口，胎气随热，情欲动中，胎息辄躁……皆能令子受患”。孕期母子气血相通，孕母生活各个方面均需注意顾护，若其不知节制饮食，恣食煎煿厚味，或不知调摄情志，任性冲动，喜怒无度，或不慎跌仆受伤、卒受惊恐，皆可内达胎元，影响胎儿健康。肾为先天之本，受之于父母，为小儿生长发育之基石，若小儿胎元受损，先天禀赋不足，肾精不充，则百病由生。肾主水，为肝之母，若肾精不充，水不涵木，可致肝失濡养，虚风内动，发为本病。

2. 感受外邪

肺主皮毛，调控腠理开合，是机体抵御外邪的重要关卡。然而小儿肺脏娇嫩，机体抵御外邪能力较弱，且小儿遇冷热不知增减衣物，自我调护能力不强，因而易于感触外界邪气而致病。“风为百病之长”，风邪多与他邪相合侵袭机体，又因“风气通于肝”，故小儿感邪后，外风易入里引动内风，导致本病的发生。临床亦多见小儿外感后出现病情的反复甚至加重。

3. 情志过极

“心藏神”“肝藏魂”，二者协同，调畅情志。小儿“心肝有余”，神气怯弱，情绪易受外界因素影响，如卒受惊恐，或突受责备，家长失于开导，则易致小儿肝失疏泄，气郁化热，心肝阳亢，生惊动风，而发本病。

4. 饮食失调

脾司机体运化之职，既指其可以将饮食水谷等物运化生成精微，为机体生长提供养分，也指其可以运化水湿，调节机体水液代谢的平衡。脾运健旺是小儿茁壮成长的重要保障。但小儿尚处于生长发育的过程中，脾胃运化能力偏弱，又大多喜食煎炸、甜腻之品，且饥饱无度，易偏食、挑食，若家长失于顾护，易损伤小儿的脾胃运化功能。脾虚则运化水谷无力，不能为机体提供充足的养分，导致小儿气血生化不足，脏腑失养；且脾虚则运化水湿不利，致其内聚生痰，流窜经络，最终导致本病的发生。

三、症状

抽动主要表现为运动抽动或发声抽动，发生在单个部位或多个部位，包括简单和复杂两种形式。运动抽动简单形式是眨眼、耸鼻、歪嘴、耸肩、转肩或斜肩等；复杂形式，如蹦跳、跑跳和拍打自己等。发声抽动的简单形式是清理喉咙、吼叫声、犬叫声等；复杂形式是重复语言、模仿语言、秽语等。抽动症状的共同点是不随意、突发、快速、重复和非节律性，可以受意志控制，在短时间内暂时不发生，但却不能较长时间地控制自己不发生抽动症状。在受到心理刺激、情绪紧张、躯体疾病或其他应激情况下发作频繁，睡眠时症状减轻或消失。

（一）短暂性抽动障碍

短暂性抽动障碍又称抽动症，为最常见的类型，主要表现为简单运动抽动症状，多数首发于头面部，如眨眼、耸鼻、皱额、张口、侧视、摇头、斜颈和耸肩等。少数表现为简单的发声抽动症状，如清嗓、咳嗽、吼叫、嗤鼻、犬叫或啊、呀等单调的声音；也可见多个部位复杂运动抽动。部分患者的抽动始终固定于某一部位，另一些患者的抽动部位则变化不定，从一种表现变化为另一种表现。还有表现为多个部位的运动抽动症状。抽动起始于学龄早期，在4~7岁儿童最多见，男性为多，抽动症状在一天内多次发生，至少持续2周，但不超过1年。

（二）慢性运动或发声抽动障碍

多数患者表现为简单或复杂的运动抽动，少数患者表现为简单或复杂的发声抽动，一般不会同时存在运动抽动和发声抽动。抽动部位除头面部、颈部和肩部肌群外，还常发生在上下肢或躯干肌群，症状表现形式一般持续不变。可每天发生也可断续出现，但发作的间歇期不会超过2个月，病程在1年以上。

（三）发声和多种运动联合抽动障碍

发声和多种运动联合抽动障碍又称Tourette综合征，或抽动秽语综合征，以进行性发展的多部位运动抽动和发声抽动为主要特征，以简单的运动抽动为首发，以面部肌肉的抽动为最多，呈间断性，少数以简单的发声抽动为首发。后逐渐发展为多部位的抽动，逐渐累及肩部、颈部、四肢或躯干等部位，由简单抽动到复杂抽动，由单一运动抽动或发声抽动发展成二者兼有，频率增加，30%出现秽语症或亵渎行为，多数患者每天都有抽动发生，少数抽动呈间断性，但间歇期不超过2个月，病程持续迁延，对社会功能影响较大。

四、西医诊断

参考美国精神医学学会DSM-5与中华医学会儿科学分会神经学组《儿童抽动障碍诊断与治疗专家共识（2017实用版）》作为西医诊断依据，具体如下。

（1）短暂性抽动障碍：表现为单一或多种运动性抽动和/或发声性抽动；病程在1年以内；起病于18岁以前；排除某些药物或内科疾病所致；不符合慢性运动或发声抽动障碍、抽动秽语综合征的诊断标准。

（2）慢性运动或发声抽动障碍：表现为单一或多种运动性抽动，或发声性抽动，二者不同时出现；抽动的频率自首发抽动后可以增多或减少，但病程在1年以上；起病于18岁以前；排除某些药物或内科疾病所致；不符合抽动秽语综合征的诊断标准。

（3）抽动秽语综合征：表现为多种运动性抽动和1种或多种发声性抽动，尽管二者不一定同时出现；抽动的频率自首发抽动后可以增多或减少，但病程在1年以上；起病于18岁以前；排除某些药物或内科疾病所致。

附：相关评定量表

耶鲁综合抽动严重程度量表（YGTSS）

项目	评分标准	运动性抽动		发声性抽动		总分	
		前	后	前	后	前	后
抽动类型	0分：无抽动						
	1分：单一抽动						
	2分：不同形式抽动2~5种						
	3分：不同形式抽动>5种						
	4分：多种抽动伴1种系列抽动						
	5分：多种抽动伴2种或更多系列抽动						
抽动频度	0分：无抽动						
	1分：极少发生（不是每天发生）						
	2分：偶尔发生但不持续						
	3分：频繁，每天都发生，间歇期<3小时						
	4分：经常（醒后每小时都发生）						
	5分：持续性（间歇不超过5~10分钟）						
抽动强度	0分：无抽动						
	1分：不易察觉的轻微抽动						
	2分：比正常动作稍强抽动						
	3分：明显，但不超过正常最大程度						
	4分：强度明显超过正常范围						
	5分：抽动极强，引人注目甚至自伤						
复杂程度	0分：无抽动						
	1分：有可疑抽动						
	2分：轻度抽动						
	3分：中度（动作复杂或呈系列抽动）						
	4分：十分复杂，极易察觉						
	5分：长程复杂抽动						
干扰程度	0分：无影响						
	1分：轻微但不影响正常行为						
	2分：偶尔打断正常活动						
	3分：经常打断正常活动或语言						
	4分：频繁打断正常行为、语言和人际交往						
	5分：严重影响行为、语言和人际交往						
总分	——						

五、中医辨证

1. 肝亢风动证

抽动频繁有力，多动难静，面部抽动明显，摇头耸肩，吼叫，任性，自控力差，甚至自伤自残，伴烦躁易怒，头晕头痛，或胁下胀满，舌红，苔白或薄黄，脉弦有力。

2. 外风引动证

喉中异声或秽语，挤眉眨眼，每于感冒后症状加重，常伴鼻塞流涕，咽红咽痛，或有发热，舌淡红，苔薄白，脉浮数。

3. 痰火扰神证

抽动有力，喉中痰鸣，异声秽语，偶有眩晕，睡眠多梦，喜食肥甘，烦躁易怒，口苦口干，大便秘结，小便短赤，舌红，苔黄腻，脉滑数。

4. 气郁化火证

抽动频繁有力，秽语连连，脾气急躁，面红耳赤，头晕头痛，胸胁胀闷，口苦喜饮，目赤咽红，大便干结，小便短赤，舌红，苔黄，脉弦数。

5. 脾虚痰聚证

抽动日久，发作无常，抽动无力，嘴角抽动，皱眉眨眼，喉中痰声，形体虚胖，食欲不振，困倦多寐，面色萎黄，大便溏，舌淡红，苔白腻，脉沉滑。

6. 阴虚风动证

肢体震颤，筋脉拘急，摇头耸肩，挤眉眨眼，口出秽语，咽干清嗓，形体消瘦，头晕耳鸣，两颧潮红，手足心热，睡眠不安，大便干结，尿频或遗尿，舌红绛、少津，苔少光剥，脉细数。

六、推拿手法与穴位的选择

【概述】推拿双侧合谷、太冲，开四关穴，调畅气机，以升降气机、平衡左右、镇惊安神、平肝息风；曲池、风池穴调和气血，疏经通络；血海、膈俞健脾养血活血；三阴交调补气血，滋水涵木；脾俞、肾俞两穴可健脾补肾；耳穴贴心、肝、肾、神门、内分泌、脑干、皮质下、交感穴可起到宁心安神的功效。

【操作】

患儿取坐位，治疗顺序为从手到颈，到背，再到足。合谷（双）、曲池（双）、风池（双）、血海（双）、三阴交（双）、太冲（双）、膈俞（双）、脾俞（双）、肾俞（双）。5岁以内的小儿平肝治疗10分钟，补脾治疗10分钟，其他每个穴位2分钟，每日1次，周日休息1天，1个月为1个疗程。

【定位】

（1）合谷：手背第1、2掌骨的中点，稍偏食指处。

（2）曲池：屈肘，在肘窝桡侧横纹头至肱骨外上髁中点，属手阳明大肠经。

（3）风池：胸锁乳突肌与斜方肌上端之间的凹陷处。

（4）血海：髌骨内上缘上2寸处。

（5）三阴交：内踝上3寸，胫骨内侧面后缘。

（6）太冲：足背，第1、2跖骨底之间凹陷中。

（7）膈俞：第7胸椎棘突下，旁开1.5寸。

（8）脾俞：第11胸椎棘突下，旁开1.5寸。

（9）肾俞：第2腰椎棘突下，旁开1.5寸。

（10）耳穴（心、肝、肾、神门、内分泌、脑干、皮质下、交感穴）：如图所示。

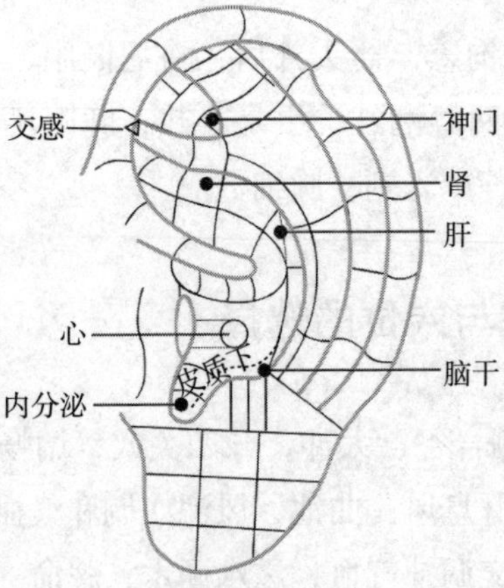

耳穴图

七、其他疗法

耳穴贴压

耳穴治疗疾病具有悠久的历史，且有其独特的治疗效果。《灵枢·口问》曰："耳者，宗脉之所聚也。"百脉皆集聚于耳，人体五脏六腑及经络气血都在耳郭中有所体现。故耳穴贴压可调整经脉气血、调和阴阳来治疗疾病。根据患者临床表现进行辨证，王不留行籽贴在对应耳穴，不间断地按压刺激以达疏通经络、镇惊安神的目的，耳穴贴压还可持续刺激相应穴位以稳定疗效。耳穴贴压可选取的穴位有神门、皮质下、内分泌、交感、脑干等。

八、鉴别

1. 多动症

多动症与抽动障碍的肌肉抽动完全不同，且伴有注意缺陷和冲动性，鉴别不难。

2. 癫痫

某些类型的癫痫如颞叶癫痫可出现咂嘴等动作；肌阵挛性癫痫有局部肌肉抽搐发作的表现，但癫痫时往往呈发作性，而抽动症的抽动现象较频繁。癫痫发作一般不受意志控制，而抽动症可用意志控制短暂的时间。癫痫多有意识障碍，脑电图有特殊改变，而抽动症无这种改变。

3. 舞蹈病

舞蹈病为风湿病变累及锥体外系所致，可有四肢和面部的不自主无意识运动，除此之外，可有体温、红细胞沉降率、C反应蛋白及链球菌溶血素等变化，发病前有链球菌感染，这些有助于与抽动症进行鉴别。

第十二节　小儿睡眠障碍

一、概述

小儿睡眠障碍是针对儿童而言，一般发生在2~12岁的儿童。睡眠障碍是指在睡眠过程中出现的各种影响睡眠的异常表现，约50%的小儿被睡眠问题困扰，表现为夜间入睡困难、觉醒次数增多、梦游、梦呓、夜惊、遗尿、梦魇；日间觉醒困难、嗜睡、易怒、行为问题等。它可以由身体某系统的功能失调引起，也可由疾病引起，能直接影响儿童的睡眠结构、睡眠质量及睡眠后复原程度。

在儿童时期，睡眠是早期发育中脑的基本活动，在生命早期所需睡眠的时间更长。新生儿每天需16~20小时的睡眠时间；从出生到2岁的小儿睡眠时间为9500小时（约13个月），而清醒的时间仅8000小时；在2~5岁期间，每日睡眠时间和清醒时间相等；整个儿童期和青春期每日睡眠时间占全天的40%。睡眠可促进生长、消除疲劳及恢复精力，睡眠还有助于提高机体的免疫力、增强机体的抵抗力，并与神经系统发育成熟、记忆储存有密切的关系。对于小儿来说，高质量睡眠与认知功能、学习和注意力密切相关，有助于儿童的智力发育及体格生长。学龄儿童如不能获得足够而良好的睡眠，会影响智力发育，造成情绪、行为、注意力等方面的问题。

因此，我们在关注小儿睡眠障碍问题时，不能只关心孩子几点钟睡觉，几点钟起床，还要关心孩子是否睡得踏实。如果儿童每周都有多于1次的睡眠障碍相关症状，就要引起高度重视。首先注意检查有无鼻炎、鼻息肉、扁桃体炎及扁桃体肥大等病史和体征，以便及时治疗与处理。其次，经常俯卧位姿势睡觉和枕头过高也是小儿睡眠障碍的引发因素，对有睡眠障碍相关症状的儿童，还应注意调整睡眠姿势（侧卧位）和枕头高低（适宜高度为10cm左右）。再次，白天常打瞌睡的儿童，夜间睡眠时间会缩短，这是由于紊乱而片段化的睡眠反复觉醒而打断睡眠，易引起夜间睡眠不安、睡眠时间不足，所以，对白天经常打瞌睡的儿童要寻找原因，采取对策加以纠正。

二、病因

（一）西医病因

小儿睡眠不足大多是由于相关症状如躯体疾病、饥饿、口渴或过饱、养育方式不当、睡眠习惯不良、精神和环境等因素的存在和影响而使得夜间睡眠多次中断，小儿被迫多次醒来而缩短睡眠总时间，少数小儿是因入睡困难或环境因素干扰而无法保证足够的睡眠时间。

目前对小儿睡眠障碍的发病机制尚未清楚，研究结果提示儿童睡眠障碍是一种与大脑皮层发育延迟有关的发育性疾病，由于大脑发育延迟而扰乱了正常的睡眠节律，因而出现夜间梦多、睡惊等症状。虽然对大脑发育延迟无根本解决方法，但对引起它发病的危险因素如心理因素、抚育不当等，则应值得注意。根据调查，处在不良的家庭环境中，如父母经常争吵、闹矛盾或离异家庭中，小儿睡眠障碍发病率偏高；家庭教养方式不当，如父母教育子女简单粗暴，严厉约束；父母之间教育方式不一致，其中一方过分袒护等都会使小儿精神焦虑、内心矛盾、无所适从，最终心理失衡，成为小儿睡眠障碍的主要危险因素。

（二）中医病因

小儿睡眠障碍的病因病机主要有以下几个方面。

1. 阴阳失衡

中医学认为，睡眠与觉醒的节律性活动主要取决于阴消阳长或阳消阴长的变化。《灵枢·大惑论》言："卫气……不得入于阴，则阴气虚，故目不瞑矣。"可见阴阳失调，阳不交阴可致睡眠障碍。根据小儿体质"阳常有余，阴常不足"的生理特点，更易引起阴阳的偏盛偏衰。一为阳气偏亢。阳气太盛致阴液相对不足，阴不制阳，而阳气外浮，或患儿素体阴虚，阴液不足，不能敛阳，或由外邪侵袭，邪热燔灼，内迫心肝，阴不制阳，扰乱神明，而引起不寐、夜啼等睡眠障碍。二为阳气亏虚。清代林佩琴在《类证治裁》言："多寐者，阳虚阴盛之病。"患儿素体阳虚，或久病多病伤及阳气，导致阳气不足，不能配阴，或阴气太盛，致阳气相对不足，阳不制阴，阴气独居内外，神气衰弱，故而引起多寐。

2. 营卫不和

营气与卫气按各自的法度运行，则营卫调和，是正常睡眠的基础，如营卫不和，则出现睡眠障碍。《灵枢·邪客》载："今厥气客于五脏六腑，则卫气独卫其外，行于阳，不得入于阴……阴虚，故目不瞑。"可见外邪侵袭，内扰脏腑之气，而卫气奋起与邪抗于外，则形成其浮于体表之势，使其不能入于阴分，致体内精气虚，而神气不能内守。因此，发为不寐。《灵枢·淫邪发梦》载："正邪从外袭内……与营卫俱行而与魂魄飞扬，使人卧不得安而喜梦。"可谓脏腑受邪气侵袭，引起气机逆乱，干扰卫气的日常运行轨迹，致阴气亏虚，进而阳气偏盛，使阳不得入于阴，而出现不寐、多梦。周学海《读医随笔》云："营竭道涩，而卫气内伐，则不瞑。"又云："营盛肤湿，而卫气久留，则多卧。"可知营卫失和不仅会出现不寐，也可导致多寐。

3. 胃气不和

"胃不和则卧不安"，胃为阳气入阴之枢纽，手、足阳明经经气不和，最易影响卫气的顺利运行，若不能入于阴经，则出现不寐。李中梓《内经知要》提出："胃气逆上，则卫气不得入于阴，故不得卧。"另外脾胃是气血生化之源，胃和脾健，化源充足，中焦斡旋，则神得所养，阴阳相交，而得安寐；病理上，胃不和，生化乏源，则营气不足，心神失养，或升降失职，则邪气内扰，心神不安，均可导致睡眠障碍。小儿脾常不足，更易引起脾胃不和而致睡眠障碍，小儿常见的脾胃不和病因为饮食停滞、痰饮等。

4. 七情伤神

小儿神气怯弱，若五志七情过极，常导致心神受伤而引起睡眠改变。最常见的原因为惊恐伤神，若见异常之物，或闻特异声响，常致惊恐。惊则伤神，恐则伤志，致使心神不宁，因惊或夜啼，或不寐，或夜惊等，不一而足。

三、症状

常见的睡眠障碍有以下几种。

（一）小儿夜惊症

夜惊是指小儿在睡眠中突然出现的一种短暂的惊恐症状，常见于4~12岁儿童，到青春期后发生次数逐渐减少或完全消失，但仍影响小儿休息和学习。除5%患儿有家族史之外，可能与神经系统发育迟缓、平时环境中出现的严重事件有关（如同学之间出现的危险动作、恶作剧事件、看电视录像、网上游戏、暴力大片、恐怖电影等）。常常有以下表现：如患儿在入睡后0.5~2小时，突然坐起，发出尖叫、哭喊、瞪目、直视、斜视、双目紧闭，表情十分恐怖，对周围的事物常常无反应，一般很难唤醒，当唤醒后小儿常有心跳、脉搏、呼吸加快，有时部分小儿有大汗淋漓等表现。一般持续1~10分钟，然后又迅速进入睡眠状态，次日对夜晚所发生的经过不能回忆。可频频发作也有偶尔发生，严重者一夜数次。

（二）小儿梦魇

梦魇即做噩梦，是指小儿在睡眠中做噩梦时发出呓语和肢体动作等。通常始见于3~6岁儿童，10%~50%的3~6岁儿童中多有梦魇发生，6~12岁儿童最多见，有80%的小学住读生至少有过1或2次梦魇的发生。有家族史遗传倾向，与气质类型有关。孩子的表现主要见于突然从睡眠中惊醒，伴随极度害怕与恐怖、焦虑感觉似有严重危害降临。唤醒后立即头脑清醒，几乎没有混乱和迷惑，能立即回忆梦境中的恐怖与噩梦内容，梦魇时发出的语言（呓语）可断续也可连贯，在旁若有人清醒，如老师或家长从中插话，似有对应和对接，但无尖叫和行走。常发生在睡眠中的1/2时段，可以与其他睡眠障碍如夜惊梦游同时并存。

梦魇可根据其严重程度分为轻度、中度、重度。①轻度：发作少于每周1次，没有心理和社会功能损害的表现；②中度：每周发生1次或1次以上，但不是每夜都发生，有轻度心理和社会功能损害的表现；③重度：每夜发生，有中度心理和社会功能损害的表现，严重影响小儿睡眠质量和心理卫生，不利于孩子心身健康和学习成绩。

（三）小儿睡行症

小儿睡行症指小儿在睡眠中起床行走。此症常发生在10岁前，男孩较多见。病因可能为遗传因素、大脑皮质发育延迟、心理因素、睡眠过深。表现为患儿在熟睡中起床，双目凝视，在室内走动，还可做些较复杂的活动，如开抽屉拿东西等，口中念念有词，甚至能回答他人的问题，但口齿欠清，答非所问。经历数分钟，个别可达半小时，然后自行上床或随地躺下，恢复正常睡眠。次日对发作经过不能回忆。发作频繁者可短期使用安定治疗。此症预后良好，一般可随年龄增长而自愈。

四、西医诊断

（一）小儿夜惊症

1. 反复发作的在一声惊恐性尖叫后从睡眠中醒来，不能与环境保持适当接触，并伴有强烈的焦虑、躯体运动，及自主神经功能亢进（如心动过速、呼吸急促及出汗等），持续1~10分钟，通常发生在睡眠初1/3阶段。

2. 对别人试图干涉夜惊发作的活动相对缺乏反应，其后总是出现至少几分钟的定向障碍和持续动作。

3. 事后遗忘，即使能回忆，也极有限。

4. 排除器质性疾病（如痴呆等）导致的继发性夜惊发作，也需排除热性惊厥和癫痫发作。

5. 睡行症可与夜惊并存，此时应并列诊断。

（二）小儿梦魇

1. 从夜间睡眠或午睡中惊醒，并能清晰和详细地回忆强烈恐惧的梦境，这些梦境通常危及生存、安全或自尊。一般处于睡眠的后半夜。

2. 一旦从恐怖的梦境中惊醒，患者能迅速恢复定向和完全苏醒。

3. 患者感到非常痛苦。

（三）小儿睡行症

1. 症状标准：①反复发作的睡眠中起床行走。发作时，睡行者表情茫然、目光呆滞，对别人的招呼或干涉行为相对缺乏反应，要使患者清醒相当困难。②发作后自动回到床上继续睡觉或躺在地上继续睡觉。③尽管在发作后的苏醒初期可有短暂意识和定向障碍，但几分钟后即可恢复常态，不论是即刻苏醒或次晨醒来均完全遗忘。

2. 严重标准：不影响日常生活和社会功能。

3. 病程标准：反复发作的睡眠中起床行走数分钟至半小时。

4. 排除标准：①排除器质性疾病（如痴呆、癫痫等）导致的继发性睡眠－觉醒节律障碍，但可与癫痫并存，应与癫痫性发作鉴别。②排除癔症。

5. 说明：睡行症可与夜惊并存，此时应并列诊断。

附：相关评定量表

匹兹堡睡眠质量指数量表（PSQI）

条目	项目	选项			
1	近1个月，晚上上床睡觉通常在______点钟				
2	近1个月，从上床到入睡通常需要______分钟	≤15分钟	16~30分钟	31~60分钟	≥60分钟
3	近1个月，通常早上______点起床				
4	近1个月，每夜通常实际睡眠______小时（不等于卧床时间）				
5	近1个月，因下列情况影响睡眠而烦恼				
	a.入睡困难（30分钟内不能入睡）	无	<1次/周	1~2次/周	≥3次/周
	b.夜间易醒或早醒	无	<1次/周	1~2次/周	≥3次/周
	c.夜间去厕所	无	<1次/周	1~2次/周	≥3次/周
	d.呼吸不畅	无	<1次/周	1~2次/周	≥3次/周
	e.咳嗽或鼾声高	无	<1次/周	1~2次/周	≥3次/周
	f.感觉冷	无	<1次/周	1~2次/周	≥3次/周
	g.感觉热	无	<1次/周	1~2次/周	≥3次/周
	h.做噩梦	无	<1次/周	1~2次/周	≥3次/周
	i.疼痛不适	无	<1次/周	1~2次/周	≥3次/周
	j.其他影响睡眠的事情	无	<1次/周	1~2次/周	≥3次/周
6	近1个月，总的来说，您认为自己的睡眠质量	很好	较好	较差	很差
7	近1个月，您用药物催眠的情况	无	<1次/周	1~2次/周	≥3次/周
8	近1个月，您常感到困倦吗?	无	<1次/周	1~2次/周	≥3次/周
9	近1个月，您做事情的精力不足吗?	没有	偶尔有	有时有	经常有

计分方法：

成分	内容	评分			
		0分	1分	2分	3分
A.睡眠质量	条目6计分	很好	较好	较差	很差
B.入睡时间	条目2和5a计分累计	0分	1~2分	3~4分	5~6分

续表

成分	内容	评分			
		0分	1分	2分	3分
C.睡眠时间	条目4计分	>7小时	6~7小时（不含6小时）	5~6小时（不含6小时）	<5小时
D.睡眠效率	以条目1、3、4的应答计算睡眠效率*	>85%	75%~85%（不含75%）	65%~75%（不含75%）	<65%
E.睡眠障碍	条目5b~5j计分累计	0分	1~9分	10~18分	19~27分
F.催眠药物	条目7计分	无	<1次/周	1~2次/周	≥3次/周
G.日间功能障碍	条目8和9计分累计	0分	1~2分	3~4分	5~6分

注：$*\text{睡眠效率}=\dfrac{\text{条目4（睡眠时间）}}{\text{条目3（起床时间）}-\text{条目1（上床时间）}}\times 100\%$

PSQI总分=成分A+成分B+成分C+成分D+成分E+成分F+成分G。

评价等级：0~5分说明睡眠质量很好；6~10分说明睡眠质量还行；11~15分说明睡眠质量一般；16~21分说明睡眠质量很差。

五、中医辨证

1. 心经积热证

入睡困难，甚则入夜不寐或夜惊，啼哭时哭声较响，见灯尤甚，哭时面赤唇红，烦躁不宁，身腹俱暖，大便秘结，小便短赤，舌尖红，苔薄黄，指纹多紫。

2. 痰食阻滞证

失眠惊悸，或睡则多噩梦且易于惊醒，躁扰不宁，头重昏蒙，胸脘痞闷，肚腹灼热，情绪抑郁，两胁胀痛或呕恶痰涎，舌淡，苔白腻，脉弦滑。

3. 阴虚火旺证

入睡困难，失眠易醒，睡中突然啼哭，哭声不止，时作惊惕，或多梦易惊，心烦，同时兼有手足心发热，盗汗，舌质红，或仅舌尖红，少苔或光剥，脉细数。

4. 肝血不足证

失眠多梦，或终日困倦而难以入眠，心悸健忘，神疲乏力，面色少华，或肢麻筋惕，爪甲枯瘪，舌质淡，脉细涩，指纹淡红。

5. 阳气亏虚证

失眠多梦或嗜睡多眠，睡时露睛，形神疲惫，不耐疲劳，头晕且重，肢倦畏寒或筋脉挛缩乏力，腰膝少腹冷痛，四肢不暖，时有腹泻，舌暗淡，苔白滑，脉虚或沉细。

6. 惊恐伤神证

夜间突然啼哭，哭声尖锐，似见异物状，神情不安，时作惊惕，紧偎母怀，面色乍青乍白，哭声时高时低，时急时缓，舌苔正常，脉数，指纹青暗。

六、推拿手法与穴位的选择

（一）小儿夜惊症

【概述】以脾经、外劳宫、板门、一窝风、上三关、内八卦、四横纹、大肠经、小天心为主要治疗穴位。治则以温中健脾、行气散寒为主。介质采用医用滑石粉。每次治疗约30分钟，每天1次，5次为1个疗程，共治疗1个疗程。

【操作】患儿取仰卧位或坐位，待患儿状态稳定后，术者在患儿要操作的手上均匀涂抹滑石粉。补脾经300次，揉小天心200次，揉一窝风200次，推上三关300次，逆运内八卦300次，揉外劳宫200次，揉神阙200次，按足三里200次，分腹阴阳100次（均推拿左手）。

（二）小儿梦魇

【概述】根据证候不同，予以不同穴位的加强揉按：脾胃虚寒者，加强揉按脾俞、心俞各7分钟；心经积热者，加强揉按心俞10分钟；惊恐者，加强揉按心俞、肾俞各7分钟。每日1次，宜在上午9时进行。

【操作】运用捏脊手法，让小儿俯卧，取头高臀低位。术者右手半握拳，以食指和拇指提捏脊柱的皮肤肌肉，从长强开始，至大椎，来回8~10次，以局部皮肤潮红为度；然后以食指、中指的指腹不断颤动，来揉按背部各俞穴。

（三）小儿睡行症

【概述】治则以镇惊安眠为主。取揉小天心穴，有通经络、镇惊安眠的作用；分阴阳穴，能平衡阴阳、调和脏腑；补肾水，能补肾益神、滋阴涵木；大清天河水，能泻心火、除烦躁，治惊惕不安；揉心俞、肝俞，可除烦镇惊。以上诸穴共奏安神镇惊之效。

【操作】揉小天心5分钟，补肾水7分钟，分阴阳3分钟，补脾土5分钟，大清天河水2分钟，揉心俞、肝俞各1分钟。

【定位】

（1）脾经：拇指末节桡侧缘，从指尖起一直推到指根。

（2）外劳宫：在手背中央，与内劳宫相对处。

（3）板门：手掌大鱼际部。

（4）一窝风：在手背，腕横纹中央的凹陷中。

（5）上三关：自阳池（腕背横纹中，指总伸肌腱尺侧缘凹陷中）至曲池（屈肘，当肘横纹外端凹陷中）为上三关。

（6）内八卦：手掌面，以内劳宫为圆心，从圆心至中指根横纹的2/3处为半径画圆，八卦穴即在此圆周上。

（7）四横纹：患儿食、中、无名、小指近端掌指关节横纹处。

（8）大肠经：食指桡侧缘，自指尖到指根呈一直线。

（9）小天心：大、小鱼际交接处凹陷中。

（10）神阙：肚脐正中。

（11）足三里：外膝眼下3寸，胫骨外侧约一横指处。

（12）腹阴阳：从剑突起沿游离肋斜下分推至腹两侧。

（13）脾俞：第11胸椎棘突下，旁开1.5寸。

（14）心俞：第5胸椎棘突下，旁开1.5寸。

（15）肾俞：第2腰椎棘突下，旁开1.5寸。

（16）肾水：即肾经，在小指掌面稍偏尺侧，自小指尖直至掌根（或在小指掌面末节）。

（17）分阴阳：用两手拇指指腹，从小天心穴向两侧分推。

（18）脾土：在拇指桡侧自指尖至指根处（或在拇指末节罗纹面）。

（19）天河水：从腕横纹起，推至肘横纹。

（20）肝俞：第9胸椎棘突下，旁开1.5寸。

七、其他疗法

（一）耳穴压豆

耳穴贴压取常规穴位：脾、心、肝等，使用胶布贴压王不留行籽。

（二）穴位贴敷

穴位贴敷主要是把药物研磨后制成贴敷药方贴于相应的穴位，如涌泉、足三里。亦可贴于患儿脐部，称脐贴。

八、鉴别

癫痫发作

睡眠中一些发作性异常运动，却有被误诊为癫痫性肌阵挛或其他癫痫发作的可能。因此，需要了解小儿睡眠中常见的非痫性异常运动，以提高与癫痫发作的鉴别诊断。

第十三节　小儿进食障碍

一、概述

进食障碍以持续性进食紊乱为特征，主要包括神经性厌食、神经性贪食及异食癖，具有高复发率、高死亡率等特点，是一个重要的公共卫生问题，早期识别和有效干预是必要的。然而，进食障碍的治疗十分棘手，缺少针对性有效治疗药物，尚限于改善进食障碍导致的体重下降、营养不良或通过精神药物控制症状。中医药因其独特的理论体系及丰富的治疗手段，在认识及治疗进食障碍方面有着明显的优势。大量研究表明，中医药治疗进食障碍，尤其是厌食症，临床疗效显著，方法多样，价格低廉。

二、病因

（一）西医病因

引起小儿进食障碍的因素较多，综合起来有以下几点。

1. 生理因素

（1）遗传因素：患儿的家族中，尤其是其兄弟姐妹及父母中常有进食障碍史。

（2）下丘脑功能异常：下丘脑位于大脑皮层下，是负责调节情绪、内分泌及控制进食的中枢。进食障碍患者存在着明显的下丘脑功能异常表现，如月经紊乱或闭经、血液中甲状腺素水平异常、食欲或进食量异常、情绪异常等。

2. 社会心理因素

有些儿童为了“苗条”有意识地控制自己的食欲，长期不规律进食，使体重明显下降，重者还伴有低血压、缓脉、下肢水肿、皮肤干裂脱屑、头发脆易掉等现象；有的患者控制不住自己，暴饮暴食，造成体重明显上升。

3. 喂养方式不当，对新环境不适应

如家长一味地迁就孩子，爱吃什么买什么，无限量地喂食，致使孩子出现进食障碍；当儿童离开父母而到一个新的环境时，如上幼儿园，也易造成儿童进食障碍；儿童喜欢什么东西都往嘴里塞，此时若无人照顾、制止，任其发展，便形成不良习惯，出现进食障碍。此外，儿童进食障碍还与儿童体内缺乏某种营养物质有关，如铁、锌等。

（二）中医病因

中医认为此乃“禀于胎元、禀于先天”，该类患者素体脾胃虚弱，或脾土虚寒，形气怯弱，如《脾胃论》言：“脾胃俱虚，则不能食而瘦；或少食而肥，虽肥而四肢不举。”

（1）胃肠功能障碍：本病的发生与功能性胃肠道症状相关，特别是存在心理困扰的患者，中医认为此与七情内伤、饮食失宜致病息息相关，或忧思伤脾，或郁怒伤肝、肝木侮土，或饮食不当，影响脾胃功能的正常发挥，脾运不健、胃纳不开，则可见恶心、呕吐、腹胀、食欲不振等，正所谓“脾气通于口，脾和则口能知五谷矣”“胃气逆，则厌食欲呕”。

（2）中枢调控紊乱：本病可出现中枢结构及功能改变，神经递质、神经肽表达异常，局部脑血流变化等，而中医认为中枢功能的发挥离不开“脑主思变，心主神明”，《内经》言：“心者，五脏六腑之大主。”脾主运化亦离不开心主神明功能的正常发挥，心神不宁，难主脾运，则表现为不欲饮食，甚至拒食。

三、症状

（一）神经性厌食

神经性厌食是一种多见于青少年女性的进食行为异常，特征为故意限制饮食，使体重明显低于正常标准，为此采取过度运动、引吐、导泻等方法以减轻体重。常有过分担心发胖，甚至已经明显消瘦仍自认为太胖，即使医生进行解释也无效。部分患者可以用胃胀不适、食欲下降等理由，来解释其限制饮食。常伴有营养不良、代谢和内分泌紊乱现象，女性可出现闭经，男性可有性功能减退，青春期前的患者性器官呈幼稚型。有的患者可有间歇发作的暴饮暴食。本病并非躯体疾病所致的体重减轻，患者节食也不是其他精神障碍的继发症状。

（二）贪食症

贪食症是一种进食障碍，特征为反复发作和不可抗拒的摄食欲望及暴食行为，患者有担心发胖的恐惧心理，常采取引吐、导泻、禁食等方法以消除暴食引起发胖的极端措施。可与神经性厌食交替出现，二者具有相似的病理心理机制及性别、年龄分布。多数患者是神经性厌食的延续者，发病年龄较神经性厌食晚。本病并非神经系统器质性病变所致的暴食，也不是癫痫、精神分裂症等精神障碍继发的暴食。

（三）异食癖

咬吃非食物性的东西是异食癖最典型的临床表现，如灰泥、墙皮、泥土、沙子、油漆、头发、粉笔、纸、衣服等，甚至吞食污物、动物的粪便、石头等。有的儿童仅以某种异物为食，有的则以多种异物为食。

由于吞食的异物不同，其造成的危害也不尽相同，如吞食污物、粪便者可引起肠道寄生虫病；吞服石头、破布、头发等可造成肠梗阻；大量吞食黏土可造成贫血及缺锌；吞食大量灰泥可发生铅中毒，有的可能导致肝肾功能损害。

四、西医诊断

（一）神经性厌食

（1）明显的体重减轻，比正常平均体重减轻15%以上，或者Quetelet体重指数为17.5或更低，或在青春期前不能达到所期望的躯体增长标准，并有发育延迟或停止。

（2）自己故意造成体重减轻，至少有下列1项：①回避“导致发胖的食物”；②自我诱发呕吐；③自我引发排便；④过度运动；⑤服用厌食剂或利尿剂等。

（3）常有病理性怕胖：指一种持续存在的异乎寻常地害怕发胖的超价观念，并且患者给自己制订一个过低的体重界限，这个界值远远低于其病前医生推荐的健康体重。

（4）常有下丘脑–垂体–性腺轴的广泛内分泌紊乱。女性表现为闭经（停经至少已3个连续月经周期，但妇女如用激素替代治疗可出现持续阴道出血，最常见的是服用避孕药），男性表现为性兴趣丧失或性功能低下。亦可有生长激素升高，皮质醇浓度上升，外周甲状腺代谢异常及胰岛素分泌异常。

（5）症状至少已3个月。

（6）可有间歇发作的暴饮暴食（此时只诊断为神经性厌食）。

（7）排除躯体疾病所致的体重减轻（如脑瘤、肠道疾病例如克罗恩病或吸收不良综合征等）。

［说明］

（1）正常体重期望值可用身高（cm）减105，得到正常平均体重（kg）；或用身体质量指数=体重（kg）/身高（m）^{2}进行评估。

（2）有时厌食症可继发于抑郁症或强迫症，导致诊断困难或在必要时需并列诊断。

（二）贪食症

（1）存在一种持续难以控制的进食和渴求食物的优势观念，并且患者屈从于短时间内摄入大量食物的贪食发作。

（2）至少用下列一种方法抵消食物的发胖作用：①自我诱发呕吐；②滥用泻药；③间歇禁食；④使用厌食剂、甲状腺素类制剂或利尿剂。如果是糖尿病患者可能会放弃胰岛素治疗。

（3）常有病理性怕胖。

（4）常有神经性厌食既往史，二者间隔数月至数年不等。

（5）发作性暴食至少每周2次，持续3个月。

（6）排除神经系统器质性病变所致的暴食，及癫痫、精神分裂症等精神障碍继发的暴食。

［说明］有时本症可继发于抑郁症，导致诊断困难或在必要时需并列诊断。

（三）异食癖

（1）多发生在1.5~5岁的儿童，但不包括婴儿“将手里的东西放入口中”的反应。摄取物有油漆、头发、灰泥等，但对食物并不反感。

（2）可伴有发育障碍、矿物质缺乏（如铁、锌等），小儿缺乏管教，父母与孩子的关系不好，婴儿孤独或有其他精神障碍。

（3）并发症取决于所摄取的物质，包括铅中毒、脱发、肠梗阻及肠道寄生虫病等。

附：相关评定量表

饮食行为量表（儿童版）

条目	内容	选项				
		从来没有	极少	有时	多数	总是
（一）挑食						
1	我只吃自己选择的那些食物					
2	我会因气味、口味、外观、质地等原因拒绝很多食物					
3	我不吃以前没有吃过的食物					
4	吃饭时，大人给什么我就吃什么*					

续表

条目	内容	选项				
		从来没有	极少	有时	多数	总是
5	我会把不想吃的食物扔掉或吐出来					
6	我喜欢多种食物*					
7	我常常因为饭菜发脾气					
(二)食物响应						
1	不管什么时候给吃的东西，我都吃					
2	我看见食物或闻到食物香味时就想吃					
3	如果允许，我就会吃个不停					
4	我即使吃饱了，看到我喜欢的食物仍能吃下不少					
5	我总是跟大人要东西吃					
6	家长每次给的食物好像都不够我吃					
(三)不良进食习惯						
1	我能乖乖地坐下吃完一顿饭*					
2	我在吃饭时把饭菜含在嘴里很长时间不咽					
3	我吃饭的时间长，超过半小时					
4	我吃饭时要看电视、玩玩具或讲故事					
5	我在正餐前吃零食或点心，而在正餐时不好好吃东西					
(四)过饱响应						
1	我的胃口很好*					
2	我吃几口就饱了					
3	我吃饭时会剩饭					
4	我比同龄小朋友吃得少					
5	吃饭时，大人盛多少，我就吃多少*					
(五)外因性进食						
1	我到餐馆或到别人家吃饭比在自家吃饭吃得多					
2	我喜欢和别人抢着吃东西					
3	饭菜变了花样，我就吃得多					
4	用我喜欢的餐具盛饭，我就吃得多些					
5	和别的小朋友在一起吃饭时，我会受他/她的影响					
(六)情绪性进食						
1	我生气时吃得多一些					
2	我担心、害怕时吃得多一些					
3	我没事可做时吃得多一些					
4	我犯错误后吃得多一些					
5	没人陪我玩的时候，我吃得多一些					

续表

条目	内容	选项				
		从来没有	极少	有时	多数	总是
（七）主动进食能力						
1	我能独立进食					
2	我吃饭要大人喂*					
3	吃饭时，我会给自己夹菜					
4	我会主动要东西吃					
5	我会自己找东西吃					

注：*为反向计分条目。从来没有指没有出现此行为或感受；极少指近1个月内偶尔出现1~2次此行为或感受；有时指近1个月内平均每周1~2天有此行为或感受；多数指近1个月内平均每周3~4天有此行为或感受；总是指近1个月内平均每周5天及以上有此行为或感受

五、中医辨证

1. 脾胃积热，神明内扰证

小儿阳常有余，进食辛辣油腻之品后易出现脾胃积热。火为阳邪，其性炎上，易扰心神，出现心神不宁，可见烦躁失眠、睡卧不安、磨牙等症状。《杂病源流犀烛》记载：“又如齿齘，乃睡中上下齿相摩有声，由胃热故也。”脾胃积热者还可伴见面赤唇红，口臭，小便短赤，大便干结，舌红，苔黄厚，脉数，指纹紫滞。

2. 饮食积滞，痰热扰神证

小儿不知饮食饱盛，易因饮食不节导致食滞胃脘，饮食不化，阻滞气机，胃气上逆，故不得卧，可见少寐，睡卧不安，喜俯卧位睡眠，反复翻身，磨牙，同时伴见脘腹胀满或疼痛拒按，大便酸臭，手足心热，舌红，苔白厚或黄腻，脉弦滑。

3. 痰湿阻滞，蒙蔽清窍证

脾为生痰之源，脾虚不健，则易生痰生湿，痰湿上泛，蒙蔽清窍，出现神昏、嗜睡、多梦、磨牙等症状。朱丹溪在《丹溪心法》中提出：“脾胃受湿，沉困无力，怠惰好卧。”湿性重浊，易困遏清阳，清阳不升，则见头重昏蒙；痰湿阻滞，蒙蔽清窍者还可伴见头晕，胸闷，呕吐痰涎，清嗓，舌淡或淡红，苔白或白黄或微腻，脉滑等。

4. 脾气亏损，心脾两虚证

小儿脾常不足，内外合因，易出现脾气亏损，化生无源，子盗母气，致心脾两虚，气血不足，神无所藏，可见不寐、多寐、夜啼、多梦易醒等症状。《证治汇补》云："人之所主者，心；心之所养者，血。心血一虚，神气失守，神去则舍空。"心脾两虚者可伴见神疲食少，四肢倦怠，面色少华，腹胀便溏，舌淡，苔白，脉细无力等。

5. 脾胃虚寒，气机凝滞证

小儿脾喜温而恶寒，若因外感寒邪或饮食生冷，可致腹部中寒，夜半为阴，重阴脾寒愈盛，寒邪凝滞，气机不通，故睡卧不安，见少寐、夜啼、磨牙、遗尿、反复翻身、俯卧等症。《诸病源候论》记载："小儿夜啼者，脏冷故也。夜阴气盛，与冷相搏则冷动，冷动与脏气相并，或烦或痛，故令小儿夜啼也。"脾脏虚寒所致患儿可见面色青白，四肢欠温，食少便溏，苔薄白，指纹青红，脉紧等。

六、推拿手法与穴位的选择

（一）神经性厌食

【概述】取穴包括脾经、内八卦、四横纹、板门、腹阴阳、脊柱、足三里。手法以推法、运法、揉法、捏法为主。介质采用滑石粉。每次治疗约15分钟，每日1次，7次为1个疗程，共治疗2个疗程。操作过程不分男女，均推拿左手。

【操作】

（1）补脾经：从患儿拇指桡侧边缘向大鱼际方向直推400次。

（2）运内八卦：作顺时针摩运300次。

（3）推四横纹：推揉患儿食、中、无名、小指近端掌指关节横纹处共300次。

（4）揉板门：揉按手掌大鱼际，共200次。

（5）分腹阴阳：用两拇指自患儿剑突沿肋弓角边缘两旁分推，腕关节掌面中点向左右两侧分推共100次。

（6）捏脊：自下而上由后背正中龟尾至大椎作捏法，共5遍。

（7）揉足三里：按揉足三里共200次。

（二）贪食症

【概述】摩腹即用手推着胃肠，可加快胃肠蠕动，促进消化；捏脊可以加速血液循环，促进消化，增进食欲；按足三里可以健脾、养胃、消食；补脾经可以补脾和胃、消食化积。

【操作】

（1）摩腹：将掌心放在腹部上，以脐为中心顺时针按摩腹部5分钟。

（2）捏脊：自下而上由后背正中龟尾至大椎作捏法，共5遍。

（3）按足三里：左右两处各按揉10分钟。

（4）补脾经：从指尖推向指根，两手各推300次。

（三）异食癖

【概述】板门穴，又称为脾胃之门，能健脾和胃、消食化滞、运达上下之气。板门穴是小儿推拿治疗消化系统疾病的常用穴。平肝是扶持肝阴，以肝阴制约肝阳，以防肝阳上亢。肝阴与肝阳协调统一，肝气冲和条达，才能维持肝的正常生理作用。揉肾顶可发挥收敛元气、补肾固表止汗的作用。

【操作】

（1）揉板门：拇指点揉板门穴。

（2）平肝：自食指掌面末节指纹起向指尖推。

（3）补脾：患儿微屈拇指，术者自指尖推向指根。

（4）四横纹：可以搓擦，也可以掐，左右手均操作。

（5）肾顶：用拇指揉小拇指的罗纹面。

【定位】

（1）脾经：位于大拇指末节的桡侧。

（2）内八卦：以手掌中心（内劳宫）为圆心，以圆心至中指根横纹约2/3处为半径画圆，八卦穴即在此圆周上。

（3）四横纹：患儿食、中、无名、小指近端掌指关节横纹处。

（4）板门：手掌大鱼际处。

（5）腹阴阳：在中脘穴与两胁下的软肉处。

（6）脊柱：后背正中线。

（7）足三里：外膝眼下3寸，胫骨外侧约一横指处。

（8）肝穴：在食指掌面末节。

（9）肾顶：位于小指顶端。

七、其他疗法

（一）中成药治疗

（1）采用儿宝颗粒治疗小儿厌食症，儿宝颗粒其药物组成为苍术、陈皮、焦山楂、鸡内金、太子参、北沙参，用于治疗脾失健运型小儿厌食症。

（2）健胃消食口服液，其药物组成为太子参、山药、麦芽、山楂，有健胃消食的作用，主要用于治疗脾胃气虚型厌食症。

（二）外治法

因小儿厌食的同时一般都会厌药，这样就很难应用内服药物来治疗。因此，通过中药外敷、针灸、推拿、耳针、割治、穴位注射等刺激体表的某些特定穴位，能调整内脏功能，达到治疗的目的，这也是现代比较常用的、有效的治疗方法。

1. 针刺四缝穴能够明显改善患儿的食欲、食量、身体质量指数和腹部皮下脂肪，也能够提高患儿的血红蛋白、血小板体积。点刺四缝穴可直接调节胃肠蠕动、下丘脑的摄食中枢和出汗中枢，对消化吸收功能有较好的改善作用。

2. 艾灸是把点燃的艾条或艾炷放置在体表相关的穴位上，利用燃烧艾炷的热力使药物透入皮肤，再通过经络的传导直达脏腑，发挥艾炷的温通经脉、调理气血、扶正祛邪的作用，从而调整生理功能，增强体质。选取神阙、中脘和足三里穴有很好的临床疗效。

3. 耳穴贴压疗法临床应用便宜快捷，操作简单。其操作方法为先用酒精消毒耳郭、耳轮，再用粘有王不留行籽的胶带贴于两侧胃、脾耳穴处，稍用力按压，以感觉酸胀稍热为宜，并保留5天，每天按压2次，5分钟/次。亦可选取脾（双）、胃、交感、皮质下、大肠、神门、饥点，嘱家长每次按压2~3分钟，每天3~4次，3~4天更换1次，双耳交替进行。

八、鉴别

1. 疳积

疳积以面黄肌瘦、毛发稀疏、肚腹膨胀、青筋暴露或腹凹如舟等为特征。病程较长，影响患儿生长发育且易并发其他疾患。

2. 畏食

厌食与畏食都是食量减少，但畏食者的食欲正常，饥肠辘辘只是由于各种各样的原因，譬如口咽溃疡、牙痛、吞咽困难或腹痛等原因进食时感觉不适，畏惧和拒绝进食而致食量减少。这类患者在消除了上述病因后食量便可恢复正常。

第十四节　小儿癔症

一、概述

癔症，又称歇斯底里，是由个体明显情绪因素，如生活事件、内心冲突、暗示或自我暗示等所诱发的精神障碍现象，包括转换性障碍和分离性障碍两种形式。普通人群患病率为3%~10%。小儿癔症有明显的集体发作特征，多发于学龄期，女童多发，农村患病率较城市高，经济文化落后地区集体癔症发作频率较高。

癔症是一种典型的心因性疾病，存在明显的精神刺激因素，即在不良心理社会因素作用下或由于内心欲望不能满足而发病。重大生活事件、痛苦的内心矛盾、心理创伤、不愉快的情感体验；小儿学习上的压力、教育方式不良、各种委屈挫折打击等，在暗示或自我暗示的心理作用下均能诱发本病。癔症又是一种与本人性格缺陷有密切关系的心理疾病，绝大多数患者病前都具有癔症性格缺陷。癔症患者的特点是：情感丰富而强烈，但是情感体验基本上是肤浅的；情绪非常容易波动，心理高度不稳定；暗示性很强，不仅在一定条件下容易接受他人暗示，而且亦容易自我暗示；情感压倒理智；想象丰富，敏感多思，富于自我幻想，常将幻想当作现实。因此，常在情绪支配下难以控制自己的心理行为，一遇到精神刺激就诱发癔症。以自我为中心、看问题偏颇是重要特征，癔症患者过分看重自己个人得失，把顺其意者说得完美无缺，以偏概全；一旦冒犯自己，不合心意，便翻脸不认人，将同一人可以说得一无是处。多数癔症患者具有文艺才能，表演逼真，说哭即哭，说笑就笑，常常生活在自我幻想中，尽情发挥，充分表演，甚至分不清想象与现实的界限。故过分夸张亦是此类患者的性格特点。

二、病因

（一）西医病因

小儿癔症的诱因及影响因素包括人格因素、心理因素、社会文化因素等多个方面，许多患儿有不良的素质因素及家庭因素，往往在负性心理因素下急性起病。西医学观点倾向于癔症是一种心因性疾病，内心压力、悲痛、情绪紧张、学校不愉快经历、外伤及躯体疾病均可诱发癔症。

1. 人格因素

癔症患者常具有某些特殊的性格特征，如情感丰富、情绪不稳、敏感多疑、好幻想、暗示性强、依赖性重等。受发育性因素影响，小儿本身就具有情绪不稳、易受暗示、幻想性等特点。因此，小儿癔症的性格特征不像成人那么突出。Rock报道了转换症状小儿的个性特征，发现90%患儿智力水平高于平均水平，学业成绩差，伙伴关系不良，过度依赖，情绪抑郁。此外，就中学生本身的特征而言，独生子女较非独生子女易表现为自恋型人格特征。

2. 心理因素

大多数患儿往往在负性精神因素作用下急性发病，如委屈、气愤、紧张、恐惧、突然的不幸事件。Barbara报道一名9岁的女孩因父母关系不佳，对她关注少而出现转换症状。父母当着孩子的面吵架时，高度敏感的孩子就会意识到“他们为什么吵架？他们会不要我吗？”孩子一“生病”，原本就以孩子为中心的父母马上停止了冲突，注意力转移到孩子的身上，这样就强化了小儿的症状，甚至导致症状转移（这也是小儿癔症的特征）。精神分析学派认为癔症是个体在面对难于接受的思想、愿望和冲动时，精神内部冲突的结果。患者对冲突和伴随的焦虑予以阻抑，躯体症状代表了无意识中的冲突。行为学家则认为，转换症状是患者对遭受挫折的生活经历的适应方式，病后的获益则通过操作性条件反射使症状强化，癔症症状被看作是一种习得的行为，患儿发现这类症状可以减轻困难处境给他带来的焦虑，并使他的需要得到满足，症状便会被强化，持续存在，在以后遇到困难时再次出现。再次发病时不一定具有明显的精神因素，可能是遇到与第一次发病因素在内容和情境上有关的因素而诱发，亦可能在别人谈论其发作或患儿本人回忆第一次发作的体验在暗示和自我暗示作用下发病。

3. 躯体因素

神经系统的器质性损害有促发癔症发作的倾向。多发性硬化、颞叶局灶性病变、散发性脑炎、脑外伤等均可出现癔症样的发作。突出的癔症表现有时掩盖特殊的神经系统特征和症状而造成误诊。有人发现脑干上段水平及以上结构的脑器质损害可导致癔症症状，而此水平以下的神经系统损害则很少导致癔症发作，因此有学者便认为癔症是间脑、下丘脑疾病的范畴。疲劳、睡眠不足等情况也易诱发癔症。

4. 社会文化因素

（1）教养因素：父母溺爱、过度保护，使小儿变得任性，一旦受到挫折，缺乏应有的承受能力，这是发病的基础。

（2）文化因素：Proctor提出癔症患者常来源于农村、教育水平和经济条件较低的区域，认为可能与文化因素有关，这些人群更容易接受迷信和偏见的影响。灾难、社会变迁等因素造成小儿处于精神紧张中，也是重要的病因学基础。迷信或对自然、疾病现象的不科学解释，常导致癔症群体发作，近年国内报道较多。

（二）中医病因

中医学认为癔症是由愤怒、恐惧等情绪因素所诱发。《金匮要略》中关于“奔豚”“脏躁”都强调了癔症的心因性起源。关于“脏躁”，《金匮要略》分析其发病多是由情志不遂、肝郁化火、伤阴耗液，或者思虑过度，劳伤心脾，以致脏阴不足。中医学认为癔症是由于郁怒、思虑、悲哀、忧郁、惊恐七情内伤致病，日久可耗伤心气营血，以致心神不安，脏腑阴阳失调。本病与心、肾、肝、胆脏腑有关。

三、症状

癔症的临床表现多种多样，归纳起来，可分为躯体功能障碍和精神症状两大类，即转换性障碍和分离性障碍。在儿童中，分离性障碍少见。

（一）躯体功能障碍

多见于神经系统运动和感觉障碍，也可表现为躯体、内脏等躯体化障碍。

1. 痉挛发作

发作无一定形式，四肢挺直，肢体抖动，或角弓反张，发作过程中有时伴有肢体的各种动作如挣扎状、捶胸、抓人。这一发作形式与典型癫痫大发作不同，发作中无咬破舌、摔伤，一般无大小便失禁、缺氧等表现，面色正常，瞳孔对光反应存在，常持续数十分钟。也可表现为局部肌肉的抽动和阵挛。

2. 瘫痪

瘫痪可表现为单瘫、偏瘫，以双下肢同时瘫痪较多见，发生突然，好转也突然，不伴有上、下运动神经元受损时的体征，肌肉张力正常或时高时低，肢体被动活动时多有抵抗。

3. 失明、失聪、色盲、失音或其他形式的语言障碍

如口吃、耳语、声嘶等。

4. 躯体化障碍

躯体化障碍可表现为自主神经功能紊乱，如腹痛、恶心、呕吐，头痛、头晕，软弱无力，心悸、气促，肢体、口唇发麻。

症状可互相转化，如原为双下肢瘫痪，可能下次发作转成昏厥，也可能几种临床症状同时出现。

（二）精神症状

1. 情感暴发

情感暴发表现为情绪的失控，如号啕大哭、喊叫，常伴有肢体乱动及冲动行为，或哭诉不愉快的体验，有时表现为狂笑不止，情绪变化迅速、激烈，有时伴有戏剧样夸张动作和表情。

2. 意识改变

意识改变常见的形式是“昏厥”。一般主诉“开始感到头晕，后来便不知道了”，发作大多与精神因素有密切关系，但久病患者有时会因为很小的事情而发作。昏厥表现为缓慢地倒地，常发生在没有危险性的地方，有时是在情感暴发，如大哭、大笑后晕倒，有时又与痉挛发作同时存在。发作持续时间长短不等，事后部分遗忘，有的可回忆晕倒后周围的情况。这一症状需与不典型的癫痫发作、低血糖等疾病进行鉴别。另一意识改变表现为嗜睡或昏睡，亦应排除其他器质性疾病。

其他如身份障碍、阶段性遗忘、癔症性漫游、假性痴呆等在小儿少见。

（三）癔症的群体发作

癔症的群体发作多发生在共同生活且观念相似的群体中，发作的原因是各种能够导致团体成员产生恐惧、焦虑等情绪，引起流行的原因可能是受迷信或不科学解释的影响，对疾病产生恐惧、紧张的心理。起初有一个人发病，且这个人具有一定影响力，周围目睹者受到暗示而发病，出现类似症状，短期内可出现暴发性流行。国内报道多达200人，以女生多见，流行一般历时数天。

癔症表现多种多样，但具有以下共同特点：①无器质性基础，症状不能用神经解剖学、生理学、医学等知识解释。②症状变化的迅速性、反复性亦不符合一般器质性疾病的规律，如患者双下肢突然瘫痪，不到半小时即痊愈，若遇精神因素又可重新发作。③自我中心性格：一般常在引人注目的时间地点发作，围观时加重，症状表现具有夸大性、表演性。④暗示和自我暗示性：容易受周围环境的暗示发病，有时还在自我暗示情况下发病。因此，有时客观的发病原因消除但症状发作并不能消失。在癔症发作时，对患者处理不当，如周围人的语言、行为，紧张、焦虑的气氛，过分的关切和照顾，不必要的医疗检查措施等，都可能加重病情。

四、西医诊断

癔症表现复杂，必须进行全面检查。暗示性并不能作为诊断的唯一标准，因为其他疾病也可能有暗示性；另外，某些顽固性癔症患儿，暗示治疗可能无效。在分析症状与神经生理解剖的关系时，要注意同时伴有器质性疾病的可能性。

在诊断癔症时，以下表现可作为诊断的要点。

1. 大多突然起病和突然消失，无遗留症状。

2. 发作前常有明显的情绪因素，或为癔症性素质。

3. 躯体症状特异、多变，常不能用神经生理解剖来解释。精神症状常常带有浓厚的情感色彩。

4. 病情常起伏波动。

5. 暗示治疗多能奏效。

6. 实验室检查无异常发现。

7. 排除了可能的器质性疾病。

附：相关评定量表

癔症量表

条目	内容	选项	
		是	否
1	你的胃口不好，饭量很小		
2	你的喉咙里好像总有一块东西堵着似的		
3	你的手脚经常是冰凉的		
4	恶心和呕吐的症状使你苦恼		
5	你发现自己很难把注意力集中到一项工作上		
6	你经常睡得不安，容易惊醒		
7	你常觉得你的头到处都疼		
8	每周至少有一两次，你觉得无缘无故地全身发热		
9	你时常感到悲观失望		
10	你常觉得头上好像有一根绷紧的带子		
11	当你要做一件事的时候，你常发觉你的手在发抖		
12	许多时候，你觉得浑身无力，很容易疲倦		
13	有时你十分烦躁，坐立不安		
14	有些人所做的事，虽然你认为是错误的，但你仍然能够友好地对待他们		
15	你的视力没有以前好了，看一会儿书就觉得眼睛很累，头昏眼花		

续表

条目	内容	选项	
		是	否
16	你很容易生气，而且很长时间都不能平静下来		
17	你常感到心慌气短		
18	你走路时很难保持平稳		
19	你经常昏倒		
20	你很在乎别人对你的看法		
21	别人以不正当的手段捉弄你，使你不得不认输时，并不痛恨他们		
22	在你一生中，你从来没有感到像现在这么糟糕		
23	你的行为几乎不被周围人的习惯所支配		
24	如果别人待你好，你会怀疑他们别有用心		
25	看到血的时候，你既害怕又难受		
26	你经常出现肌肉抽搐或颤抖		
27	你常因为胸部或心痛而感到苦恼		
28	你的身体不如你的大多数朋友健康		
29	你有时真的想骂人		
30	你现在学习的能力和以前相比差很多		

评分规则：每题回答“是”记1分，回答“否”记0分。各题得分相加，统计总分。

0~9分：比较正常，没有癔症倾向，或许是由于疲劳过度造成你身体某些部位的不适，要注意休息，保持轻松愉快的心情。

10~19分：有一定的癔症倾向，你要注意调整心情，控制情绪，但也不用着急、烦恼，心理的调适需要一些时间，并非一两日就能见效，你需要耐心和毅力。

20~30分：癔症倾向非常严重，如无法自我控制时，可求助于心理医生，在你的积极配合下，一定会取得很好的效果。

五、中医辨证

本病由明显的精神因素，包括重大生活事件，强烈的内心冲突和情感体验，暗示或自我暗示等，导致精神障碍。癔症主要表现为感觉、运动功能障碍或意识状态改变而无器质性病变基础，属于中医学“郁证”“厥证”“脏躁”等范畴。

1. 风痰证

症见语言谵妄，哭笑不已或惊恐不语，喉中痰鸣，呕吐白沫或四肢僵直，苔厚腻，脉滑数。

2. 气郁证

症见精神抑郁，闷闷不乐，神情痴呆恍惚，喉中似有物梗阻，苔薄白，脉弦细。

脏躁型者，哭笑无常，精神恍惚，不能自主，心烦易怒，呵欠频作，舌红少苔，脉细数。

六、推拿手法与穴位的选择

（一）配方一

【概述】选取穴位包括心俞、肝俞、肾俞、内关、神门、关元、气海、足三里、三阴交、太阳、合谷、太冲、翳风、风市。

【操作】患者取坐位，术者以双手拇指点按心俞、肝俞、肾俞；施揉拿手三阴法，点按内关、神门。嘱患者仰卧位，施梳胁开胸顺气法；施运运颤颤法，点按关元、气海；施提拿足三阴法，点按足三里、三阴交。头胀者加用五指拿推法，点按太阳、合谷、太冲；失眠者加用孙猴搔抓法，点按神门；耳鸣者，加用双指开宫法，点按翳风；皮肤感觉异常者，加用提拿足三阳法、密拿拍打风市上下法。

（二）配方二

【概述】癔症水沟后溪关[①]，合谷太冲透涌泉，足三里与三阴交，癔瘫[②]下取阳陵[③]跳[④]，上肢后溪曲[⑤]肩髃，失明球后睛明取，耳聋听会翳风添，失音天突哑[⑥]廉泉[⑦]。

注：①指内关；②指癔症性瘫痪；③指阳陵泉；④指环跳；⑤指曲池；⑥指哑门；⑦指上廉泉。

【操作】

主穴为水沟、后溪、内关、合谷、太冲、涌泉、足三里、三阴交，以点、揉、按等手法为主对上述穴位进行操作。若伴有癔症性瘫痪，下肢瘫可取阳陵泉、环跳；上肢瘫可取后溪、曲池、肩髃；若伴有视力障碍，取球后、睛明；若伴有听力问题，取听会、翳风；若伴有失音，取天突、哑门、上廉泉。

【定位】

（1）心俞：第5胸椎棘突下，旁开1.5寸。

（2）肝俞：第9胸椎棘突下，旁开1.5寸。

（3）肾俞：第2腰椎棘突下，旁开1.5寸。

（4）内关：腕横纹上2寸，掌长肌腱与桡侧腕屈肌腱之间。

（5）神门：腕横纹尺侧端，尺侧腕屈肌的桡侧凹陷中。

（6）关元：脐下3寸。

（7）气海：脐下1.5寸。

（8）足三里：外膝眼下3寸，胫骨前嵴外一横指处。

（9）三阴交：内踝上3寸，胫骨内侧面后缘。

（10）太阳：眉梢与目外眦之间，向后约一横指的凹陷处。

（11）合谷：手背第1、2掌骨之中点，稍偏食指处。

（12）太冲：足背，第1、2跖骨底之间的凹陷中。

（13）翳风：乳突前下方，平耳垂下缘的凹陷中。

（14）风市：大腿外侧中间，腘横纹水平线上7寸。

（15）水沟：人中沟上1/3与下2/3交界处。

（16）后溪：握拳，第5掌指关节后尺侧，横纹头赤白肉际处。

（17）涌泉：在足底，屈足蜷趾时足心最凹陷中。

（18）肩髃：三角肌上部，肩峰与肱骨大结节之间，上臂外展平举时肩前呈现凹陷处。

（19）阳陵泉：腓骨小头前下方凹陷中。

（20）环跳：股骨大转子与骶管裂孔连线的外1/3与内2/3交点处。

（21）曲池：屈肘，当肘横纹外端凹陷中。

（22）睛明：目内眦旁0.1寸。

（23）听会：耳屏间切迹前，下颌骨髁状突的后缘，张口有孔。

（24）天突：在胸骨切迹上缘，凹陷正中，属任脉。

（25）上廉泉：在廉泉穴（舌骨体上缘的中点处）上1寸，或于前正中线颌下1寸，当舌骨与下颌缘之间凹陷处取穴。

（26）哑门：后发际正中直上0.5寸。

七、其他疗法

（一）针刺疗法

1. 针刺

主穴：水沟、百会、印堂、鸠尾、巨阙、中脘、气海、内关、合谷、大椎、足三里、丰隆、涌泉。

配穴：脏躁加劳宫、神门、曲池、志室；瘫痪加外关、神门、阳陵泉、太冲；气郁加膻中、谚譆、肝俞、太冲；奔豚加膻中、气穴、三阴交；失眠肢僵加四神聪、涌泉、风池；角弓反张加风府、阳陵泉；四肢僵直加曲池、阳陵泉、合谷；口唇震颤加地仓、合谷；眼睑震颤加血海、照海；面肌痉挛加下关、颊车；痉挛性斜颈加风池、绝骨；痉挛性腰扭转加肾俞、委中；头项震颤加天柱、列缺：周身震颤加肝俞、血海；癔性失语加天突、廉泉、通里；癔性失明加风池、丝竹空；癔性耳聋加听宫、翳风；癔性瘫痪加涌泉、环跳、三阴交；咽喉异物感加天突、膻中、照海；吞咽不利加廉泉、金津、玉液；癔症性呕吐、呃逆加天突；胸闷气短加膻中；多汗加合谷、复溜；遗尿加中极、三阴交；肠鸣腹胀加天枢、足三里。

针法：施捻转泻法。

2. 刺血

取穴：金津、玉液。

针法：点刺放血少量。

3. 电针

取穴：下关、神庭、水沟、太阳、风池、大椎、关元、鸠尾、合谷、内关、行间、三阴交等穴。

操作方法：脉冲及感应电流，发作期每日治疗1次，通电1小时；发作停止后，可1~2日治疗1次，以巩固疗效，每日通电30~40分钟。

4. 耳针

主穴：心、皮质下、枕、脑点。

配穴：肝、内分泌、神门、交感、脑干、肾、胃。

操作方法：每次选4~5穴，强刺激，留针20~30分钟，每日1次，10次为1个疗程。

5. 梅花针

取穴：后颈、骶部、风池、内关、水沟；后颈、骶部、头部、大椎、中脘、心俞、肝俞、胆俞、内关、小腿内侧、阳性物处。

操作方法：中度或重度叩刺。

6. 芒针

主穴：水沟、中脘、内关、涌泉。

配穴：哭笑无常加少府、少海、鱼际；抽搐加四关；瘫痪加太冲、合谷、三阴交；失明加风池、太阳；失语加哑门、廉泉、通里；耳聋加风池、翳风。

操作方法：平补平泻法。

7. 头皮针

取穴：双侧感觉区。

操作方法：强刺激，留针30分钟，隔日1次，5次为1个疗程。

8. 腕踝针

取穴：癔症性精神障碍取腕部刺激点两上1，癔症性肢瘫以踝部刺激点两下，配两下。

操作方法：30号1.5寸毫针采用沿皮下平刺法，进针时针体与皮肤呈30°角，针尖入皮后将针放平贴近皮肤，沿皮下组织缓慢进针1.4寸，留针30分钟，每日或隔日1次，一般10次为1个疗程，可酌情增加疗程。

9. 粗针

取穴：秩边。

操作方法：先行暗示刺法，取秩边穴，用长125mm、直径0.7mm的粗针，直刺组织深部的神经干，提插3~5次出针，可引起某肌群的抽搐。继取足心（一侧病取患侧，两侧病取双侧），刺激强度略大些，可见患者屈肌反射发生，膝关节屈曲，伸直再刺，反复多次后让患者下地走动。

10. 拔罐

取穴：大椎、心俞、肝俞；神道、脾俞、身柱。

操作方法：交替使用上述两组穴位，每次取1组穴，刺络拔罐，每次15分钟，每日1次。

11. 神经干弹拨疗法

刺激点：根据不同症状，按照神经的支配关系，灵活地选取相应的刺激点。

操作方法：对症选点，结合暗示，主要用电刺激法或弹拨法，也可两法合用，宜从弱刺激开始，逐渐加大刺激量，至最大耐受度为止，争取一次痊愈。

（二）心理治疗

心理治疗配合药物、针刺及物理等疗法，常取得良好效果。

心理治疗主要是暗示疗法。暗示疗法成败的关键在于医生是否取得患儿的信任和合作。在进行言语暗示的同时，可配合感应电刺激，使患儿亲自看到肌肉的收缩，这对肢体瘫痪的转换型患儿常有良效。对于情感暴发或痉挛发作的患儿可配合氨水吸入或针刺等。治疗效果的长期巩固有赖于情绪的稳定、各种不利因素的消除。医生也应帮助患儿培养健全的人格。

八、鉴别

1. 癫痫大发作

癫痫大发作于该病发作前常无明显诱因，发作时患者意识完全丧失，在临床上类似于癔症的抽搐性发作。痉挛发作往往经历强直期、阵挛期和恢复期，瞳孔多散大或对光反应消失。一次发作仅数分钟，对发作经过不能回忆。脑电图改变可以确诊，癫痫大发作呈典型的强直-阵挛状，脑电图有痫性放电。

2. 散发性脑炎

神经系统症状除意识障碍及痉挛发作外，尚有多种神经系统体征。脑电图为弥漫性异常，脑脊液可能有改变。

3. 瘫痪、失明、失聪

癔症要与有相应器质性基础的瘫痪、失明、失聪相鉴别，癔症所致的上述障碍无与神经分布相一致的体征。失明者行走可绕过障碍物；失聪者对外界的声音有相应的反应。

4. 反应性精神病

反应性精神病者多不具有癔症的性格特征和易受暗示的特点，症状变化少，病程持续时间比癔症长，且反复发作者甚少。

5. **精神分裂症**

小儿癔症有时可表现为情感、思维及行为紊乱，临床上应与精神分裂症鉴别，其鉴别点在于癔症一般在强烈的精神因素作用下急骤起病，其症状与精神因素有密切关系，故其情感、思维及行为不像精神分裂症患儿所表现的那么荒谬离奇，使人难以理解。癔症病程呈反复发作的倾向，多数患儿可获得良好的预后。

第六章 小儿神志病的预防与护理

第一节　注重防护

儿童早期（胎儿期和0~6岁）的心理发展不良和生理紊乱是成年期各种疾病的罪魁祸首，早期环境和经验对个体造成的伤害可能当时就表现出来，亦可能会经过几年甚至几十年的潜伏期后才显现，并且这些伤害还可能遗传给下一代，所以早期防护不容忽视。脑科学研究成果启示我们，小儿神志病与脑发育密切相关，而大脑结构和功能的发育受基因、环境和经验的共同影响，脑发育是一个随时间而不断演变的进程，环境和经验中任意一个微小的成分都可能会改写我们最初遗传得到的发育蓝图。正确、认真、熟练的防护能为患儿提供良好的生长环境。

一、中医特色预防措施

中医从“未病先防、既病防变、愈后防复”这三个方面来干预。在与疾病做斗争的漫长过程中，古人积累了丰富的经验和创造了特色治疗方法。这些疗法具有疗效佳、副作用小、操作简便、安全性高等优势，使得它们成为现代医学界很好的精神疾患疗法。

（一）未病先防

未病先防是指在人体未发生疾病之前，根据个人体质不同，通过增强正气、调养身心、调配饮食以及药物预防等方法，防止病邪侵入，阻止疾病的发生。可应用的传统养生方法除了针刺、艾灸、贴敷等中医特色疗法，还有小儿推拿、中医食疗等预防保健方法。因小儿神志病的发生与遗传有关，故处于生育年龄阶段的患者不宜在精神症状未缓解前生育子女。

（二）既病防变

既病防变，即有病早治，防止疾病进一步进展。神志病中抑郁症患儿可表现为情绪低落、兴趣丧失、精力减退、精神迟滞或激越、自我评价过低，也容易出现睡眠障碍、营养不良、便秘甚至自杀观念或行为等情况，当出现这些情况时，应及时运用中医方法调理，防止病症的发生。

（三）愈后防复

对于神志病患儿，治疗的最终目标是达到临床治愈，即症状完全消失并持续6个月以上。但在疾病治疗过程中，存在复发及复燃两种情况。

复发是指本已经达到临床治愈，但又因各种诱因再次发作的状态。对患者及其家属而言，如果出现了复发的征兆，既不可太过紧张，也不应麻痹大意，而要正确处理。当家属发现患儿有了复发的苗头，一方面要给予患儿支持，及时帮助患儿调整合适的环境和节奏，使患儿能迅速摆脱不利的环境；另一方面要安排患儿及时就诊，配合医生适当调整用药方案。除此之外，家属亦不可过于紧张，不可对患儿正常范围内的情绪波动过于敏感，过度的关心和限制会导致患儿病情恶化，造成不良后果。

对医生来说，对于出现复发征兆的患者，不能只是简单加药，而要重新进行检查和评估，包括检查患者的服药情况和所处的环境，以便及时判断患儿病情是否复发，并根据个体化原则妥善调整治疗方案。为预防病情复发，除了小儿推拿疗法，还应及时配合心理疗法及针灸、中药、中成药等干预方法巩固治疗，改善患儿体质和心理认知模式。

复燃现象，是指患儿症状改善后未能维持6个月的巩固治疗，因停药出现的症状加重，属于本次发作的范畴，可称为戒断反应、停药反应。复燃不仅让患儿有不适体验，而且可能被误认为是病情的复发、某种躯体疾病或更换抗抑郁药引起的副作用，进而影响治疗效果。因此，家长不可擅自给抑郁症患儿停药、换药。

二、不同类型小儿神志病的护理方法

小儿神志病患者多属于性格内向型，不愿暴露内心体验，心理防卫及心理适应能力差，任何不良刺激均易导致精神平衡的失调而出现或加重精神症状。对待精神病患儿均应热情、诚恳、尊重其人格，说话力求语言通俗易懂并主动关心，热情照顾，加强患儿的信赖和治疗上的配合，进而达到防治目的。生活中尽可能满足其合理要求，对不合理的要求，要以小儿所接受的语言方法进行解释、劝慰。适当开展文娱活动，组织丰富多彩的文体活动，如做游戏、讲故事、听广播等满足儿童活泼好动的心理特点。

（一）在过分溺爱的环境中成长的患儿

对于这类儿童，家长应逐步锻炼孩子的自立、自理能力，让他走出狭小的家庭环境，锻炼与他人交往的能力。家长应了解儿童的兴趣爱好，帮助他们做自己喜欢的事情，以缓解其焦虑、胆怯的心理，培养活泼开朗的性格。

（二）易自卑抑郁的患儿

抑郁症具有较高的发病率，不仅给个人、家庭带来了沉重的精神负担、经济压力，使生活质量下降，也给社会带来了沉重的负担和损害。因此，预防抑郁症的发生，降低发病率、患病率，对个人、社会都非常重要。喜、怒、忧、思、悲、惊、恐，中医称为“七情”，是每个正常人都具有的情志变化，在正常情况下不会使人致病。但“七情过度”可以导致脏腑气血功能紊乱而生病。

1. 培养正向的情绪反应

现代心理学研究证明，生后数月的婴儿就已经开始明显地表现出喜、怒、哀、乐的情绪变化，到2岁小儿就已经有了诸如好奇、同情、失望、恐惧、厌恶等20多种情绪反应，而且婴幼儿情绪变化并非稍纵即逝，而是较为持续和执着的。婴幼儿情绪变化，最初产生于基本生理需求的满足与否，随后则逐渐发展为带有社会内容的表达形式。心理社会因素刺激可影响小儿的生长发育，极易发生发育迟缓、侏儒和其他疾病，同时还可因为情绪和心理障碍，表现出躯体症状，如愤怒时出现的腹痛、呕吐；恐惧紧张时出现哮喘、发热等。有人认为，近几年来消化性溃疡在儿童中发病率上升，与难以应付的作业和考试有关，也与家庭缺乏温暖，父母不和有关。因此，家长应尽量少在孩子面前争吵、打骂，多陪孩子聊天或与孩子共同从事他喜欢的活动，这种“行为导人”的方法可使他们忘记自卑感，改善心境。家长也应鼓励患儿参加集体活动，在兴趣丰富的活动中体现自我存在的价值，同时密切了解患儿和周围人的关系，增强其适应环境的能力。

2. 避免惊吓

小儿脏腑娇嫩，成而未全，全而未充，神气怯弱，对外界突如其来的刺激缺乏综合分析能力，容易引起气血逆乱，脏腑受伤。正如《素问·举痛论》所说“惊则气乱”“恐则气下”。《灵枢·口问》也说：“大惊卒恐。则血气分离，阴阳破败，经络厥绝，脉道不通，阴阳相逆，卫气稽留，经脉虚空，血气不次，乃失其常。”中医学很早就记载了“客忤”的病证，其实就是因惊吓所致之病。《育婴家秘》说：“小儿神气衰弱，忽见非常之物，或见未识之人，或闻鸡鸣犬吠，或见牛马禽兽，嬉戏惊吓，或闻人之叫呼，雷霆铳爆之声，未有不惊动者，皆成客忤惊病之病。”小儿受惊恐后，除表现惊悸不安、睡卧不宁外，甚至出现四肢抽动，多数表现为吐奶、吐食、不乳、腹痛、面色青暗等气机逆乱、胃失和降的证候。如何避免小儿因惊吓引起的客忤等证，古人有很多论述，并提出了一些具体措施。如《备急千金要方》说：“故养小儿，常慎惊，勿令闻大声，抱持之间，当安徐勿令惊怖。又天雷时，当塞儿耳，并作余细声以乱之也。凡养小儿，皆微惊以长其血脉，但不欲大惊，大惊乃灸惊脉，若五六十日灸者，惊复更甚，生百日后灸惊脉乃善。”比较详细地说明了七情致病多因之于过，以惊来讲，“微惊”还能促使“长其血脉”，但“大惊”却能使儿致病，并介绍了防治小儿受惊的方法，如在雷霆闪电之时，用细棉塞入儿耳，不戏禽兽，不以虎、猫、神、鬼恐吓小儿等。

3. 勿使恼怒

“七情伤人，惟怒为甚”，成人如此，小儿亦然。娇生惯养的小儿，所欲不遂，动辄哭闹要挟，久之，则性情乖张，养成易怒易暴的恶习。朱丹溪说：“小儿易怒，肝病最多。”万全也说：“盖儿初生，性多执拗……勿便怒伤肝，气生病也。”以上均说明“怒伤肝”在小儿中较为常见。究其原因，正如张从正所说：“富家之子，得纵其欲，稍不如意则怒多，怒多则肝病多矣。”现在人民生活水平普遍提高，又加上多为独生子女，故当今娇生惯养者比较普遍。因此，小儿患肝病者居多。因小儿“肝常有余”，在疾病发生、发展中，易出现肝经症状。恼怒则气滞，气滞则肝郁，郁久则化火，进而出现肝火、肝阳病变。肝气郁滞则脾土受伐，出现脾虚、痰湿等证。诸如小儿腹痛、小儿相思病、小儿泄泻、小儿痫证等，无不与肝郁脾虚、气机不畅、脾虚生痰、痰火上扰清窍有关。肝气盛，则胃气不降，肺气上逆，气机郁闭，出现小儿厌食症、哮喘、厥证、疝气等；肝火旺，则心神不定，出现烦躁、哭闹、夜啼、不眠等小儿夜啼症；心烦神乱，阳气燥扰，则出现小儿多动症；肝火伤阴，肝阴不足，则出现头痛，胁痛；肝火旺，则子病及母，肾气耗伤，则出现尿频、遗尿等症；肝阴受伤，引动肝风，可出现四肢强直，甚至抽搐、惊厥等症。因此，恼怒伤肝所致之小儿病证颇多，应当予以重视。对孩子教育应动之以情，明之以理，因势利导，循循善诱，使其从小养成开朗、活泼的性格，则可避免“怒伤肝”的发生。

4. 适当运动

青少年期是儿童到成人的过渡时期，矛盾、敏感、自我是他们突出的心理特点，由于在生理和心理上发生的巨大变化，容易产生各种心理障碍，其中抑郁症最为常见。近年来，青少年抑郁症的发病率逐年上升，而且青少年抑郁症的复发率要高于其他年龄组，故应该引起人们的重视。对青少年抑郁症的预防方法应根据其生理特点，以运动疗法最为适宜。运动能加强新陈代谢，疏泄负性心理能量，能防止抑郁症的发作；运动有助于增强体质，产生积极的心理感受，能较快地提高情绪、消除抑郁症的一系列症状。值得注意的是，要达到防治青少年抑郁症的效果，应该在运动保健专家的指导下，根据各自的具体情况，选择适合的运动项目，并且要保持一定的强度、持续时间和频率。以下几项运动在防治青少年抑郁症中发挥重要的作用。

（1）跑步：跑步时大脑分泌的内啡肽是一种类似于吗啡功能的生化物质，是天然的止痛剂，并能给人以欣快感，对减轻心理压力具有独特的作用。跑步时间以傍晚为宜，速度120步/分，每周至少3次，每次持续15分钟。

（2）跳绳：跳绳能增加身体的协调性，由于在跳绳过程中头部的位置在上下快速移动，可有效刺激前庭功能，产生良好的心理感受，提高自信心。速度为30~60次/分，隔天1次，每次持续10分钟。

（3）健身舞：在动感的音乐声中，使躯体得到舒展，注意力得到加强。每周3次，每次持续20分钟。

（4）散步：散步宜在优美安静的环境中进行，能改善心肺功能，提高摄氧效果，建议每天步行1500米，并力争在15分钟内走完。以后逐渐加大距离，直到45分钟走完4500米。

（5）集体运动：集体运动包括传球活动、排球运动或体育游戏等。集体运动要求团体合作，对提高抑郁症患者人际关系具有特别的意义。另外，由于体育游戏带有一定的竞争性、情节性、趣味性，能提高游戏者的情绪，培养他们的活泼愉快、开朗合群的个性和团结互助、勇敢顽强、机智果断的心理品质，使身心得到健康的发展。建议每周至少参加一次集体运动，每次持续时间30分钟。每周运动3次能够有效防治抑郁症，而且复发率低。即使是其他年龄段的抑郁症患者，也可根据自身情况，选择以上一个或多个项目长期坚持锻炼，亦可防治抑郁症。

（三）易冲动躁狂的患儿

躁狂发作的护理目标：学会控制和疏泄自己的高涨或焦虑心境，不发生因行为不当造成的躯体或物品损害；改善饮食和睡眠，穿着修饰得当，能自理个人卫生及衣食起居；能描述躁狂发作的有关因素，认识和分析自己鲁莽、激越行为是病态；能恰当表达自己的需要及欲望，改善人际关系和行为方式。以下介绍医院中躁狂发作患儿的安全和生活护理方法，可供参考。

（1）提供安静的病室环境，教会患儿2~3种应对失眠和早醒的方法。

（2）服务态度良好，有利于建立良好的护患关系，稳定患儿情绪，保证休息。

（3）引导鼓励患儿按时料理个人卫生及参与收拾个人病室卫生。对患儿异常的打扮和修饰给予婉转的指正，教会更好地体现个人修养和身份。做好基础护理，特别是口腔护理，并注意饮食情况，供给充足的水分，保证每日的食量，并设法使之安静，延长睡眠时间，以利于病情的恢复。

（4）让患儿单独进食，减少周围事物的干扰，加强监护，防止暴饮暴食。按时督促和协助患儿进食足够的食物和水分，如果患儿处于极度兴奋激越状态，可在数人协助或保护下耐心喂饭。选择适当的时机给患儿讲解饮食无节制的原因和危害，引导患儿自行控制过度活动，能自行正常进食、饮水。

（5）引导患儿参与自己喜爱的活动，如简单的手工操作、收拾病室卫生等，并配合恰当的肯定和鼓励，既增强患儿的自尊，又使患儿过盛的精力得以自然疏泄。

（6）对语言动作增多、易激动、有伤人毁物行为的患儿，应隔离于一级病室进行重点护理，限制其活动范围并及时进行重点护理，采取相应的措施。对于未知保护的兴奋躁动患儿应加强观察，严防伤人毁物或自伤，在可能的情况下，诱导其做一些有益的活动，使之安静。对于处于保护状态下的兴奋躁动患儿，应严防扭伤、勒伤等事故的发生。

（7）躁狂患儿的行为反应方式，也常常带有偶然性和冲动性，表现为易激惹。对于儿童的冲动行为，应采取“冷处理”的方式，以稳定的情绪、平静温和的态度感染儿童，淡化冲动情绪。在他们平静下来时再耐心开导教育，指出这种行为的错误和危害，帮助其逐步克服不良行为。

（四）易恐惧害怕的患儿

小儿恐怖症作为一种心理疾病与目睹恐怖场面有直接关系。目前我国社会稳定，治安良好，直接目睹此种场面的可能性小，但为何本病呈日渐增多的趋势？调查证实，此类儿童的发病与操作惊险、打斗、暴力恐怖的电子游戏机和观看恐怖类音像制品有直接关系。因此，禁绝此类游戏机与音像制品是预防该病的主要措施。

小儿恐怖症往往是由专横、恐吓的家庭环境造成，表现为情绪反应强烈，对于较小的伤害或不良的环境表现出不能忍受、恐惧、害怕等心理。护理这类儿童，接触时要注意语言温和、态度和蔼，不吓唬、责骂，应多关心鼓励儿童，或求助心理医生作一些心理治疗，采取系统脱敏法来消除儿童的恐惧心理。

小儿恐怖症是可预防的。对于健康儿童，父母应有意识地培养其对客观事物危险与安全的识别力。即便是遇到危险情景，应让其学会和增强应激突变能力，以增强其对客观事物的勇气和毅力。平时，不要向儿童灌输毫无意义的各类恫吓故事（如：听话，不然医生要给你打针；警察要逮你；狼来了；猫来了；疯狗来了；魔鬼来了等）。对已患有恐怖症的小儿，首先是进行心理咨询诱导治疗，绝不能强行其“不怕”或者一味顺从，否则将会加重病情。心理治疗时，不可单纯针对患儿，应该是患儿及其父母和其家庭中能影响患儿情绪的其他成员（祖父母、叔伯父母、哥嫂等有关人员）同时进行，综合治理，使他们同时接受科学信念，克服所谓“宁愿信其有，不愿信其无”的过分的自我主观偏见，从而对疾病有一种正确的共识和态度，增强战胜疾病的信心，这样才能事半功倍。其次，行为疗法必须在心理专业人员的指导下进行系统性精神脱敏，如有条件可有意安排和暴露恐怖情境，使其产生和认识到他认为的所谓“恐怖事物、情境”并不值得恐怖，从而恍然大悟，逐渐消除其恐怖观念。也可进行劳累疗法，包括剧烈的体育活动，使其达到十分劳累的程度，然后让其与“恐怖”的情境接触，而又无力逃避，结果安然无恙，诱发消除恐怖。必要时辅之以抗焦虑药物，如地西泮、普萘洛尔等。一般来讲，小儿恐怖症预后良好，在起病后四五年内，几乎全部可以好转或痊愈。服用氯氮䓬、地西泮、奋乃静等镇静药物效果多不明显。

第二节　心理疗法

一、正念疗法

（一）概念

正念疗法是对以正念为核心的心理疗法的统称，目前较为成熟的正念疗法包括正念减压疗法（Mindfulnessbased Stress Reduction）、正念认知疗法（Mindfulnessbased Cognitive Therapy）、辩证行为疗法（Dialectical Behavioral Therapy）和接纳与承诺疗法（Acceptance and Commitment Therapy）。正念疗法被广泛应用于治疗和缓解焦虑、抑郁、强迫、冲动等情绪问题，也可应用于在人格障碍、成瘾、饮食障碍、人际关系障碍、冲动控制障碍等方面的治疗。以正念为核心的心理疗法疗效获得了从神经科学到临床心理方面的大量科学实证支持，相关研究获得了美国国立卫生研究院的大力支持。不仅如此，医学研究还显示，坚持正念练习在改善心血管系统、提升免疫力、缓解疼痛（如神经性头痛、腰痛等）等方面也有助益。

以正念为核心的心理疗法都把正念训练作为咨询和治疗的基础，熟练掌握正念技巧的心理咨询师会在咨询过程中根据患者的实际情况，将适合患者的正念练习教授给他们，并带领他们逐渐熟习正念，直到患者能在生活中自己灵活运用正念应对各种困难和挑战。研究显示，长期稳定的正念练习可以为患者带来更持久的专注力、更清晰的判断力，以及更成熟的情感，且具有一定的心理疗愈效果（不同的正念练习可带来不同的效果，因此期待特定效果的患者需向咨询师咨询适合的方法)。此外，咨询师在正念训练方面的水平和患者在正念练习方面的投入程度将直接影响咨询的效果。因此，随着患者正念练习的不断深入，心理疗愈也会自然而然地发生。

目前大多数以正念为核心的成熟心理疗法都以认知行为治疗为基础。因此，运用正念疗法的咨询师也会像其他认知行为治疗流派的心理咨询师一样，帮助患者探索和分析造成后者目前心理问题的固有信念和行为模式。咨询师会根据患者的特点和实际情况介绍相应的心理知识和技能，鼓励和协助患者通过实际行动来改善自身状况，而正念练习给患者带来的清明觉察也能够加速治疗进程。同时，咨询师也会帮助患者掌握一套适合他们的心理危机应对方法，以保证患者在脱离治疗后能够独立应对生活中和心理上的各种挑战，最大程度上避免心理问题的复发。

（二）正念的练习方式

正念练习的核心包括两点：一是将注意力集中于现在，强调生活在当下；二是对此时此刻脑海中呈现的观念和想法不作任何评价，强调非评判性和接纳性。正念练习可以分为正式练习、非正式练习以及闭关等方式。正式练习是指练习者需要抽取固定的时间加以练习，如行禅、坐禅、食禅等；非正式练习则不需要抽取固定的时间进行练习，在平常的生活中随时随地都可以进行，重要的是保持对当下一种不加评判的觉知；闭关是指练习者在禅修院或者房间中进行一整天的正念练习，通常是将坐禅、行禅、食禅以及其他活动交替进行。近年来，正念练习更多地被分为正念冥想练习和正念呼吸练习。正念冥想练习是以友善和接受的态度对内在心智和外在体验进行感知和保持觉醒的冥想。注意接纳、包容周边的一切事物，但不进行评判。正念呼吸练习是指将注意力集中在自己的呼吸上，全身心地感受呼吸，注意吸入的气体进入鼻腔、肺部，进而到身体的各个部分，注意呼出的气体经过鼻腔，离开自己身体的过程。在这个过程中，不需要刻意调整呼吸或者一定要进行深呼吸，只是对自己的呼吸进行感受，清楚地知道自己在呼气、吸气。通过正念呼吸练习，有助于患者更好地感受当下。

正念训练创始人卡巴金教授最初提出的正念训练时间是8周，每周6天，每天2.5~3小时。而Moore等发现，简短的正念冥想练习也能改善注意力，但练习需要有规律。正念疗法不但可以治疗自身疾病，更可贵之处是可以帮助他人治病，这为广大家长帮助神志病患儿提供理论依据和实践经验。

（三）正念在儿童青少年卫生领域的应用现状

1. 正念对儿童青少年认知发展的影响

（1）正念提升注意力：早在1973年，Linden研究发现，18周的正念训练可以提高儿童青少年维持有效注意和抗分心刺激的能力，提高镶嵌图形测验的成绩。

（2）正念增强记忆力：对于学生而言，记忆能力的高低直接影响学业成绩。已有研究发现正念训练对于个体的记忆力具有良好的提升效果。

（3）正念锻炼思维能力：有研究者认为，正念为学习和创造性思维提供了良好的起点，应作为所有年龄和所有能力水平学生日常经验的一部分。

（4）正念加强执行功能：执行功能是指在完成复杂的认知任务时，个体对各种认知过程进行协调，以保证认知系统以灵活、优化的方式实现特定目标的一般性控制机制，对于儿童青少年未来的学习生活有着重要的意义。

2. 正念有助儿童青少年改善情绪

Wall对11~13岁的少年进行了正念减压训练，结束后学生报告他们变得更加平静。

3. 正念促进儿童青少年的社会性发展

研究者认为正念练习可以帮助儿童青少年提高自我管理能力、社交行为，有助于儿童青少年的社会性发展，特别在口头辱骂、行为攻击、破坏类等冲动行为方面改善明显。正念可以帮助儿童青少年暂停情绪的即时行为反应，增加冲动情绪和行为之间的反应时间，帮助儿童青少年认清自己的冲动欲望和重新评估行为的恰当性，从而对惯常的自动反应系统进行重塑，习得新的、更健康的反应。

4. 正念提高儿童青少年的心理健康水平

国内外一些研究表明，正念可以有效提高儿童青少年的心理健康水平。特别在一些儿童青少年身心障碍的治疗上，正念训练显示出良好的效果。在这些身心障碍中，孤独症与多动症的发病率较高，严重影响着患儿的身心健康。

5. 正念改善儿童青少年的睡眠与饮食习惯

一些研究显示，正念可以通过改善儿童青少年的睡眠质量、饮食习惯，从而增强其身体素质。

二、儿童人际关系治疗

儿童人际关系治疗（Interpersonal Therapy，IPT）主要用于儿童抑郁症的治疗，旨在改善抑郁症患儿的人际关系问题。对抑郁的探究是心理学研究中的经典话题，但是长久以来人们主要关注成人群体的抑郁情绪，而忽略了儿童群体，直到1967年，儿童抑郁才第一次在正式的学术期刊中以隐蔽性抑郁（Masked Depression）的说法出现。针对抑郁症患儿来说，亲子、同伴、师生关系是他们发展过程中最主要的3种关系。研究发现，运用人际心理疗法对母亲进行干预可以降低其抑郁水平，并对后代的心理发展产生影响。儿童抑郁症的症状、病程与其他障碍的共病率和家庭病史等与成人抑郁症非常相似，患有抑郁的成人初次出现抑郁症状的时间大都是在儿童时期，儿童抑郁与社交和人际困难存在显著相关性，这也显示出人际关系疗法运用于儿童群体的必要性。

（一）具体方法

1．采用直接或间接询问的方法，使患儿正视问题。

2．情感的鼓励。

3．确认靶症状、澄清角色、沟通与分析、解释与释义。

4．治疗性医患关系的应用。

5．行为矫正治疗。

（二）治疗特点

1．重点是处理目前的困难，而不是解决过去的问题。人际关系治疗的重点是当前人际关系的变动，包括：家长婚姻失败、学校家庭转换、交往技能缺乏以及其他导致小儿抑郁症发作的人际关系因素。

2．治疗的目标：识别诱发小儿抑郁症的当前因素，促进沮丧反应的正常过渡，提高对情绪的感知力，解决角色冲突和角色转换，培养交往技能促进关系改善和获得必要的社会支持。

（三）治疗方法

虽然目前对人际关系治疗的应用和研究没有认知行为治疗那样广泛，但一些临床对照研究已经报道了它在治疗急性抑郁发作方面的疗效与药物治疗相似，如果作为维持治疗的话，它具有长期预防复发的作用。

医生应详细了解和分析患儿病史，包括患儿的个性、生活事件、社会关系和行为表现等。初期的1~3次心理治疗应以解决问题和制定治疗性协议，明确医生与患儿在治疗中的责任为主要内容。医生同患儿的第一次接触既是诊断的开始，又是治疗的开始，医生与患儿的每一次接触都具有广义的心理治疗意义。对待患儿，医生应持“心理治疗性基础态度”，给予他们耐心、理解、肯定及信心。医生应始终耐心、认真、严肃地倾听患儿的诉说。对于有自杀倾向的患儿，医生在与其谈话时要毫不回避地谈论这一话题，仅仅依靠限制性措施来阻止患儿自杀并不是行之有效的方法，医患之间的沟通对于预防自杀往往更重要，具体的建议方法如下：

1. **疏导与宣泄** 患儿在寻求心理治疗前通常无人理解，因此医生要耐心地、富有同情心地、安静地倾听，使患儿清楚人们已经接受了他正经历小儿抑郁症这一事实。

2. **避免不当表述** 在与患儿交谈中要避免矛盾性的、会引起患儿误解的表述。

3. **信心与耐心** 医生和患儿都不应因治疗困难而失去信心，医生要有足够的耐心，坚定地带领患儿度过发病期。

4. **接受现实，积极行动** 患儿应将“顺其自然，为所当为”视为一种生活的态度，通过积极的行动去获得成功和喜悦。

5. **健全人格与完善自我** 精神分析理论认为小儿抑郁症的发生是由于患儿缺乏基本的安全感，将经受的挫折转化为对自己的不满与愤怒，因而颓丧、抑郁。所以医生可以让患儿了解其心理动态与病情，洞察其面对困难时的反应模式来促进其人格的成长。

6. **社会支持** 家人、老师、同学的精神支持，可以帮助患儿改变不良认知，提高其适应能力，有助于改善其人际关系。家庭治疗是十分重要的，小儿抑郁症会给患儿及其家庭带来重大影响，家属对患儿的反应会直接影响预后。医生应让家属充分了解小儿抑郁症的发病特点、病程发展及治疗情况。医生必须认同并理解患儿的症状，并给予耐心和正规治疗。疾病有自身发展规律，仅试图通过改变环境（如让患儿度假、疗养）来改善情绪问题是不可行的，这样只会使病情加重，需要医生根据疾病发生发展阶段给予恰当的干预方法。

（四）临床应用

随着医学模式的转变和人们对健康需求的提高，更应注重并加强对抑郁症患儿的关怀、照顾和护理。要坚持“以人为本，全心照顾”，不断提高抑郁症患儿的生活质量，确保患儿康复。实践证明，适当普及小儿抑郁症基本知识和心理卫生常识，使患儿及其家属及时识别小儿抑郁症，患儿及时得到正规治疗，调动各种社会资源，通过有效的途径和方法预防儿童抑郁症的复发，是社会、家庭防治小儿抑郁症的重点工作。

在人际关系治疗中，应将小儿抑郁症家庭、学校整体而非个人作为治疗对象。其治疗的医学模式，还要适合与药物治疗联合使用。人际关系治疗是有效的治疗措施，它的效果在社区中的轻度患儿和严重患儿中都得到了证实。人际关系治疗也可应用于维持治疗期，以防止小儿抑郁症的复发。相关研究表明，对于因经历重大生活事件而发生抑郁症的患儿，人际关系治疗要优于其他不直接针对生活事件的心理治疗。

第三节　日常起居

神志病患儿五脏六腑多虚弱，防御外邪能力不足，故其居住环境应尽量保持整洁舒适，湿温度适宜，注意避风寒，慎起居。下面笔者分别从衣、睡、住、行提供建议。

1. 大部分患儿生活自理能力差，依赖性强，不愿或不会修剪指（趾）甲，沐浴更衣时需协助或督促。这时需要定期专人督促或协助患儿搞好个人卫生，保持床铺平整、干燥。对于木僵、少动、长期卧床的患儿应防止褥疮，擦净唾液，注意口腔卫生，及时关注患儿冷暖，帮助他们穿脱衣服。根据天气变化，冷添热退，特别是春秋换季时，气候变换频繁，容易着凉感冒，更要防寒保暖。

2. 神志病患儿常有入睡困难、睡眠节律倒置、早醒、夜惊和梦游等睡眠障碍。护理人员应注意环境安静舒适，做到三轻（走路、说话、关门轻），让患儿按照合理的作息制度活动。对于年幼的患儿要增设床栏，以免坠床。对有遗尿的患儿应定时唤醒排尿，不要进行责备或当众宣扬，讽刺挖苦，以免使患儿精神紧张加重症状发展。白天多晒太阳、尽量不饮刺激性的含人工添加剂的饮料、睡前泡脚等方法也能有助于改善患儿的睡眠状况，进而改善精神症状。并且确保患儿尽量在晚上9点之前关闭各种电子设备并躺在床上，以更好地酝酿睡意。

3. 室内可摆放一些新鲜芳香的花草以愉悦心情，鲜亮的颜色也能帮助患儿走出灰色世界。一般人眼里的世界应该是五彩缤纷的，而对于神志病患者来说，灰色才是主导色。现代心理学及医学研究表明，人体对色彩有一种神奇的感觉差异和情绪效应，通过应用颜色对人体生理和心理的作用，可以达到治疗疾病的目的。色彩疗法能够科学地营造一种适宜的彩色环境，有益于身心健康，对于许多慢性病患者，这是一种重要的非药物疗法。例如，绿色对人的视觉神经最为适宜，它是草木的颜色，使人产生凉爽清新之感，并有振奋人心的效果，绿色的环境可降低人的皮肤温度，使人血流速度减缓，心脏负担减轻。卧室内采用淡绿色的壁灯，淡绿色的被子，可以使人情绪安静，对改善睡眠有很大的益处。橙色是一种极易感染人的暖色，给人厚实、温暖、热情的感觉，能消除抑郁沉闷。粉红色会使人的肾上腺素分泌减少，使人肌肉放松，有平息雷霆之怒的功效。琥珀色是精神疾病患者理想的医疗环境，具有安适宁静的力量。因此，神志病患者的居住环境中可以多一些鲜艳的色彩，在某种程度上可以为其带来舒适的视觉感受，起到疗养疾病的作用，促进身心康复。芳香之品具有醒脾之功，也有开窍、提神、醒脑、镇定、清凉之效。闻芳香之气味可快速让人产生快乐的感觉，具有沁人心脾的作用，这是口服药物和注射药物无法比拟的。因此，不论是患者还是正常人，都可以在居住环境中添置或随身携带装有芳香醒神开窍药物的香囊，如薄荷、冰片、白芷、麝香、艾叶、苍术、檀香、石菖蒲等。

4. 加强体育锻炼。研究表明体育锻炼既可降低特质性抑郁，也可降低状态性抑郁。体育锻炼作为一种积极的活动，可达到稳定情绪和提高心理承受能力的目的，从而改善神志病的精神状态。建议选择光照、温度适宜的天气带患儿进行户外活动，拉伸筋骨，放松心情。在家中可结合日常生活技能训练，如穿衣叠被、刷牙洗澡、行走睡觉等，家长应手把手教会患儿每一个动作，并通过多次训练使患儿做动作时逐渐减少他人的帮助直到独立完成。无论是户外体育锻炼，还是室内生活训练，都应当遵循循序渐进、从简到繁的原则。

第四节　音乐治疗

一、音乐疗法与精神疾病

从80年代开始，精神病学也进行了关于音乐对精神病康复的临床研究。在初起阶段大多采用单纯聆听的形式，称为“被动聆听”或“被动感受”；后来发展到既有聆听又有主动参与，如包括简单乐器操作训练，还有综合性音乐活动，如可以选择按乐理知识学习、乐曲赏析、演唱歌曲、音乐游戏、音乐舞蹈等。由于音乐的形式各异及作用深度不同，人们对其认识也有所差异，但人们仍普遍认为综合性安排的效果比单听音乐更好。音乐疗法对具有淡漠、退缩及思维贫乏等阴性症状者有较好效果。音乐疗法的疗程一般为1~2个月，也有以3个月为1个疗程，每周5~6次，每次1~2小时。在具体实施时，如何选择音乐是一个关键问题，原则上应选择适合患儿心理（尤其是情绪方面）、病情的音乐；然后编制设计，制定出一系列适用的音乐处方，再加上更深入的研究讨论，以促成相对统一的定式、规范。至于音乐治疗的作用机制，目前尚未明确。适用的音乐在心理上能起到调动和激活潜在情绪、提高兴趣和爱好以及促进思维联想等作用，是一种较好的辅助心理疗法。

二、中国传统五行音乐

《乐记》一书指出音乐对调节人的和谐生活和增进健康都有很好的作用。北宋文学家欧阳修患抑郁症，求医无效，而后每日听古曲《宫声》数次，心情逐渐由忧郁转为愉快，不药而愈。

中医与中国传统音乐文化均是在中国传统文化土壤中孕育而成的，二者基于共同的哲学基础。古代音乐五音调系统在五行学说的指导下应用广泛，通过运用不同音阶、音色来影响情志，从而作用于五脏，改善健康，称为“中医五音疗法”。五音是中国传统音乐文化的重要元素，有广义和狭义之分。广义上的五音是指常人能听到的所有声音，如《灵枢·脉度》所说“肾气通于耳，肾和则耳能闻五音矣。”狭义的五音是指古人对五声阶名的称谓，即宫、商、角、徵、羽五个音阶，就是《周礼》中的“皆文之以五声，宫、商、角、徵、羽”。五音疗法的“五音”正是从狭义角度进行命名的，即音乐简谱里的“3、5、1、2、6”五个音。

五行音乐疗法是在《黄帝内经》的五行理论的基础上，将五脏、五志与五音结合所形成的一种物理疗法。中医里将五声音阶（宫、商、角、徵、羽）与五脏（脾、肺、肝、心、肾）和五情（思、悲、怒、喜、恐）、五色（黄、白、青、红、黑）等联系起来。宫调式，以宫音（Do，1）为主音，五行相应属土音，象征长夏，入脾胃，主思，主化，色黄。调式特点：宫音，五音之首，悠扬沉静，醇厚庄重，具有健脾养胃、滋补气血、消积导滞的功用。商调式，以商音（Re，2）为主音，五行相应属金音，象征秋季，商音入肺与大肠，主哀，主收，色白。调式特点：商音，徵所生，高亢悲壮，铿锵雄伟，能促进气机内收，调节肺气宣发肃降；养阴保肺，提升机体免疫力、抵抗力。角调式，以角音（Mi，3）为主音，五行相应属水音，象征春季，角音入肝与胆，主怒，主生，色青。调式特点：角音，羽所生，亲切清新，爽朗畅达，能促进气机舒展，具有疏肝解郁、平肝潜阳、愉悦情志的功效。徵调式，以徵音（So，5）为主音，五行相应属火音，象征夏季，徵音入心与小肠，主喜，主长，色红。调式特点：徵音，宫所生，欢快热烈，轻松活泼，有促进全身气机上行，具有活血通络、安神定志、清心除烦之效。羽调式，以羽音（La，6）为主音，五行相应属水音，象征冬季，羽音入肾与膀胱，主恐，主藏，色黑。调式特点：羽音，商所生，清幽凄切，哀怨苍凉，能促进气机潜降，具有保肾藏精、补髓生脑之效。

各种情志之间具有相互滋生和相互制约的动态关系。“怒伤肝，悲胜怒；喜伤心，恐胜喜；思伤脾，怒胜思；忧伤肺，喜胜忧；恐伤肾，思胜恐”（《素问·阴阳应象大论》）。即是说，当某种情绪过甚而致发病时，可用另一种相胜的情志来转移、制约或平衡，从而使过度的情绪得以调和。

五行音乐代表曲目汇总

五行音乐	对应五脏	五行归属	代表曲目
角音	肝	木	《胡笳十八拍》《列子御风》《庄周梦蝶》《良宵引》《苍梧怨》《霓裳曲》《草木青青》《溪山秋月》《红河的春天》《绿叶迎风》《行街》《春之声圆舞曲》
徵音	心	火	《种瓜》《樵歌》《渔歌》《文王操》《山居吟》《喜相逢》《出水莲》《渔舟唱晚》《春节序曲》《狂欢》《涂山之歌》《苏武牧羊》《洞庭秋思》《茉莉花》《小白菜》《花好月圆》《关雎》《百鸟朝凤》《梁祝》《渭滨吟》

续表

五行音乐	对应五脏	五行归属	代表曲目
宫音	脾	土	《数鸭子》《梅花三弄》《高山流水》《清都引》《空山鸟语》《黄庭骄阳》《红旗颂》《彩云追月》《平湖秋月》《良宵》《洞天春晓》《草原之夜》《修禊吟》《满庭芳》《闲居吟》《马兰开花》《月儿高》《平沙落雁》《姑苏行》《广陵散》
商音	肺	金	《小麻雀》《鹤鸣九皋》《阳关三叠》《哀乐》《阴司腔》《将军令》《潇乡水云》《慨古吟》《广陵散》《归去来辞》《风雷引》《潇湘水云》《长清》《亚圣操》《静观吟》《秋江夜泊》《清夜吟》
羽音	肾	水	《太阳好爸爸，月亮好妈妈》《乌夜啼》《雉朝飞》《寒鸦戏水》《飞花点翠》《小河淌水》《寒江残月》《春江花月夜》《江河水》《嘎达梅林》《鹧鸪飞》《汉宫秋月》《塞上曲》《秋风词》《忆故人》《湘江怨》《长门怨》《挟仙游》《长相思》《佩兰》

第五节　膳食调养

根据神志病儿童饮食的特点，需要给患儿提供色、香、味、美的食品。既要保证营养成分的摄取，也要保证孩子愿吃、爱吃。从小培养成良好的饮食方式，戒除不良的饮食习惯，给患儿制定针对性的饮食规划十分必要。

一、食疗方

1. 主食类

（1）大枣粥

配方：大枣10枚，茯神15g，小米100g。

制法：先煮大枣及茯神，去渣，后下水煮粥。

功能：益气养胃，安神定志。

主治：适合神志病心脾两虚证患者，如神疲乏力，面色萎黄，失眠心悸，精神恍惚等。

说明：温食。四季皆宜。

（2）糯米麦粥

配方：糯米50g，小麦60g。

制法：糯米、小麦煲粥后，加糖适量。

功能：益中气，暖脾胃，养心神，敛虚汗。

主治：小儿脾胃虚弱。

说明：调味服用。四季皆宜。

（3）小米龙眼粥

配方：龙眼肉30g，小米50~100g，红糖少许。

制法：龙眼肉与小米煮粥。

功能：补血养心，安神益志。

主治：适合神志病心脾两虚证患者，如郁郁寡欢，心慌，胸闷，失眠，健忘，神疲，懒言等。

说明：粥熟，调入红糖，空腹服。四季皆宜。

（4）羊骨粥

配方：羊脊骨1对（打碎），陈皮10g，高良姜10g，草果6g，生姜6g，大米100g，盐少许。

制法：先将羊脊骨与诸药同煮，去渣，入米、盐煮粥，分数次温服。

功能：补肾阳，强筋骨，理气化痰，温中止呕。

主治：阳虚证，如腰膝酸软，胃脘冷痛，反胃呕吐，肢冷畏寒等，可用于肾阳亏虚型抑郁症。

说明：冬季尤宜。

（5）甘麦大枣粥

配方：小麦60g，大枣15枚，甘草10g。

制法：先煎甘草，去渣，后入小麦及大枣，煮粥。

功能：益气，宁心，安神。

主治：脏躁，症见精神恍惚，时常悲伤欲哭，不能自持，或失眠盗汗，舌红少苔，脉细数。可用于心神惑乱型抑郁症。

说明：空腹食用。四季皆宜。

（6）枸杞芝麻玉竹粥

配方：枸杞子30g，玉竹30g，黑芝麻50g，糯米100g，冰糖适量。

制法：先将黑芝麻炒香备用，玉竹、枸杞子用纱布包扎，入水煎1小时后弃药包，加入糯米煮粥，黑芝麻研成细末，放在一起煎煮，加入冰糖，待粥煮稠后即可食用。

主治：肝肾不足证，如病后体弱及中老年人肝肾不足、大便燥结、须发早白者，以及因服用抗抑郁药和抗精神病药所致的便秘、眼睛干涩、月经量减少等症尤宜食用。

说明：适合长期服用。四季皆宜。

（7）小麦红枣粥

配方：小麦100g，粳米100g，大枣20枚，龙眼肉30g，白糖或红糖适量。

制法：先将小麦淘洗干净浸泡膨胀，粳米、大枣洗净，龙眼肉切成细丁，同放入锅内，共煮成粥，粥成后加入糖。每日分2次食用。

功能：养阴血，益心气，安心神。

主治：适合神志病心气不足证患者，如惊悸不安，心烦失眠，悲伤欲哭等。

2. 素菜类

（1）蒸龙眼肉

配方：龙眼肉50~100g。

制法：龙眼肉置碗内，隔水蒸熟。

功能：补心安神，益脾养血。

主治：抑郁症属心脾两虚证者，症见心悸，眠浅，健忘，面色萎黄等。

说明：四季皆宜。

（2）黄花菜蛋花汤

配方：干黄花菜50g，鸡蛋1个，调味品适量。

制法：将干黄花菜用温水泡软洗净。锅内放适量水，烧开，入黄花菜，略煮，将鸡蛋打碎，氽入，再煮至水沸后，加适量调味品即成。

功能：解郁安神。

主治：心神不宁，烦躁，失眠等症。

说明：佐餐或单食均可。四季皆宜。

（3）萱草忘忧汤

配方：干黄花菜20g，合欢花10g，蜂蜜30g。

制法：干黄花菜事先泡好洗净，与合欢花同置锅内，加水适量，煎煮30分钟，取汁，加入蜂蜜，睡前温服。

功能：除烦解郁，安神益智。

主治：虚烦不安，忧郁不乐，夜不能眠，注意力难以集中，记忆力下降等。

说明：睡前温服。四季皆宜。

3. 荤菜类

（1）赤豆黄雌鸡

配方：黄雌鸡1只，草果6g，赤小豆30g，生姜3片。

制法：将赤小豆洗净，鸡去毛及内脏，洗净血水，4味同熬煮至熟。

功能：温中益气，行水利尿。

主治：可用于神志病肾阳亏损证患者，如眼睑肿胀，或全身水肿，腰以下肿甚，小便不利，大便质稀，舌色淡，舌形胖，苔薄白。

说明：空腹饮汤食肉。四季皆宜。

（2）莲子蛋

配方：莲子90g，鸡蛋2个，冰糖适量。

制法：鸡蛋煮熟去壳，莲子浸泡后去皮、心，加水煮熟，入鸡蛋、冰糖，文火煮10分钟。

功能：养心，益肾，健脾。

主治：适合神志病心脾肾皆不足的患者，如失眠多梦，遗精，带下清稀量多，食欲不振，大便溏泄等。

说明：四季皆宜。

（3）灵芝黄芪炖肉

配方：灵芝、黄芪各15g，猪瘦肉100g。

制法：猪肉洗净、切块，灵芝、黄芪装入纱布袋内，扎口，与肉加水同炖至熟烂，入适量食盐调味。

功能：健脾安神，补肺益肾。

主治：适合神志病肺脾肾均不足的患者，如易感外邪，体虚神疲，眠浅易醒，头晕目眩，纳食不香，舌色暗淡等。

说明：饮汤食肉。四季皆可食用。

（4）夏枯草煲猪肉

配方：夏枯草20g，猪瘦肉50g。

制法：猪肉切薄片，夏枯草装纱布袋中，扎口，同放，锅中，加水，文火炖至肉熟烂，弃药袋，调味。

功能：清肝热，散郁结。

主治：适用于神志病见肝经有热或肝阳上亢证患者，如头晕头胀，目眩耳鸣，面色红，舌色红或红绛，苔黄或黄白相间等。

说明：食肉饮汤。日1剂，分2次。夏季尤宜。

（5）人参杜仲炖鸡肉

配方：人参10g，杜仲30g，桂皮10g，黑胡椒5g，老母鸡半只，各种调料适量。

制法：将药材与老母鸡一并放入汤锅内，加清水和葱、姜、盐、料酒等，慢火炖1小时以上，以鸡肉熟烂为度。

功能：补肾助阳，温中健胃。

主治：疲乏无力，食欲下降，性欲减退等症状。

说明：佐食或单食。冬季尤宜。

（6）桃仁鸡丁

配方：鸡肉100g，核桃仁25g，黄瓜25g，葱、姜及各种调味料适量。

制法：先将鸡肉切成丁，用调味料上浆；黄瓜切丁，葱、姜切好备用；核桃仁去皮炸熟；炒锅上火加油，将鸡丁滑熟，捞出控油；原锅上火留底油，煸葱、姜至香，加入主辅料与调味品，最后放桃仁，然后勾芡装盘即成。

功能：健脾补肾，益气养血。

主治：适合神志病脾肾不足引起的纳食不佳、腰酸耳鸣、体虚乏力、舌淡、苔薄白等症，产后神志病尤其适合。

说明：佐食或单食。四季皆宜。

4. 汤饮类

（1）麦芽山楂饮

配方：炒麦芽10g，炒山楂15g，红糖适量。

制法：取炒麦芽、炒山楂加水2碗煎煮30分钟取汁，加入红糖调味即可。

功能：消食化滞，健脾开胃。

主治：食欲不佳。

说明：饭前、饭后均可饮用。四季皆宜。

（2）冰糖雪梨饮

配方：雪梨1个，冰糖50g，蜂蜜适量。

制法：将雪梨切片，同冰糖、蜂蜜，加盖煎煮30分钟后饮用。

功能：养阴润肠。

主治：口干、便秘等症。

说明：不拘时间，代茶频饮，每日数次。四季皆宜。

（3）橄榄萝卜饮

配方：橄榄300g，萝卜500g。

制法：取橄榄与萝卜加水1L，中火烧开改文火煮15分钟即可。

功能：宁心安神。

主治：心火亢盛所致心烦、急躁、易怒等症。

说明：不拘时间，代茶频饮，每日数次。四季皆宜。

（4）安神汤

配方：半夏6g，茯苓9g，酸枣仁30g，黄连3g。

制法：将上述4味药放入瓷杯中，以沸水冲泡，密闭浸泡5~10分钟。

功能：健脾养心，养肝安神。

主治：小儿夜啼。

说明：不拘时间，代茶频饮，每日数次。四季皆宜。

（5）竹茹芦根汤

配方：竹茹30g，芦根30g，生姜3片。

制法：上药水煎。

功能：安中，降逆，止呕。

主治：适合脾胃气机失调、升降失常引起的呕吐。

说明：不拘时间，代茶频饮，每日数次。四季皆宜。

二、辨病论治

（一）多动症患儿的饮食疗法

研究表明，多动症可能与饮食有一定关系。缺铁、缺锌、缺维生素等可能是引起多动症的诱因，人工食品中的色素、添加剂、防腐剂等摄入过多也可能诱发多动症。故有人主张用大量维生素治疗多动症，多摄入新鲜自然食物和高蛋白饮食、补铁、补锌，对控制多动症有一定的作用。总之，改善营养，平衡膳食，无疑对儿童的大脑发育、调节神经系统的稳定是有益的。中医对饮食十分注意，食物中配以一定的中药，能起到强身治病的作用，通常称为食疗。以下介绍几种简便的饮食疗法。

（1）三七脑髓汤：每次用鲜猪脑或羊脑一具，三七粉3g，加少许食盐、葱、姜等调味品，隔水炖熟，当菜吃。

（2）鱼鳞膏：将青鱼、草鱼或其他较大鳞片的鱼鳞洗净，清水一碗，煮沸15~20分钟，去鱼鳞，鱼鳞汤冷却后即结成膏状。食用时可稍加酱油、麻油凉拌，亦可加糖，放入冰箱中片刻，作为冷饮，能补脑强身。

（3）参蛋汤：太子参115g，红枣15枚，鸡蛋2个，置锅内加水同煮，蛋熟后取出剥去蛋壳，再加入同煮片刻，即可吃蛋喝汤，每天1次，久服可见效果。

（4）猪肉莲子汤：瘦肉75g，莲子30g，百合30g，共放入砂锅内加水煮汤，调味食用，每天1次，连服。

（5）虾壳汤：虾壳15g，石菖蒲、远志各9g，水煎服，每天1次，久服有效。

（6）莲子汤：莲子肉20g，芡实15g，红枣12g，同煮酥，加少许白糖，作为早餐或点心。

（二）精神分裂症患儿的饮食疗法

（1）黑木耳适用于内火旺盛、五心烦热、大便干结的精神分裂症患儿。食用方法：取干黑木耳30g左右，用冷水浸泡，加豆腐300g、核桃仁50g，加水炖煮，连汤服食。

（2）石菖蒲适用于表现为阴性症状的精神分裂症患儿，如表情淡漠、寡言少语等。食用方法：取石菖蒲10g与一个猪心隔水炖煮，可以加精盐调味。

（3）百合适用于焦虑、惊恐、烦躁不安的精神分裂症患儿。食用方法：取百合60g，加入适量水煎煮，最后加入冰糖适量调味，每日分2次服用。

（4）枸杞子适用于烦躁不安、心悸、易激惹的精神分裂症患儿。食用方法：可以直接生吃或加水煎煮后饮汁。

（5）莲心适用于烦躁不安的精神分裂症患儿。食用方法：莲心3g研末，与红枣10枚一同煎汤饮用。

（三）抑郁症患儿的饮食疗法

抑郁症患儿的饮食宜以清淡健康的饮食为主，少油少盐。多吃天然食物，比如蔬菜、水果、全谷物、低脂肪乳品。经常吃白水煮菜，不仅身心舒畅，保持情绪平稳，还能保持体重。菠菜、香蕉、深海鱼类、南瓜等亦是缓解抑郁情绪比较好的食物。

抑郁症患儿要尽量避免受刺激，包括饮食上的刺激。

（1）避免吃辛辣刺激性、热性大的食物。辣椒是性大热、味辛辣的食物，极易伤阴动火。而抑郁症患儿大多肝肾阴虚，内火偏旺，所以，辣椒应当忌吃。

（2）尽量少吃或者不吃油炸食品和烧烤类的食物，这些食物属于中医所说的“肥甘厚腻之品”，会影响肠胃的吸收消化功能，还会因为摄入过多热量而长胖。

（3）少吃过度加工的食品。这些食品含有食品添加剂、防腐剂等，营养很少，具有高度炎症性，可能导致神经受体的破坏，增加抑郁的可能性。

（4）精制糖含量高的食物，如糖果、饼干和果汁，对血糖含量有破坏性。它们经过高度加工而且不含纤维，向血液中输送糖，导致胰岛素水平急剧上升，血糖水平在短时间内下降，因为这些食物不含营养价值，这通常会引起烦躁、抑郁和焦虑。

（四）脑瘫患儿的饮食疗法

饮食护理对脑瘫疾病的治疗有非常重要的意义，因为只有保证患儿充足的营养，才能使脑瘫治疗达到最大的效果。

（1）食物要容易消化吸收，营养丰富，宜选高蛋白质的食物。蛋白质是智力活动的基础，与脑的记忆、思维有密切关系，牛奶、豆浆、鸡蛋、酸奶、肉类等都是富含蛋白质的食物。此外，宜选富含维生素的食物，如维生素A能增强身体的抵抗力，促进大脑发育；维生素B族能提高机体各种代谢功能，增强食欲；维生素D能帮助钙的吸收和利用。

（2）要多吃蔬菜和水果。蔬菜和水果含有维生素和膳食纤维，能保持大便通畅，如小孩不吃蔬菜，可以把菜剁烂，做成菜包子、菜泥、菜汤。

（3）要少吃零食，多食碳水化合物。饮食主要以碳水化合物如米饭、面食、馒头、粥为主食，少吃零食，避免影响食欲，造成营养不良。

（4）饮食要规律。一般早、午、晚各进食一次，按时进食，可以增加食欲。

（五）孤独症患儿的饮食疗法

（1）无麸质无酪蛋白饮食：研究表明，摄入谷物中的麸质（谷蛋白）及动物乳汁或奶制品中的酪蛋白，在胃蛋白酶的作用下，可水解产生具有阿片样作用的生物活性肽，如格列多芬等。这些食物源性类阿片肽可以穿透肠黏膜进入血液，再通过血脑屏障蓄积于中枢神经系统，然后与阿片受体及5-羟色胺受体结合并相互作用，从而影响儿童早期大脑的发育和成熟。

（2）生酮饮食：生酮饮食是一种摄入低碳水化合物、高脂肪、适量蛋白质和其他营养素的饮食模式。临床研究表明，生酮饮食可以明显改善孤独症症状，对孤独症患儿十分有益。

（3）富含维生素饮食：多吃水果和蔬菜等富含维生素的食物，维生素能提高自身抵抗力，促进代谢、促进大脑的发育等。

三、注意事项及处理方式

患儿常有暴饮暴食、挑食偏食、拒食、抢食噎食等现象，处理方式和提前预防非常必要。

1. 暴饮暴食者需适当限制饮食，鼓励细嚼慢咽。

2. 挑食偏食者应耐心教育。孤独症患儿选取食物种类范围狭窄，有严重的偏食挑食、异食癖等饮食习惯，导致患儿摄取的维生素和矿物质严重不足，特别是维生素A、维生素C、维生素B_6、叶酸、钙和锌摄入量严重不足，这些营养素对患儿的脑发育是必不可少的物质。家长应增加患儿食物摄入的种类，达到平衡膳食的目的，这对孤独症患儿的康复起到积极的作用。

3. 拒食者应根据原因酌情处理，耐心劝食、喂食。

（1）对被害妄想、疑病妄想、幻味、幻嗅以及木僵状态引起的拒食，护理人员可先尝一下饭菜以消除患儿的疑虑。

（2）疑心饭菜有毒的拒食可以集体用餐，或饭菜任其挑选，或与大人交换饭菜。适当满足要求，以解除疑虑，促使进食。

（3）对因住院有抵触情绪而拒食的患儿要因势利导，耐心说明住院治疗的意义。注意儿童的心理特点，发挥家长的作用，让患儿与同住的儿童交朋友，劝导儿童安心治疗。

（4）对有情绪反应的拒食患儿劝说时要设法转移其注意力，消除刺激因素，尽可能满足患儿要求，使其安定下来。对处于兴奋状态的患儿可给予必要的约束，等安静后继续劝导。

（5）对药物反应而拒食的患儿应立即汇报医生处理，及时解除药物反应。

4. 注意减少和避免精神病患儿进食过程中发生噎食窒息和抢食打闹的情况。

（1）要合理安排饮食种类，一般以细、碎、软为原则，进食鱼肉时须去除骨刺，且温度要适宜。安排餐桌时高低要得当，对服药量大、药物反应严重、咀嚼无力而吞咽困难的患儿，要及时就医，向医生反映情况并及时处理，给重病患儿喂饭时，最好采用坐位或半坐位，对不能采取坐姿的卧床患儿，应让其头转向一侧，以免喂饭时呛入气管，且喂饭速度不宜过快。

（2）若患儿集中在一起进食时，特别要将易抢食物的儿童隔开，以减少他们对被抢的恐惧心理。

第六节　家庭关护

一、健康快乐的心态

首先是心态教育防护。父母是孩子的第一任老师，健康和谐的家庭生活对儿童的心理发展是极其重要的。儿童的成长需要一个温暖的家庭，父辈和儿辈之间建立一种平等关系，要倾听孩子的心声，理解他们、鼓励他们、帮助他们分析问题，并提出解决问题的途径和方法。母亲在儿童的健康成长和健康心理的形成中起很重要的作用。母亲采用温暖、包容和说理的方式教育孩子，可以使儿童体验到更多的关爱、尊重和安全，从而预防或减少性格问题的发生。

在教育孩子的问题上，父母不要把自己没有实现的理想强加到孩子身上，如果这样，自己和孩子都会感到压力重重。要给孩子一个宽松的成长环境，把培养孩子身心健康作为首要目标，同时调适自己的心理预期，这也有助于心理健康。

二、温馨和睦的养育环境

给儿童创造一个良好的家庭环境，家庭是儿童早期生活的主要场所，家庭气氛、成人言行、成员间关系、父母教育方式以及邻居和玩伴的影响等对儿童的个性培养、道德品质发展都有极大影响。一个儿童的健康成长需要一个和谐的家庭环境，家庭成员之间应友好和睦相处，注意平等、理解、开放，切忌无端地训斥、冷落，让儿童按自己的想法去学习和适应社会。

当患儿发病时，除了个人无法控制自己的低落情绪之外，病情较重的患儿心中还时常产生不同程度的无价值感，觉得一切不好的事情皆因自己而起，认为自己不值得被尊重、被关怀，甚至认为父母不再喜欢自己。此时患儿的父母不应对其疏忽或漠视，这对患儿来说是更重的打击，会给患儿带来更深的痛苦，对疾病的治疗和康复极其不利，也会对本病的护理造成更大的困难。因此，家人更多地理解、关怀与支持对神志病患儿来说是极其重要的。但是这种理解、关怀与支持不应让患儿觉得是负担，不应只在患儿发病时才出现，而是让患儿感觉到自己一直以来都是被尊重、被关怀、被爱护着的。从某种角度来说，这是家庭护理的优越之处。在家庭环境中，家人的陪伴与关怀一直都在，此外家庭的照料免去了患儿对医院等新环境的适应过程。

家中可以摆放一些充满生机的摆饰，如明亮新颖的画作等；经常开窗通风，让更多的阳光洒进屋子，患儿阴郁躁动的情绪会被明媚的阳光冲散；家中可以视情况养宠物，宠物也是家人，从某种程度上说，也是一种陪伴，无声的陪伴可能让患儿更容易接受；家人用心做的营养美食，香味充满整间屋子，即使患儿因服用药物而没有胃口，闻到这些香味也能让患儿感到幸福满足。温馨的家庭环境能让患儿体会到生活的美好，抑郁不安的心境也会慢慢开朗起来，这是医院环境取代不了的。

三、科学有效的干预方法

1. 行为动作干预

家长对患儿行为动作进行不断地观察与干预指导，引导患儿学习正确的行为动作。例如洗手训练中，家长可以首先帮助患儿洗手，确定患儿适应后指导其进行独立洗手，运用链锁法将洗脸过程分解成细小的步骤进行练习，如打开水龙头，搓手，擦肥皂，再搓手，关水龙头，把手擦干。患儿家长在此过程中应不断给予患儿引导与鼓励，加强对患儿的示范与夸奖，引导患儿逐步进步。精细运动能力是生活活动的基础，精细运动的早期干预对今后的运动发展有重要的意义，可以在生活中和游戏中提高精细能力，如捡豆子、玩套盒、扣扣子、盖盖子、剪纸、撕纸等。训练内容要本着由易到难的原则，不能急于求成，家长要有足够耐心，必要时给予辅助。

2. 交流沟通干预

家长与患儿的互动可激发患儿的交流沟通能力，首先家长可以通过手势、拍掌等肢体接触来完成与患儿的交流，后续过程中可以通过绘画、描写来完成互动交流，最后阶段可以通过简单的单词、语句来完成与患儿的沟通。此外，家长还可以带领患儿加强与外界社会的沟通，例如与其他儿童、家长一起共同参与到游戏中，扩大患儿的交流范围。

3. 反应能力干预

家长可以在患儿就餐后带领其参观不同的环境，展开不同的游戏以激发患儿兴趣，使患儿具有独立反应能力。适应一段时间后，家长再更换餐后的参观事物乃至刺激信号，使患儿始终对餐后游戏保持一定的兴趣及新鲜感，有效提升患儿对活动兴趣的主动性。

四、特殊情况处理

自杀是神志病患儿中，特别是抑郁症患儿最危险的表现。因此，家属应密切关注抑郁症患儿的安全问题。家属可以经常检查患儿身上及床上是否存留药物、绳子、刀片等危险物品。对于有严重轻生观念及行为的患儿，家属应极其关注，外出或如厕时需有人陪伴。在药物起作用和患儿情况有所好转时，家属也不要放松警惕，因为有些患儿在病发的时候往往没有精力去实施自杀计划，而在精力恢复之后，也随时有可能实施轻生行动，或者因为有些患儿可能会通过表现出好转的假象来让他人放松警惕从而实施自杀计划。如果不能与患儿很好地沟通，家人也可通过与患儿的老师、小朋友等侧面了解患儿的想法。当然，在环境安全方面，家庭比不上医院，因为没有防范的设备与条件，并且家人也不如护理人员有护理经验，这点需要引起重视，必要时需要选择住院治疗。

第七节 兴趣培养

一、专注力培训

根据患儿的情况为其设计个体化的计划，包括涂画观察、劳动清洁等，提升其聚精会神的能力。

二、多元化的户外交流活动

除了采用新颖、有趣的方法加强与患儿的沟通外，还可安排患儿玩滑板、滑梯、跳绳、话题等活动，不仅能帮助患儿锻炼身体，还能在玩游戏中加强与他人的沟通。家长应通过进行多元化的交流活动来拓宽患儿的生活范围，激活患儿的思维能力，扩大其想象力。家属提供有激励性的丰富多彩的娱乐群体活动及治疗性的环境，充实患儿的余暇生活，协助患儿建立有意义的人际关系及社交技巧，培养新兴趣，恢复他们的自信及自尊。户外新鲜空气、阳光微风等也有利于精神安稳，神气内敛。

三、环境改造

护理家属根据儿童的心理特点进行环境布置，大门及墙上绘上患儿熟悉的卡通人物、动物；摆放各式各样的玩具、图书、游乐设施，同时给孩子们上文化课，培养兴趣，指导患儿进行学习。每天安排学习时间，学习内容应新奇有趣，由易到难，由浅入深，以加强患儿学习的信心。

第八节 儿童保健推拿

推拿保健是一种简便有效，易于掌握的保健方法。推拿保健对各种功能性疾病有很好的防治效果，通过调整脏腑功能，也可使部分器质性病变得到恢复。其保健原理是以推拿手法作用于人体的特定部位或穴位来调整阴阳、疏通经络、调和气血、活血化瘀、解痉止痛、补虚泻实，以调节人体的生理、病理状况，达到防病治病、保健身体的目的。保健推拿不同于治疗推拿，施术中要求手法均匀、有力、持久、柔和。均匀即频率不要时快时慢，压力也不要时轻时重；有力是指手法着实，能深达病所，避免虚飘无力；持久是指运用的每一种手法，都要按规定的时间持续操作；柔和即手法刚中有柔，柔中有刚，刚柔相兼，柔软深透，轻而不浮，重而不滞。保健施术的次数和时间应因人而异，一般每天1次，或隔天1次，每次30~60分钟。

一、儿童常用保健推拿穴位

1. 天门

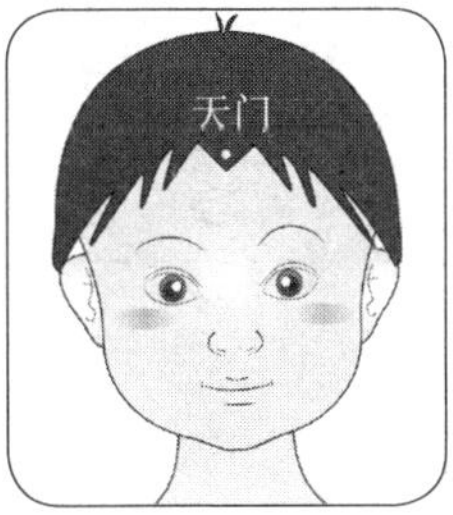

【定位】两眉中间至前发际，前发际正中直上0.5寸。

【操作】用两拇指侧面，自印堂至前发际交替直推，30~50次。

【功效】疏风解表，开窍醒神。

【适应证】对外感发热，各种头痛，烦躁不宁有预防保健作用。

2. 太阳

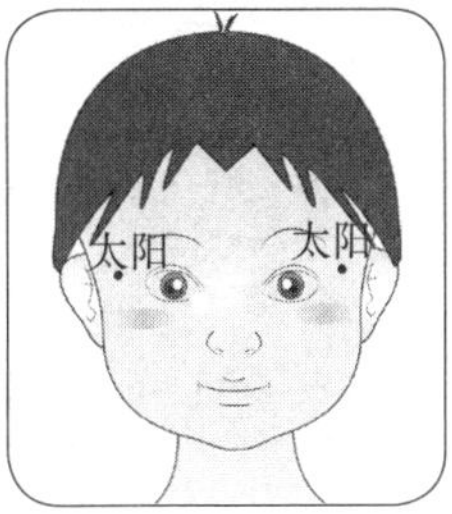

【定位】眼眉外端的后方凹陷处。

【操作】两拇指在穴位上旋转揉运，向前为补，向后为泻，30~60次。

【功效】疏风解表，清热明目。

【适应证】感冒头痛，偏头痛，各种目疾。

3. 百会

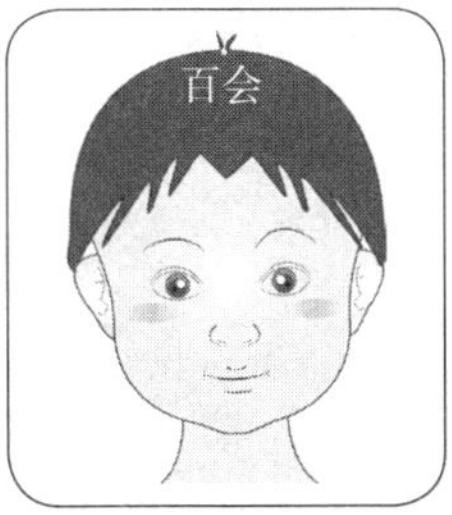

【定位】头顶正中线与两耳尖连线的交点处。

【操作】拇指按揉，50~100次。

【功效】镇惊安神，升阳举陷。

【适应证】烦躁不安，夜寐不宁，脱肛遗尿。

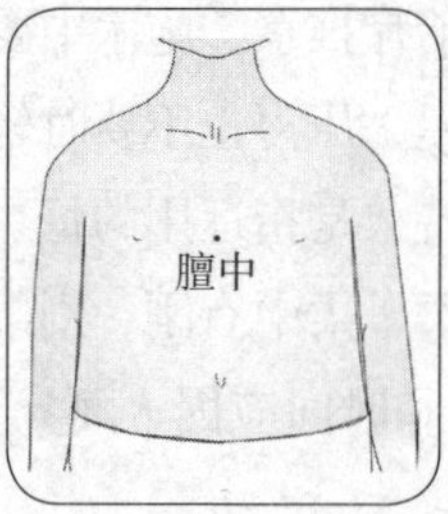

4. **膻中**

【定位】两乳头连线的中点。

【操作】用中指端揉，50~100次。

【功效】开胸理气，宽中化痰。

【适应证】各种原因引起的胸闷痰喘，乳食不消。

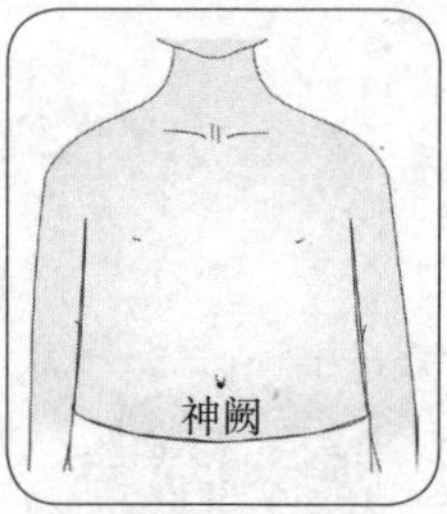

5. **神阙**

【定位】肚脐处。

【操作】掌心按在肚脐旋转运摩，200~400次。

【功效】补益气血，健脾和胃。

【适应证】体质虚弱，泄泻腹痛，食少腹胀。

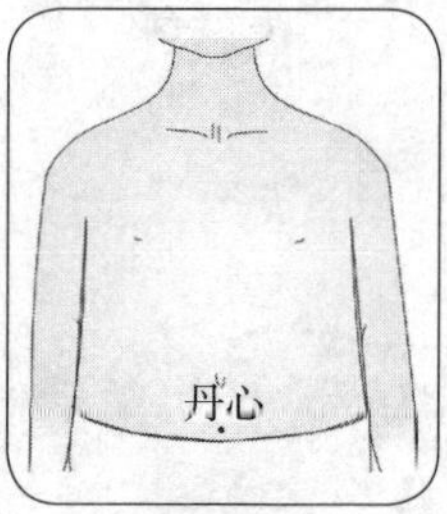

6. **丹田**

【定位】脐下2~3寸之间。

【操作】揉、摩为主，200~400次。

【功效】壮肾固本，温补下元。

【适应证】体弱多病，心悸易惊，脱肛遗尿。

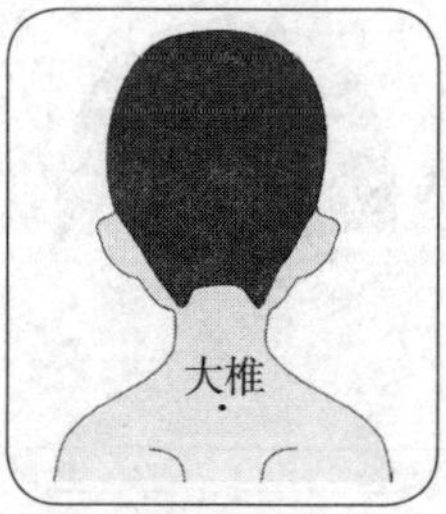

7. **大椎**

【定位】在第7颈椎与第1胸椎棘突之间。

【操作】中指或拇指按揉，20~40次。

【功效】清热解表，镇惊安神。

【适应证】感冒发热，烦躁不安。

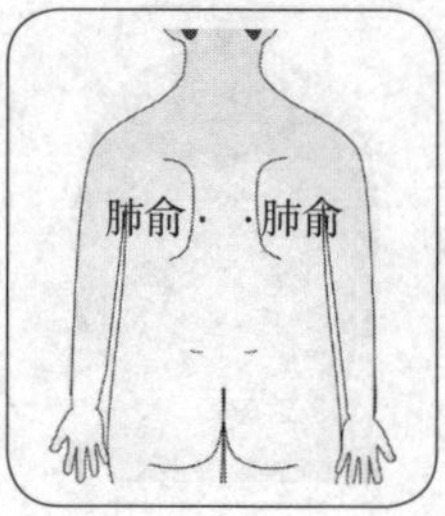

8. **肺俞**

【定位】第3胸椎棘突下旁开1.5寸。

【操作】用拇指面按揉，100~200次。

【功效】宣肺理气，化痰止咳。

【适应证】体弱多汗，气虚咳嗽。

9. 脾俞

【定位】第11胸椎棘突下旁开1.5寸。

【操作】拇指揉或推法，50~100次。

【功效】健脾胃，助运化，利水湿。

【适应证】脾胃虚弱，消化不良，四肢乏力。

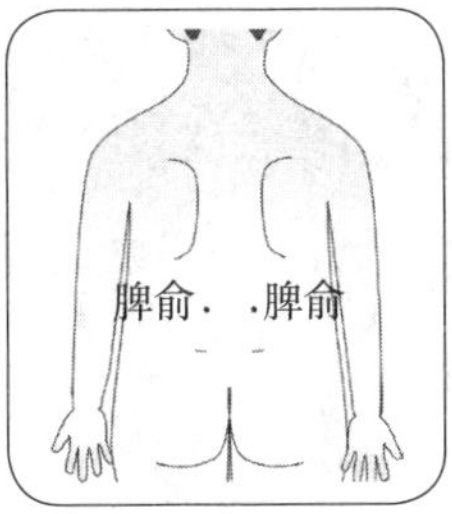

10. 龟尾

【定位】尾椎骨端。

【操作】拇指端或中指端揉，100~300次。

【功效】通调督脉，调理大肠。

【适应证】强身壮体，大便不调。

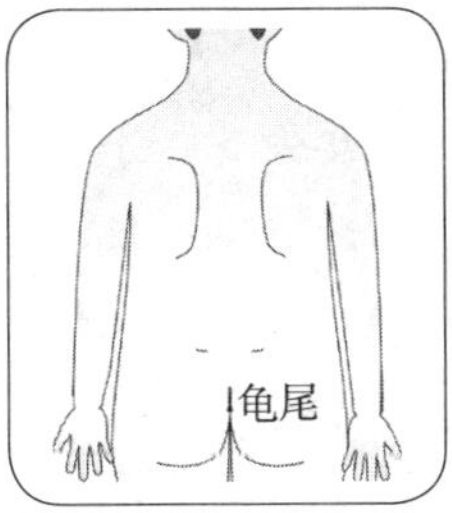

11. 二人上马

【定位】第4、5掌骨节陷中。

【操作】左手固定患儿四手指，右手中指揉穴位，10~30次。

【功效】补肾安神，利尿通淋，行气散结。

【适应证】强身健体，安神益智，小便不利。

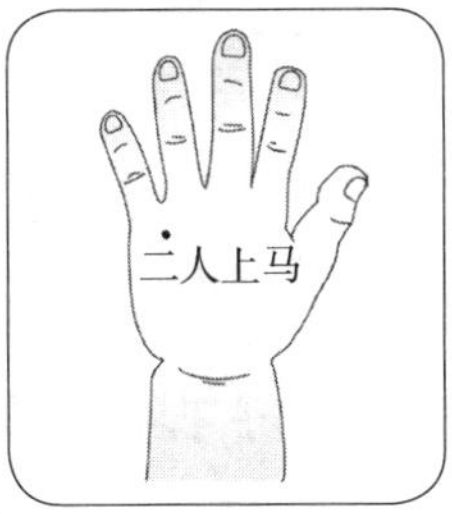

12. 内八卦

【定位】以手掌中心以圆心，以圆心至中指根横纹约2/3为半径所形成的圆圈。

【操作】左手持患儿左手四指，使其掌心向上，同时拇指按在患儿中指和无名指指根间，再以右手拇指运至中指和无名指指根，应从左手拇指上运过，100~500次。

【功效】安神镇惊，清热泻火。

【适应证】心经有热所致惊恐不安，烦躁不眠，便干遗尿。

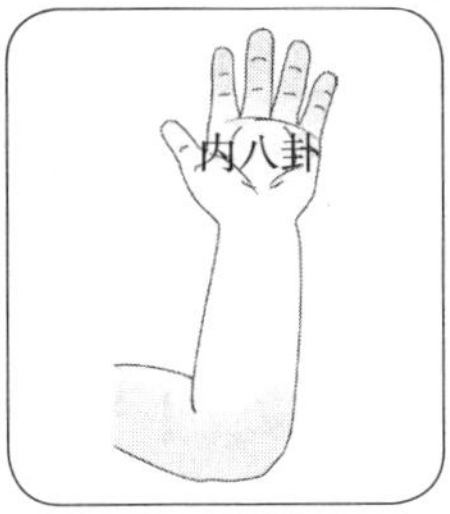

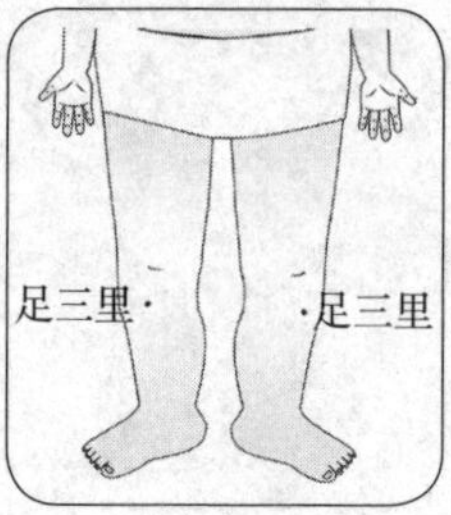

13. 足三里

【定位】膝眼下3寸两筋间。

【操作】用拇指端按揉，100~200次。

【功效】健脾和胃，调中理气，导滞通络。

【适应证】脾虚泄泻，伤食呕吐，强壮身体。

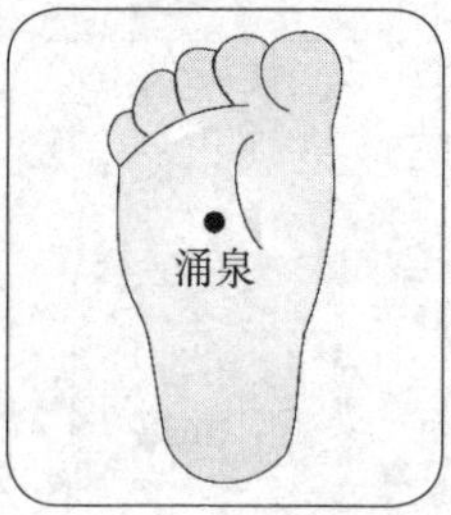

14. 涌泉

【定位】足掌心前正中凹陷处。

【操作】用拇指面向足趾推或以拇指揉，50~100次。

【功效】引火归原，清退虚热。

【适应证】五心烦热，烦躁不安，呕吐泄泻。

二、常用保健推拿法

小儿神志病重在平时预防保健。下面按照临床小儿推拿常见施治顺序：头面、上肢、腹部、背部、下肢，介绍小儿保健推拿及注意事项。

（一）捏脊疗法

【操作】脱去小儿上衣，露出整个背部，令其平卧于床或平伏在家长身上，术者两手拇指及食指着力，从龟尾穴开始，沿脊椎向上捏其皮肤，每捏捻3次提放1次，直至大椎穴。每次3遍，每日1次。

【功效】疏通经络，调畅气血，强身健体，开胃增食，安神定智。

（二）脾胃保健法

【操作】补脾经、摩腹各5分钟，揉足三里50~100次，捏脊3~5次。

【功效】健脾和胃，增进食欲，增强体质。

（三）益智保健法

【操作】揉二人上马0.5~1小时。

【功效】补肾填精，健脑益智。

（四）安神保健法

【操作】清肝经、补肝经、清天河水各5分钟，捣小天心50次，揉摩两手十指面2分钟；然后令小儿俯卧，将食、中、无名指三指并拢，轻轻叩拍其督脉，自大椎向下，直至龟尾，共2~3分钟。

【功效】宁心，安神，镇惊。

（五）经络疏通法

《素问·阴阳应象大论》中指出：“故邪风之至，疾如风雨，故善治者治皮毛，其次治肌肤，其次治筋脉，其次治六腑，其次治五脏。治五脏者，半死半生也。”这里治皮毛，一是强调在疾病早期，邪气浅正气足时治疗；二是强调体表经络在治疗早期疾病的重要性，小儿的脏腑娇嫩，形气未充，发病容易，传变迅速。通过经络疏通法，对下肢经络即足阳明经络、足太阴经络、足太阳经络、足少阴经络，以及足少阳经络进行整体经络推拿，沟通内外，贯通上下，调节虚实阴阳，即中医学所认为“经脉者，所以决生死，处百病，调虚实，不可不通”。

【操作】运用一指禅手法或㨰法。沿着足阳明经络、足太阴经络、足少阴经络，以及足少阳经络下肢起点自上而下推拿5~10次。

【注意事项】每天推拿1次，可作为保健，长期推拿。

（六）安神定志法

小儿为“稚阴稚阳”之体。其生理特点是脏腑娇嫩，形气未充，经脉未盛，精气未充，神胆怯弱，神经功能系统发育未全，对外界事物刺激反应敏感。因而目触异物、耳闻异声皆易惊恐，甚至神气散乱导致惊厥，尤其在小儿发生疾病时更加明显。故《育婴秘诀》云小儿“肝常有余”。运用保健推拿的方法能够培补元气、柔肝息风、安神定志，对提高小儿对外界环境的适应能力、促进智力发育、保护小儿身心健康都有很好的促进作用。

【操作】补脾经、胃经各200次，清肝经100~200次，捣小天心100次，顺运内八卦100~200次，清天河水100~200次，轻叩督脉及两侧足太阳经5~10次，按揉心俞、肾俞各50次，揉百会20~100次，猿猴摘果20~50次，按揉囟门10~30次。

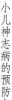

【注意事项】每日1次，10次为1个疗程，疗程间隔3天，可连续2个疗程。平时家长应多和孩子沟通接触，尽量早睡（小孩最好安排在晚上9时以前）；多去户外空气清净的地方活动，如爬山，散步等。小儿发热，腹泻或者有重病时，不要操作。

（七）醒脑益智法

小儿生长发育的快慢，是小儿智力开发的重点。小儿大脑发育最快的时期是1~3岁。中医学认为，肾主藏精，精生髓，髓聚为脑，故有“脑为髓海”之说。脑为元神之府，若肾精充足、脑髓盈满，则小儿智力健全、行动灵敏、精力充沛。通过醒脑健脑，益智开窍保健推拿，可使肾气旺盛、肾精充盈，从而达到健脑益智的目的。

【操作】补肾经100~200次，补脾经100~300次，揉二人上马100~200次，顺运内八卦100~200次，揉百会50次，揉肝俞、脾俞、肾俞各50~100次，轻叩头部3~5次，擦后脑部至大椎往返3~6次，擦腰骶至透热为度。配合点揉百会穴200次，点揉太阳穴100次，点揉四神聪200次，点揉印堂100次，点揉丹田200次，点揉太溪、足三里各200次，捏脊5~10次。

【注意事项】每日1次，30次为1个周期，休息7天后再进行第2个周期。平日要注意调整饮食结构，营养搭配合理，多吃核桃、杏仁、花生、鱼等食物。家长注意多与孩子沟通、交流，多带孩子参加户外活动。

（八）轻柔放松法

《灵枢·本脏》说：“经脉者，所以行血气而营阴阳，濡筋骨，利关节者也。”所以经脉不通、气血壅滞而致肢体活动受限不利。通过轻柔放松法可以使经络气血通畅，从而达到肢体关节轻灵滑利，起到治病与提高脏腑功能的目的。

【操作】按揉肩井200次，按揉曲池200次，搓上肢3~5次（两手夹住小儿肩部来回搓动至手腕横纹处），按揉合谷100次，拿上肢3~5次（双手拇指与其余四指对称用力自肩部而下捏拿肌肉至手腕）。

【注意事项】局部应保暖，注意避风。手法应以轻柔为主，不可暴力以防损伤关节及关节错位。

（九）补脾运胃法

小儿生长发育的快慢以及吸收，全依赖脾胃的调和。中医学认为肾为先天之本，脾胃为后天之本。先天之本的不足，以后天脾胃的受纳与运化来调补。小儿生理特点以肺、脾、肾三脏不足。肝常有余，因而常因饮食不洁或暴饮暴食以及过食生冷，导致脾胃不和从而引发腹痛、腹泻、食积、腹胀等消化系统疾病，脾主运化、胃主受纳，二者调和，各司其职，则内养五脏、外养四肢百骸和皮毛筋骨。运用强健脾胃的推拿方法能够起到补中益气、健胃消食的作用，从而促进胃肠道对饮食物的吸收，强健体魄。

【操作】补脾经300次，清肝经200次，揉板门300次，顺运内八卦300次，顺时针方向摩腹5分钟，按揉足三里200次，按揉脾俞、胃俞各100次，捏脊5~10次。

【注意事项】每日1次推拿，10次为1个疗程，1个疗程期满后间隔3天，可连续推拿下一个疗程。推拿期间饮食宜清淡，不可过多摄入高蛋白以及油腻性食物。若遇到发热及急性腹泻应及时就医，以免耽误病程。

（十）通督调脉法

督脉行于正中脊里，入络于脑，主一身之阳气，为“阳脉之海”，对五脏六腑、五官七窍和皮肉筋骨的生理和病理状态起着极为重要的调控作用。通过通督调脉法可以疏通督脉、调节气机、振奋阳气，最终达到阴平阳秘、精气血通畅、脏腑经络功能协调、恢复脏腑功能的目的。对小儿具有有病治病、无病健身的效果，是非常好的保健手法。

【操作】开天门50次，按揉百会200次，按揉风府100次，按揉大椎100次，按揉身柱100次，按揉命门100次，揉脊10次，捏脊5次，擦热脊柱督脉经。

【注意事项】每日1次推拿，重复3~5次，5次为1个疗程，慢性疾病在1个疗程后可休息1周，再进行第2个疗程。也可每日推拿，作为保健。

第七章 日常生活建议

第一节　与患儿的相处

一、在相处中可以做什么

父母作为孩子的首任教师，不仅扮演着养育者的身份，更是儿童的教育者和陪伴者，在儿童早期发展的过程中发挥着不可替代的作用。

（一）呵护与陪伴

在孩子出生后，父母应该与孩子建立温暖关爱、及时响应的亲子关系，增进孩子与父母之间的安全依恋关系，同时还要缓解儿童与父母相处和分离时的焦虑；另外，早期是个体各项能力发展的敏感期，此时的孩子是一个天生的模仿者和学习者。因此，父母还应该为孩子提供丰富的环境刺激，营造积极的生活环境，供儿童学习和探索。对于神志病患儿，多种形式相处模式十分有利于患儿恢复。

（二）多方式交流

1. 语言交流

像孤独症患儿注意力集中时间较短，家长应加强对其注意力的观察，声音要温和轻柔，言词需明了清晰，内心要强大自信，并适当配合采用吹口哨、拍手等方式吸引其注意力。

2. 非语言性沟通

（1）眼神式沟通：家属在与患儿面对面沟通时，应与患儿目光对视，目光专注、热情，并配合点头、笑脸等动作，使其感受到支持鼓励。

（2）表情式沟通：在陪同患儿训练、游戏时表情亲切、自然，并时不时面带鼓励地微笑，减轻患儿紧张感。

（3）肢体式沟通：在辅助患儿训练或游戏时动作温柔，及时给予肯定，抚摸或亲吻其头部，并在完成相关训练后竖大拇指或鼓掌表扬，在患儿情绪不佳时进行四肢揉按或背部抚触。

（4）图片沟通：将各类玩具拍照做成图片，摆放在患儿面前，让患儿根据喜好选择，并帮助患儿进行图片分类，表示可以图片换物，激发患儿表达意向。

（5）听觉引导：准备可发声的乐器或播放音乐，以及患儿喜好的玩具，在患儿自行玩耍或静默时使用玩具吸引患儿注意力，并将其放置于隐匿处，引导患儿寻找。

（三）专业化训练

1. 行为动作训练

根据患儿的实际情况，制定行为训练的目标，并不断强化目标动作。以穿衣服为例，家长先亲自进行动作示范，持续一段时间后，可先帮助患儿穿一只袖子，再鼓励其穿上另一只袖子，形成行为反射。当患儿每完成一个目标动作时，可予以适当奖励，有利于提高其配合度。

2. 人际关系引导训练

家长设计多种丰富多彩的家庭游戏，有意识引导患儿加入参与互动，在不同情景中提高习得能力。尽量带领患儿参加户外活动，多接触新的事物和人，采用鼓励、示范等方式引导其与陌生人握手，模仿一些简单动作，如再见、要、拿等，提高社交能力。

（四）肯定其价值

神志病患儿往往认为自我价值低，当他们敢于尝试做些改变或者给予别人帮助的时候，陪伴者应真诚地向他们表达自己内心的激励、感激，对患儿的行为与价值给予充分的肯定。我们可以常常对患儿说：“你真棒”“谢谢你”“我爱你”等。

（五）给予其希望

神志病患儿常常是极其悲观的，很难感受到生命中的阳光与希望。家人可以带着患儿看日出、晒太阳、观察新的事物和陌生人，并对患儿多加鼓励。类似的话语有“你会慢慢好起来的”“等你慢慢好起来，我们可以一起去……”等。

（六）调适好状态

神志病患儿的状态在不断地变化，与其相处的方式也需及时改变。因此，我们可以培养患儿情绪、思维的感知力，仔细观察体会，并根据他们的实际动态，作出适当的自我调整，让彼此相处愉悦。神志病患儿的情感细腻敏感，因此，在与他们相处时请尽量不敷衍，不说谎，对他们的需要及时给予回应，往往会收获意想不到的结果。

二、在相处中不要做什么

（一）不失去理智

在与患儿相处时，避免失去理智，对患儿生气发火。

（二）不强加信念

避免将自己的信念强加于患儿，即使在督促患儿治疗时也应以温和引导为主。

（三）不怀疑

避免充满过多不信任感的问题，否则会让患儿对你产生距离感，无形中患儿会表现得叛逆而不听话。

（四）不乱贴标签

譬如“你很丑、很胖、很糟糕”“你这个小坏蛋，你怎么又打人”。

（五）不随意否定

比如“你怎么这点事都做不好”“你没有抑郁症”等。任何人都无法真正地了解别人，因此也请不要决绝地否定别人。不要否定患儿真真切切的痛苦，要以肯定方式代替否定。

（六）不用含糊字眼

譬如“要乖”“要听话”“要孝顺”“要规矩”，改用“要在桌子前坐5分钟”。家长选用明确、直接的话语会更容易让患儿接受。

（七）不施加压力

比如“我们都是为了你，你不要想不开”等。家人希望通过这些话让患儿振作起来，但是这样的表达方式会让他们感觉到压力，甚至陷入更深的焦虑、自责、自罪中。

第二节　家长心态的调整

一、接受现实，安于当下

家中出现神志病患儿时，家长应立即接受诊断结果，尽可能多地接受治疗，越早开始越好。但许多家长怕孩子病情被别人知晓，常回避社会交往，处于异常的痛苦中，出现焦虑、抑郁等情绪障碍，从而导致紧张、易怒，与周围人相处不融洽，沟通敏感。

二、直面问题，走出困境

家长发现自己心态出现问题时，可进行自我观察反省、倾听自己的内心诉说，分析可能焦虑的原因，还可请求亲朋好友、同事、组织和社会帮助，提供精神上的理解和物质上的支持，减轻焦虑紧张的情绪；也可通过患儿家长群间的交谈会，寻求积极信息支持等策略，舒缓自责、焦虑、绝望等消极情绪；或与专业人员沟通，并进一步寻求解释、开导和指导，帮助自我疏导和释放情绪，树立信心，避免产生负性情绪。相信只要坚持不懈地进行防护和治疗，患儿的病情是可以不断改善的；相信长期的干预对儿童的预后至关重要。

三、爱是一副良剂

负性思维会让我们缺乏自信，这是所有人都需要面对和解决的问题。过于在意他人对自己的看法，会对现实生活感到失望，为不可预知的将来感到担忧，包括那些“这能好吗”的疑问，都与缺乏自信有关。建立信心对于神志病患儿的康复有重要作用。家长要相信自己，相信患儿，凡事尽量往积极的一面考虑，建立积极的行为。总之，我们要积极生活，渐渐找回信心。当我们慢慢自信起来，学着爱自己和别人的时候，会觉得有越来越多的能量注入，这时可以更好地去给予。

给予会带来幸福。当我们深受不良情绪干扰时，可以尝试参加一些公益活动，通过帮助别人来将幸福放大。在公益组织中，除了能收获当一个给予者的快乐，也能感受到别人的正能量。

患儿的心理、思维方式、行为表现都在受情绪影响，这些症状无法避免，只能接受，并需努力作出调整、改变。若执着于生命中的痛苦，我们会一直痛苦；若专注于喜悦，我们会发现生活中的美好，似乎经历并不重要，重要的是如何看待生命。就像智者所言：“疾病是生命中的上师，引领我们走向光明。”愿每一位读者保持对生活的希望。

参考文献

［1］杨晓玲，蔡逸周.解密孤独症［M］.北京：华夏出版社，2007.

［2］戴淑凤，贾美香，陶国泰.让孤独症儿童走出孤独［M］.北京：中国妇女出版社，2008.

［3］徐通.小儿多动症［M］.北京：中国医药科技出版社，2009.

［4］王立新，王继红.小儿推拿学［M］.北京：科学出版社，2019.

［5］包祖晓.抑郁症诊治心悟［M］.北京：人民军医出版社，2014.

［6］韦小满，蔡雅娟.特殊儿童心理评估［M］.北京：华夏出版社，2016.

［7］许凤全.中医特殊治疗抑郁症［M］.北京：人民军医出版社，2015.

［8］张秉琪.走出抑郁症［M］.北京：人民军医出版社，2011.

［9］许志强，徐伦山.神经内科学临床速查手册［M］.北京：人民军医出版社，2012.

［10］赵靖平，瞿金国.精神科常见病用药［M］.北京：人民卫生出版社，2017.

［11］西格尔.抑郁症的正念认知疗法［M］.西安：世界图书出版公司，2017.

［12］魏斯曼.人际心理治疗指南［M］.杭州：浙江工商大学出版社，2018.

［13］易鹏.太极拳文化与功法习练［M］.北京：高等教育出版社，2017.

［14］王会儒.瑜伽与健康［M］.上海：上海交通大学出版社，2015.

［15］陶功定.心理治疗系列丛书 实用音乐疗法［M］.北京：人民卫生出版社，2008.

［16］梁繁荣，王华.针灸学［M］.4版.北京：中国中医药出版社，2016.

［17］戎萍，马融，韩新民，吴海娇.中医儿科临床诊疗指南·抽动障碍（修订）［J］.中医儿科杂志，2019，15（6）：1-6.